陈其广 等／著

中医药国情调研总报告（2007~2017）

战略的中医药 上

国情分析和国策建议

社会科学文献出版社

SOCIAL SCIENCES ACADEMIC PRESS (CHINA)

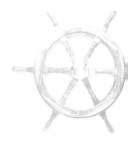

目　录

上
国情分析与国策建议

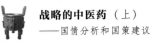
下
专题报告、论文和采访报道

"中医药国情调研" 项目简介

  国情调研是中国社会科学院为切实履行"党中央国务院重要的思想库和智囊团"职责而开展的一项重大工作。2007 年末，为配合两会需要，调研组骨干以承接领导交办项目方式开始着手中医药问题调研。2008 年"中医药和民族医药事业现状、关键问题和政策建议"（后改称"中医药国情调研"）作为"三年连续跟踪调研"的院级（省部级）重大国情调研项目正式立项。由于产生了一些积极影响，2012 年再次作为院级重大国情调研项目立项。2014 年离退休干部局为继续相关调研工作也予以立项支持。调研组以中国社会科学院的研究人员为骨干，吸收科技部等单位相关领域的研究人员参加，并邀请长期在中医药基层工作的专家和领导担任项目外部专家。调研组把以 罗希文 为首席专家的国家社会科学基金重大项目"中医典籍研究与英译工程"的成果、科技部中国科学技术信息研究所等机构和 贾谦 等专业人士此前已完成的相关成果作为重要参考，使调研工作得以顺利开局。

  在前后跨越十个年度的时间里，调研组对中医药事业及有关第一、第二、第三产业各个领域、各个行业和各类机构分别入手，采用实地专项调研和异地专项调研、实地顺访调研，独立举办、联合举办和协助举办各类专题座谈会、研讨会并开展个别访谈，针对不同群体进行定向问卷调查和随机抽样调查，以及其他多种方式开展调研。截至本书付印之时，调研工作范围已涉及 27 个省、自治区和直辖市的近 80 个市县区旗（其中实地开展调研的有 24 个省、自治区和直辖市的 73 个市县区旗，对新疆、西藏和辽宁等少数省区进行了异地访谈）。根据调研所得，调研组将中医药有关的问题归结为 16

个值得关注的领域，收集、整理和写作了大量的文字资料及图片影像资料。

调研组注重在深入实际、尽可能多掌握一手情况的基础上，立足国家、民族的整体利益和长远利益，侧重对中医药管理体制、运行机制、社会环境和决策建议等方面开展涵盖历史、现实和未来的学术研究与决策研究。将向领导机关反映有关中医药工作的真实情况，分析和提示重大、紧迫、具有全局性和长远性的问题，并提出具有针对性和可操作性的政策建议作为调研工作的重要任务，全力做好"下情上呈"工作。同时，在深入基层过程中尽力兼及"上情下达"的工作，将党中央、国务院有利于中医药生存和发展的方针、政策准确地向被调研机构和人员进行宣传，调动各方积极因素，协力推动党和国家有关方针政策的落实。此外，调研组还身体力行地发起和参与了一些有利于中医药健康、自主生存和可持续发展的具体工作。

中医药国情调研项目先后由谢地坤和陈其广负责，陈其广具体组织实施。全程参与调研的骨干有陈其广、张南、邢东田、张超中，阶段性参与的有单光正、田芙蓉、张小敏、葛亮、李红霞、曹文娟、郭志法、吴筱、张祖婷、李峰、熊雪等，项目指导专家有 罗希文 、 贾谦 、刘长林、方克立、田康立、唐祖宣、骆诗文等，个别专题还有其他单位的联络专家参与。在中国社会科学院内，调研工作始终得到李慎明等领导同志的直接关心和帮助，调研报告的写作还受到院有关部门和离退休干部工作局的支持；在院外，洪虎等领导干部，一些全国人大代表和全国政协委员，国家中医药管理局和中医药界各地各级的一些行政管理、科研、临床、教育和产业机构及人士都对中医药国情调研工作给予了理解、帮助和鼓励。

说　明

　　本书中凡不加定语修饰或不加具体说明的"中医"、"中药"和"中医药",指的都是本书第一章所定义的"中医"、"中药"和"中医药"。简言之,即中华民族(包括汉族和各个兄弟民族)历经数千年、亿万人生命实践检验和历史传承发展所形成的、原创的、明显区别于西方现代医药的医药知识理论和方法技能体系。而"西医"、"西药"和"西医药"指的是以物理学、化学和生物学为主要理论基础和手段工具之后的近现代西方主流医药。希望此说明有助于读者避免对本书所论中医药涉及的法定细分类别的分辨困难,以及对为何本书避而不谈近代以前的时期里中西传统医药异同的原因的揣测,从而误解笔者的观点。

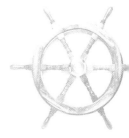

序 一

李慎明 *

　　国情调研是社会科学工作者服务国家民族的重要路径，作为一个有幸在老一辈革命家身边学习和工作过，又在军队医药卫生机构担任过领导职务的社会科学工作者，我对中医药工作给予了密切和长期的关注。自从当选为全国人大代表以来，每年的代表会议我都依据党和国家有关中医药工作的方针路线，将调查研究过程中发现的问题和建议写成议案。争取为落实我国宪法"发展现代医药和我国传统医药"的规定，贯彻党中央、国务院"中西医并重"的医药卫生工作方针，贡献一分力量。

　　党的历代领导集体都高度重视我国中医药事业的发展。无论是在新民主主义革命时期，还是新中国建立后，毛泽东对发展我国的中医药事业都有过十分精辟的论述。进入 21 世纪以来，党中央、国务院强调要坚持"中西医并重""扶持和促进中医药事业发展"的方针政策，在中医药界和社会各界共同努力下，中医药局面的确在相当程度上呈现出良好转机。从 2007 年以来，国家中医药管理局按照党中央、国务院的部署，出台了一系列的政策和措施，如在全国开展"中医中药中国行"的宣传活动，建立了若干个中医药改革试验区的试点，对中医药的传承工作诸如中医药古籍整理、中医文化学科建设、中医师徒传承、积极开展中医药对外交流等等，都加大了力度。

　　* 李慎明，第十二届全国人大常务委员会委员、内务司法委员会副主任委员，中国社科院原副院长、研究员，国家中医药管理局中医药改革发展专家咨询委员会成员。

特别是党的十八大后，以习近平同志为核心的党中央更是高度重视，采取了得力举措，为让中医药回归和恢复其原创性科学体系的历史地位，以中医药科学体系自身规律为前提发展中医药事业，创造了条件，初步改变了长时期以来中医药在"科学主义"和"西学"笼罩下徘徊、走下坡路的局面。党的十九大报告提出要"坚持中西医并重，传承发展中医药事业"，为我们在新时代振兴中医，建设中国特色的医药卫生体系指明了方向。

然而，中医药领域依然有一些深层次问题尚未得到足够重视和认真解决。比如，在经济全球化大势下，国外强大资本尤其是西医西药垄断集团拼命攻击中医中药，企图从舆论上贬低和打垮中医中药，为其进一步侵占我国医药市场创造条件。非但如此，国外垄断资本甚至还凭借其资金和技术的优势，模仿、窃取和改造我国原创的中医药知识和技术。遗憾的是，与此同时，在我国国内，却有部分人群对中医药存在种种无知和偏见，因而导致社会各界对于如何认识和解决影响中医药发展的方向性问题，特别是一些重大、全局性问题，仍然存在一定分歧，难以达成共识。尤其令人担忧的是对中医药的认识偏差，存在着使"扶持和促进中医药事业发展"的工作在某些领域落实不力，走偏甚至走错方向的危险。

中国社会科学院作为国务院直属事业单位、我国最权威的哲学社会科学研究科研机构，承担着党中央、国务院"思想库""智囊团"的社会职责。

中国社会科学院介入中医药有关问题的研究，最早是从哲学学科开始的。在党和国家领导人的直接关注下，2004年中医药有关问题研究被纳入到全国哲学社会科学规划中，国家社科基金设立了"中医典籍研究与英译工程"的重大项目。在这一项目工作过程中，中国哲学史学会中医哲学专业委员会得到注册登记。在我的积极倡议和争取下，2008年中国社会科学院将中医药国情调研作为重大国情调研项目立项。中医药国情调研组成立以来，在社科院各级领导的关心帮助下，在国家中医药管理局等各部委主管部门、中医药界及社会各界的支持鼓励下，对中医药的生存与发展情况开展了全面、深入的社会调研。真正做到了"到农村下地头，到工厂下车间，到学校进课堂，到医院进病房"，先后对二十多个省、自治区、直辖市，七十余个市、县、区、旗开展了调研。

中医药国情调研工作，从国家、民族的整体和长远利益出发，综合运用社会科学多个学科的知识、理论和方法，全面、系统、深入地论证了中医药的战略特性和价值。所取得的调研成果，特别是呈报的专题报告，有一定的数量和质量。就中医药现实存在的关键、重大和紧迫问题，向领导机关反映了实际情况，分析了问题危害性并提出了具有一定可操作性的政策建议，较好地达到了我院开展国情调研工作的目标，为发挥中国社会科学院作为党中央、国务院的智囊团和思想库的作用贡献了一分力量。

习近平同志直接而且肯定地指出："中医药学凝聚着深邃的哲学智慧和中华民族几千年的健康养生理念及其实践经验，是中国古代科学的瑰宝，也是打开中华文明宝库的钥匙。深入研究和科学总结中医药学对丰富世界医学事业、推进生命科学研究具有积极意义。"① 中医药是中国至今保留的独有的原创性科学体系，在现实社会中的国计民生方面，继续发挥着独具特色和优势的作用。它不仅是确保我国人民生命健康的重要保障、实施"健康中国"国家战略的可靠支撑，也是当代恢复弘扬中华优秀传统文化精神的有效途径，是中国与各国人民交往沟通，反对西方反华势力话语霸权的重要组成部分，是中国走向世界的重要渠道之一。

前不久，习近平同志对中国哲学社会科学研究工作提出了明确要求，提倡哲学社会科学研究人员"要把社会责任放在首位"，要"立足中国、借鉴国外，挖掘历史、把握当代，关怀人类、面向未来"。在研究方法方面要"体现继承性、民族性"、"原创性、时代性"以及"系统性、专业性"。我认为：作为中国社会科学院中医药国情调研的主要成果，本书基本符合了上述要求。同时，作为此项目的倡议者、关心者和支持者，我期待着本书能够早日出版发行，为各界关心、支持和热爱中医药的人士提供有益的参考。

---

① 引自国家中医药管理局网站 2010 年 6 月 21 日政务公开/行业快讯/国际资讯报道习近平在澳大利亚墨尔本理工大学中医孔子学院揭幕仪式上的讲话。

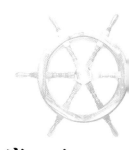

序 二

洪 虎[*]

中医药是中国传统医药的简称，又是中华民族世代相传、历史悠久，具有鲜明中国地域特点和中国文化内涵的医药的统称。我理解中国传统医药应该包括：中国主流传统医药、中国民族传统医药、中国民间传统医药和按照传统医药管理的中西医结合医药。中医药是中华民族繁衍生息的卫生健康保障手段，是中国人传统的修身养生的一种生活方式，又是独具中国基因的战略资源，它不仅是医疗资源，而且还是经济资源、科技资源、文化资源和生态资源。中医药是中华文明宝库中的瑰宝，也是中国在"四大发明"之外，对世界又一重大的历史贡献。

新中国成立后特别是改革开放以来，党中央、国务院高度重视中医药工作，制定了一系列政策措施，推动中医药事业发展并取得了显著成就，初步形成了医疗、保健、科技、教育、文化、产业整体发展的新格局。同时，我国中医药资源总量仍然不足，特色优势逐渐淡化，服务领域趋于萎缩，老中医药专家很多学术思想得不到传承，一些特色诊疗技术方法濒临失传，基层中医药服务能力薄弱，发展规模和水平不能满足人民群众健康需求；中医中药发展不协调，发展基础条件差，中医药高层次人才缺乏；中医药理论和技术方法继承不足、创新不够；中医药产业集中度低、野生中药材资源破坏严重，部分中药材品质下降，影响中医药可持续发展；适应中医药发展规律的

---

* 洪虎，国家中医药管理局中医药改革发展专家咨询委员会顾问、中国中医科学院顾问。

法律政策体系有待健全；中医药走向世界面临制约和壁垒，国际竞争力有待进一步提升；中医药治理体系和治理能力现代化水平亟待提高，迫切需要加强顶层设计和统筹规划。同时，随着我国新型工业化、信息化、城镇化、农业现代化深入发展，人口老龄化进程加快，健康服务业蓬勃发展，人民群众对中医药服务的需求越来越旺盛，迫切需要继承、发展、利用好中医药，充分发挥中医药在深化医药卫生体制改革中的作用，造福人类健康。

当前，我国已进入全面建成小康社会决胜阶段。国务院制定了《中医药发展战略规划纲要（2016～2030年）》（国发〔2016〕15号，以下简称《纲要》）。《纲要》指出中医药事业发展的基本任务是，满足人民群众对简便验廉的中医药服务需求，大力发展中医药服务业，拓宽中医药服务领域；深化医药卫生体制改革，加快推进健康中国建设，在构建中国特色基本医疗制度中发挥中医药的独特作用；适应未来医学从疾病医学向健康医学转变、医学模式从生物医学向生物—心理—社会模式转变的发展趋势，继承和发展中医药的绿色健康理念、天人合一的整体观念、辨证施治和综合施治的诊疗模式、运用自然的防治手段和全生命周期的健康服务；促进经济转型升级，培育新的经济增长动能，加大对中医药的扶持力度，进一步激发中医药原创优势，促进中医药产业提质增效；传承和弘扬中华优秀传统文化，进一步普及和宣传中医药文化知识；实施"走出去"战略，推进"一带一路"建设，推动中医药海外创新发展。

正当贯彻执行《中医药发展战略规划纲要（2016～2030年）》之际，中国社会科学院中医药国情调研成果报告（以下简称《报告》）正式发布。《报告》是中国社会科学院中医药国情调研成果的总结，比较系统、深入地分析了我国的中医药国情，并在此基础上对中医药事业发展存在的问题和努力的方向，提出了一些思路比较清晰、具有一定可操作性的对策建议。《报告》对我们加深理解《纲要》精神，将提供有益的帮助。《报告》中的观点多有创新之意，一些观点已在《纲要》中有所体现。一些观点虽在《纲要》中未能体现，但其中某些观点具有深入研究探讨的价值；某些观点具有继续探索实践的意义。

中医药国情调研组在十年左右的时间里，奔走于祖国大地，深入中医药事业和产业的各个领域、诸多环节，广泛接触中医药机构和从业人员，掌握了比较丰富的一手资料。调研组成员立足于国家民族的整体长远利益，侧重对中医药发展的方针政策、管理体制、运行机制、发展路径和社会环境等方面进行了调研，运用哲学、社会学、经济学、管理学、法学和历史学等众多社会科学学科的知识、理论和方法，把中医药事业发展的相关问题归纳成十六个领域，并进行了分析、研判。据我所知，这个调研项目很可能是到目前为止，由我国哲学社会科学界的科研人员独立组织实施的、持续时期最长、覆盖地域和领域最广的一个中医药问题调研项目。

前不久，习近平总书记在哲学社会科学工作座谈会上发表了重要讲话，希望我国哲学社会科学工作者"要有'板凳要坐十年冷，文章不写一句空'的执着坚守，耐得住寂寞，经得起诱惑，守得住底线，立志做大学问、做真学问。要把社会责任放在首位，严肃对待学术研究的社会效果"，要"在为祖国、为人民立德立言中成就自我、实现价值"。中医药国情调研组所做的工作，可以看作是中国社会科学院调研组的成员沿着这个方向进行努力的一个尝试。

诚然，金无足赤，调研组的观点和建议并非全都完美无缺，依然还有探讨和商榷的空间。在当前社会上对中医药事业发展的目标、路径、方法的认知还存在分歧的情况下，此《报告》对我们坚持复兴中华文明、振兴中医药事业，贯彻《纲要》精神，开阔思路、理清认知，将提供非常有益的参考。我相信，这个《报告》的发布必将会对中医药事业的发展产生重要和积极的影响。为此，期待着此书的成功发行。

2017 年 9 月 28 日

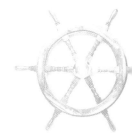

前　言

　　进入 21 世纪，特别是党的十七大、十八大以来，党中央、国务院多次强调医药领域要坚持"中西医并重"基本方针，要"扶持和促进中医药事业发展"。在党和政府正确方针政策指引下，在国家中医药管理局时任领导班子、中医药业界及社会各界人士——包括广大热爱中医药的民众——的共同努力下，个别人提出的"废除中医"错误主张受到严厉批驳，长期存在的有关中医药的各种观点争论逐渐向客观、合理从而有利于中医药的方向倾斜，一些着眼于解决中医药所面临困难和问题的法规、政策尽管迟缓但也在陆续制定出台之中。相比较而言，中医药的生存和发展环境得到了明显改善。

　　然而，回顾既往，中医药作为一项事业、一类产业（行业）和一个领域，与其他事业、产业（行业）和领域相比较，某种程度上可以被认为是自 1949 年新中国成立以来相当特殊的一项事业、一类产业（行业）和一个领域。之所以言其"特殊"，从现象上看至少有两点表现得比较突出。

　　首先，执政的基本意愿和社会的实践效果之间出现了比较明显的偏差乃至某种程度的背离现象。

　　作为执政党中国共产党的主要领袖人物，无论是在艰难困苦的革命年代还是在执掌天下的建设时期，有关医药问题的基本态度都是明确肯定中医药的积极作用，都表示要保护和发展中医药。查阅历史文献，尽管表述的具体内容和形式前后有所变化，但这种基本立场和态度从来就没有变化。

　　在此，不妨先简要回顾一下各时期中各位主要领袖人物的表态。早在参加革命初期（1913年），毛泽东就指出"医道中西各有所长"，而且做了高度概括的对比和评价："中言气脉，西言实验。然言气脉者理太微妙，常人难识，故常失之虚；言实验者专求质而气则离矣，故常失其本，则二者又各有所偏矣。"① 虽说这段评价更多是从中西医各自的表观特点而不是从最深层的哲学基点出发的，且容易产生认为中西医各有不足，因而"各打五十大板"的感觉。可细细品味，从"失之虚"和"失其本"的评价中还是可以领悟为毛泽东对中西医各自缺点的批评似乎略有轻重之别：毕竟"失之虚"和"失其本"不应等量齐观吧！及至中华人民共和国成立，毛泽东不仅肯定了"中国医药学是一个伟大的宝库"，"中医对我国人民的贡献是很大的"，"中国对世界有大贡献的，我看中医是一项"，而且号召"西医学习中医"。他还具体谈到"中药应当很好地保护与发展。我国的中药有几千年的历史，是祖国极宝贵的财产，如果任其衰落下去，将是我们的罪过；中医书籍应进行整理……如不整理就会绝版"。因此下令"即时成立中医研究院"。而对于"祖国医学遗产若干年来，不仅未被发扬，反而受到轻视和排斥"的现象，他更是尖锐地批评说："这个问题一定要解决，错误一定要纠正。首先各级卫生行政部门思想上要改变。"为此甚至不惜撤销了认为中医是"封建医"，"应随着封建社会的消灭而消灭"的两位老红军的卫生部副部长职务。同时，他也批评了少数"中医进修西医化了。看不起中医药，是奴颜婢膝奴才式的资产阶级思想"。② 在一些专修中医药近现代历史的人士看来，如若没有毛泽东的所言所为，中医药很有可能在新中国成立之初就被从制度上消灭了③。

作为共和国的当家人，周恩来对中医药工作也给予了不少关注。他除了

---

① 《致黎锦熙信》，《毛泽东早期文稿（1912.6～1920.11）》，湖南出版社，1990，第597页。
② 毛泽东有关中医药的论述分别引自《毛泽东的中医情结：称其为中国对世界贡献之首》，中国共产党新闻网，2008年1月24日，http://cpc.people.com.cn/GB/64093/67507/6814272.html；《毛泽东关于发展中医药的思想和实践》，中国共产党新闻网，2008年12月25日，http://cpc.people.com.cn/GB/85037/8568984.html。
③ 毛泽东对中医药的评说还有不少，对个别问题的着重点的强调前后似略有变化。因此，对毛泽东的评说存在不同理解，从而导致不同的观点和主张也很自然。这方面的情况将在正文中适当分析。

身体力行团结城市里体制内的中医药老专家外，对分散在乡村和城郊的民间中医药人员，也曾明确指示："我国有几十万中医散布在全国广大的农村和城市，各级卫生部门应当认真地团结、教育和使用他们，并且同他们合作来把中国医药中有用的知识和经验加以整理和发扬。"① 而改革开放政策的总设计师邓小平曾指出"特别是要为中医创造良好的发展与提高的物质条件"②。1982 年公布施行的《中华人民共和国宪法》更是以国家根本大法的形式白纸黑字地规定了要"发展现代医药和我国传统医药"。

不幸的是，即便是在我国实行改革开放政策之前，在以指令性计划集中管理为特色的时代大环境下，当时在几乎所有领域都是执政意志高度统一、决策实施相当有力的，然而在中医药领域，不但主要领袖人物明确表达的有利于中医药生存和发展的上述意见，就连国家《宪法》明确载入的"发展现代医药和我国传统医药"的规定，都在社会实践中被打了折扣，某些方面的实践结果表明甚至偏离了应有方向。

笔者曾搜集了历年来中医药从业人员——特别是民间中医药人员的有关数据，并尝试用多种方法测算或推算③。基本情况如下。

从绝对数字看，新中国成立之初人口 5 亿多，不少于 50 万名中医（其中卫生部门注册、纳入统计的中医 27.6 万名），西医 8.7 万名④；虽在 20世纪八九十年代之交，纳入国家统计的中医一度接近 37 万名⑤，但中医药卫生技术人员占全国卫生技术人员的比重从 1957 年的 37.58% 大幅度下降到 1990 年的 13.8%，在 20 世纪和 21 世纪之交的几年中更是一路下滑，到2005 年我国总人口突破 13 亿时，国家统计的中医仅剩下 23.5 万，而西医却超过了 170 万，一直到 2009 年国家统计的中医人数才恢复到 27.2 万。这

① 引自 1954 年 9 月周恩来在第一届全国人大第一次会议上所作的《政府工作报告》，见《建国以来重要文献选编》第 5 册，中央文献出版社，1993，第 605 页。
② 引自《中医药发展新格局初形成　立法条件已成熟》，《中国中医药报》2014 年 7 月 28 日。
③ 参见本书第十章的有关内容。
④ 贾谦等著《中医战略》，中医古籍出版社，2007，第 181 页。
⑤ 1990 年，全国卫生技术人员总数 389.79 万，其中中医 36.85 万，中药 16.97 万，中医药合计 53.82 万，仅占全国卫生技术人员的 13.8%，比 1980 年占比 13.2% 略有上升，但和新中国成立初期、和 1957 年的占比相比较，则是显著下降。因此说，即便是在指令性计划经济时期，从人员占比下降的情况来看，中医药的发展也明显不如西医药。

就是说，经历了 60 年的时间，卫生部门认可纳入统计的中医人数才恢复到新中国成立初的原点①。

从相对数字看，从 1949 年到 2001 年的 52 年之间，卫生技术人员总数年均增长 4.30%，医生人数年均增长 3.43%，而中医人数年均增长仅为 0.3%。因此，中医人数占医生总数的比率从 75% 以上一路下降到 15% 左右。如果以"医生总数"减去"中医人数"作为西医人数，那么中医和西医人数的比例在 1949 年为 100∶31，到 2001 年已逆转为 18.9∶100。20 世纪末 21 世纪初，由于受到以西医药为标准制定的《执业医师法》和《药品管理法》等法规的影响，大批中医药人才，特别是通过师承、家传和自学途径掌握了传统中医药的一些原理、方法的基层中医药人才，除少部分在此前获得了"乡村医生"这样"半拉子资格"② 者外，因无法通过西式资格考试而丧失了合法行医的资格，造成"中医人数"一下被减少将近 25%。

虽然十七大以后，中医药事业在党和政府的关心、指导下，出现明显转机，但中医药的相对颓势由于积累已久，短期内难以得到根本改观。如果拿 2010 年和 2002 年相比，尽管中医人数增长了 16% 左右，然而由于同期西医人数增长了 30% 以上，2010 年中医和西医人数的比例进一步下降为 12.7∶100。

中药人才的情况与中医类似，都是在 20 世纪八九十年代之交被纳入国家统计的人数达到高峰（接近 17 万人③），不同的是受 20 世纪末颁发的有关法规的影响更大，21 世纪初，国家统计的中药人数从 15 万左右锐减至约 7 万人，到 2010 年才恢复到 9.7 万人④。

从以上的绝对数量和相对比例两类数据看，和西医药相比，如果说从

---

① 主要数据分别来源于《中国卫生统计年鉴》和《全国中医药统计摘编》，2002 年时《年鉴》编撰部门按照 1999 年颁布的《执业医师法》，对统计口径进行了调整，造成和上年相比各项数据明显下降，此外 2007 年和 2010 年对中医药人员的统计口径也分别做了调整。

② 对"乡村医生"曾有界定，仅限在 2004 年以前、在"村医疗卫生机构从事预防、保健和一般医疗服务"、未取得执业（助理）医师资格者。

③ 新中国成立初期无官方统计，1965 年官方统计为 7.2 万人。

④ 数字变化幅度较大也与官方统计口径变化有关，2001 年前统计为"中药人数"，2002 年开始为"执业中药师"，2007 年又改为"中药师（士）数"。此处"约 7 万人"之数根据执业中药师与中药师 1∶3 的比例推算所得，这是 2006 年和 2007 两年数字比较的结果。由此也可见法规变化多，统计方法不成熟的问题。

1949 年新中国成立到"文化大革命"结束这个历史时期内，中医药事业还可以说勉强处在非常缓慢的发展状态的话，那么，从 20 世纪和 21 世纪之交的那些年到十七大以前的时期里，中医药呈现的无疑是衰退状态。因此，有人评价说，在此一历史时期内，执政党领袖保护和发展中医药的基本意图和立场在中医药实际工作中并未得到准确领会和很好的贯彻落实，国家大法《宪法》第二十一条"发展现代医药和我国传统医药"的明确规定也几乎成为空谈。其中，即便是至今仍被许多业内人士高度赞许的 1982 年"衡阳会议精神"，在其后的中医药实际工作中也被束之高阁了。如果我们把这个现象说成"理解有偏差"、"动机和效果背离了"或"事与愿违了"，兴许更容易为相关业界——尤其是相关当事人——所接受，但中医药在上述时期内的衰落趋势的确是一个客观事实。

研究中医药历史的专业人士在评价 1951 年、1952 年卫生部先发布、后废除的《中医师暂行条例》等法规时曾指出："与 1936 年国民党政府公布的《中医条例》相比，新中国的《中医师暂行条例》对中医师资格的规定提出了更加严格的要求"，"余云岫当年希望消灭中医，需要 40 年的时间，新中国成立后不到 4 年就取消了 90% 的中医从业人员"[①]。这样的结果，无疑是毛泽东要"挥泪斩马谡"——撤去两位老红军在卫生部的官职——的重要原因之一。如果我们敢于面对并且尊重事实，那么只要稍加比较就不难发现，在毛泽东断然采取此举的 40 余年之后，20 世纪末出台的《执业医师法》和《药品管理法》与 1951 年、1952 年间卫生部先发布、后废除的《中医师暂行条例》等若干法规相比较，无论在基本指导思想还是在主要具体实施方法方面其实都有不少相似之处。不幸的是，当与 20 世纪 50 年代初两位被解职的卫生部副部长类似的错误指导思想和具体实施方法又被演化成"现代"形式重现之时，却没有受到业界和权威方面及时、有力、有效的质疑和批驳，得以通过审核全面推行，从而极大地压制了作为中华民族优秀传统文化和传统科技结晶的中医药的健康生存和发展空间，"以史为鉴"，怎能不令人深思、扼腕痛惜？

---

① 引自曹东义《中医近现代史话》，中国中医药出版社，2010，第 162～163 页。

尤其值得反思的是：对于此种执政意愿和社会实践之间出现重大偏差甚至背离的情况，直到 20 世纪末，除了中医药界内个别有识之士偶尔发出的呻吟和呐喊之外，从整体而言，我们的思想界、学术界乃至管理部门都很少进行过认真、深入的分析、研讨和反省，除了那两位新中国成立之初被撤了职的卫生部副部长之外，也再没有专职管理干部由于中医药发展迟缓，甚至出现衰落现象接受过处分。左思右想，这样的情况在新中国——尤其是在"指令性计划集中管理"时期——除了中医药领域之外恐怕还真难找到类似情况。

对于笔者，更多的是担忧造成此种现象的原因也许并不在于相关管理部门和负责人员的理解能力和执行能力不足，而是对于中医药的属性和正确的生存、发展道路的基本认识出现了"以偏概全"甚至是某种程度的"以误为正"的情况。因为只有这样，我们才可以更好地解释，何以执政基本意愿和社会实践结果之间会出现明显的偏差，而且竟然没有能及时、认真地被管理部门，被当时在中医药问题上握有相当话语权、主导权的业内权威人士作为一个严重问题来实事求是地认真看待和解决。

当然，今天我们来讨论这一类的"偏差"和"失误"究竟何在，首先必须旗帜鲜明、毫不动摇地坚持一个基本原则，那就是党和政府一贯坚持的"实事求是"。我们不希望且不愿意相信到了今天还会有人非要坚持用教条主义、虚无主义的态度来看待历史问题，来否定认真、严肃的学术研究。至于具体的"偏差"和"失误"究竟何在？其成因和后果是什么？我们将在正文有关章节进行分析。

其次，实行改革开放，引入市场经济体制、机制以来，中医药行业不少机构和从业人员所提供的医药服务的内容、方式和被服务的广大民众，尤其是疾病患者所需要的内容、方式之间不相对应，甚至有反向而行的现象。这种现象，除了在少数对解决群众"看病贵""看病难"问题真想有所作为、有所成效，对推进医改、建设有中国特色的医药卫生体系和国民健康保障体系真正能敢想敢说、敢作敢为的省份或地区外，可以说，在大多数地区是长期、普遍存在的，就是到了笔者写作本书之时，似乎依然难说已有显著改观。奇怪就奇怪在这种供求错位的现象并不符合市场经济环境下"需求创造供给、需求拉动供给、供给满足需求"的市场运行最基本和最普遍的规律，似乎"供给引导需求"变成了主要作用方向。这是笔者认为中医药又一个明显"特殊"的表现。

中医药和西医药固然都是服务人类身体健康和生命安全的有效工具，但由于各自哲学基点的不同而引发了对生命、健康、疾病的本质乃至医药服务目的、功能的认识不同直至采用的技术路线不同等等一系列不同。它们的确是两个相当不同的知识理论和方法技能体系。

近几十年来，一方面，借助于现代物理、化学和生物学科的发展，西医药无论是深度还是广度都有了相当大的变化和发展；另一方面，由于生存方式和活动范围变化等多种因素对自然、社会乃至个人的生理、心理环境的影响，人类的疾病谱系发生了较大变化，不但慢性病、老年病、心理病和各种疑难杂症多了，而且传染性疾病、恶性肿瘤甚至医源性、药源性疾病也增多了。然而，即便是在这样的情况下，无论国内还是国外，医药工作的实践都证明了：现代西方医药并不能包治百病、独霸天下，特别是在我国，有相当数量的民众，或是受到中华传统文明、文化的感染，或是承袭、顺从老一代的习俗和意愿，或是意识到中西医学、药学对生命、健康和疾病本质认识的不同可能造成医疗思路和方法的不同（比如畏惧西医外科手术和放化疗的毒副作用、后遗症），甚或是因为经由西医药方法医治后感觉疗效不明显或不理想，因此，他们希望在中医药服务机构和从业人员那里得到明显有别于现代西方医药的、地道传统的中医药特色治疗。

按照经济学原理，作为服务提供者，中医药机构和从业人员原本应该想方设法地去面对和满足这种大量存在的现实客观需求，以此谋得自身的生存和发展。可是，现实生活中我们所遇到的却是随处可见的中医药"西化"情景。中医院耗费来之不易的资金大量购买西医所依赖的物理学、化学、生物学检查仪器设备，患者进了中医院也很难享受到"望闻问切"的待遇，面对的却是和西医院一模一样的大堆理化生检查付费单。农村基层卫生院和医务室的中药柜子空空如也，成了摆设，而亮闪闪的抗生素输液瓶却排列得整整齐齐；"中医师"不会开汤药方、不会中医外治手法，却能跨行开西药方子，甚至动西医外科手术，哪怕只是小拇指骨折，中医骨科也用钢针石膏而非小夹板来医治。全国中医院的医药收入内来自西医西药服务的收费所占比重一度平均达到 70% 左右。

如此这般，以至怎么看、怎么讲，都既看不出也讲不清我国《执业医师法》界定的中医类别执业医师里的"中医"和"中西医结合医"实际有多大区别，也看不出、讲不清这个"中西医结合医"又和"西医"到底不同在哪里。姑且不论《执业医师法》的规定是否都合理，毕竟是经过了立法程序审查通过并依以行政、执法的根据，我们一面讲"有法必依、执法必严"，一面又把《执业医师法》中明确规定的"按照注册的执业地点、执业类别、执业范围执业"，"医师不得从事执业注册范围以外其他专业的执业活动"视若无物，对于行医者还是医政管理者这个规定似乎就是一纸空文。

从这个角度看，即便是改革开放、引入市场体制和机制以后，中医药行业虽然没有遵从患者（消费者）这个"上帝"的意愿，没有很好地为人民群众提供优质地道、某些情况下甚至只是合格的中医药服务，然而相关机构和从业人员，特别是不少体制内的机构和人员，却依然赚得盆满钵满。此种现象能长期存续，一定是医药这个产业、行业有着与其他消费服务产业、行业无法比拟的特性。因此，消费者虽然是被动的，然而，依然会前赴后继地去接受医疗机构和医生为他们设定的卖方市场环境，这是经济学研究很值得做进一步分析的。

这种党和国家高度关心中医药生存和发展问题，民众对中医药服务的需求越来越旺盛，而中医药服务行业不少机构和人员却无视或误导民众需求，自行其是地大搞中医中药"西化"的现象，属于眼下流行的政策观念的"供给侧"问题，而且是相当典型的"供给侧"问题实例。

对于新中国成立以后，尤其是党的十七大以前时期的中医药工作情况，最简练而又准确的描述可能莫过于 2009 年国务院 22 号文件《国务院关于扶持和促进中医药事业发展的若干意见》了，"特色优势逐渐淡化，服务领域趋于萎缩，老中医药专家很多学术思想和经验得不到传承，一些特色诊疗技术、方法濒临失传，中医药理论和技术方法创新不足，中医中药发展不协调，野生中药资源破坏严重。中医药发展基础条件差，人才匮乏"。七年之后，2016 年国务院发布的《中医药发展战略规划纲要（2016～2030 年）》用了比上引 22 号文件"百字描述"多一倍的篇幅，再次指出了中医药的问题："中医药资源总量仍然不足，中医药服务领域出现萎缩现象，基层中医药服务能力薄弱，发展规模和水平还不能满足人民群众健康需求；中医药高层次人才缺乏，继承不足、创新不够；中药产业集中度低，野生中药材资源破坏严重，部分中药材品质下降，影响中医药可持续发展；适应中医药发展规律的法律政策体系有待健全；中医药走向世界面临制约和壁垒，国际竞争力有待进一步提升；中医药治理体系和治理能力现代化水平亟待提高，迫切需要加强顶层设计和统筹规划。"

之所以在本书前言中特别强调指出中医药的这两个"奇怪"特征，是因为这两个特征非常突出：即便是在高度强调"政治挂帅""讲政治"的时代，中医药工作也并没有真正落实执政党领袖的基本意图——保护和发展中医药。特别是 20 世纪和 21 世纪之交的那几年，尽管医药卫生工作的政绩不好看，却并没有被及时批评和纠正。而在强调发挥"市场调节"作用的时代，群众的需求得不到中医药界的普遍积极回应，同样也没有权威人士出来批评中医药界的"西化"是因为从业人员"不尊重消费者（患者）""不懂市场经济"。

在前后大约六十年的时间中，相比较而言，当年领袖提倡的"西学中"就好像是"一阵风"，持续的时间并不那么长。反倒是前些年发端至今依然盛行的"中仿西"出现了"一窝蜂"的现象，更普遍，更持久，更触目。这就使笔者意识到了中医药之所以从近代以来，甚至在自新中国成立到十七大以前的时期中，在我们在社会、经济、政治和文化等各个领域不断总结经验教训、"拨乱反正"的情况下，依然呈现出疲弱、迷茫、被异化甚至不知所终的状况，其原因绝不是仅仅从中医药界的所愿和所为这样一个角度就可以完全解释清楚的，一定是有极其复杂、极其深刻而又普遍的若干因素共同作用的结果。首先不能排除的就是社会各界尤其是管理界和中医药业界对于中医药的学科属性、对于中医药在当代社会中的战略意义和价值、对于中医药未来发展方向等一系列最为重大的本质问题的认识偏差产生的影响。

不论是意识到了还是尚未意识到，人类的生存和发展方式都正在进入，而且必须进入一个新的历史时期。这个"新"，最主要最根本的表现就在于对人类和自然之间的关系的反省和重新认识，这是哲学意义上的"对批判的批判"。而具体到医药领域，这个"新"的概括描述不妨以世界卫生组织已经提出的 21 世纪人类医学的"八个转变（发展）"为例，即：应该是从疾病医学向健康医学发展，从重治疗向重预防发展，从对病原的对抗治疗向整体治疗发展，从对病灶的改善向重视生态环境的改善发展，从群体治疗向个体治疗发展，从生物治疗向身心综合治疗发展，从强调医生的作用向重视病人的自我保健作用发展，从以疾病为中心向以病人为中心发展。

遗憾的是，一方面，作为发达国家甚至是全球主流医药学代表的当代西方医药界对于世界卫生组织的这一睿智倡议，迄今尚无积极明显的响应行动；另一方面，现今最符合世界卫生组织所倡导的人类新医学发展方向的地道传统中医药学在一定程度上和范围内却仍然被一些人甚至是一些"黑眼睛黑头发黄皮肤"挥舞着"中医药"旗号的人士扭曲、质疑、攻击。可能在他们看来，不是他们的主张错了，而是世界卫生组织把人类医学的发展方向指错了。

可能有读者会感到诧异，为什么当今多数作者习惯把他们对战略问题的研究成果命名为《某某战略》，而本书却名为《战略的中医药》？因为笔者的原意是：我们可以对任何一个领域包括中医药进行战略研究，从而制定出适合其生存和发展的战略包括战略目标及实施纲领来，但本书所要强调的却是：不论人们是否进行研究或是否认可，中医药自身就具有内在的战略特性和价值。区分这两种概念，就像区分"武器战略"和"战略武器"一样，你可以设计一个武器战略，把从步枪到核弹的各类武器装备都包括其中，但是，只有核武器才算得上"战略武器"。我们必须准确、全面地认识到中医药自身所具有而不是我们所刻意赋予的战略意义、战略特性、战略价值和战略潜力，从而更好地掌握和运用它来指导和帮助人类健康、和谐、可持续地生存和发展。

为了有利于读者更好地了解本书的宗旨和架构，并解决一些阅读中可能产生的疑问，笔者还有必要做以下简单说明。

从在国情调研过程中意识到把调研成果系统整理出版的必要性，到具体考虑本书的篇章结构，再到梳理思路、搜集整理资料、动手写作，前后已经超过了三年。初稿完成后，修修改改又用了一年多。这样的写作速度，在笔者所在的机构内、在当下的经济学界，很容易被认为是愚钝和懒惰的结果。曾经有了解笔者的亲友和同人出于对笔者的关心和体谅，建议笔者无须再劳神费力地写什么调研项目总报告，只要把在 10 年左右的国情调研过程中笔者和调研组其他同志所写作的数十篇、百万字的报告、资料和公开发表的论文、演讲汇总在一起就足够了，但是对此笔者有以下两方面的考虑。

首先，以往所写的报告、资料，通常都有严格的篇幅限制，所以不得已只好舍弃一些重要的分析或论证过程；同时，由于要考虑观点、建议被接受的可能性，又往往主动或被动地把批评的棱角磨圆甚至砍掉，使文字语句表现得比较平和、含蓄。但是这样一来，对于所论问题的严重性和所提建议的针对性就有所减损削弱。现在既然作为一本学术专著来出版，就应该力争做到"问题把握准确、资料占有丰富、论证严谨充分、观点鲜明完整、建议切实可行"。

其次，自从笔者从事与中医药有关的调研工作以来，接触到不少很有见地的探讨中医药生存和发展问题的专著和论文，从中获益良多。在此特别要列举的是已故贾谦老师的文稿"中医五大自身发展规律"。笔者原计划在本书设专章探讨中医药自身发展规律问题，但近期学习了贾先生的此文后，觉得就不必再为此题专门写作了。笔者认为，中医药领域所存在的问题和困难，以往不少学者、专家以及各界有识之士都已有所论及，甚至可以说所有命题都"几无遗漏"。在这样的情况下，如何争取能够"站在巨人的肩膀上"有所发现、有所创见，写好这本书，无疑是一个极大挑战。笔者当年攻读经济学硕士学位过程中，前辈学者就教导说：研究工作区别于其他文字工作的重要特征就是要力争做到"三新"：发现新问题、掌握新资料（证据）和提出新观点。经过笔者导师的教诲和同窗学友的讨论，笔者和一些年轻学者又提出了增加一新（运用新方法）为"四新"的科研目标。那么，从人文社会科学和决策管理的角度来研究中医药问题，至少是有可能在方法上有所创新、在观点上有所创新的，笔者愿意为此付出更多的艰苦努力。

在横跨十个年头的调研工作中，笔者再三强调：国情调研必须坚守的最基本原则就是实事求是，最根本立场就是为国家、民族的整体利益和长远利益服务。因此，诚挚地期望读者以一种审视和宽容的态度来阅读本书，也就是说，希望读者能够对本书所运用的资料的客观性和准确程度，分析方法的逻辑性和合理程度，视野视角的系统性和覆盖程度，尤其是在这些基础上所提炼的观点和建议，尽最大可能予以批评指正。因为写作此书的最根本目的在于：祈望作为一项持续了十年的重大国情调研的成果能够经得起实践和历史的考验，切切实实地对中医药的复兴，对中医药的健康、自主生存和可持续发展有所裨益，而不是只图一时口舌之快。无论读者提出什么批评和建议，都会被笔者视为对中医药大业、对国情调研工作的一份真诚奉献。

再次，还须说明的是：由于中医药所涉及的时间（时代）、空间（领域）范围非常广泛，因此，我们要分析、判断中医药问题，提出解决问题的思路和方法，就必须运用整体、关联和互动、演进的方法。如此一来，虽然使各章节分别相关的主题得以能用较为完整、系统的论点、论据来构筑和支撑，但也就不可避免地会出现某些相当类似甚至基本一致的论述在不同的章节、片断中重复出现的情况。这是本书和那些可以按照单一的时间顺序或单向的空间排列来记述、著述的专著所不一样的地方。至于在对策建议文稿中出现这样的问题，就更不足为奇了，因为我们所提出的建议，很大程度上就是建立在对中医药客观现实的了解以及对有关问题的分析、判断基础上的。在篇首说明此点，希望能够使本书的构思和构成更容易为读者所理解，而不至于把这些类似甚至基本一致的内容在不同章节中的重复出现当成时下流行的"注水"行为。

除了陈其广以外，本书的其他作者分别是：上篇第九章由张南编写，第十二章由张小敏撰写；下篇的20余篇文章是从调研组在跨越十个年头的时期中写作或配合写作的近百篇文献中选择出来的，各篇的具体作者均在文题下有明确标注，并按各篇成稿时间先后排序。

令人可喜的是，十八大以来，党和国家最高领导层在为我国整体发展提出新目标、新任务的同时，明确表达了依宪治国、依法治国，维护和弘扬中华文明的态度，批评了"文化大革命"对我国传统文化所造成的严重戕害①。对于中医药，更是在有关文件中一再明确，尤其是在前不久召开的党的十九大，在报告中又一次重申坚持"中西医并重"的基本方针，坚持扶持和促进中医药发展的政策导向。习近平同志还直接肯定地说："中医药学凝聚着深邃的哲学智慧和中华民族几千年的健康养生理念及其实践经验，是中国古代科学的瑰宝，也是打开中华文明宝库的钥匙。深入研究和科学总结中医药学对丰富世界医学事业、推进生命科学研究具有积极意义。"② 他还指出，"中华文明绵延数千年，有其独特的价值体系"，"抛弃传统、丢掉根本，就等于割断了自己的精神命脉"，"不忘历史才能开辟未来，善于继承才能善于创新"，③ 鼓励"切实把中医药这一祖先留给我们的宝贵财富继承好、发展好、利用好"。④

笔者希望借此书的出版，向多年来给予中医药国情调研工作以持续、真诚和周到的关心、支持和帮助的有关管理部门，以及中医临床、教育、科研、文化、养生、对外交流贸易机构，中药生产、加工、流通企业和上述各界有关人士；向引领我们通过正确认识中医药的特色优势所在进而深入到对于人类和自然、人与人之间及人体内部各个脏腑之间关系的正确认识的哲学智者；向长期关注和指导中医药国情调研的各界各级各位有关领导由衷地表达我们深深的谢意。这些机构和人士的数量是难以精确计算的，他们对中医药国情调研所发挥的积极作用也是难以准确估量的。调研组也不会忘记在调研工作启动阶段给予调研组重要支持的国家社科基金重大项目"中医典籍研究及英译工程"、吕松涛先生及其所在机构，特别是不会忘记 罗希文、贾谦、陆广莘、潘德孚、谢仲权 等为了中医药的复兴、给中医药国情调

---

① 《习近平在曲阜座谈会上谈及"文化大革命"对传统文化的戕害》一文，中国广播网，2013 年 12 月 5 日，http：//news. sina. com. cn/c/2013 - 12 - 05/014228887986. shtml。

② 引自国家中医药管理局网站 2010 年 6 月 21 日政务公开/行业快讯/国际资讯报道习近平在澳大利亚墨尔本理工大学中医孔子学院揭幕仪式上的讲话。

③ 此三句引自《习近平谈中华优秀传统文化：善于继承才能善于创新》，中国共产党新闻网，2017 年 2 月 13 日，http：//cpc. people. com. cn/xuexi/n1/2017/0213/c385476_ 29075643. html。

④ 《习近平致信祝贺中国中医科学院成立 60 周年》，新华网，2015 年 12 月 22 日。

研工作以直接和经常的帮助而如今已不在世的老一辈人士。笔者在此不一一开列以上提及的各位健在人士的名单最主要的原因是出于笔者不希望他们因本书的出版而被划线、被选边甚至被指责的最真诚意愿。而认真、负责地写好本书，就是笔者和调研组给他们的最好回报和最大敬意。

让我们所有关心、热爱祖国和民族，关心、热爱中华传统文明，关心、热爱地道传统中医药的人士携起手来，明确方向、坚定信心、脚踏实地为中医药更加美好的明天而奋发努力！

上
国情分析与国策建议

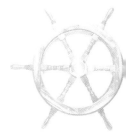

第一章
"中医药"的人文社会科学和决策管理学定义

把"中医药"的基本定义作为独立篇章且放在前沿位置来写，并非要和业界内外讨论"中医药的基本定义"到底是什么，因为就在写下这句话的那个时点，面前的计算机告诉我：如果把"中医药"作为关键词在网上搜索，百度网上约有一亿个相关结果！而对这一亿个结果逐一进行筛选、分析，再相互比对、评价，既不是我希望去做的，也根本不是我力所能及的工作。

一 作为人文社会科学和决策管理研究成果的
"中医药"基本定义

让我们吃惊的是：在如今一些人已经把"科学"这一概念泛化，甚至把"科学"从曾经的反对迷信的工具神化成了当代迷信本身的对象来顶礼膜拜的背景下，在国内某个非常有代表性甚至有权威性的搜索网站上，笔者曾找到一个经过全国性的非常专业、非常权威的审定委员会审定的，作为"科技名词"的"中医药"的定义，居然只是"中医与中药的合称"。短短八个字，这是一个何其严谨、洗练和直白到无可挑剔程度的定义。让人吃惊的是，在接下来对"中医药"所做的"简介"中，"开宗明义"的一大段竟然全部是介绍"中药现代化"的内容，"中医"一词几乎完全不见了踪影，笔者相信，无论站在什么立场上，多数读者都会难以接受这就是"中

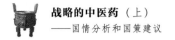
医药"最基本、最恰当的定义。

固然，由于各人知识背景、工作性质、社会阅历和价值取向不同，在观察和认识同一事物时往往因从不同角度、层次和目的出发而得到不同的结论。"盲人摸象"说的还仅仅是受客观条件所限而产生的此类现象的一个典型案例，如果加上主观因素，岂不会有更多此类现象的发生。但是，当我们把"中医药"作为一个严肃的重大国情调研项目的工作对象时，工作性质要求我们必须对"中医药"的基本定义有一个相对而言比较客观、比较完整、比较概括而又比较准确的基本认定。于是，我们努力地在工作和生活的实践中去看、去听、去问、去想，并从他人的著述和表达中学习、思考和选择。

从 2004 年参与国家社科基金重大项目"中医经典著作研究和英译工程"以来，"'中医药'的基本定义是什么？"一直是笔者和从事相关工作的同人思考的关键问题。经过十多年的时间，笔者在此以一个人文社会科学和决策管理研究人员的身份，用自身现所具备的知识和能力，尝试提出一个涵盖时空双向，包括内容、过程、特点、作用和价值等多维度的"中医药"基本定义。

中医药是中华民族用数千年时间和亿万人生命实践不断发现、创造、积累、检验和完善所形成的，从天、地、人三者的相互关系，从整体和局部的相互关系，来把握生命、健康和疾病的本质和表象，协调运用外部力量和自身力量来养护身心健康和防治疾病，从而正确认识和处理人与自然之间、人与人之间以及人体自身各个部分之间的关系，使得人类能够与其所赖以生存的周边事物和环境有序、和谐和可持续发展，并形成有别于西方近现代医药的一个原创的、独立的、完整的医药知识理论和方法技能体系。中医药和儒释道相通、相容、相生、相助，共同构建了中华传统文化的主体。中医药是建设独具中国特色的医药卫生体系和国民健康保障体系的基石。中医药不但是中华民族智慧和才能的结晶，在我国传统文化和传统科技中历史最悠久、系统最完善、应用最普及，而且是我国在新的历史时期实现自主原始创新、造福人类最具潜力和前景的主要战略领域。

显而易见，笔者所作的中医药基本定义，既不符合"科技名词"的界定规范，也不符合"医学名词"的界定规范，甚至连"文学名词"的界定规范都不符合，不过，或许这就是人文社会科学和决策管理研究的成果特色。

二 "中医药"基本定义的要点阐释

1. "中医药姓中"

说中医药应该"姓中"，有人会觉得多余。然而，数年的国情调研工作做下来，笔者对此感受到的更多是心中的伤痛。尽管近几年中医药的整体形势较之20世纪末有显著改观，但笔者相信，凡是了解现实、承认事实的人还是会在心中存疑：如今我们走进一些中医药机构，尤其是大中城市里的中医药大机构，我们能发现和享受的还有多少是真正具有地道中国特色、地道中医药特色的服务？

在中医药诸多领域中最主要的医疗领域，"诊"无疑是医患互相接触和了解的第一步。《古今医统》中曾说："望闻问切四字，诚为医之纲领。"[①] 由此可见，"望闻问切"原本应是中医最基本、最重要的诊断方法。具体到"四诊"之间的差别，《难经》载："望而知之谓之神，闻而知之谓之圣，问而知之谓之工，切脉而知之谓之巧。"[②] 当然，能具"神""圣"功力者必定是极少数人，所以，说"望"，我们数量庞大的"现代中医"究竟还会不会"望"？临床实践中是望还是不望？望到的又是什么？感觉是只要医生不让吐舌头，患者就根本不得而知；至于"闻"，主要是耳鼻兼用，听声嗅味，只要医者不言语，患者同样无从得知；而"问"，据考，地道中医流传有十问歌："一问寒热二问汗，三问头身四问便，五问饮食六胸腹，七聋八渴均当辨，九问旧病十问因，妇女尤必问经带。"[③] 但如今真要"十问"，一来颇为费"工"费时，二来即便问了，医生也不一定搞得清与这些"证"

---

① 见百度百科"望闻问切"，原出《古今医统》。
② 见百度百科"望闻问切"，原出《难经》第六十一难。
③ 见百度百科"十问歌"，最初应见于《景岳全书 传忠录 十问篇》，清代陈修园，甚至新中国成立后都曾对个别表述有所修改。

对应的"因"可能是什么。既然"十问"费心费力费事，不如学习西医，代之以问"哪里不舒服"，要方便快捷得多。现在有些医生甚至把首问变成了"是医保、自费还是公费？"，如果患者不明确回答，那些医生可能会觉得连开方处置都难。笔者有次去某三甲综合医院就诊，可能就因为说明了是"公费"，结果一个眩晕门诊，连理、化、生检查带开中药"大输液"，花了6000多元。看来"公费"真的被当作"财神爷"的同义词了。最后说"切"，现在有多少医生还和患者有"切"的"肌肤或肢体接触"吗？！虽说"切"得再好，也只是个"巧"，但真要"切"，"寸、关、尺"，"浮、中、沉"多种组合下来，没有三五分钟行吗？！医疗的"效率和效益"又怎么提高呢？！还不如开一堆理、化、生检查单子让患者去检查来得快、来得好（有经济效益）！

不会也不做"望闻问切"的中医，还是中医吗？在笔者看来，且不说"辨证论治"是中医药的鲜明特征，从诊疗效果而言，不能准确地"辨证"怎么"论治"？所以遇到不做"望闻问切"的"中医"，不论其名望地位如何，患者都只好自认倒霉了。

无论是在百年之前那个时期，还是在前一时期乃至近期，国内都有一些人认为，凡是"姓中"就意味着"姓土""姓传统"，甚至等同于"姓落后""姓不科学"。固然，不愿意、不甘心"姓中"的领域和人士并不仅限于医药，但囿于本书宗旨所在，我们就只谈，至少先谈医药、中医药领域。

在前些年一小撮人鼓吹要"废除中医"时，还特意找出一些被我们推崇的近代文化名人的言论来做依据，如说鲁迅先生曾"定性"中医"不过是有意或无意的骗子"[1]。可是他们既只字不提先生后来的解说"其中大半是因为他们耽误了我的父亲的病的缘故罢，但怕也很夹带些切肤之痛的自己的私怨"[2]。也不考究先生因对中医不满转而赴日学习西医，为何归国后却

---

[1] 鲁迅：《坟·"从胡须说到牙齿"》。

[2] 周海婴先生《鲁迅与我七十年》中写道："曾有人著文，说鲁迅反对中药，更不信中医，实际似乎并不如此。"海婴先生幼年患严重哮喘，各种药都不灵。经人介绍，鲁迅在脸盆内用开水调芥末二两，浸入一条毛巾。然后将毛巾拧干，热敷于患儿背部，疗效大好。这显然是一种民间的中医疗法。鲁迅亲自操作，屡试不爽。

又不做西医的缘由①，更不提先生那发人警醒的诘问："中国人失掉自信力了吗?!"

"中医"一词，自古以来从不同目的和角度出发，有不同的指向和解释，如论诊疗水平，有"上医、中医、下医"之分；按流派属地分，又有"南医、中医、北医、僧医"四派之说；按医药学说所宗哲学而言，也有把"中医"解释为恪守"中庸之道"之医的；不过在如此种种说法里，笔者相信，绝对没有一种认为"中医"不含有"中国医学"或"中华医学"意味的。

我们所定义的中医药，包括：中国起源、中国原创、中华民族生命实践检验、独具中国特色等一系列带"中"的字词和概念。这些原本不容置疑的事实，却由于近代以来一部分人，特别是国内一部分人，其中包括一些握有一定话语权的"权威人士"，他们认为中医根本不科学或认为中医不如西医，故而要么歪曲、贬低、诽谤和打击传统地道中医药，要么高举各类"化"字大旗，公然主张对中医药要"废医存药""废医验药"，甚至制定和实施一系列对中医药"既改药也改医"的制度和方法。连有的沿用了数百年、上千年的经典中成药都被要求改姓换名——实质是要"改性换命"——改变中药的性质和命运！以至于在当今的国际、国内环境下，我们要为中医药正名、正身、正言、正行，还不得不打笔墨官司。

笔者坚定地认为，判断中医药机构究竟"姓中"还是"不姓中"，仅仅"听其言"是很不够的，更重要的是"观其行"——了解它在医药工作实践中到底"信中"还是"不信中"，"行中"还是"不行中"。"信"就是信任、信守中医药基本原理，"行"就是践行、奉行能够呈现中医药特色优势的知识理论和方法技能，既"信中"亦"行中"才算得上真正"姓中"。

近些年，有不少中医药机构都存在一些不由得人对这些机构到底"姓中不姓中"生疑的情况，而且表现得很直观、很明显：如说进医院看病的过程区分为"诊""断""治"三个阶段的话，先说"诊"，按说中医传统地道的诊法是"望闻问切"，而西医则严重依赖理、化、生检查。可是，现

---

① 受启发于娄绍昆《中医人生》，中国中医药出版社，第 14 ~ 16 页。

在进了中医院，被要求进行理、化、生检查是非常"正常"的，而被完整、认真地"望闻问切"反倒会让患者产生"格外""有幸"，被"礼遇"了的感觉。再说"断"，可以作为确定病因、病机、病况、病程等来看。那么，做西医的最起码要给出个"病名"来，哪怕是遇到书本里没有的疑难病特地新编一个都行，而做中医的则要把辨证的结果表述清楚。而今，中医"三焦""六经""八纲"等方法的辨证结论，患者能否听懂、愿否接受都还在其次，关键是相当数量的中青年"中医"连他们自己都想不明白、说不清楚了。于是，患者从"中医"口里听到的就干脆变成了西医的病名。到了"治"的环节就表现得更明显了，中医内科开方用西药，尤其是贵重西药，中医外科、骨科哪怕就是小拇指骨折也要动手术打钢针、上石膏，这些"怪象"连患者都习以为常，"见怪不怪"了！如果有人认为这些做法还都是中医人员、中医药机构原本就应有的所作所为，那我们只好怀疑他的知识积累、逻辑判断能力和道德法制理性了。

不过，对于"诊"的"中西辨证"我们有必要单独做一个说明，因为：现在不论公立民营，也不论规模大小，中医院的经费再紧张也要不遗余力地设法购买各种理、化、生检查设备，中医临床不论患者病情轻重缓急也往往要开单先做理、化、生检查，不了解中医出现此种现象的复杂背景，当然难以对此做出准确、全面的分析和评价。

在此我们要简单说明或澄清的是：血检、CT、B超、核磁等各类理化生检查并非像有些人所夸赞的那样，是西医学优越于中医学的突出证明，并进而在诸多含混不清的"中西医结合"构想中，提出现实里"结合"的最"理想模式"，就是所谓的"西医检查加中医治疗"。事实上，这些高科技的检查，严格讲并不是医学自身范畴内的方法和手段，而是物理学、化学和生物学范畴的方法和手段。不但它们的发明和进步不取决于甚至无关医学的发展进步，就连操作它们所需要的知识和技能也可以完全与医学、药学知识技能无关：当 X 光机被放到机场和码头做安全检查时，难道那还是医药行为吗?! 还需要医药专业人员去操作使用吗?! 所以，使用理、化、生检查并不具备"中西医结合"的医药学性质。中医机构和人员，使用理化生检查手段可以而且应该不直接等同于"西医化"。但是，中医使用理化生检查也并非完全不会产生负面作用。毕竟中医药是以生成论、整体论（系统论）为哲学基础的，而西医药是以构成论、还原论为哲学基础的。在这样的哲学背景下，中西医药学对生命、健康和疾病的认识方法和维护生命健康、防治疾病的技术路线是有很大差异的。如果我们的中医药人员在准确、牢固地掌握了中医药的知识理论和方法技能的前提下，仅仅只是借助现代理、化、生检查手段来更多和更准确地了解患者疾病在某一时点的静态物质状况，比如病位、病程，也未尝不可，甚至会对治疗有所裨益。然而，如果这些中医只是那种"头重脚轻根底浅""嘴尖皮厚腹中空"，既没有中医药知识理论的坚实基础，更没有对中医药临床方法技能的准确掌握作为根底的"中医"的话，那么，当他们面对各种理化生检查的数字指标和光影图像时，他们还有能力从"三焦""六经""八纲"，从"气血津液""脏腑""卫气营血"等各个层面、角度来辨证吗？还有能力来理解和分析物质、物象之外的环境因素、精神因素作用吗？让这类没根没底的"中医"大量使用理化生检查作为基本诊察依据，结果只能是让他们"只见树木不见森林""知其然"而难以"知其所以然"，让他们原本就少得可怜、徒有虚名的中医药知识和技能更快更彻底地退化，最终成为心口不一、表里不一的假中医真西医。

对于使用理、化、生"高科技"检查设备仪器可能产生的"双刃剑"作用，各级中医药行政管理部门、各类提供中医药服务和负有培养合格中医药接班人责任的机构，都必须有清醒的认识，毫不动摇地把中医药的知识理论和方法技能作为中医药事业生存和发展的"根"和"本"，坚持不懈地做好中医药队伍"扎根立本"工作，否则很有可能见其利而忘其害，一味推崇传播理、化、生检查方法手段，引发、助推机械唯物主义的病因病机思维方式，丢了地道传统中医药"四诊八纲"的看家本领，使得本来是为了丰富中医尤其是中青年中医的诊察手段的良好主观意愿反而成为导致地道传统中医药后继乏人变成"绝学"的原因之一。

2. "中医药既是文化也是科学"

认识此点首先必须明确何为"文化"，何为"科学"。至少也要说明本书在使用"文化"和"科学"两个词语时是如何理解其含义的。既然当下覆盖面最宽、信息量最大的是计算机网络，那我们就不妨先查录一下"百

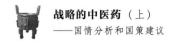
度百科"所提供的有关基本解释。

先看"文化"。文化是一个非常广泛的概念，给它下一个严格和精确的定义是一件非常困难的事情。不少哲学家、社会学家、人类学家、历史学家和语言学家一直努力，试图从各自学科的角度来界定文化的概念。然而，迄今为止仍没有获得一个公认的、令人满意的定义。据统计，有关"文化"的各种不同定义至少有200多种。笼统地说，文化是一种社会现象，是人们长期创造形成的产物，同时又是一种历史现象，是社会历史的积淀物。确切地说，文化是指一个国家或民族的历史、地理、风土人情、传统习俗、生活方式、文学艺术、行为规范、思维方式、价值观念等，是人类之间进行交流的普遍认可的一种能够传承的意识形态。再看"科学"："哲学家和科学家经常试图给何为科学和科学方法提供一个充分的本质主义定义但并不很成功，笼统地说，科学即反映人们对自然、社会、思维等的客观规律的分科的知识体系。"从以上所抄录的内容看，显然，对"文化"和"科学"都没有一个普遍认可的定义。

笔者倾向于把"文化"的基本含义界定为"历史上人类所创造的生存式样的系统，既包括显型式样也包含隐型式样；既包括物质要素也包括精神要素；它具有为某个群体整体共享的倾向，或是在一定时期中为人类群体中的某个特定部分所共享的倾向"。这个表述和美国文化人类学家克鲁克洪的概念比较接近。文化包含的领域的确极其广泛，以上抄录的"百度百科"的解释中就罗列了不少。在笔者看来，最重要的是，文化表现在人的一切个体和群体活动过程中，体现着行为主体的宇宙观、人生观和价值观。世间对于"文化"最大的误解就是把"文化"仅仅看成那些具备"形式""物象"的事物，诸如：能用文字、图像、音律、建筑、服饰等所表达、所显现的事物，而无视或不承认"文化"同时还是"精神"、"思想"和"行为"。从这个角度来说，笔者对于"百度百科"把"文化"最终归结为"意识形态"是存疑的，最简单的理由就是，如果"文化"只是"意识形态"的话，那么能否被"普遍认可"就是个问题，至少在我们的现实生活环境中多数人还是认为"意识形态"的差别、对立和斗争是客观存在的。就算是在政治民主的环境中，对不同文化的攻击和诽谤也并不少见。而如果我们认可

"文化"是"生存式样的系统",那么,无论是对人的生命、健康和疾病,还是对人和自然、人和人之间以及人体各个部位之间的相互关系的认识和处置方法,中医药的内涵和外延显然符合上述对文化的定义。

应该肯定,笔者完全认可"百度百科"在对科学的定义中所包括的"客观规律""分科"的界说,但对于把"科学"说成"知识"或者"知识体系"就认为非常值得探讨。因为,尽管"知"和"识"在汉语中,特别是在古汉语中都可以作为动词来理解,但学术界通常所用的、从英语的"Knowledge"翻译过来的"知识"一词,按照"百度百科"的解释却是:"指人类在实践中认识客观世界(包括人类自身)的成果。它可能包括事实,信息,描述或在教育和实践中获得的技能。它可能是关于理论的,也可能是关于实践的。"而西方哲学大家柏拉图的一个经典定义把知识的标准界定得更细致,"一条陈述能称得上是知识必须满足三个条件,它一定是被验证过的,正确的,而且被人们相信的"。按照这两个具备一定权威性的解释,那么"科学"首先必定是一个名词,是指一个更接近于甚至根本就是静态的"成果"(结果),既不是时时刻刻都在生长的树,也不是周而复始开开落落的花。并且这个"成果"还必须是得到之后又被"验证"过,而"验证"的结果是"正确"的,非但如此,这个被"验证"为"正确"的"成果"还要被"人们"相信。这样的界定,实在是给我们带来不少麻烦:就算"科学"一定是个"成果",那么"谁来验证?""怎样验证?""'正确'的标准是什么?""哪些'人们'还是全体'人们'相信才算数?",等等。请读者原谅笔者对哲学圣人的不敬,毕竟这一堆问题对决定是"科学"还不是"科学"极具关键性,我们责怪这位哲学圣人语焉不详也应该情有可原吧!

相较于把"科学"仅仅解释为"成果"形式的"知识",笔者更愿意把"科学"理解成一种"学问",即:"科学是关于发现、理解、归纳和利用客观规律的分科的学问行为和学问体系"。而在"百度百科"中"学问"虽然也被解释成"指系统的知识,也泛指知识",但在基本词义中又解释道:"学问学问,要学要问,既要学,也要问"。因此,虽然"客观规律"和"分科"对于解释"科学"是什么很正确、很重要,但还不够。因为

"科学"不仅是"成果"形式的"知识"，也包含寻找"知识"的相关行为。"科学"既要学也要问，是"活的""动态发展"的过程。如果非要用形象语言描述，笔者更乐意把科学比喻为一棵生生不息、根深枝繁、叶茂花盛、硕果累累的五彩参天大树！同时，笔者认为，既然明确了"科学"必须是"客观规律"，就没有必要再加上"验证"、"正确"和"被人们相信"这些容易引起争议的限定。

用我们在以上所作的"文化"和"科学"定义来审视中医药，那么肯定中医药"既是文化也是科学"就毋庸置疑了。言其文化，是因其完整体现了中华民族的传统宇宙观、人生观和价值观，存活于中华儿女世代相袭的生活方式与行为规范当中，带有鲜明的民族人文特色。言其科学，则是因为中医药是中华民族在五千年的时间过程中用自己的生命实践来不断"学"、不断"问"，"不断发现、创造、积累、检验和完善所形成的"揭示了生命、健康和疾病的客观规律，进而建立起来的既系统又有所分门别类的知识理论体系和有效的应对方法技能体系。

从近代开始，对文化和科学的意义和作用在认识上就出现了偏差。这个问题即便在我国民众的社会习俗变化中也表现得非常明显、非常典型：在20世纪60年代中期以前的时期中，人们用来批评、贬低他人的说法往往是"此人没文化"，但是由于在60年代中期以后一段时期，出现了"知识越多越反动"的奇谈怪论，所谓的"破四旧"更是直接把中华民族的传统文化当作主要斗争对象，一时间斯文扫地，考试"交白卷"的反而成了"英雄"，从此似乎再没有人用"没文化"来批评、贬低他人。及至世纪之交，尤其是前些年中，批评、贬低他人又出现了更多使用"不懂科学"的说法。似乎"不懂科学"才是当前做人的真正缺点，而且要比"没文化"的问题更严重。这个片面性很强的观点的贻害还不仅至此，更为严重的是影响到了对社会建设和国家发展方向的把握。科学技术投入和文化教育投入失衡，形成"科技腿长、文化腿短"的局面。

在前一时期中，中医药究竟和"文化"与"科学"是什么关系的争论非常红火。业界内一些人士对于把中医药说成是文化特别反感，觉得这样的说法和说中医药是科学的说法相比较，似乎是让中医药比西医药"矮了一头"。其实，片面抬高科学地位、贬低文化地位的人，包括片面强调发展科学而轻视文化建设的人，并不知道科学和文化原本都只是人类认识和应对客观世界的不同角度和方法，两者之间绝无高下之分。科学主要用于解决物质有关的问题，而文化侧重解决精神领域的问题，不但"没有文化"和"不懂科学"同样可悲，而且如果把政治比喻为社会发展的方向舵，把经济比喻为推进器，科学和文化就是保证社会均衡、和谐发展的两翼。我们完全可以设想，一旦双翼失衡会出现什么情况！

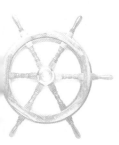

第二章
人文社会科学研究可以助力中医药生存和发展

第一章中，笔者说明了之所以从人文社会科学和管理决策角度给"中医药"下一个定义，既是因为开展国情调研工作的需要，同时也是因为笔者个人知识、能力和精力的有限。而在本章中，笔者希望说明从人文社会科学和管理决策学的角度来研究中医药有关问题的有利和必要之处。

一 近一个时期，医药问题已成国家和民众高度关注的重大社会问题

任何时候都会有一些问题需要国家和民众关注。而且在诸多问题中，不同时期、不同社会阶层的关注重点也会有所不同。然而，近一个时期中，看病吃药的问题，直接的说法是"看病贵""看病难"，居然成了让我国各地各界，从高层领导到广大民众都普遍不安的重大问题之一。更有少数群众甚至把"看病、子女上学、买住房"比喻成新时期的"三座大山"。"地球人都知道"，国家和民众之所以高度关注医药问题，并不是医药的科学原理和技术方法出现了突发问题，而是医药服务的运行管理以及相关的经济、文化、政治和社会等领域出现了问题，而且是难题。对于以人文社会科学研究和决策管理研究为重点的国情调研工作而言，这一类问题无疑必须重点关注！

从国家角度讲，奉行"国以民为本"的立国、治国大道，"保民安民"自然就是施政第一要务。从民众方面看，通常所说的"民以食为天"其实并非绝

对正确。俗话说天有"九重",从根本上讲,"身心健康"和"生命安全"才是第一重天!因为身心健康和生命安全是追求生活理想和事业目标的基础的基础,否则一切理想和目标的意义和价值都会大打折扣,甚至毫无意义。而保障身心健康和生命安全所借助的外部关键手段之一就是医药服务。故此,对于有关民众身心健康和生命安全的问题,国家责无旁贷,必须及时、妥善地加以解决。

近代以来,源于对科学本质的一知半解而产生的对物质有关科学的盲目崇拜在我国逐渐成为风气和时尚。非但在普通民众中,就是在各界专业人士里,都不乏其人。表现在医药相关领域,就是把西医药学当作科学的正面榜样,而把中医药学当作"不科学"的反面例子。但持有上述观点的人们似乎还没有认真地反省过:为什么尽管从科学技术的角度而言,自英国"工业革命"以来,西医药学和西医药产业(行业)所高度依赖的物理、化学和生物科学技术一直都在快速地更新、发展,甚至还有不断加速的迹象,然而恰恰就是在这样的背景下,医药问题却成了全球范围内既不论医药产业(行业)发展水平如何、医疗保险制度为何种,也不论社会政治制度、经济制度又为何,几乎所有国家的重大社会问题!就连号称"世界头号经济强国"的美国,医药政策竟然也因此而成为竞选总统的核心政纲、成为朝野两党斗法的焦点!由此难道还不足以证实医药问题之严重吗!?

就我国具体情况而言,笔者认为:如果我们还可以勉强把"看病贵"的原因仅仅归结为一个费用问题、经济问题的话,那么要准确理解"看病难"究竟"难"在何处?因何而难?可就复杂多了。大而言之,笔者认为这个"难"不仅与当前医药界防治疾病的技术能力、与医药产品(广义的,包括服务产品)的供求关系失衡状态以及医药有关的社会保障制度设定等因素有关,甚至与求医者和行医者双方对生命、健康和疾病的本质认识、双方对医药从业人员应有的职业道德的认识,等等等等的认识差别,都有一定关系。然而限于笔者的学识和精力,在此只能做一个简要的分析。

1. "现代疾病"的产生和高发趋势使民众的身心健康和生命安全遭受严重威胁,然而当前医药的技术能力、医药资源的供给等诸多方面客观上尚不足以有效解除此类威胁

现今我们的医药工作不但需要面对人类过去的疾病谱系中已有的疾病种

类，而且面临着"现代疾病"的不断产生和渐趋高发的态势，这一情况无疑对民众身心健康和生命安全构成了新的重大现实威胁。

在"现代疾病"中，我们可以粗略地区分成生理疾病和心理疾病两类。

生理方面的"现代疾病"之所以会产生，主要原因似可简单归结为两个方面，其中较为普遍和严重的是化学污染和物理污染。追根溯源，就是单纯为了增加地区生产总值、为了获取最大商业利润来满足物质享受欲望，不加区别和节制地片面追求和强调现代科技的研发和应用，结果造成不少科技手段和成果被不当应用甚至滥用，从而产生了多领域、多层次的严重化学污染和物理污染。做这样的分析结论，其最直接的证据就是近年来陆续发生的重大食品安全事故几乎没有一个不和不当应用甚至滥用现代科技成果有关：从最常见的过量施用化肥到滥用农药、添加剂，再到瘦肉精、苏丹红、孔雀绿、三聚氰胺……哪一个不是用现代科技手段研制而成?! 个别的甚至还曾被作为科技成果而予以奖励! 化学污染和物理污染问题已经严重到连人类最基本的生存所需"空气、水和食品"都不够安全。

除此之外，生理有关的"现代疾病"还有因不当使用现代医药手段而产生的医源性疾病和药源性疾病。有一种解释说，医源性疾病和医院获得性感染密切相关，但又可区分为诊断性医源性疾病、治疗性医源性疾病和护理性医源性疾病三类。药源性疾病则是在预防、诊断或治疗过程中，不当使用的药物通过各种途径进入人体后诱发的生理生化过程紊乱、结构变化等异常反应或疾病。无论是医源性疾病还是药源性疾病的发生既与医疗技术水平密切相关，也与医务人员能否严格遵守规章制度和尊崇职业道德密不可分。在百度搜索中使用"医源性疾病"和"药源性疾病"作为搜索主题词，显示相关网页已经达到了上亿个。

尽管目前我国对于医源性疾病和药源性疾病的调查、统计制度还很不完善，但一定程度上罹患此两类疾病的人数规模联系到近些年就诊人数的迅速增长是可以有所想象的。在笔者搜索到的有关文献中，有一篇 2007 年由医药专业人士写作的比较严肃的科研论文披露，我国某医疗机构对 6668 例尸检的调查分析表明：医源性疾病中仅诊断性医源性疾病一类"20 世纪 50、60、70 和 80 年代分别为 28.7%、29.1%、36.7% 和 32.5%。提示医学科学和诊断手段的进展，未能有效地解决临床误诊问题"。而药源性疾病方面，虽然存在调查、统计制度不健全的问题，但数字依然触目惊心，"在我国，据卫生部药物不良反应检测中心不完全统计，每年约有250万人因药源性疾病而住院，死亡19.22万人。长沙、武汉、北京等地调查死亡病例，发现与药源性死亡有关者占5%～17%"。"目前，我国大约有2000万名聋哑人，其中80%与不合理使用抗生素有关，儿童居多。"尤其值得警醒的是，近些年来，各地陆续报道了新生儿对多种抗生素耐药的多起病例，母体的药源性生理问题已经贻害到了"祖国的花朵"！从全球范围看，"WHO在过去的统计表明，全球有1/3的患者死于不合理用药。药源性疾病是列在心脏病、癌症、肺病及中风之后的第五大疾病，已成为全球居第五位的死亡原因"[①]。

而心理方面的"现代疾病"渐趋高发则和在引入市场调节机制的大背景下，过分强调物质激励和财富效应，从而造成社会竞争加剧、工作生活节奏加快、人际关系紧张有着密切关系。典型地反衬了我国传统有识之士倡导的处世为人"有容乃大、无欲则刚"的积极意义。

可以说，肺结核卷土重来、恶性肿瘤高发甚至显现低龄化趋势、抑郁症有增无减地袭扰各个年龄各种职业人群等，此类现象在很大程度上，都和社会环境因素的变化直接关联。因此，如果我们不能正视"现代疾病"产生的社会环境原因，尤其是可能和政策制度导向有关的原因，而只是单纯地因病治病、就医药论医药，那就必然会严重影响国家和民众对此类问题产生原因的重视，延宕以至贻误此类问题的整体和根本解决，造成国家和人民群众更大更多的健康和生命损失。

2. 如何设置国民医药卫生保障制度已成世界性执政难题，必须加以破解

事实表明，不论医药产业（行业）发展水平如何、医疗保险制度为何种，也不论社会政治制度和经济发展水平为何类，为了维护人类身心健康和生命安全所耗费的医药费用连年持续和大幅度增长，几乎毫无例外地成为各

---

① 于述伟、于晓军：《医源性伤害的公共卫生防控问题的探讨》，《中华疾病控制杂志》2007年第11卷第6期。

国国家财政和民众难以长期承受的巨大经济负担。以中美两国的简单对比为例：2010~2011 年美国人均医药费用就是我国的 40 倍左右。如果按照彭博社 2013 年公布的对 47 个人口 500 万以上国家的调查结果，美国的人均医疗开支为 8608 美元[①]，而根据我国官方统计数据推算 2012 年我国全国年末总人口的年人均医药费用为 1270 元左右[②]，依然在 40 倍以上！如果国内有人非要照搬发达国家如美国以当代物理学、化学和生物学的最新发展为主要技术支撑的医疗模式，以此作为我们医药体系的合格标准，那么，拿国内生产总值来说，即使人们不吃不喝，都不够看病用。这种情况非但现在是如此，今后一个相当长的时期内也都不会有根本改变。

3. 解决问题的基本思路

在近十年的国情调研中，笔者认识到并坚持阐释这样一个原理：在大多数情况下，解决社会性问题的技术路线、经济成本和社会政治影响三者之间存在着非常直接的线性因果联系：不同的技术路线往往要付出不同的经济代价，而不同的经济代价又决定了运用这种技术方法的体制和机制是否能稳定和可持续运行，对社会政治状态会有直接影响。在技术方法的选择上，至少需要考虑所采用的技术对解决问题的有效性、技术的成熟程度（可靠性）和持续使用的安全性；而经济方面则要衡量采用此种技术所产生的成本的合理性和可承受性，同时明确使用此种技术和其他替代技术相比较在性价比上具有优势；在对社会状态包括对政治的影响方面，则必须在安全和稳定的前提下力争使前两者（技术路线和经济成本）具有可选择性（可替代性）和可持续性，因为没有选择和不可持续的话，安全系数就要打折扣。在这个具有因果作用的关系链之中，技术和经济两个环节或许还可以主要考虑物质方面的因素，但社会政治影响这个环节除了物质因素外还必须考虑到精神方面的因素，如对不同技术方法的心理和文化认同程度。

近年来，虽然医保制度的覆盖面扩展明显且迅速，报销比例里医保资金

[①] 《图解中美医疗系统效率对比》，美国中文网（sinovisionnet）2013 年 8 月 30 日推断此数为 2012 年数据比较合理。

[②] 《中国统计年鉴》、《中国卫生统计年鉴》均未提供直接统计数据，此为笔者根据此两年鉴中的有关数据推算结果。推算过程见本书附表。

的支付比重有所提高，但医保资金的缴用矛盾也逐渐显露。无论是新农合，还是城镇职工和居民的医保，都有一些地区出现了当年资金入不敷出的现象。毫无疑问，随着我国老龄化社会的到来，缴费的人数逐渐减少，而用费的人数和费用数量逐年增加，缴用矛盾必将越来越突出，从而迟早可能成为我国继续推进当前以扩大人均筹缴费用数额、改变相关支付主体的支付比例为重点的医改模式难以跨越的关隘。国家必须而且有能力制定和运作一种独具中国特色的、技术成熟可靠、疗效明显、费用相对低廉同时预后也较好的医药卫生模式。这个模式的根本立足点必须是也只能是《宪法》规定的"发展现代医药和我国传统医药"，必须是也只能是党和国家"中西医并重"的医药卫生工作根本方针。

二 抓抢大好机遇、开创崭新局面，必须勇敢面对、深入分析和认真解决影响中医药健康、自主生存和可持续发展的关键问题，人文社会科学研究在此方面可能有其独到功能

问题存在的同时也就意味着解决问题的机遇存在。

回顾历史，自"西学东渐"伊始，中医药就不断遭受质疑和压制。从社会现实和本书有关章节对中医药有关统计数据的整理和分析①来看，中医药萎靡不振的状况，甚至直到20世纪之末仍然或多或少的存在。

进入21世纪以来，党中央、国务院高度重视中医药问题，多次重申要坚持"中西医并重"，明确要"扶持和促进中医药事业发展"。在中医药业界和社会各界的共同努力下，中医药工作有了明显起色，面临着"天时地利人和"的大好发展机遇。然而，中医药真要抓抢机遇、实现突破、开创崭新发展局面面临着不少问题和困难，其中比较突出的是一些时间上跨时代的、空间上跨领域的问题和困难。对于此类问题，人文社会科学的研究可能有其独到的功用。

---

① 如本书"前言"和第十章与民间中医药有关的章节。

在本书上篇第六章我们将要专门分析为何近代以来相当长的历史时期里国内中医药会屡遭质疑、排挤和打击，从而陷入萎靡不振甚至渐趋衰退的主要原因，尤其是社会意识环境、管理体制和运行机制三个方面的原因。而与社会意识环境、管理体制和运行机制有关问题的研究和破解显然需要运用人文社会科学和管理决策的知识理论和方法技能。

如果仅仅使用自然科学和社会科学两个概念来识别，医药学似应更多地属于自然科学的范畴，这也是当前医药业内外多数人的认识。因为在他们看来，用生物学来认识人的生命和疾病问题，用化学、生物学来解决药物的研发问题，用物理学来创制医疗器械设备，治病的理论和技术就都不成为问题了。但是，这只是从狭义的自然科学甚至是微观的技术科学角度来看待医药学。和自然科学中的基础理论科学学科不同，医药学作为应用科学学科的显著特性之一就是，其知识理论和方法技能必须得到社会实践的验证，而且也只有在社会实践过程中才能得到更多更好的机会来实现自身的修改、完善和发展。如此，就使得医药的社会实践活动作为受众广泛的行业、产业，必然会受到所处的社会意识环境、管理体制、运行机制的影响和制约。

在此问题上，我们必须了解的是，在医药学的学科属性方面存在不同的见解。仅举两例。一种比较浅显直接的观点，就是把医药学简单视为自然科学之中应用科学的一门学科，侧重关注医药有关的物质、技术方面的问题。如果我们用中国传统理论中的术语"道、理、法、术、器"五个层级来评价，这种医药学主要处于"法""术"的层次，以至于可以"形而下"到"器物"的层面来认识。另一种观点的视野较为宽广一些，认为医药学和其他应用学科不同：首先，医药学的社会实践主体和客体主要都是地球上各类生物中最智慧的生物——人类；其次，人类因血缘、历史、文化、宗教、地域等因素的差别具有很强的族群特色，从而对生命、健康和疾病的本质存在不同的认识和信念；再次，医药学的作用客体是生命，是与生命研究关系密切的科学学科，但现有科学分类方法中的自然科学和哲学社会科学两个学科"都缺乏完整系统地研究生命（包括人类自身生命体）的学科和学问，特别是缺乏对人类自身生命体意识认知的专门学问"，因此，应该把生命科学作为"独立于自然科学和哲学社会科学（人文社会科学）之外"的第三类科学①，而医学是生命科学的一个从属学科。笔者赞同完整意义的生命科学应该有别于单纯的自然科学和哲学社会科学，但又是以有机地跨接在自然科学和哲学社会科学之间的方式形成的。这样一个层次的生命科学，包括其所属的医药学，就应该更多地具有"形而上"的内涵，具备中国传统理论从"道""理"到"法""术""器"的各个层次。

当然，区分医药学的社会实践活动的方法不止一种。我们还可以将与医药学的实际应用密切相关的问题大致分成两类：一类是时效性不强的基础性问题，如人体作为一个开放的复杂巨系统，心理状态、知识结构和意识能力对健康、对疾病有无影响，有影响的话又是什么影响，医药学的社会功能是什么，政府、业界和民众在构建医药卫生体系和国民健康保障体系中各自应该如何定位和担责，等等；另一类则是比较具有现实性、紧迫性的问题，如怎样改善或消除"现代生理和心理疾病"产生的外部条件，中医药为什么会出现"弱化、退化、淡化、异化、西化"的"五化"② 现象，公立医药机构的激励和约束机制应该怎样设置才合理、有效，等等。

上述问题，无论是时效性不强的基础性问题，还是具有现实性、紧迫性的问题，都对医药学的社会实践能否正常平稳开展，对医药事业和产业（行业）能否健康生存和持续发展，存在着直接、明显乃至重大的影响，但这些问题却肯定不是仅仅用现有的自然科学知识理论就可以回答的。简言之，医药学，作为生命科学密切相关、直接所属的一门学科，作为应用科学的一门学科，将其应用于社会实践，必然要涉及人文、社会和管理方面的问题。

笔者在此所使用的"人文社会科学"（哲学社会科学）概念应是"人文科学"和"社会科学"两者的结合，即对社会中的人和由人集合而成的社会从各个层面、方向（分科）的研究活动、成果的总和。具体包括哲学、经济学、政治学、法学、社会学、管理学、民俗学、教育学、历史学、心理

---

① 参见李慎明《建议成立中国生命科学研究学会》，《光明日报》2011 年 3 月 13 日。
② 《中国中医药报》2013 年 2 月 20 日，《坚守中医根基 传承更为紧迫》中引用张伯礼院长在中医科学院传承工作会上的报告内容。

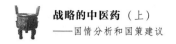

学、传播学等多个学科。而"管理决策"，则主要是说把中医药问题作为国情调研重大项目的对象，首要目的就是要通过政府管理决策手段，解决那些不利于中医药健康自主生存和可持续发展的问题。

三 人文社会科学研究助力中医药健康自主生存和 可持续发展的现实作用方向

1. 哲学观念的不同是在不同医药方式选择中存在不同偏好的主要根源，提高哲学认识水平并自觉加以运用有助于医患双方的相互了解、有助于对中西医药各自特点的认识

中西医药都是人类维护健康、防治疾病的有效手段，但从哲学基点、认识论到直接目标和技术路线、方法手段都存在重大区别。在这些相关因素中，哲学基点不同是最根本的不同。正是因为哲学基点不同，才导致对"什么是生命？"、"怎样才算健康？"和"疾病是什么和如何发生的？"等关键问题的本质认识不同，进而对用以维护健康和防治疾病的方向、方法产生了不同认识。在理论方面，如果不能准确区分中西医药学在哲学基点上的不同，就无法准确理解同样是医药，何以会产生两种如此不同的医药知识理论和方法技能体系，也难以对这两种体系进行客观的比较和评价。在实践方面，之所以不同的民众群体，尤其是个体会在对不同医药方式（例如中医药和西医药）的选择中表现出不同的偏好，正是因为无论是患者还是医者，无论是有意识、无意识或是下意识，不同的民众、患者和医者所接触到的、所接受了的是不同的宇宙观、自然观、生命观和价值观。

2. 文化背景也会影响对医药方式的选择，传承好中华民族本体文化的同时坚持文化多样性原则是贯彻落实"中西医并重"基本方针的重要条件

文化多样性不仅是人类社会的宝贵历史遗产，更是新时期人类文明繁荣、进步的重要基础和动力。但近代以来，在相当长的历史时期里和在相当多的国别界别中，一方面，这种认识往往受到一些所谓"强势文化"的有意贬低、排斥和压制；另一方面，在试图反省自新、救亡图存的弱小或"落后"的国家地区里，又往往会被部分社会群体"矫枉过正"的认识方法自觉地舍弃放逐。不同的文化不仅有外化表象的区别，而且存在内在实质差异；不仅语言文字形式迥异，而且行为习俗规范不一。由于不同地区和不同民族的人类在生存、发展过程中所积累的知识和经验不同，因此，不同文化也可以说是人类历史上所创造的不同"生存式样系统"。理解了文化的本质和要义，就不难理解为什么不同的文化背景会对医药方式的选择产生直接影响。抛开具有明显差别的中西医药不说，就是我国不同地区、不同民族之间的传统医药也或多或少地存在着不同传统文化影响。比如，汉民族地区流传的传统医药偏重使用植物药材，而同样是中华传统医药的组成部分，有的兄弟民族就偏重矿物药材或动物药材更多一些。人文社会科学中的文学、历史学、民族学、伦理学、民俗学等都属于广义文化的分类学科或与广义文化密切相关。和哲学观相比较，文化可以说是对不同医药方式选择的第二个重要因素。

3. 不同的社会发展模式决定不同医药学及其应用体系的社会地位和发展方向

党的十八大把"努力走向社会主义生态文明新时代"作为重大决策，成为新时期一切工作包括医药工作在内的战略导向，号召举国上下都"必须树立尊重自然、顺应自然、保护自然的生态文明理念"。这是我国党政核心领导机关对于新时期我国社会发展模式的重大改进和完善。

社会发展模式的选择除了和主观因素（如宇宙观、世界观和价值观等）有关外，和客观因素如自然资源禀赋的拥有程度、经济发展水平和科学技术能力乃至国家周边环境等等也有关，是一个多因素多层次的模式选择。"工业革命"发生以来相当长的一个历史时期中，多数国家把工业文明、科技文明作为社会发展目标模式来追求。在这样的社会发展模式引导下，自然界仅仅是人类发展的利用物甚至是对立面，只要能够通过扩大产值规模（经济学中的"增长"）或增加创新发明（经济学中的"发展"）来增加人们的物质财富和享受，生态环境是可以被忽视、被牺牲的。而生态文明恰恰是人类在片面、过度追求工业文明、科技文明并遭受到由此造成的（或意识到将要遭受的）种种恶果之后，幡然醒悟到：唯有高度重视处理人和自然的关系，切实恢复、保护人和自然万物的和谐共生关系，人类才有可能真正长

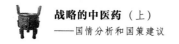

期享有"文明"所带来的满足和幸福，所达到的对文明的新的高度追求。

生态文明是物质文明、精神文明和制度文明的综合产物。"生态文明社会"作为关系我国人民福祉、关乎民族未来的长远大计，必须建立在国民全体对生态文明的深切认同基础之上，并全面体现在思想意识和行为举止之中。作用于维护人类身心健康和生命安全的医药领域无疑是其中关键的一环。我们不妨简单地举一例，同样是治病救人的药物，从生产过程到产品应用，人工化学合成物质和天然物质在自然环境条件下的消化降解程度和速度是很不相同的。如果把生态文明作为社会发展目标模式，那么，此种区别是否也应该有所考虑和取舍呢？作为中华优秀传统文化核心构成部分的中医药从认识本原上强调的就是"天人相应""天人合一"，因而无疑是全球医药领域内体现生态文明理念的典范。

4. 经济学研究，尤其是卫生经济学和经济利益分配机制研究直接影响中医药内外生存和发展环境

无论是计划管理还是市场调节，效率、效益问题都是客观存在的。经济学的研究可以从宏观和微观两个层面，从效率、效益等角度的分析入手对中医药产生多方位的影响。

宏观方面，站在国家立场，首先从产业角度看，中医药具有一次、二次、三次产业齐全的完整产业链，是典型的民族传统产业，群众认可度较高，市场需求旺盛，构成了我国在世界医药产业中的核心竞争力，在国家产业结构布局、拉动地区经济发展和增加就业机会等多个方面都应该重视中医药问题；其次从社会医疗服务角度看，经济学的研究可应用于对各类医疗保障制度，从社会福利性质的到商业盈利性质的，应该如何根据社会制度环境、市场环境、国家财政和民众收支状况、疾病发生率和危害程度等因素来区分不同医疗保障制度的各自针对人群以及筹资、使用和监管方法，确保广大民众的身体健康和生命安全得到层次清晰、侧重各异、合理可行的医药卫生保障。在覆盖面较大的新农合、城镇职工和城镇居民三类中，可以说，甘肃省"用最简单的方法解决最基础的问题，用尽可能少的费用维护人民健康"的医改基本方针，应该就是卫生经济学研究成果最通俗的表达。按照这个思路，难道我们还需要担忧中医药如何在医改中发挥作用的同时争取更大的生存和发展空间吗?!

微观方面，首先是对医药行业通过合理的利益分配机制设置，明确引导政府资源和民间资源各自定位，使得以国民福利性质为主的公共基本医药卫生服务和以商业盈利性质为主的个性特殊医药需求服务实现边界清晰、分工合作、平行互补；其次是对各类医药企事业机构，通过资金投入和税收等经济杠杆妥当调控各自及相互之间的合理收益区间，使中医药机构和从业人员合理合法地得到应有的经济收益；等等。这些都是经济学及其分支和衍生学科可以发挥作用的领域。

5. 法制规章研究为中医药明确应有社会地位、制定合理的行为规范和保障必需的生存和发展空间

法律法规的设置依据是法理，法理的基本精神和学理在很大程度上就应该是制定法律法规的方向和尺度。而要讲学理，就应首先肯定中医药和西医药是两个不同的知识理论和方法技能体系，以此为基础来分别制定能够遵循两者各自的规律、符合各自特点的法律法规。《宪法》"发展现代医药和我国传统医药"的规定、党和国家"中西医并重"的方针，关系到国计民生，必须在医药卫生有关的法律法规中得到认真、准确的体现。那种考中医类别执业医师资格要考西医内容，考西医类别却不用考中医内容；把西医命名为"临床"类别，而中医看病不算"临床"的法规显然有悖于《宪法》规定与党和政府的大政方针。

因此，加快国家"中医药法"和相关配套规制的制定进程，使之尽快完善并通过审查进入实施，对于真正把中西医药放在"同等重要的位置"，对于明确中医药的合理行为规范，保障中医药健康、自主生存和可持续发展所必需的运作空间，让中医药的特色优势在养生保健、疾病治疗、防疫应急等各个领域都能有合法、公平的施展机会，具有特别重大、非常紧迫的意义和价值。

但是，笔者在此也要强调指出：尽管我们现行的法规，至少是《执业医师法》和《药品管理法》及相关法规，不仅存在着明显的"西学为体、中学为用"或曰"以西治中"的问题，而且即便就是这些某种程度上存在违背中西医药应放在"同等重要的位置"原则的问题的法规，在实际执行中还又更进一步地"向西"方向走偏和强化了。也就是说，不但在法规制定过程里中西医药学的学理没有在法规内容中得到合理体现，而且执法主体对法规的理解有偏差、执行力明显不足。然而，我们依然赞成"依宪治国""依法治国"的根本原则不能动摇。《中医药法》既然是法，而且是我国第一部关于"中医药的法"，相关立法、执法机构就必须高度重视此法在学理上的合理性和执行过程的可操作性，要确保该法对中医药的健康自主生存和可持续发展将产生正面的积极的影响，而不是相反。从这个角度讲，笔者更倾向于"宁缺毋滥"的立场，否则勉强地仓促地出台一个对中医药存有偏见，特别是不能准确地把握中医药正确的发展方向的法规，并运用行政管理的力量将之推广应用于社会的医药实践，其结果给中医药造成的负面、消极影响极有可能在一个不短的时期内难以估量，且更难以消除！

6. 管理学、市场学研究有助于切实发挥中医药的特色优势，使其成为我国在国际医药业中的核心竞争力

"科学无国界、利益有主体"，作为与人类生死存亡直接相关的领域，医药市场存在着巨大商机。历史和现实都向我们提示了如何在残酷的市场竞争中长盛不衰的规律，那就是建立、培养并努力保持核心竞争力。可以说，核心竞争力是市场竞争中最重要的制胜法宝，而核心竞争力的关键特征就在于其不易被模仿和难以被取代。而今，我们看见绝大多数的产品在飞速地更新换代，企业则前赴后继地萌生和死亡，在很大程度上就是因为缺乏不易被模仿和难以被取代的核心竞争力。在世界医药市场中，诞生仅仅 300 多年的西药产品，已有 70% 以上的品种被淘汰，而反观五千年前诞生的中医药却历久弥新，在战胜 SARS、H1N1，治疗 AIZ 等当代重大流行病、传染病中依然能够发挥独特而有效的作用，这就充分证明了中医药完全可以而且应该作为我国在医药和文化领域中的核心竞争力得到政府和社会更多的关注和扶持。

我们不妨引用一些数据来支持以上所做的市场分析结论。当前，现代医药研发，尤其是常见高发病和重大流行性疫病的防治药物方面，已形成高投入、高风险、高回报的格局。一个能够有效应对全球性重大疾病的西药产品，研发资金投入平均超过了 10 亿美元，个别的甚至已经达到了 20 亿美元，按现行汇率折算，相当于 66 亿～132 亿元人民币。研发周期也超过了十年。西方国家发明并主导的现代知识产权制度一直是确保创新者获取丰厚创新利润的法宝，但在人工化学合成药物的耐药性、毒副作用难以克服，研发难度不断提高的背景下，这一制度不但进一步强化了医药巨头在创制新药方面的垄断地位，而且成了推高药品价格，增加财政和民众医药费用负担的利器。2011 年世界医药公司前 10 强完全被欧美发达国家占有，其中美国就占了四家。而同年我国最大的医药企业年收入仅为世界医药第 10 强的1/10、利润的 7‰！我国最大的医药企业的净利润仅占年收入的 1.66％，而对方是24.2％！因此，在现代药物领域，在经验积累、人才培养、技术研发、经济投入和创新成果临床应用等多个方面，我国都处在相对劣势的地位，且短期内无法实现根本突破。然而，相比之下，在国际医药领域我国原创的传统中医药的特色和优势却异常突出。

7. 对教育问题进行深入研究才有可能让院校成为培养合格中医药人才的主产地

从 20 世纪 50 年代开始，全国各省份陆续开办中医药院校。数十年下来，学生数量不可谓不多，然而前一时期中医药长期萎靡不振的主要表现和重要原因之一却是缺乏真正合格的接班人。不能正视和不敢解决中医药教育问题，尤其是院校批量教育的内容和方式问题，中医药界就难以实现健康自主生存和可持续发展的目标，也难以担当振兴中医药和复兴中华文化文明的历史使命。

按照百度百科的解释，教育"是培养新生一代准备从事社会生活的整个过程，也是人类社会生产经验得以继承发扬的关键环节"。这个定义是狭义的定义，因为它只侧重提了"新生一代""社会生产经验"。而中医药人才的教育培养，仅已有形式而言，除了现时流行的"正规院校"批量化教育之外，还有师承、家传、自学（"自我教育"）等。教育对象也不仅是"新生一代"，还有从业人员的在职教育（"继续教育"）和作为受众基础的科普教育。

近期我国中医药院校教育中有两个方面的问题相当突出。其一，教学内容普遍实行中医药、西医药和外语等公共课程等量齐观的"三三制"。这相当于把大专院校教育的主要任务从培养中医药专业人才变成了培养医药业的"通用人才"。有专业人士认为，现在的中医药大学本科学生在校实际所学到的知识和从业后在最好的状态下实际所能应用的医药知识技能仅仅等同于"半中半西"两个中专学历的初级人才。其二，现代的"科学"一词自从引入中国就被解释为"分科之学"，当代"主流科学"的变化趋势也以不断细分还原为主要特征之一。可是，我们对院校教育方法的原则表达却是"依据学生个性特点为基础将科学文化知识内化为学生素质、建立起学生认知神经系统及行为技能与习惯、最终形成学生生产生活和科研能力以满足社会需要"。就这样，固然强调了"因（人）材（之区别）施教"，却忽视了"因学（科之别）施教"！如前所述，中医药和西医药是两个从哲学基点开始就非常不同的知识理论和方法技能体系，所以只有清醒地认识中西医药学科各自的特点，遵循中西医药人才成长不同的规律，把"读经典、重临床、跟名师"作为合格中医药人才的主要培养路径，我们的院校才有可能成为培养名副其实的中医药人才的摇篮而不是"事与愿违"地扭曲成培养中医药"掘墓人"的现代工厂！

8. 文化学、传播学研究帮助中医药选择走向世界的正确途径和方法

如前所述，广义的文化是人类历史上所创造的"生存式样系统"，在学界中甚至有"文化基因"的夸张说法。不同的哲学信仰和文化理念对人们选择医药服务类别（例如中医还是西医、激进疗法或是保守疗法）存在重大影响。在远古时期农耕和狩猎两种主要生存式样系统之间就有信仰和理念的区别：农耕必须因应天时地利，和则相生，狩猎则只能是你死我活，以命相搏。工业革命发生之后，东西方文化之间的区别更加明显、巨大，这种区别产生的原因甚至成为学术泰斗的不解之谜（"李约瑟难题"）。因此，要实现中医药服务全人类健康的良好意愿，就必须寻求在不同的文化环境下能够准确诠释和宣介中医药信仰、理念和知识，有效开展中医药方法和技能的服务实践的途径和方法。在此方面，通过文化学和传播学的研究，把中医药的哲学和人文理念整合到中华优秀传统文化的对外宣传和交流的各个方面，如：在孔子学院开设中医学习班、中医药文化课程等，在我国中医药院校吸收国外留学生，在我国境内开展的涉外旅游观光线路中勾连中医药名胜古

迹，在国内中医药服务机构开展对外学术交流和收治国外病患的服务，等等，首先经由国外知识阶层对我国传统文化的理解和认可进而达到对中医药理念知识与方法技能的理解和认可，这样的做法更为符合人类的知行规律，从长远和整体而言效果一定比为了急于求成，在各种美妙动人的口号下不惜让中医药削足适履地去和西方医药学"接轨"更好。

在我国，人文社会科学研究涉及中医药问题的，以哲学界为最早、最多。2007年以来，中国社会科学院通过将中医药国情立为调研对象和重大调研项目，极大地促进了人文社会科学研究人员和中医药界的交流和沟通。中医药国情调研组联合国家社科基金重大项目"中医典籍研究和英译工程"，会同各界有识人士提出了制定国家"中医药人文社会科学规划"的政策建议，如若采纳，我国人文社会科学研究为中医药的健康、自主生存和持续发展服务的功能必将有明显的增强。

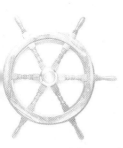

第三章
中医药作为国家战略构成的六大特性和价值

从时间上来说，本章主要内容是在中医药国情调研进入第五年时写作的，很大程度上可视为调研工作阶段总结的一项成果。从逻辑关系来分析，中医药具备作为国家战略构成的特性和价值，也是在对中医药历史状况、现实问题和未来前景进行反复分析和判断之后得出的结论。因此，从成文时间和逻辑关系而言，把本章放在书的结尾可能更加合理。然而，考虑到本书可能将面临的不同观点论争，笔者觉得不如早一点升旗亮剑，表明立场和观点。

如前所述，进入 21 世纪，特别是十七大、十八大以来，在党和政府有关方针政策指引下，经过业界努力和社会各界支持，中医药事业总体呈现出前所未有的良好局面。然而，要牢牢把握正确方向，增添克服艰难困苦的信心和勇气，全面、深入、持久地做好"扶持和促进中医药事业发展"的工作，使中医药真正实现健康、自主生存和可持续发展，就必须准确、充分地认识中医药的战略特性，使中医药对振兴民族、繁荣国家所具有的重要战略作用得以切实的发挥，而不被误认为只是一项阶段性和局部性的任务和使命。

"战略"一词，是当下应用最多同时也是被误用、滥用最多的。由于"战略"通常被理解为和计谋、定位或模式一类概念密切相关，是可以被人类的主观认识和意志赋予客观事物的，所以在不少场合，战略和计划、战略和策划就混淆等同了。然而，为事物内在本质和关联环境因素所共同决定的该事物的战略特性和战略价值，并非人们从主观认识和意志出发赋予事物和行为的计谋、定位或模式一类的外在特性和价值，而是因事物自身所具有的方向性、关键性、典型性和全局性本质而存在的客观内在特性和价值。

正因为中医药具备了此种客观、内在的战略特性，从而对国家、民族的生存和发展而言，就具有了至少以下六个领域的战略价值。

医药卫生战略

"求医问药"（以往多用"寻医问药"，一字之差，在某种程度上反映了医药服务供求关系的变化）居然演变成世界性执政难题，首先肯定是因为当代各国在医药卫生领域都存在一些重大的共性问题。但是，现实生活中各国各地医药卫生产业、行业的管理模式、运行的体制和机制却又不尽相同。这种源于多种因素的影响——从主观目标的设定（如以"福利国家"为立国建国目标）到客观资源、能力的据有（如经济发展水平、专业人员质量和数量、地理气候等自然环境）等所造成的不同，又说明各国各地的医药卫生产业、行业存在个性。

因为有共性，故此要通过"医改"来解决这个世界性执政难题，学习他国他人的"医改"成功经验，吸取失败教训，对解决自身"医改"所面临的一些共性问题应该会有所助益。然而，仅向他人学习，而不深刻理解自身存在的独特问题、不充分利用自身的独特资源和优势，不可能从根本上解决本国"医改"面临的所有问题，尤其是那些个性比较鲜明的问题（如我国是世界最大的发展中国家，等等）。只有立足国情，切实依靠和充分利用自身所具有的独特资源、能力优势，设定具有个性色彩的目标和手段，才能最有效、最经济和最及时地解决本国"医改"难题。战略目标的设定倘若不以自身的资源能力为依托为基点，实现起来一定会事倍功半。这是我们之所以强调要用"中国式"的方法来解决这个世界性执政难题的缘由。

建设具有鲜明中国特色的医药卫生体系与国民健康保障体系是当前一项极其必要和非常紧迫的国家重大战略任务，直接关系到"健康中国"国家战略能否成功实施，而中医药是建设这个具有鲜明中国特色的医药卫生体系

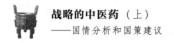
与国民健康保障体系的战略基石。在此，仅侧重从经济和技术两个角度来论证。

一 经济角度：承受力约束刚性和效益有利性

当前国民医疗保障体系问题之所以成为世界性执政难题，其关键就难在：无论采用何种支付方式，只要无法控制被"当代先进、尖端科学技术"所牵引的医药费用吹气泡式的膨胀，现存各类医疗保障体系的各个支付主体都难以长期承受不断增长的医药费用负担，从而迟早引发社会问题。而我国当前以至今后相当长一个时期都无法承受照搬所谓"世界现代先进医疗模式"造成的巨大支付压力。

数据表明，尽管近年来我国经济增速持续居于世界前列，国内生产总值总量已达世界第二，但人均国内生产总值排名只位列全球第 75 位左右，不到美国的 15%①。而从医药费用支出来看，即便 2015 年我国卫生总费用占国内生产总值的比例已达 6%，人均年卫生总费用也达到 2900 元左右，创造了历史最高纪录。可是美国仅医疗开支就占国内生产总值的 18% 左右，比我国卫生总费用还高 12 个百分点！美国的人均医疗卫生费用已达 9800 美元左右（合人民币 66000 元左右）②，是我国的 30 倍左右③！即便如此，这还是我国卫生总费用的增速连续多年超过国内生产总值，国家财政卫生支出占卫生总费用的比例从 2001 年到 2011 年翻番的结果④！如果真要把美国的

---

① http://blog.sina.com.cn/s/blog_416ba4c90102w5oj.heml.
② 美国人均医疗卫生费用只找到 2000 ~ 2013 年的数据，年度增长 3.5% 左右，2013 年为 9145 美元，按照同比率增长假设，2015 年为 9800 美元左右。
③ 我国卫生部没有公布全国人口的人均年医药费用，笔者根据《卫生统计年鉴》和卫生部网站数据推算的结果是 2010 ~ 2011 年间在 1000 ~ 1200 元人民币之间。按照我国卫生总费用近期的年均增长率 19% 同比率来推断，2015 年人均医药费用可能已经超过 2200 元。而美国的人均医疗卫生支出在 2010 ~ 2013 年间年均增长只有 3.5% 左右。
④ 按照《中国统计年鉴》数据计算，2006 ~ 2010 年间，我国卫生费用年均增长 19.19%，若从 2009 ~ 2014 年看年均增速又提高到 19.9%。而我国从 2001 年到 2014 年的国内生产总值年均增速是 9.8%。

人均医疗开支水平作为"国际先进医疗水平的服务"① 标准的话，仅医疗开支一项 2014 年我国就需要 89.5 万亿元人民币，而该年我国国内生产总值只有 63.61 万亿元！随着我国老龄人口比重的持续增大，今后可预见时期内医保费用的缴用矛盾将会逐渐加剧，医药费用的绝对增长所带来的支付压力必将更加巨大。

以上数据中有一个现象是非常值得关注的，那就是 2010～2011 年美国的人均医疗费用还是我国的 40 倍左右，但是仅仅过了 3 年，到 2014 年就只有 30 倍了。美国的人均医疗卫生费用在 2011～2013 年间年均增长只有 3.5% 左右，而我国超过 10%。照此情况发展下去，20 倍的日子也可能并非遥远！难道我们真的想要过不吃不喝，把钱都用在看病吃药动手术上的日子吗？！

因此，以美国为典型的用"尖端的理化生检查设备、巨资研发的各类新药和层出不穷的医疗手术新方法"作为技术支撑的高成本的所谓"现代先进医药模式"，绝非当前乃至今后相当长的一个时期内我国的经济发展水平和人民的收入水平所能承受的。我国不应该用也不可能有足够的经济能力来追随、抄袭西方发达国家这种将医药垄断企业利益隐身于"高科技"之后的医疗模式。这还只是单纯分析经济数据得出的必然结论。

二 技术角度：有效性和合理性都是硬道理

1. 中医药不仅在过去而且在当今乃至今后都是养护健康、防治疾病的有效手段

毫无疑问，尽管中医药和西医药从哲学基点、方法论到直接目标和手段都存在重大区别甚至某种程度的对立，但两者都是人类维护健康、防治疾病的有效手段。必须指出的是，少数人认为，只有用现代西方医药知识理论和方法手段能够解释、验证的中医药理论和方法才是"科学"，否则就是"伪科学"。这种认识从否定在任何历史发展阶段人的认知能力都是有限的这一基本事实出发，不但否定了真理的实践性和相对性，而且否定了科学的开放

---

① 某省卫生厅厅长语录。

性和渐进性，是一种片面和短视的认识。包容于中医药知识理论之中的深邃的中国哲学思想以及广博浩瀚的植物学、动物学、矿物学、物候学、地理学等知识绝不能"依样画葫芦"，简单地搬用西医药学的理论和方法来裁定、套改。迄今为止，我们不能解释的自然现象乃至人体自身的功能效用还不计其数，但这并不应成为我们彻底否定其存在的理由，更不应成为我们永无止境地探索真理的羁绊。

如同我们在第一章所述，"中医药是中华民族用数千年的时间和亿万人的生命实践不断发现、创造、积累、检验和完善所形成的，关于如何认识生命、健康和疾病的本质和表象，如何把握整体和局部的相互关系，协调运用外部和自身力量来养护健康和防治疾病，正确认识和处理人与自然、人与人以及人体自身各个部分之间的关系，从而使得人类能够与其所赖以生存的周边事物和环境有序、和谐、可持续发展的，一个原创的、独立的、完整的知识理论和方法技能体系"。五千年来中华民族能够生生不息、日渐强盛，中医药的确功不可没，这是任何尊重事实的人都无法辩驳的历史事实。

非但如此，即便是对由于各种化学污染、物理污染造成的生理疾病和由于生活工作节奏加快、人际竞争激烈造成的心理疾病此两大类所谓"现代疾病"而言，如若民众都能理解和把握中医药重视"治未病"，强调"食饮有节、起居有常、不妄劳作""性命双修、形神共养"的特点，从注重食品安全和精神调养等方面做起，现代疾病的危害就可能在相当程度上被抑制，从而被消除在萌发阶段。传统中医药在当代依然有勃勃生机、依然可以祛病强身、保家卫国的事实，不仅从广东运用中医药方法防治SARS、北京引用古方研发中药新药治疗甲流等当代重大流行性疫病的成果中得到明证，甚至在救灾抢险的应急场合运用中医药简易方法而有效防治了部队群体性伤病的事例也绝非仅有，故此，说中医药是当代乃至今后人类防治疾病、养护健康的有效手段言之有据。

2. 应用中医药养身健体、防治疾病是人类合理的上佳选择

对浩瀚宇宙和广袤自然而言，人类到底是什么角色，又应有何种作为？这是与医药学的哲学基点密切相关的根本问题。中医药学是传统农业文明的

产物，信守"天人合一""天人相应"：人不过是自然万物之中的一类生灵，因此应该敬畏天地、顺应自然，与周边环境和其他生灵和谐共生、各得其所。而人自身也是一个各部分间密切关联的"小宇宙"，之所以患病，主要是人体功能出现了问题，如阴阳失衡。因此强调养生——防重于治，强调辨证施治——着眼整体调整，强调"固本培元""扶正祛邪"——保护和培养患者自身内在的抗病机能。而西医药学是近代工业文化的产物，崇奉人的自主创造力，把人看成万物主宰，"物我两分"，要"人定胜天"。擅长于线性的分析还原思考方法。认为人之所以有病，主要是人体部分物质出现了问题，而医药学就是以医者为主导，用人造物质和人为手段去"努力找病、除恶务尽"[①]。

世界卫生组织曾将 21 世纪的医学发展方向归纳为八个方面的转变：从疾病医学向健康医学发展，从重治疗向重预防发展，从对病原的对抗治疗向整体治疗发展，从对病灶的改善向重视生态环境的改善发展，从群体治疗向个体治疗发展，从生物治疗向身心综合治疗发展，从强调医生的作用向重视病人的自我保健作用发展，从以疾病为中心向以病人为中心发展。对照之下，中西两种医药学究竟哪一种更符合今后的转变方向，哪一种又是迫切应该转变的，应当不言自明。从更广泛、更长远的角度看，两相比较，究竟哪一种医药学的认识和方法对人类与自然"长相厮守"更为有利，同样应当不言自明。

对于生理上的"弱势群体"，中医药的优势更加明显。以我国现实为例，由于前一时期普遍存在"以药养医"的不当市场化行为，过度医疗带来了一些医源性和药源性问题，其中滥用抗生素的现象尤为突出，国家卫生部曾指出：我国患者抗生素的使用率达到70%，是欧美国家的 2 倍，而真正需要使用的还不到20%。"预防性使用抗生素"成为典型的滥用抗生素行为[②]。为此我国受到国际医学界的关注和批评。但是，如果我们能够普及应用中医药服务的话，那么婴幼儿就有可能较少受到抗生素、激素的早期危

---

① 引用国医大师陆广莘语。
② 互动百科词条：《抗生素》，http：//www.baike.com/wiki。

害，有利于其自身免疫系统的正常发育成长，而老年人也能更多地利用生命的"自组织、自演化、自适应、自稳态和自调解"功能，即便是"带病生存"，也总比动辄施行各类外科手术和放化疗要更合乎天道人情。对于老年病、慢性病，应用中医药结合中国传统特色食疗、心疗等方法，其优越性更为明显，为有效化解我国老龄化社会的医疗保障重大难题提供了"定海神针"。

在以上所做的分析中，如果说经济承受能力的分析所得到的是一个刚性结论的话，那么对技术有效性和合理性的分析所得到的就是对于刚性结论的刚性支撑。事实上，在技术路线和经济成本之间存在着非常直接而且密切的关系，决策选择的普遍结果往往是技术路线的选择决定经济成本。决定我国医药卫生体系和国民健康保障体系的建设方案同样无法回避这一规律。因此，中医药为其自身哲学基础、认知路径和行为规则所决定，从养生保健、疾病预防和治疗多个方面都具备了成为我国医药卫生战略基石的特性和价值。

经济战略

一　普及中医药服务可以明显提高医药卫生领域的社会经济效益

现在中医药业界内有不少人士反对把"简、便、验、廉"中的"廉"作为中医药特色优势来强调。因为前一时期医药卫生领域过度市场化，在商业贿赂成为医药机构分割市场份额的利器的环境下，中医药这一特色优势反而"南辕北辙"地成为从业人员获取合理经济报酬的障碍，以致不但打击了他们对传统医药理论和技术的学习热情和进取心，甚至削弱了他们对"医乃仁术"医德的固守意愿。但是，正像甘肃省在决定医改方针时所强调的现实条件那样：因为和其他省区相比甘肃是个"穷省"，所以要"用最简单的方法解决最基础的问题，用尽可能少的费用维护居民健康，走中医特色的医改之路"。那么，从国别对比角度来讲完全应该情同此理：我国的多数人均指标和发达国家相比差距甚大，是一个确确实实的"发展中国家"。在此情况下，如果我们还"言必称希腊"，硬要把发达国家已经危象丛生的"现代先进医药模式"作为我国医药卫生体系和国民健康保障体系的"范本"，退一万步讲，也是"未富先奢"的陋习在医药领域的表现！现实和逻辑都告诉我们："最简单的方法"必然是对日益复杂化、高度商业化的"当代先进、尖端"医药硬件技术依赖最少的方法，而"尽可能少的费用"也只有通过努力采用"最简单的方法"才可能实现。

卫生部门的统计表明，近些年来，即便是在需求旺盛而导致中药材价格持续提升的情况下，全国平均而言，和以西医药为主体的综合医院相比，中医院的门诊人均次和出院人次的医药费用仍然要低15%～20%。由于大力推广中医药服务和切实惩处过度医疗并举，甘肃省中、西各类医院合计的此两项费用更是较全国平均水平要低40%～50%。受卫生部门公开数据不足的约束，笔者当年只能用2010年和2011年两年可获得的数据进行比较保守的推算，结果是：如果全国除甘肃和西藏以外的所有省、自治区、直辖市都能把此两项费用降低到甘肃已经达到的水平，那么全国一年节约的医药费用总数很可能达到甚至超过5500亿元。仅用这笔费用，按照2011年的推算数据，就可以单独满足5亿户籍人口一年的门诊和住院医药费用！对于一个13亿人口的国家，这样的推算结果无疑是令人惊喜和感叹的。也许有人质疑：相对低廉的医药费用对甘肃民众的健康是否产生了不利影响？国家统计数据是对此的最好回答：在西部10个省区中，非但甘肃省的人口出生率和死亡率等指标并不处于落后位置，而且平均预期寿命排列靠前，从2000年到2010年这一指标的增长幅度更为靠前①。

---

① 据《中国统计年鉴（2012）》有关数据计算，甘肃增长幅度为7.1%，在西部10个省区位列第三。

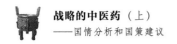
二 中医药是我国产业经济的重要组成部分，对"三农"经济、边远和贫困地区经济发展的拉动尤为明显

认定中医药是我国民族传统产业的典型，不仅因其历史悠久、应用普及，具有鲜明人文地域特征，更是因其具备跨接三大产业、多个行业的完整产业链，产业的结构丰富、关联紧密、分布广泛、形态齐全。

仅从第一产业的中药材野生采集和人工种植来看，全国公认的地道药材品种就有 200 余种，十几个主产区基本覆盖我国所有省级行政区划。除此之外，各省、各区的区域性地道药材更是多不胜数。以开展中医药工作颇具特色的山西运城地区为例，调查核实的地产常用植物、动物和矿物中药就有 557 种之多，其中地黄等十余种中药材不但在国内有较大影响，还出口他国。前些年就做到了中药材种植面积 40 万亩，年产值近 4 亿元，对当地经济有较明显的带动作用。在全国多数省份——尤其是在西部一些欠发达地区、贫困地区——都有用中药材种植和粗加工带动"三农"经济发展的实例。甘肃在"中医特色的医改之路"上不断进取的同时，中药产业也得到党委、政府的高度重视，持续稳定发展。在第二产业内，不但有一些闻名遐迩的百年老店，还有改革开放后创办的一大批中药加工制造企业，其中不乏独具地区和民族特色的厂家。近年来藏药、蒙药和苗药等兄弟民族传统医药使用范围的扩大就与中药加工制造业的发展有密切关系，彰显了中医药带动民族地区经济发展的潜力。至于在第三产业，从药材药品流通到医疗保健服务再到教育科研文化等等领域，中医药相关机构就更如满天繁星了。虽然国家统计部门从未发布过三大产业内与中医药相关的就业人数，但粗略估计近几年中应已远超 1000 万人，受益人口可能接近 3000 万左右[①]。

而今，放眼国内，从平面到立体，几乎所有类别的媒体都"傍上了"

---

① 据六七年前的媒体报道，以中药材产量、人工栽培种植面积均居全国前三位的河南为例，十大产区中仅西峡一县从事中药材种植的就曾达到过 6 万农户，加上粗加工等业受益人数超过 20 万人。

中医药，涉及内容由表及里、无所不包；中药产业产值 2011 年达到 4178 亿元①，在"十一五"期间实现了年均 22% 的增速。2015 年实现了 7300 亿元，预计 2020 年很有可能达到 2 万亿元；中医院诊疗人次从进入 21 世纪以来也以年均约 10% 的速度增长；不但直接服务于民众身心健康的中医药需求服务明显旺盛，对食品安全保障具有明显效果的农用传统中医药（中兽医药等）也呼声渐高；尤为可喜的是，在甘肃，我们看到数十年不见的中医药院校招生红火局面重现：非但录取分数线达到了文科第一、理科第二，且所录取学子基本上是第一志愿报考者，显现了中医药"长征接力有来人"的新时期可持续发展的曙光。眺望寰宇，尽管路途依然遥远而艰辛，但"中医药走向世界"正在迈开坚定扎实的步伐，中医药服务遍及全球 180 多个国家和地区，而且越是发达国家的民众对中医药的接受程度越高，从针灸合法化到中医药合法化的方向渐趋明朗；可以断定，这般万千气象必将孕育出中医药产业经济发展的更大更好机遇。

三　中医药是我国在全球医药经济领域的核心竞争力

在市场经济环境下，无论是国家还是企业，保障和拓展生存发展空间的首要战略举措就是培植、巩固和壮大自己的核心竞争力，而核心竞争力的通俗表达是"让竞争对手难以模仿更难以超越因而难以替代的独特竞争优势"。

毋庸置疑，和其他经济领域一样，当今医药经济领域同样存在"全球化"现象。"科学无国界、利益有主体"。在对中医药"科学"和"文化"属性争议的背后，是医药领域国家间、企业间的经济利益角逐。正因为中医药和西医药是从哲学基点、方法论到直接目标和手段都有明显区别甚至某种程度上的对立的不同体系，因此，这些不同在满足疾患防治需求时就会形成可选择、可替代的关系，进而衍生出相互竞争的关系。

---

① 引自《中国中医药报》2013 年 3 月 8 日，第 2 版，王国强同志对记者谈《将中医药发展纳入国家战略》。

然而，不但中医药的知识理论（如阴阳五行、五运六气）和方法手段（如理法方药、君臣佐使）是深植于数千年中华传统文明的沃土之中的，而且无论是地道中医药服务的提供者还是索求者都需要一定程度的中华传统文化熏染，这样一个深厚、玄妙的背景就给不同文明、不同文化背景的外国民众尤其是医药从业者带来了极大的困惑和不小的困难，使得以近代工业文明为起点、以现代物质科学为主要支撑的西医药界难以在短时期内实现对中医药的深入理解和准确运用，更难以对其全面破解和彻底重构。

事实上，暂且不论文化多样性和科学民主性的必要，即便从现实情况来看，哪怕是在极其直观、感性的艺术领域，普天下能够真正做到"中西会通"的人也是凤毛麟角。更何况医药事关人类身体健康和生命安全的第一要务，在各自都是极其复杂深邃且尚有巨大发展空间的两个医药学体系面前，轻率主张从理论研究到临床实践全线推行以溶合为实质的"中西结合"，极有可能产生三重危害：对国家，消解了因有传统中医药特色优势的存在而在世界医药经济领域所具有的核心竞争力；对行业，自惭形秽，妄自菲薄，在西方医药界已经开始认识到自身局限，试图通过向传统医药和其他民族医药寻求出路的关键转折时刻，特别是在党中央、国务院明确重申"中西医并重""扶持和促进中医药事业发展"大政方针的大好形势下，"南辕北辙"地走偏、走错方向、痛失百年不遇的复兴发展时机；对从业者，特别是中青年从业者，把"中西会通"这样一个绝大多数人奋斗一生都难以实现的愿望和可能当作自己职业生涯的起点和依靠，在中西两种医药学体系之间"心挂两头、踯躅彷徨"，贻误了有利于"术有专攻""业精于勤"的大好青春年华。

必须引起高度警觉的是：一方面，当前我国优秀中医人才和优质中药资源都处于紧缺状态，而海量优质中药材被作为植物化学药的"提取物"，以原料和半成品形式廉价批量出口，加工附加值严重流失国外，一些传统地道中医药人才也因行医资格和职业环境方面的困难而流失到国外谋求生存发展；另一方面，在国内市场上，化学合成药物和生物制剂、复杂医疗设备器械中合资和外资企业具有知识产权的产品所占份额已远远超过了半数。如此局面，不容轻描淡写，更不容视若无睹。我们必须深刻理解和切实贯彻党中央、国务院有关方针政策，以"先治疗、后滋补""先国内、后国外"为序，把扶持中医药特色的推广、促进中医药优势的发挥作为中医药工作的中心内容和紧迫任务，认真解决中医药机构"不姓中"的问题，在做好公益性的公共卫生医药服务的同时，广泛动员社会各界力量，从一产、二产、三产和各相关行业全面推动中医药产业经济的发展，不断增强我国在国内、国际两个医药市场中的竞争优势。

经济战略特性和战略价值的分析表明：对国民经济整体而言，中医药是一个既有开源之功又有节流之效的领域；对国际医药经济领域的竞争而言，中医药是我国独具特色优势的核心竞争力所在。

文化战略

一 中医药既有科学属性，也有文化属性，是中华优秀传统文化和传统科技的结晶，是中华文明的重要构成部分

前些年有关中医药的争议有一现象颇为值得深思：以中医药是文化而不是所谓"科学"为依据，个别人主张将中医药从国家医药卫生体系中开除出去，甚至狂妄地声称要废除中医药。而一部分认可中医药的人士也对把中医药说成文化耿耿于怀，认为此说贬低了中医药价值和地位，主张要强调中医药的科学性。虽然在此不宜对"文化"和"科学"的合理定义做深入探讨，但有一点必须强调：无论科学还是文化，都只是人类认识、应对客观世界的角度和方法，两者间绝无高下对错之分。笔者曾提出：如将政治比喻成把握社会总体的方向舵，经济就是发动机，而科学和文化则是双翼。科学侧重于解决物质有关问题，而文化侧重于满足精神方面的需求。一旦两翼失衡，必然导致重大社会问题产生。

不愿意把中医药说成文化，根源在于把文化狭义地理解成表象或形式，如文字、图形、色彩、音符等。实际上广义文化最重要的是包括了精神和行为的诸多方面，从世界观、人生观、价值观直至日常的思维方式、

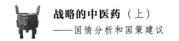

行为习俗，不一而足，是人类历史上所创造的"生存式样系统"。而文明含义则更为广泛深远，涉及人与自然、人与社会、人与人之间的关系的认识和处理。

至于医学，国内外有识之士都已提出：因其行为主体与客体都是人类，而人类是应从生物、精神与文化等各个层面的定义结合起来认识的高等生物，因此医学应该属于跨接自然科学和人文科学的第三类科学。同理，中医药体系既有科学属性又有文化属性。言其科学，因其揭示了生命、健康和疾病的规律，并建立了系统的知识理论体系和有效的应对方法技能体系；而言其文化，则是因其完整体现了中华民族的传统宇宙观、人生观和价值观，存活于中华儿女世代相袭的生活方式与行为规范当中，带有鲜明的人文特色。

我国哲学界有学者提出：非但是"医易同源"，中医药与儒、释、道都有一定的渊源关系，同时中医药又有其综合性、独立性的一面。准确地讲，中国哲学和中国传统文化应是儒、释、道、医的集大成者。从中医药的知识理论到方法技能再到物质手段，内涵和外延都广泛地涉及诸多精神要素和物质要素，从五千年前绵延不绝地传承至今，深刻地影响了我国民众的信念习俗，很大程度上转变为日常起居饮食等行为的规律和规范。从这个角度看，中医药的确是我国古代文化和文明各项成就中历史最悠久、系统最完整、应用最普及的。没有中医药的复兴，就不可能有中华文化的真正复兴；没有中华文化的真正复兴就不可能有中华民族的全面复兴。

二　文化是国家在当代国际社会影响力的决定因素之一，是国家竞争软实力的构成部分

当今国际社会不但存在政治角力、经济竞争和军事较量，而且存在着文化交流和竞争。甚至可以说，由于文明程度的普遍提高，国家文化实力在国际竞争中的使用率和影响力有了更多的机会和空间。而"文化多样性"的概念被逐渐推广和接受，必将极大地促进不同文化间的交流、沟通和竞争。

如前所述，广义文化是一个"生存式样系统"。因此我们不能仅看到

文化对精神生活的影响，而且要看到它对物质生活的影响。从 20 世纪 60 年代中期以后一段时期内清一色的军绿和蓝灰服饰，到曾流行一时的"迪斯科、洋快餐文化"，都是文化影响力的表现。医药是人类维系身体健康和生命安全的重要手段，故此医药文化也可以说是人的生身立命文化之一。有什么样的医药文化，就有什么样的医药行为习惯，最终就会有什么样的医药产业。

有部分青少年认为：只要是传统的，就是保守的、落后的；只要是现代的，那就是优秀的、先进的。因此，他们以为创新可以是"无源之水""无本之木"，不愿意去探寻和理解"巨人的肩膀"，结果徒费了大量宝贵时间和精力，失去了"站在巨人肩膀上"看得更高、走得更远的机会。

根据 2009 年我国权威科研机构发布的《中国现代化报告》，在世界 131 个国家中，我国的"文化现代化指数"排在第 57 位，只达到"世界初等发达国家的水平"；但"文化竞争力指数"则排在（120 个国家）中的第 24 位，达到"世界中等强国水平"；而"文化影响力指数"居然排到了（130 个国家）的第 7 位，达到了"世界强国水平"！从数据看，在国际上我国文化的"现代化"、"竞争力"和"影响力"地位相互间很不相称。但这恰恰说明，越是具有深厚历史积淀的民族特色文化，才越有显著的竞争力和强大的影响力。如果偏离中医药的基本原理，违背中医药的内在发展规律，把跟踪模拟西方现代医药的"现代化"作为发展中医药的主要手段，结果必然是"舍本逐末"，丢了中医药的特色优势不说，还极可能"引狼入室"，不自觉地为国际医药垄断企业打压中华民族传统医药充当了开路先锋。

经历了 400 多年发展，意识到过分强调人的自主创造力和过度宽纵对自然的索取、改造行为所带来的严重恶果，西方发达国家中"后工业化""后现代化"的思潮和主张在逐渐深化和传播。西方医药界逐步地意识到了人工化学合成药物和外科创伤手术的局限性，开始在"替代医学""辅助医学""自然疗法"等旗号掩饰下转向其他民族的传统医药寻找出路。众多跨国医药大企业纷纷在我国设立研发中心，就是这一动向的典型表现。

在当前形势下，只有真诚面对党和国家大力"扶持和促进中医药事业发展"、广大民众踊跃学习和应用中医药知识、方法的国内大好形势，清醒

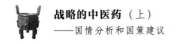

认识国际医药领域日趋激烈的竞争态势和国外利益集团力度侵占我国巨大医药市场的用意，才能把中医药文化宣传和建设工作列入优先和重要的工作日程，才能切实培育、大力增强和充分发挥中医药文化作为软实力在国内、国际医药利益竞争中的有效作用，让中医药文化这一民族瑰宝为人类健康事业做出更大贡献。

安全战略

一 民众身体健康和生命安全是立国兴邦之本，中医药为此提供了双重安全保障

"国以民为本"，"安民保民"是治国第一要务。对民众而言，唯有身体健康和生命安全有了保障，对生活、事业等各方面的追求才有意义和价值。为此，选择及应用涵养身心和防治疾病的方法手段的重要性凸显。人类行为学的知名分析方法——马斯洛需求层次理论，也将生理需求放在第一位，安全需求放在第二位，其他都被排列其后。据此可见，对身体健康和生命安全的重要性的认识是一种国际共识。

中西医药都是人类防御疾病侵害的有效手段，之所以说中医药是我国民众保障身体健康和生命安全的战略工具，不仅是因为和对照事物相比较，中医药的治疗理念和方法手段更多地"法于阴阳、合于术数"，由此可能带来在保留药物活性、避免耐药性、控制毒副作用和综合预后等方面一定的优势，增加了微观、技术层面上的安全含量。更重要的是：中医药是我国自主原创，且历经五千年漫长岁月、亿万人世代相传的生命实践检验的一个完整的知识理论和方法技能系统。尽管近代以来中医药多次遭受打击压制，但毕竟是数千年光阴和亿万人心血合力浇铸所成，绝难被轻易扼杀。这就在遭遇灾难病害肆虐的关键时刻，为我国民众提供了一个卫护身体健康和生命安全的格外可靠、可信的手段。在刚刚流逝的岁月里，我们看到：在现代医学因没有确认病毒病菌种类而无从应对之时，中医药已

经打响了与 SARS 的战斗，而且没有给治疗者造成后遗症的危害；当国家为了用昂贵的进口现代化学药物和生物制剂防治全球性重大流行性疫病，不得不拨付数十亿元资金之时，中医药已经用两千年前和两百年前的经典方加减重组，花费不到 2000 万元就研发出疗效更胜一筹而价格却不到进口药物1/4的普及用药来了。

"安全"的要义，首先在于对危害的预测和预防，而不在事后处置。备选方案、实施手段的多寡和主动可控性是判定"安全"程度的关键。对身体健康，中医药高度重视日常养生保健，主张"上医治未病"、要"未病先防、既病防变"，在预防医学领域从创发年代到体系完整程度等多个方面遥遥领先于国外。这可视为中医药给我国民众提供的一种事前的健康安全保障。同时，在治疗疾病方面，中医药明显区别于现代西方医药的特色优势，又为和病魔斗争、捍卫生命的尊严和权利提供了一种事后的安全保障手段。应进一步说明的是，中医药不仅为我国民众的身体健康和生命安全提供了更多的方法手段选择权利，而且至关重要的是：中医药的知识原理为我国原创，所用方法手段和物质资源我国又拥有极高的自主性和可及性，故此从丰富可选方法手段和确保所选方法手段的自主可控程度两个方面极大地提高了我国民众的生命安全保障程度。

二 除了民众身体健康和生命安全之外，中医药还为我国民族文化、经济等多个领域提供了安全保障

除了为养生保健和防治疾病提供了安全保障之外，中医药作为"安全"战略工具的价值还有很多方面。以下从直接到间接略加陈述。

现在，食品安全已成为热点中的热点问题。"民以食为天"但"病从口入"，一语道破天机。在构成"现代疾病"的各类生理疾病中，"食源性疾病"可谓最普遍最经常也是危害最大的。一日三餐，无论是植物源性食品还是动物源性食品，甚至在呼吸、饮水过程中，我们摄入了过多的化学和生物学有害有毒物质。那么，反躬自问，难道没有现代人工化学合成的肥料、药物和五花八门的"添加剂"，没有现代生物学制造的激素、疫苗

和抗生素，我们真就生产不出来"放心食品"了吗?! 且不说我国农学在古代曾领先于世界，助力了中华民族的生息繁衍，就是现今在我国依然有不用一丁点儿化肥、化学或生物农药、兽药而全面坚持使用传统农用（植物、动物）中医药的生态种植、养殖业存在。国情调研不但发现了用中兽医药技术养育的、符合欧洲食品标准的生猪养殖机构，而且发现了类似的养鸡、养羊、养鱼机构。事实说明："非不能也，实不为矣"。农用中医药与人用中医药从根本上是同宗同源、同理同法的，如能重视和切实恢复农用中医药在种植业、养殖业中的使用，我们的食品安全程度必将有大幅度的提高。

由于中医药和儒、释、道一起构成了中华民族传统文化的根基，因此，只要中医药的理念、方法还存在、还被认可和运用，某种程度上，我们就可以说中华民族传统文化的根基依然存在。事实证明：虽然中医药屡受排挤打击，但的确是"野火烧不尽、春风吹又生"。近年来，由于党中央、国务院的重视和引导，不仅中医药领域呈现了蓬勃生机，而且带动了"国学"的复兴。民族的复兴离不开民族文化的复兴，而中医药是传承、传播、推广、应用中华民族优秀传统文化最有实效的途径之一。因此，中医药也就成为中华民族传统文化的安全屏障之一。可以说：中医药兴则民族文化、文明兴，民族文化、文明兴则中华民族兴。

在经济产业方面，我国是中医药知识理论和方法技能体系的原创者，因而中医药的产业基础、产业竞争力和产业市场是深深植根于中华大地的辽阔疆土之中，和亿万民众的起居饮食、生老病死紧密相连的。从而产生了中医药和其他产业尤其是现代引进产业明显不同的"本土性"或曰"根性"，当我们在"以市场换技术"的认识误区中陆续痛失了一些产业、行业的话语权和主导权的同时，中医药作为一个以中华传统知识理论和方法技能为基础的民族传统产业，虽然对试图全面控制我们医药市场的跨国垄断企业"如鲠在喉"，但却难以被轻易攻克、夺占。保护中医药产业的话语权和主导权也就是保护我国民族产业安全的重要任务。

以上所述种种，鲜明地表明了我们将中医药作为我国国家安全战略组成部分的缘由。

生态文明战略

一　建设社会主义生态文明是新时期一切工作
包括医药工作的战略导向

如果说"生态"只是生存状态的中性表达，而且没有明确的行为主体所指，"生态文明社会"则不同：不但明确了社会总体是行为主体，而且为社会总体的生存状态赋予了鲜明丰富的"生态文明"性质。以我国具体情况而言，生态文明社会建设的形象目标就是党的十八大报告提出的，可以"实现中华民族永续发展"的"美丽中国"。而在当前"资源约束趋紧、环境污染严重、生态系统退化的严峻形势"下，要实现这一目标，举国上下就都"必须树立尊重自然、顺应自然、保护自然的生态文明理念"，"把生态文明建设放在突出地位"，作为一种战略目标、战略路径和战略举措，将之"融入经济建设、政治建设、文化建设、社会建设各方面和全过程"，并且"一定要更加自觉地珍爱自然，更加积极地保护生态，努力走向社会主义生态文明新时代"①。

简言之，生态文明作为关系人民福祉、关乎民族未来的长远大计，必须建立在社会总体（包括国民整体和个人）对生态文明的深切认同基础之上，并全面体现在思想意识和行为举止之中。作用于维护人类健康和生命安全的医药领域无疑是其中关键的一环：一方面，生态文明程度的高低对人类健康和生命安全程度有重大影响力；另一方面，医药领域的理念认识和方法行为对生态文明、对生态社会的建设也存在直接的影响。

"尊重自然、顺应自然和保护自然"是生态文明理念的三大基本构成要素，而作为中华传统文化核心构成部分的中医药无疑是全球医药领域内体现这三大要素最为全面的"典型范例"。

---

① 中国共产党第十八次全国代表大会报告。

在理念方面，生命观的基点"天人合一""天地者，万物之父母也"，认清了人是大自然的产儿而不是造物主，对天地应有敬畏、尊重之心；健康观、疾病观和方法论的"天人相应""道法自然""法于阴阳、合于术数"，意识到人和自然是互相感应的，应该采用符合自然规律的方法来卫护健康和防治疾病；在医药物质手段的运用中有"相生相克""生克制化"的关系学认识，提示人们：虽然每个物种都有其独特之处，但在生态系统中是和其他物种互相依赖、彼此制约的，"天地之大德曰生""和则相生"，主张人类应该珍爱生命，和自然界的各种生灵和谐共处。

在实践方面，养生保健，中医因应"春生、夏长、秋收、冬藏"的四季变化规律来指导民众顺势而为。并指出"精神内守、病安从来"，主张从日常注重自身心境行为与自然环境转换、人际环境改变之间的关系调适来缓解精神压力等方面做起。防治疾病，首先是因时、因地、因人而异，充分顾及时空环境因素和人体个性差异，辨证论治；其次，中药取材于天然植物、动物和矿物，讲求道地和取用有法有度，以"四气五味"分其药性，又以多种炮制方法使其减毒增效，得以更好地发挥"升降沉浮""归经"等作用机理；最后，遵循"理法方药""君臣佐使"等由宏观入微观、主从有序的逻辑和规律灵活变通行医用药。可谓是事事、时时、处处体现了人与自然的和谐、协调关系。现代生物学的研究证实，人类在进化过程中用了数百万年时间来接触、了解、辨别和应对各种自然环境和自然物质，使人体具备了对自然环境和自然物质"天然正确"的反应功能。消化酶的高度催化功能和专一性就是其中的重要表现。而人为制造的环境往往不利于人体的正常发育和健康成长，人为制造的物质非但不容易被人体消化吸收，更不能被自然环境所降解转化，极易产生难以治愈的人体和环境危害。因此，纠正前一时期对中药资源过度开发和不当扩大使用范围的错误行为，真正按照中药的天然物属性和生长规律，严格采集、种养和炮制的方法，合理控制药材生产规模和使用方向，把中药资源作为战略资源来管理，对于修复生态、保护生物多样性和实现中药产业的生态战略价值至关重要。

二 精神文明也是生态文明构成要素，"大医精诚"是构建新时期人际生态和谐切入点之一

必须强调指出的是：仅从物质层面来理解生态文明的含义和建设生态文明社会的目标是不够的。"生态"并不局限于人和自然的关系，而且涵盖了人与社会、人与人的关系，所以生态的和谐不仅是物质层面的和谐，也是决定人类行为的思想意识、精神境界层面的和谐。因此，生态文明必定是自然生态文明和社会生态文明兼具叠加的文明形态。某种意义上我们甚至可以说，离开精神文明就不可能有真正的物质文明，更不可能有真正的生态文明。单纯用金钱和生活资料的丰歉程度来评价物质文明的程度，必然导致"资源约束趋紧、环境污染严重、生态系统退化"。

认真学习和领会党中央、国务院"努力走向社会主义生态文明新时代"的党纲国策，就要把生态文明建设贯穿于日常的生活和工作之中，包括医药卫生工作之中，而其中尤应重视的是当代医药领域内精神层面的生态文明建设。中医药历来强调对行医用药者的精神境界和职业操守的要求，从《黄帝内经》的"天复地载，万物备悉，莫贵于人"，到唐代孙思邈的《大医精诚》："凡大医治病，必当安神定志，无欲无求，先发大慈恻隐之心，誓愿普救含灵之苦，若有疾厄来求救者，不得问其贵贱贫富……皆如至亲之想，亦不得瞻前顾后，自虑凶吉，护惜身命，见彼苦恼，若己有之……一心赴救，无作功夫形迹之心"，再到明代李时珍的"夫医之为道，君子用之以卫生，而推之以济世"，中医药"医乃仁术"的核心医德观念一以贯之，是医药领域生态文明建设的正确导向。前一时期医患关系紧张局面的产生，既有医疗领域不当市场化的外部影响，也有从业人员对自身精神文明、医德医风要求不严的内在因素。配合医改有关政策措施的落实，在合理制定和实现医药从业人员应有待遇的同时，大力加强继承和弘扬中医药良好医德医风的工作，必将对医患关系的改进产生有益的影响，不仅为医药领域生态文明建设，而且为我国生态文明建设在人际关系领域的推进发挥极具示范意义的作用。

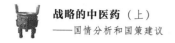
以上所述表明，从理念到实践，从人与自然间的关系到人与社会、医者与患者之间的关系，中医药都符合生态产业和生态文明社会构建者的特质，对我国生态战略的实施具有不可忽视的价值。

科技创新战略

一 中医药是新时期我国实现自主原始创新最具潜力的领域

有专业人士强调，中医药和西医药在 16 世纪以前并无重大区别，而当代的中医药和西医药之所以存在明显区别，是近代以来西医药在跟随时代进步，而中医药因循守旧，落后了。把以物质为关注中心的自然科学的发展当成时代进步的唯一或首要标志，这样的观点虽有失偏颇，但的确陈述了一个历史事实，那就是：当代西医药学实质是以近代自然科学，尤其是实验科学的诞生为起点、以现代自然科学的发展为主要依托形成发展而来的。这也是那些认为只有西方现代自然科学才是唯一科学的人士坚决否认中医药是科学的最根本缘由。而一旦我们回归到科学的一些最基本定义，如："科学是如实反映客观事物规律的分科知识体系""科学就是整理事实，从中发现规律，做出结论"① 等的时候，又有谁能否认有五千年历史的中医药学不也"揭示了生命、健康和疾病的规律，并建立了系统的知识理论体系和有效的应对方法技能体系"这一事实？！

党的十六大以来，党和国家把增强自主创新能力、建设创新型国家作为面向未来的重大战略选择。不久前召开的党的十八大又提出："要坚持走中国特色自主创新道路，以全球视野谋划和推动创新，提高原始创新、集成创新和引进消化吸收再创新能力，更加注重协同创新。"强调了科技领域"中国特色自主创新"对提高社会生产力和综合国力的战略支撑

---

① "进化论"奠基人、英国生物学家达尔文语。

作用。

相当数量的科学家认为：21世纪科学技术主要发展将体现在信息、生命、航天和新材料等领域。医药学与生命科学直接关联，因此极有可能成为热点之一。而西方发达国家医药界的最新研发动向同样表明：在经历了200年的深度研发和高速发展后，以医者为中心、以病灶为靶点的对抗医学连同以人工合成为主的化学药物和外科创伤性手术的局限性已经暴露得比较充分，寻找新的医药理念和方法迫在眉睫。世界卫生组织关于21世纪医学发展方向的归纳准确地表达了有关认识，即：应该从疾病医学向健康医学发展，从重治疗向重预防发展，从对病原的对抗治疗向整体治疗发展，从对病灶的改善向重视生态环境的改善发展，从群体治疗向个体治疗发展，从生物治疗向身心综合治疗发展，从强调医生的作用向重视病人的自我保健作用发展，从以疾病为中心向以病人为中心发展。任何对中医药有所了解的人士都不难据此判断：传承千年如今依然活跃的中医药从理论到实践都已经是当今世界各个医药学体系中最为符合上述八个发展方向的。以中医药基本原理和自身发展规律为立足点和出发点，针对我国和全球医药学的发展需求，坚持在继承基础上的自主原始创新，是我国中医药界和科技界落实国家科技创新战略亟待准确认识和妥当把握的一项重要课题。

事实无可辩驳地证明，尽管由于受过度追求物质财富积累所产生的"多因素生态、生活方式"影响，人类的疾病谱系发生了明显的变化，尤其是产生了一些具有较强传染性和较大危害性的甚至是人畜共患的新型流行性疫病，同时，精神心理疾病也因利益竞争加剧、人际关系紧张而呈现异样高发趋势，但中医药依然大有作为：从介入"非典"治疗获得"零感染、零转院、零死亡和零后遗症"的优异疗效，到用经典方加减重组、低成本研发防治"甲流"的有效、低毒副作用的中药组方"金花清感"方；从将砒霜成功运用于治疗白血病获癌症研究创新成就奖，到发明"青蒿素"为数百万患者解除疾患痛苦荣获"小诺贝尔"拉斯克奖直至诺贝尔医学和生理学奖；在最尖端的航天医学内中医药也得到了应用，这些具有突出应用价值的科技成就，每一个从根本上都离不开对传统地道中医药知识理论和方法技能的深入理解、准确把握，是我国医药科技领域正确处理继承和创新关系，

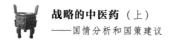

实现自主原始创新的典型范例，为我国今后在临床治疗和药物研发方面更好地坚持自主创新指明了正确方向。坚持这个正确的方向，中医药就一定能成为我国在世界科技领域尤其是生命科学和医学科学领域底蕴最丰厚、潜力最巨大、成效最突出的自主原始创新之剑。

二 中医药哲学观和方法论对科技创新基本方向独具重大指导意义

对科学技术基本属性的认识必然是建立在一定的哲学观之上的，而为实现科学技术的创新发展所采行的方法路径则必然是从上述基本哲学观衍生而来。在近代以前漫长历史时期中，种植业和养殖业是人类赖以生存的主要手段，经年累月与自然界万事万物的日常交往实践使人类意识到自身能力相对于自然力量的微不足道，因此更多地把接触、理解和适应自然作为奠定认识基础和寻求能力发展的目的与途径，"尊重自然、顺应自然和保护自然"成为人类通过切身体验所领悟到的根本生存之道——"天下大道"。然而，以蒸汽机和电气技术的发明为代表的近代工业革命，在让人感觉自身创造力似乎具有无穷发挥空间的同时，又带来了物质财富的迅猛增加，于是人类的想象空间和物质欲望急速攀升，"人应胜天""人能胜天""人定胜天"的信念逐渐在科学技术和社会生活的各个领域传播蔓延，对自然的崇拜逐渐被对科技创造力的崇拜取代，人类开始以自然界乃至宇宙的主宰自居，在极个别科技研发领域甚至出现了违背自然规律、突破基本人伦道德底线的"创新"尝试。

无论是发达国家已有的经验教训，还是我国经济建设和社会建设的实践都告诉我们：面对无边无际的宇宙和气象万千的自然界，在迄今为止乃至今后相当长时期内的任何历史发展阶段，即便是借助于日新月异的科技手段，人类对宇宙和自然界的认识能力都是有相当局限的。我们已经完全理解了的自然物质、自然现象——特别是自然规律——远比我们还没有理解的要少得多。就连对人类自身的认识可能也还更多地处在理解物质构成的初级阶段。这既是坚持科学的开放性和民主性之所以必要的根本理由，也是真理相对性和渐进性之所以存在的根本理由，而科学和真理的实际魅力也就在于此。那种认为人可以对自然为所欲为、予取予求、贪得无厌的主张和行为，正是造成全球性"资源约束趋紧、环境污染严重、生态系统退化的严峻形势"的罪魁祸首。

十八大把科技创新放在"提高社会生产力和综合国力的战略支撑"的高度，提出必须将其"摆在国家发展全局的核心位置"。明确了科技创新的作用和地位，随之需要明确的就是科技创新的基本方向和基本方法。直观地说，在真切感受到大气污染对"吐故纳新"的威胁、食品安全对身心健康的危害的情况下，我们应该而且必须达成一个社会共识，那就是：新时期的科技创新必须以人民群众的整体和长远利益为出发点，必须尊重和顺应自然规律、符合环境友好和资源节约的原则，必须服务于建设"社会主义生态文明新时代"的"美丽中国"的目标。在此，我们又看到了中医药"天人合一"的哲学观以及由此生发的"天人相应""道法自然"等方法论和"尊重自然、顺应自然、保护自然"的人类永续生存法则之间的高度一致。中医药的基本哲学观和方法论对于新时期科技创新发展的战略价值不仅在于对具体方法和技术的指导，更重要的在于对把握基本方向和根本原则的指引作用。

思想没有深度，视野就没有广度；认识没有高度，行动就没有力度。当我们为在建设中国特色的社会主义道路上已经取得的成就而欢欣鼓舞，为实现党和国家领导所描绘的"富强民主文明和谐"的"美丽中国"蓝图而踊跃争先的时候，准确而充分地认识作为中华民族优秀传统的瑰宝的中医药知识理论和方法技能在当今乃至未来我国医药、经济、文化、安全、生态和科技等诸多领域所具有的战略特性和战略价值，就要认真落实《宪法》"发展现代医药和祖国传统医药"规定，切实贯彻党中央、国务院"中西医并重"的方针，把"扶持和促进中医药事业发展"作为推进医改和建设具有中国特色的国民健康保障体系和医药卫生体系的关键工作之一，广泛调动和合理运用一切积极因素，克服历史遗留下来的困难和解决新环境下所产生的问题，这样去做，我们就不但能够开创中医药全面深入持久复兴的新局面，而且让中医药的复兴作为国家战略的重要目标、重要手段，为实现全民族的"中国梦"做出实实在在的巨大持久贡献。

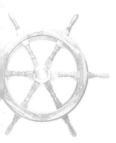

第四章
明确政策终极目标是扶持和促进中医药发展的首要问题

"党中央、国务院为什么要'扶持和促进中医药发展'？"如果说对这个问题的回答从调研工作尚在筹备阶段就已开始考虑，那么，对"'扶持和促进中医药发展'最终要达到什么目标？"这一问题的思考和分析在调研之前确实是没有纳入计划，而是在调研工作进行了将近一年时才意识到这个问题的存在和重要。

一 调研初期的工作构想和安排

为确保中医药国情调研的质量，不辱使命，调研刚开始就把"明确基本立场、用对方式方法和突出重点难点"作为开展工作的基本要点。

就立场而言，我们强调了三点：要立足于国家和民族的根本、整体和长远利益，而不是某个或某些产业、行业的利益，更不是某个或某些机构、职业群体的利益；要面对现实、坚持实事求是，而不是畏惧困难阻力、回避敏感问题，更不是图私利谋自保、曲意逢迎；要积极而又谨慎地为党中央、国务院制定中医药有关方针政策提供有益建议，而不是只报喜不报忧、文过饰非，更不是不作为、假作为、胡作为！

在方式方法上，调研组的态度是在力所能及的范围内尽可能多地选用各种方式方法开展调研。在实际工作中，我们综合运用了实地专项调研、异地专项调研或异地顺访调研，座谈会、研讨会和个别访谈，专题随机问卷调查和定向典型调查，主办、联办和协办各类会议，等等多种方式方法。而之所以要讲"力所能及"，首先是因为目前已经完成的调研工作不要说和调研组外部的希望相比，就是和调研组自身的理想相比都有不小的差距。这是作为调研工作的实际组织者，笔者必须承认的事实和缺陷。其次，客观现实是：在市场经济大背景下，除了领导机关用"红头文件"直接下达的任务，或由具有隶属关系的上级明确提出要求，否则被调查单位并没有"责任"和"义务"配合我们的调研。再次，作为全国社会科学研究最庞大、最权威的机构而言，调研组曾经希望能够从中国社会科学院院内各个所、局里更多地吸纳对中医药问题有研究甚或只是有浓厚兴趣、愿意为此付出时间和精力的研究人员来丰富和完善人员结构，组建一支知识和能力兼具的多学科队伍，但却始终未能尽如人愿，以致出现了个别"短板"领域。以民族医药为例，虽然调研组也实地调研了朝鲜族、蒙古族、回族自治地区和苗族、彝族、瑶族、藏族相对集中居住的地区，还异地访问了维吾尔族、藏族的民族医药管理机构，但真正深入边远、相对贫困的民族地区，对地道传统的民族医疗机构和从业人员进行"一对一"的深度访谈，还是比较欠缺。其中重要的原因就是既缺乏对中医药或民族传统医药有研究或感兴趣的相关民族的专业研究人员便利沟通，也缺乏足够的经费支持。这种情况在民族所一位中青年研究人员加入队伍后才好转。要知道，即便是一个"省部级"的重大国情调研项目，所能支配的项目经费数量也很有限。如果要把祖国大陆的各个省、自治区和直辖市都调研到了，只怕连差旅费用都不够，更不要说把所有的调研方式方法都用上了。在此，笔者深深感谢、铭记在心的是，正是因为有了一些地方政府的相关机构——特别是中医药界机构和人士的理解和支持，调研组才得以陆续实现对24个省、自治区和直辖市的实地调研（其中21个是专项调研，其余3个为顺访调研），并对三个省、自治区和直辖市进行了异地调研（主要是边疆民族自治地区），涉及的市、县、区、旗超过了70个。

在对重点难点的把握上，调研组把"中医药对国家、民族的价值和意义究竟何在""中医药生存和发展所遇到的主要困难和关键问题是什么，是怎么产生的""这些困难和问题不解决会存在或产生哪些后果和影响""有可能解决现存问题和实现未来发展的具有方向性、可操作性的法规和政策措施是哪些"等四个问题作为调研问题中的重点难点。在众多的中医药内外部关联要素中，选择了"中医药所处的社会环境""中医药的管理体制"、"中医药产业和事业的运行机制""有关中医药的管理决策的改进与完善"四个方向作为调研方向的重点难点。

可以问心无愧地说，以上所述在启动阶段设定的关于调研的基本立场、方式方法和重点难点这三个方面迄今为止在前后跨越十个年头的调研工作中从来就没有走过样。

二 "扶持和促进中医药发展"政策终极目标问题的提出和认定，绝不是救急，更不是扶贫

调研开始不久，笔者就感觉到：无论在中医药的第一、第二、第三产业还是事业领域，无论到中医药的医疗、教育、科研、养生、文化、中药生产和流通的机构或企业，还是去中医药行政管理部门、半官方或民间的协会、学会等组织，只要问被调查者在他（她）看来影响中医药生存和发展的最大困难和主要问题是什么，答案基本不外乎以下几个，诸如：和西医药相比政府财政投入太少，物价管理部门对中医药医疗服务收费标准定得太低，中医、中药的审核标准不符合中医药的原理和特点，等等。可细细一想，尽管这些困难和问题的确是影响中医药生存和发展的重要原因，但是，一方面，是否就应该把能不能解决这些困难和问题作为考核各级政府和行政主管部门执行"扶持和促进中医药发展"政策方针的主要绩效指标；另一方面，从长期来看，如果政府把这些问题解决了，是不是今后中医药的生存和发展就不会再有大的困难和问题了。

如果对以上两个问题尤其是第二个问题的回答是不确定或否定的，那么我们各级政府和行政主管部门为中医药所做的工作和努力岂不是缺乏政策终极目标的导向，变成对中医药的"救急"和"扶贫"了，从而作为一种短期行为更可能得到的仅仅是短期效果呢？！从这一点出发，笔者意识到：单

纯地为缓解眼下困难和解决紧迫问题而采取具有鲜明针对性和短期内大力度的政策措施，尽管的确有可能在短时期内使局面得到改观甚至是较大的改观，但从根本上并非一定有利于问题的彻底解决。这并不是否定"救急"和"扶贫"的必要性，而是首先要确定问题到底是在特定时期特定环境下的"一过性"问题，还是根本上的生命机能和生理功能问题。

党和政府"扶持和促进中医药发展"的方针应该怎么解读；扶持什么，怎样扶持；促进什么，又怎样促进；最根本的是扶持和促进要达到的最终目标是什么。如果不做认真的解读，只是"小和尚念经"，把这个方针当作一个固定表达格式来宣读和书写，那么，中医药能不能发展；会向何方发展；会不会走偏走错，误入歧途；这些都将可能成为现实工作中的重大问题。

"输血不如造血"，这个我国在为贫困人口"脱贫"工作实践中付出了很大代价才得到的经验教训，在为落实党中央、国务院"扶持和促进中医药发展"方针的相关政策、制度设计中就应该作为一个前置问题来对待。否则，"救得了急救不了穷"，"扶住了身子直不起来腰"。为此，2008年下半年，笔者明确提出扶持和促进中医药发展必须摆脱"救急"和"扶贫"的思路和做法[①]，要把中医药（包括兄弟民族医药）的"健康、独立、自主的可持续发展"作为扶持和促进中医药发展方针政策的终极目标。2014年2月，在笔者起草的"'中医药法'必须成为解决'五化'问题，引导并促进中医药健康、自主和可持续发展的坚实保障"报告中，对这一终极目标的具体内涵进行了阐述。

笔者对"健康"、"自主"和"可持续"的基本界定如下。

健康：为了避免过细的文字考证，我们不妨参照一下"科普中国百科科学词条编写与应用工作项目"提供的相关定义："健康是指一个人在身体、精神和社会等方面都处于良好的状态。健康包括两个方面的内容：一是主要脏器无疾病，身体形态发育良好，体形均匀，人体各系统具有良好的生理功能，有较强的身体活动能力和劳动能力，这是对健康最基本的要求；二

---

① 《"救急"与"扶贫"思路下的中药产业化困境——中医药事业国情调研课题组建议夯实中药产业现代化基石》，《科学时报》2008年6月18日。

是对疾病的抵抗能力较强，能够适应环境变化，各种生理刺激以及致病因素对身体的作用。传统的健康观是'无病即健康'，现代人的健康观是整体健康，世界卫生组织提出'健康不仅是躯体没有疾病，还要具备心理健康、社会适应良好和有道德'。"

对照以上定义，并和中医药的具体情况相结合，笔者认为中医药的"健康"至少应该涵盖自身的物质和精神状态以及和外部社会的相互影响三个方面，具体表现为：组织结构（不是仅仅指管理体制上的组织，而是指中医药作为一个产业、行业所应该具有的不同业务、不同体制、不同规模和不同地域分布等结构意义上的组织）完整匀称；生理功能完备，也就是说具备按照中医药自身基本原理和生成发展规律，充分发挥自身特色和优势的功能，且能够正常地发挥这些功能；给民众维护健康、防治疾病的需求以有效帮助，在社会上呈现良好的正面形象，同时对外部不良影响具有足够的识别和抵抗能力，"邪不可干"；而"心理健康"和"有道德"，就是在复杂的社会意识和市场经济环境中，中医药工作者能够不"唯利是图"，始终不忘医药工作的职责首先是"救死扶伤""治病救人"，遵医道、守医德。

按照以上对"健康"的界定，目前中医药在组织结构、外展生理功能及发挥、自身免疫防护功能、职业道德和心理健康等各方面显然还有不小的改进和完善空间。

自主：显而易见，最直接最简单的定义就是"自己做主"。如论前提，就是不受他人主宰支配才能自主，如论后果，则是既然自己"当家做主"，那么就要对自己的行为和后果负责。

对"自主"的表达是特别需要解释和强调的，笔者讲的这个"自"，在国内，不是指一个个中医药机构或一个个中医药从业人员的"自"；在国外，也不是中医药产业、行业的"自"。虽然这样的表达，可能会给部分读者造成一定的理解困难，但是不这么严格界定的话，必然会误解笔者对中医药"自主"的定义。因为，正是由于没有依法对市场经济环境下医药机构和从业人员的个体逐利行为加以管理，任由各类医疗机构和从业人员"自主"执业，我国才出现了普遍置《执业医师法》关于"按照注册类别"进行"医学处置"的执业行为规定于不顾，中医开西药还不算最稀奇，最稀奇的是西医院、西医开出的中成药居然占到了中成药处方总量的70%左右！

所以，在国内，笔者讲的中医药的"自主"，是中医药产业、行业作为整体，其中特别是产业、行业的主管部门要"自主""自觉"地按照中医药自身的基本原理和生成发展规律来规范、指引产业、行业，牢牢把握自己生存和发展的正确方向。而不是轻易地就能被外部的诱惑或干预所影响，朝秦暮楚，成了随波逐流、飘忽不定的"水上浮萍"。而在国外，在国际社会中，笔者要格外强调，中医药的"自主"是国家和民族的"自主"，表现为在中医药有关的事宜处理上一定要从我们国家和民族的整体利益、根本利益和长远利益出发，时刻铭记我国作为世界传统医药强国的地位和责任，由我国来自主制定有利于中医药生存和发展的标准及规则，为我国实现自主原始创新发展营造良好的社会制度环境。在此基础上，积极参与国际传统医药标准的制定，全力争取我国在其中的话语权和主导权。而不是因为西方近现代医药学和医药产业占据了世界医药市场的主要份额，我们就放弃自主原则，心甘情愿地追随西方近现代医药的道路，亦步亦趋地重蹈他们的覆辙。

不能片面强调维护国家间友好关系、发展国际合作的重要性，对歪曲、否定我国地道传统中医药在国际医药领域（尤其是传统医药领域）中的原创地位的言行，要勇于批驳、纠正。

相对于西医药而言，中医药原本就是一个独立的医药知识理论和方法技能体系。这并不是说，中医药就没有或不能消化吸收其他医药系统的知识理论和方法技能。从国内而言，中医药分别吸纳融会了儒、释、道三大传统思想文化的精华，形成了儒、释、道、医"四柱鼎立"中华传统文化的现象，同时中医药又是汉民族和国内其他兄弟民族传统医药的集大成者。在国际上，中医药在发展过程中也陆续向印度、阿拉伯等国家和民族的传统医药学习，消化吸纳了它们的一些有益的知识理论和方法技能。然而这些事实并没有动摇、破坏中医药从哲学基点、目标观、方法论到技术路线的完整性、系统性，因而至今中医药仍然是一个明显区别于近现代西方医药学的独立体系。依照中医药自身基本原理和生成发展规律，密切结合当今的医药社会实践需要，中医药仍然有很大的生存和发展空间。

谈到党中央、国务院关于医药卫生工作的根本方针"中西医并重"，有一位领导同志指出，并存是并重的前提，没有并存就不可能并重。因此，必须防止和反对利用各种理由或借口来扭曲、消解中医药的行为。笔者认为，更进一步说，中医药作为一个医药知识理论和方法技能体系的独立性，就是国家必须保证其生存和发展的价值，也是之所以对中西医药应该采取"并重"而不是"偏重"更不是"独尊"某一种医药知识理论和方法技能体系的道理根源所在。

可持续：如果把"扶持和促进中医药发展"工作当作"救急"和"扶贫"，把财政投入和特殊政策优惠作为主要手段，那么"扶持和促进"的工作就会变成"兴奋剂""强心针"，必然不能持久。只有发掘、培养、强化中医药产业、行业（包括从业机构和从业人员）自身的、内在的生命机能和生理功能，中医药才有可能持续地健康、自主生存和发展。因此，把握中医药政策的目标导向至关重要！国家不仅要为中医药工作满足当前需要，更要立足根本、面向未来，从有助于中医药能够永续生存和永续发展的角度来制定"中医药法"及相关法规政策。

在2014年完成本章初稿时，笔者反复斟酌了以上三个关键词的表达，考虑到"自主"和"独立"两个词语之间在一定程度上语义相通性，而且现实中"大部委制"改革刚刚完成不久，在现行医药卫生和人口计划管理设置成一个机构的体制下，使用"独立"的表述具有相当的敏感性，因此，最后使用了党和国家制定"扶持和促进中医药发展"方针政策和法规的最终目标是要"引导、规范并促进中医药实现健康、自主生存和可持续发展，使之成为建设具有中国特色的医药卫生体系和国民健康保障体系的坚实基础"。

三 明确"扶持和促进中医药发展"的终极政策目标的重要性

应该说，事先就明确党和国家实行"扶持和促进中医药发展"方针政策的最终目标是所有涉及中医药的政府工作中最最重要的问题，必须引起核心决策和管理部门的高度重视。

如果没有明确的政策终极目标，或者制定、执行了一个有偏差甚至是错误的政策终极目标，那么，虽然从短期来看"救急""扶贫"有作用，但仅仅是在"输血"，"扶持和促进"的效果必然不可能持久，甚至会养成被扶持者和被促进者对政府财政投入和特殊优惠政策的依赖性、"耐药性"。从长期看，如果制定、执行的是一个有问题、有偏差甚至是错误的政策终极目标，那么"扶持和促进"的力度越大，中医药的发展方向就会走得越偏；"扶持和促进"的时间越长，中医药在有偏差甚至错误的道路上就会走得越远。对此，作为一名研究人员，笔者有切身的体会：曾经有一个时期，国家财政对自然科学以外的科研工作投入非常不足，然而，真正有志于学术研究的人员在那样的环境下还能静下心来"坐冷板凳"，做一些有益于学科发展的严肃学术研究。后来财政宽裕了，科研经费多了，一部分科研人员反而挖空心思地编造一些"尖端""高难"的大课题来申报，因为只要这样做就有可能得到政府的大额科研经费，他们也才有可能成为名利双收的"高大上"人物。而实际上，在这些"尖端""高难"大课题中有不少并不是所在学科或领域亟须解决的问题或真正的难题，个别的甚至是对所在学科、所在领域的健康发展有害的。从这个角度讲，及时、正确、严格地设定政策终极目标，对于一切学科、一切领域都是非常重要的，都应该作为政府相关工作的普遍前提条件来安排。

政绩考核，是党和国家考察、评价、奖惩和甄选干部的必要手段，而政策终极目标才是考核干部的最根本、最正确的依据。对于政策终极目标的设定，特别是对此终极目标的实现具有重大、关键影响的一些因素，应该尽可能采用立法的形式以增强其严肃性、约束力。这也是调研组对"中医药法"的制定予以高度重视和持续参与的原因。

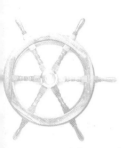

第五章
传统中医药和近现代西医药的同异之辨及其影响

如何界说中医药、西医药及二者间区别，已是一个百年话题。中医药业界内外各类机构、人士早已对此纷纷撰文著说，各抒己见，其中有不少精彩、独到的见解。在此背景下，国情调研工作根据多年的调研成果对此重大问题做一系统、明确的归纳，应是分内责任。然而，一则，综观已有各类文献、论著对此问题的论述，尽管观点、论据并非一致，但层次和角度的确相当丰富、相当完整，对已有的观点、论据做一个综述虽说肯定算得上是一个工程，可那并不是笔者的心愿；二则，要对各类已有观点和论据逐一进行辨析、评价，笔者个人也绝对不具备足够的知识储备和辨别能力。

因此，在本书中，笔者只对本人认可的、他人著述中已有的对传统中医药和近现代西医药的同异之辨要点做一些简单的归纳，当中定会有一些"拾人牙慧"之处，同时，力争在此基础上，把笔者的创新之见表达清楚，做一点"锦上添花"的工作。至于医药学方面的那些高度专业化的、技术有关的问题则留给业内专家去分析、评价。当然，即便只是做这样稍微简单一点的工作，也难免会出现疏漏和失误，但这不代表笔者不认可或不重视被疏漏的观点和论据，也不意味笔者对自己可能存在的方法和观点的失误拒绝自省和自纠。而且，笔者将把传统中医药和近现代西医药两者之间的异同辨析延伸到受其影响产生的表现的辨析，从而为本书其他章节相关问题的分析提供支撑。为尽量节省篇幅，如非特别说明，本章以下内容中的"中医药"即指"传统中医药"，而"西医药"则指"近现代西医药"。

一 中医药和西医药的相同或相似之处

1. 两者都服务于人类维护健康和治疗疾病需要

这样说，好像两者很相似，实际上两者之间即便在此一点上仍有不同。简言之，从笔者所接触到的资料看，各自解决健康和疾病问题的理论和实践在历史上产生的顺序和侧重力度似乎有所不同：中医药自数千年前创始即以健康为中心目标，以"未病先防"为重点，以能"治未病"者为"上医"，专"治已病"的只是"下医"；而西医药自创立起即以治疗疾病为重点，预防医学直到"十九世纪自然科学三大发现后才创立"，"随着现代医学和统计学、微生物学的先后创立而逐步发展完善"①。并且通常由普通医护人员担任预防相关工作的主角。

2. 两者都使用或部分使用人类自身以外的物质手段

同样，在这一点上，两者的区别也不小：中医使用的防病治病手段，物质形态的药物取材于大自然，包括天然的植物、动物和矿物，且有不少属于药食同源、药食两用一类，同时还使用人类自身的感知、技能和力量，或借助于用天然物制作的简单工具进行非药物治疗；西医药则主要依靠纯粹人工制造的物质包括化学合成药物和设备器械治疗疾病。尽管近现代西医药的前身——欧美为主的多个国家也存在过和传统中医药类似的传统医药。

二 中医药和西医药的不同之处

1. 哲学基础，首先是作为哲学基础的世界观不同

国情调研中，笔者曾遇到一件非常有意思的事。在参加了自然科学界、医药界和社会科学界三界人士共同出席的一个中医药问题研讨会后，一位在

---

① 参见百度百科相关条目。

我国自然科学界担任基层领导职务的人士发表议论说，中国社会科学院居然有人认为医学和哲学有关，中医和哲学能有什么关系（大意）?! 当然，我不知道这位先生是怎么给"哲学"下定义的。可是，如果这位先生认可"哲学"与"世界观"是有密切联系的话，那么，他怎么还能认为医学和哲学无关？至少我们可以问，作为与史学研究有关的一名专业人员，难道他认为古代西方医学不是和哲学紧密联系的吗？医学与伦理、道德也完全无关吗?! 毕竟伦理的含义之一就是"指导行为的观念，是从概念角度对道德现象的哲学思考"[1]。而道德则以"宇宙之理"为依据，故此"伦理学"又有"道德哲学"之称。

分析中医药和西医药的哲学基础的不同，哲学家可能会从本体论、认识论和方法论等不同层面分别入手系统论证。但作为非哲学专业的研究人员，笔者以为，最关键的不同应该首先是作为哲学基础的世界观在两者之间有所不同，或简而言之，两者首先是对人和自然的关系的认识不同。这是中医药和西医药所有不同的根本源出。中医药学的世界观是"天人合一""天人相应"，认为尽管在人和自然、人和人以及人体自身各个脏腑之间存在种种不同内容和不同形式的关系，但从根本而言都是互联互动的，统合成为一个整体。人，只是大自然中的一种生灵，尽管看来处在生物链高端，但至多也只不过是一种"高级动物"。从根本上说，人类是不可能忤逆天道（自然规律）、肆意妄为却能得到好的结果且不受惩罚的。而西医药学的世界观是"人类中心论"，这种世界观的产生和西方神学的观念有一定关系，曾经是一系列观念推演的结果，即：从地球中心说（地球是宇宙的中心）到上帝创世说（上帝是现实世界一切的造物主）再到上帝创世为人说（上帝创造世界主要是为了人），照此逻辑，人理所当然地就是世界乃至宇宙的中心和主宰。

中医药的这种世界观基础和哲学基础，不仅是构建中医药理论体系的出发点，也是地道传统中医药人士社会实践的着力点。以"五运六气"学说为例，广泛涉及天文、地理、历法、医学等各方面的知识，主要被中医用来

---

[1]　百度百科相关词条。

推论气候变化规律及其对人体健康和疾病的影响，是"天人合一""天人相应"的重要体现。在国情调研过程中，笔者了解到，江苏有一位精通"五运六气"学说的中医专家，近些年来，在国家科研项目的支持下，不但自身勤奋刻苦，深入研究，而且不辞劳苦地向业界传播应用"五运六气"学说的精要。截至笔者写下这段文字之时，已经有近千名志愿跟随他学习的学生，有一些还正式履行了拜师手续。在他的学生队伍中，既有已经获得中高级职称的专业人员，也有正在院校苦读的莘莘学子。更可喜的是既有中医药人员，也有一些西医药人员。其中一名留过洋的西医人士还专门撰文记录了他运用"五运六气"学说指导，有效找到当时当地儿童肠套叠疾病高发的治疗方法的心得。笔者阅读该文不禁有些动容：如果我们每个人都能有不囿成见地追求真理的精神，世事定能日新月异地进步！

"五运六气"学说的作用还不仅仅限于人类医学，从"小处"说，至少可以为农业的种植和养殖行业提供有益参考，发挥防灾减灾的作用；从大处说，不但我国卫生部门可以利用"五运六气"学说开展疫情预测，强化中医药"治未病"对保障国民健康的功效，而且笔者还了解到，国家有关部门曾在中医专家的帮助下，应用"五运六气"学说对我国举办重大国际活动的特定期间内的气候和可能发生的疫情进行预测，从而使得有关风险的预警时期得以大大延长，预防措施得以充分完善，为保障有关活动的成功做出了贡献。事后的实际情况也证明了"五运六气"学说的有效有益。令人叹息的是，知晓并能熟练运用"五运六气"学说开展中医药业务的中医似乎越来越少了，这其中固然有历史的因素，如所谓"破四旧"运动的影响，但也有近些年以体制内机构和人员为主的所谓"科学化""现代化"的影响。笔者的疑问是：不讲"五运六气"，中医药治病救人的基本方法"因时、因地、因人而异"中的"因时"难道就剩下"春夏秋冬"了？

2. 产生的时代背景不同

虽然笔者把中医药和西医药的哲学基础不同、世界观不同放在两者不同的第一位，但从时间顺序而言，这种不同与两者产生、形成的时代背景不同有直接关系。

传统中医药诞生于人类远古的农耕时代，直接有关中医药的文字记载至少不晚于三千多年前的殷商甲骨文，而再往前追溯已出现了药酒。《黄帝内经》虽成书于战国甚至秦汉时期，但其中引用的上古文献就有约 50 种。业界的五千年之说是建立在中医药和中华文明同步起源的认识上的，也许并不为过。可以想见，农业文明的形成与对自然及其循环演变规律的认识进步是密不可分的。从事种植业和养殖业，如果认识不清、掌握不准自然规律，要想得丰收保温饱，岂不是痴心妄想？

近现代西方医药学是文艺复兴之后，16 世纪前后才萌生的，在 17 世纪工业革命后才真正进入形成和发展时期。在工业革命后人类大量借用化学、物理学和生物科学的成果来推动一切可能获取巨大经济利益的领域的时代背景下，医药也进入了大工业的范畴。和中国传统医药曾经类似、与哲学紧密相关、以古希腊为代表的西方传统医药学说和实践被贬斥。由于工业革命显示了人类自身的创造发明能力存在大规模改变自然形态甚至摆脱某些自然约束的现实可能，因此，崇尚人类自身的创造发明能力，并将创造发明的成果尽快导入标准化、规模化运作的轨道，不但可以借此尝试挑战自然、征服自然，而且能够帮助新兴阶层打破传统社会架构、重构利益分配格局。

3. 对生命、健康，尤其是对疾病的认识不同

在两种不同的世界观影响下，中医药学和西医药学对生命、健康，尤其是对疾病的认识也就不同了。

中医药学认为人的生命是一种自然现象，生命不仅有物质构成部分，而且包括思想、精神。在生命诞生直至生命完结的整个过程中形与神始终都是集合为一体的，而且在人的整个生命过程中无论是形与神之间，还是人体各个部分的脏腑之间，始终是关联互动的。这就是有的哲学家把"生成论"作为中医哲学基础之一的含义。"健康"是人的各种精神和物质功能运作正常且相互间平衡协调（"阴平阳秘，精神乃治"）。一位担任过中医管理工作的长者在总结已故国医大师陆广莘先生的医学思想时，概括了人的生命所具有的"七自一包（屏障）"生存能力和防卫功能："自选择、自清除、自组织、自演化、自稳态、自适应、自调节"和"整体边界屏障功能"。这里已经讲到七种了，也许还有其他生命功能需要我们去发掘和认识。中医认为"疾病"虽然有外来因素的作用（"外邪"），但主要是生命的功能出现了问题，失衡了，而且出现功能问题的主要原因在于患者自身。"外邪"只是"外部条件"而不是造成疾病的全部充分必要条件。反过来说就是，如果人的自身生命功能很强很健康，是不容易得病的（"正气内存，邪不可干"）。

虽说西医学似乎也有物理医学和化学医学的流派之分，但总体而言，西医药学认为人的生命根本上是物质，是蛋白质、核酸和酶的存在和变化、运动。人体是由细胞、组织、器官、系统等逐级构成的，强调细分和直接甚至是单一针对性地（靶向、线性）对待人体的各个部位和各类脏器的独自的物质结构和功能问题。所以有的哲学家在进行中西对比时指出现代医学（西医）的哲学基础之一是"构成论"。也就是说，人和机械类似，纵然结构再复杂，也可以把各个部件独立看待和处理。"健康"主要是指脏器无疾病，生理功能正常，体型发育良好。直到近年来才逐步纳入了心理和社会适应能力的内容。也许可以说，在对生命、健康和疾病的认识中，目前中医药和西医药区别最小的应该是对"健康"的认识。但即便如此，中医药学和西医药学的健康概念或关注点还是有区别的，前者高度重视各种生命功能之间的相互关系，把这种相互关系的整体平衡状态作为判断"健康"与否的关键依据和针对性治疗的出发点，后者则以单独了解和对待各个功能脏腑的问题为出发点来寻求"健康"的路径。尤其是在日常门诊的状况下，这也是西医专业越来越细分，病患往往不得不辗转多个科室才能找到合适医生的主要原因。对于西医药学而言，"疾病"产生的主要原因是遭受"外敌入侵"或"外部伤害"，对人体造成了物质伤害，人体功能不正常就是因为这种伤害所造成的。浙江有一位很有哲学思辨意识的已故民间老中医潘德孚，他对中医和西医的疾病观所做的直观表述是：西医认为生病就是身体有病了，而中医认为生病的不是身体而是生命。

4. 所采用技术和工具的来源和运用方向、方法不同

哲学基础、世界观基础和对生命、健康以及疾病认识的不同，必然带来维护健康、防治疾病所采用的技术来源、技术方向和技术方法（包括工具）的不同。这种不同主要体现在维护健康、防治疾病"用什么"和"怎样用"两个方面。如果说，中医药和西医药对生命、健康和疾病的认识不同是前提

的话，那么两者对维护健康和防治疾病所采用的技术路线（包括来源、方向和方法）不同，某种意义上就是结果。就两者各自而言，技术路线都和认识理念存在直接的因果关系。

中医药学既然认识到人只是自然界中的一员，相对于万千气象、风云变幻、高深莫测的大自然，人类其实是渺小的，人类可以自作主张、自行其是而不受自然规律约束和惩罚的空间是相当有限的，从而自然界多数植物和其他动物"春生、夏长、秋收、冬藏"的规律，对人类也不例外。因此，维护健康、防治疾病最直接、最丰富、最合乎天理人情的方法手段就应该就学于自然界、取材于自然界。这是回答"用什么"的问题。至于"怎么用"，既然肯定了人和各种自然因素之间、人和人之间以及人体内部各个脏腑之间是互相关联、互相影响的，那么，就一定不能孤立地——尤其是割裂地来分析、认识和处置有关维护健康和防治疾病的问题。中国古代"牵一发而动全身"的说法也许更多的是文学家的表达，而中医理论内从"肝主筋、肾主骨、脾主肉、心主脉、肺主皮毛"到脏象学说中"相表里"一类的认识，直至"五运六气""子午流注"学说则都是作为中医药哲学基点的关联互动的整体观的体现，也可理解为中医药总体上的治法治则：必须顺天应时，遵循世间万物生克制化的规则。

在西医药看来，人既然是自然的主宰，而且工业革命展现了人类依靠自身的愿望和创造发明能力征服自然、利用自然和改造自然的可能，因此，维护健康、防治疾病的基本方法也要挑战自然。随之，机械唯物观、拜金主义逐渐浸润所有进入大工业状态的领域，医药也不例外。维护健康和防治疾病的主要物质手段转变为纯粹人工制造的药物和器具，医疗的直接目标就是不惜动用一切物质手段来和危害健康、造成疾病的外部因素做你死我活的斗争。机械唯物观的线性思维方式无疑会认为：在"用什么"的问题上，人工制造的化学合成药物和医疗器械较之于天然物质更容易为人的有限认知能力所理解，更容易直接体现人的主观意愿和更容易直接达成人的有限目标。而在"怎么用"的问题上，既然物质是独具质量的客观存在，其结构是有可能被观测和分割的，那么最直接的方法也应该是最有效的方法。因此，维护健康和防治疾病都应该采取"线性""靶点"的思维方式和技术路线。换言之，头痛就从头入手，脚痛当然也就从脚入手了。找病因，去病根，越是细致入微越好。这种"怎么用"的思维方式也就是通常所说的"还原论"的方法。不过，笔者更愿意将此种思维方式称为"分割论"而不是"还原论"。因为这种思维方式只是从主观上和形式上追求无限细分，但用这种方式"还原"的结果完全可能不同于从本质联系上进行"还原"的结果。在医学领域，不但需要对形式和过程的认识和思考，更需要的是对内容实质、对要素间相互联系的认识和思考。把"已知"当作充分必要条件来判决"未知"是否真实和存在；以具体为客观的真实，把抽象视为主观的假象，这些本来是机械唯物主义认识论的弊病，可是这种思维方式不但从专业信念方面影响了我们的部分中医药从业人员，更值得担心的是正在影响我们的青少年一代的价值取向！

在这里还要谈谈关于"时间"的另一个重要作用——对中医治疗疾病的指导意义。从马王堆出土文物中的医书到《黄帝内经》再到《难经》乃至后世之经典，都有与"时间"有关的论述，以至于个别医史学家给出了"中医时间医学"的类别定义。虽然把这个有关"时间"的部分放在哲学基础部分来谈也是合理的，因为中医药学讲"天人相应"，那个"天"不但是空间意义的"天"，诸如气候等周边的自然环境，也是时间意义上的"天"，即天干地支纪年历，一年的四个季节和二十四个节气，一日的十二个时辰。前述"五运六气"学说即与天干地支的纪年方法密切相关。因为人身之气血周流出入在不同的季节、不同的时辰皆有规律，因此养生和治病都必须"因时"而异，这也是"天人相应"的重要内涵。中医最典型的也是目前在世界各国最流行的非药物疗法——针灸，就有高度强调时间和取穴关系的"子午流注"法。说学理和技法，笔者很笨拙，不过，请有条件的各位上网，看看中央电视台第四频道的"中华医药"栏目第20期吧！那里讲了一个在欧洲行医的中医专家是如何运用"时间"这个工具来成功诊断和治疗了一个让西医束手无策的病人的"怪病"的。

5. 形成、总结和改进的方法不同

对中医药科学属性的否定，通常是从"可重复性"的"实证"下手的。因此，中医药人士引以为荣的一些案例，反而往往被否定中医药的人士作为否定中医药科学性的例证。譬如，1956 年石家庄市爆发乙脑，死亡率一度达到 30%，请国外医学专家治疗的效果不明显。老中医蒲辅周先生临危受命，以白虎汤为基础加减开方，167 例患者无一例死亡。在中医药界看来，无论是蒲老提出的"一人一方"理论还是他治疗乙脑的显著疗效，都是中医药"因人、因时、因地而异"的"辨证论治"原则的体现，是中医药的特色和优势。然而一些西医学界人士却恰恰以此为由反对将蒲老的治法作为成功案例来推广，因为治疗这 167 个病患，蒲老竟然使用了 98 个不同的方子。平均下来，一个方子还没治到两个人！在他们看来，这证明了蒲老的治法没有"统计学意义"，所以不应该推广。似乎蒲老治疗乙脑所取得的疗效，靠的不是"科学的医学"而是"撞大运"！

近现代西方医学被认为是循证医学，而传统中医药通常被认为或被贬低为"经验医学"。国内对"循证医学"最简洁的解释之一或许是"遵循证据的医学实践"[1]，稍微复杂一点的还有"把最佳研究证据与临床专业技能和患者的价值整合在一起的医学"之类。作为一个业外人士，笔者在这些定义中注意的共同关键词就是"证据"。而且西医界普遍认为最重要的"证据"是指"研究证据"。可是，强调"研究证据"就会出现两个问题：首先，难道只有明确为研究目的进行的治疗取得的疗效才算证据、才重要，而大量日常临床治疗取得的疗效就不算证据、就不重要吗？其次，所谓"证据"可以理解为证明事实的依据。直观地说，研究的本质主要是试图用"已知"来发现、解释和证明"未知"。那么，是否只有能被"已知"发现、解释和证明的"未知"才是事实，而如果不能被"已知"发现、解释和证明，也就是说"找不到依据"，那么这个"未知"连事实都不算了吗？！

对那些似乎很看重统计学价值的人士来说，把中医学定性为"经验医学"（实际上持有这种观点的人士一样也会把地道传统中药学定性为"经验药学"），意思是说中医学、中药学只不过是从实践中得到的一些知识和技能，只有经验没有理论，缺乏理性认识的光彩，更缺乏系统性、严密性等。

---

① 卫生部中国循证医学中心主任、循证医学教育部网上合作研究中心主任、四川大学李幼平教授。

夸大一点说，因为西医药学是有以"实验数据"为主的"研究证据"的，仿佛就是"放之四海而皆准"，可以畅行天下，而中医药学只是一些经验，只有在遇良时、碰对人的情况下才可能起一点作用。在他们看来，中医药即便是通过长时期的临床实践，用观察和积累类似案例的方法进行了验证，这些类似案例也不算统计学所定义的"观测数据"，就算是经历了数千年、亿万人生命实践检验、积累的"时间序列数据"也总是不如在相对短的时期里集合大样本做科学实验所得到的"空间实验数据"可靠。

由于相当大的一部分人士是从统计学或与统计学密切相关的一些角度（如可重复性、相关性、"统计学意义"等）来否定中医药的科学性的，因而，至少从 2009 年开始，笔者就不断在发表的文章和进行的演讲中，宣传自己对如何从统计学角度认识中医药和西医药的区别所持有的一点创见。

在统计学中，有"大样本理论"和"小样本理论"两个相对的概念。之所以会在"大样本"流行的情况下还有"小样本"存在的合理性和必然性，笔者理解，主要原因至少有两个。第一，有的为了证明某种理论假设而必须进行的科学实验违背人类基本伦理原则，或者，因其他客观原因而无法组织大样本量的科学实验的，因此不能采取"大样本"所依赖的人为实验方法。比如，"吸烟会增加肺癌的发病可能"，总不能找一大群人故意让他们吸烟做实验看结果吧？那样有违人道。第二，也是最根本的，由于对"共性"和"个性"的关系与作用的认识不一致，导致对样本可比性的认可度或曰可靠性的担忧。人的个体差异普遍存在，每个人都有鲜明的个性生理心理特点，这一点即便单从指纹和 DNA 可以作为鉴别手段就足以说明了。世界上完完全全相同的两个人是否存在？结论基本是否定的。尽管中医药学界和西医药学界对于这个事实，原则上都不会否认，但是，两者对于个性作用的认识却有很大的区别。

中医药学之所以有"因时、因地、因人而异"辨证论治的原则（笔者根据近年中药行业炮制失范、质量参差不齐的现状，建议最好再增加"因药"或"因药材"一项，综合为"因时、因地、因人、因药而异"），主要是由于中医药学认识到人和人之间的差异是很大的，人的个性特点不但会对同样的致病因素产生不同的反应，而且即便罹患的是同类疾病也会对同样的医药手段产生不同的甚至是非常不同的反应（"病因"和"病机"），"彼之砒霜，吾之蜜糖"，用系统思维把握复杂的相互关系，从而成为影响疗效的重要因素。而作为在近代工业革命重大影响下诞生，被物理学、化学和生物学的发展带动形成的西方近现代医药学，不但把"标准化""规模化""系列化"当作"科学化"的必备表现，而且潜藏着将医药"产业化"的实际需求，因此，虽然还不至于到完全无视个性的地步，还会在药品说明书上加入禁忌和不良反应的说明，但更多的是强调人与人之间的共性对于疾病发生和医药治疗的作用，试图通过实验手段尽快找出直接的因果关系，用线性靶点作用方式解决问题。

显而易见，中医侧重关注具体的人的个性差异及其作用，就必然会意识到人的个体样本之间的可比性是很有限的，比较弱的；而西医更强调人的个体之间的共性及其作用，就必然会认为人的个体样本之间有比较强的可比性。

因此，中医药和西医药在统计学视野中的区别就产生了。

中医药高度重视个案的积累，原因在于：在"因时、因地、因人而异"，甚至"一人一方"的治疗方式下，要在短时间内找到具有较强可比性的相似案例，用来对某一治法、方药组成进行验证，是比较困难的。因此，必须在医药实践过程中经过相当长时期的观察、比较和积累，才能做出相对可靠的验证结论。中医药理论和方法的这种产生过程，更接近于"小样本理论"的属性：在某个特定时段、时点的样本量虽然比较少，但是依靠对长期观测得到的时间序列数据进行分析、验证来改进和提高，同样具有相当的可靠性，甚至更强的可靠性。

西医药理论和产品的发明、验证、归纳方法则不同：除了因违背人类伦理道德不能采用规模化实验的之外，基本依靠在短时期内人为控制或设定某些环境和变量条件，募集较大数量的生物体样本（具有"空间规模"的内涵）进行若干轮次实验，依据对实验"随机过程数据"的分析所得到的理论来创建和发展。以西药为例，动物和人体临床实验是通道，样本数量和实验结果的"统计学意义"是关键，单个药品的全部研发过程很少超过15年时间就上市推广应用了。因此，我们可以说，西医药更接近"大样本理论"

的定义。相对而言，"大样本理论"比较重视空间（如样本数量）的检验，且主要依靠实验型数据来产生。

分析至此，我们就不难理解：西医药重视科学实验的习惯应该是从循证医学要遵循"研究证据"的原则和相信"大样本理论"倚重空间检验的可靠性而来的了！

不幸的是，尽管西药——尤其是化学合成药——平均研发周期都在10年左右，个别的甚至更长，也都经过了多批次大样本量的动物和人体试验，却依然会在临床应用中发现研发时没有发现的毒副作用——甚至是严重的毒副作用。近年比较典型的如被某些人士视为抗流感"灵丹"的达菲，因在日本发现有让青少年患者致幻的案例而被强制要求加以公开说明。还有被吹得神乎其神的ED"妙药"万艾可，临床应用后发现、归纳出了八九种毒副作用，其中有的可能危及生命安全，美国FDA不得不就此向社会发出警示。从整体看，西药化学合成药大规模应用不过二三百年，被淘汰的品种居然占据了80%左右，除了经济原因（另述）以外，产生耐药性和毒副作用是其中非常重要的原因。医源性、药源性疾病如今甚至成为危害人类健康的重要原因。按照世界卫生组织的统计，全球1/3死亡病人的死因与药物有关。早些年即有报道说，我国每年死于药源性疾病的人数也在20万左右①。

相对而言，中医药的生存和发展依靠的是在"数千年"长时期中"亿万人"持续的临床应用效果来检验的，时间因素在检验中起着重要作用。由于认识到人的多样性和药物的复杂性之间存在多元多层次因果关系，传统中药取法自然，多数以复方形式运用，通过炮制和配伍组方减毒增效。最典型的如藏药中水银（汞）的应用。汞无疑是剧毒物质，但藏医采用特殊炮制工艺将之毒性转化消解后，经现代化学检测证明可以转为无毒。因此，在当代医疗实践中只要坚持因证、因人、因时、因地、因（药）材适当调整、合理使用，绝大多数百年乃至千年的中药组方依然可以安全、有效地应用。

---

① 孙力：《我国每年19万人死于滥用药　小心用药成瘾导致慢性中毒》，《产品可靠性报告》1999年第10期，第34页。2013年2月22日凤凰网的报道则使用了《我国每年死于药物不良反应的人数高达19.2万》的标题，内中还有"每年因药物不良反应而住院的病人高达250万"的说法。

2009 年我国暴发甲流，北京市人民政府以中医为主组织中西医联合攻关团队，用两千年前的经典方"麻杏石甘汤"和二百年前的"银翘散"为基本方，加减组合成"金花清感"中药制剂，和达菲在临床进行比较，患者发热时间缩短 20%，医药费用节约 70% 以上。全球甲流患者的病死率是 1.24%，我国由于有中医药介入治疗，病死率仅为 0.065%！这项成果在有"国际内科学领域'第一刊'"之称的《内科学年鉴》发表，美国卫生部网站在内的 3 万多个国际网站进行转载。中医药在重大流行性疫病的防治方面所取得的成效还不止于"甲流"，在抗击"非典""禽流感"的过程中都有突出表现。在此不再赘述是因科技部中信所已故贾谦先生为首的课题组在著作中已有详述。如要较真，非要问到底"实践出真知"和"实验出真知"哪个更靠谱，笔者肯定地认为经由长期实践积累和完善的知识理论更靠谱。

　　前不久，中国中医科学院中医基础理论研究所一位青年学者和我探讨了一个很有意思的问题：如果说，中医药的认识论、方法论是"整体观"，在理论和方法技术的创新上更重视时间的检验，而西医药是"还原论"，更重视空间检验的有效性的话，那么，为什么听起来"整体"反而更像一个空间概念，而"还原"却有一点动态的过程色彩，有一点时间的意味呢？在笔者看来，首先，"整体观""还原论"是人们对中医药和西医药两个不同体系进行辨识所赋予的概念，但不是一个绝对的、精确的概念；其次，虽然用"整体观"来概括中医药的认识论、方法论并不错，但还有更深一层的内涵需要阐释，那就是中医的"整体"是生成的整体，把受精卵细胞形成作为人的生命的起点，从那时开始，尽管从形态体征上还看不到五官四肢，生命已经是一个整体。在人的整个生命过程中，人的精神和肉体，人的各个脏腑器官，始终是关联互动的整体。因此，"生成"这一具有时间性格的概念是和"整体"这一具有空间色彩的概念密不可分的。我国南方地区讲"虚岁"的习惯可能就是把"十月怀胎"的时间也计算在生命存在的年份数量内的缘故。而西医药的"还原"（笔者在此前已经提出了更倾向于用"分割"来取代"还原"的建议），尽管因为有过程含义而似乎具有时间概念色彩，但西医的"还原"不仅有病因追溯的时间因素，而且更主要的是人体结构意义的"分割还原"，即：人体—器官—组织—细胞—⋯⋯—基因。这种认识论和方法论，有把人体作为一个物质"构成"来对待的意味，而"构成"无疑更多的是空间为主的概念。这样，把中医药的"整体"和"生成"联系在一起做一个完整表达，把西医药的"分割"、"还原"和"构成"做一个完整的表达，就有可能比较好地回答单纯从"整体"或"还原"难以准确区分两者在时空观方面的不同所产生的问题。

在这里，我们不妨从另一个与"时间""空间"概念有关的角度来简单比较一下中药和西药改进途径的区别和利弊。在调研时笔者曾听一个中医科学院医史文献研究所的医史专家说过"中医看病不用药，就像能将打仗不用兵"，当时笔者以为他说的是中医可以运用丰富的非药物手段，不料他转而一笑说，能将打仗不用"兵"用的是"阵"，而好的中医看病"不用药"用的是"方"。中医治病救人，按流程先后次序看，首先是要"四诊合参""八纲辨证"，然后确定"理法方药"，四个字中前一个是后一个的指引和依据，后一个是实现前一个的手段和依靠。而组"方"讲究"君臣佐使"，药物种类和分量必须在辨证和明确"理法方药"前提下"因时、因地、因人而异"，区分主次轻重。因此，在多数情况下按照复方使用的中药或其他治疗方法，即便是针对同一类的证候，不同季节、不同地点、不同患者之间的组方与组方也可能会有药材品种和分量结构的某些差别。这样就给中药持续的改进、完善留下了充足的时间和空间。尽管经过漫长的历史实践检验后，有一部分组方的主要构成被逐渐稳定下来，被公认为"经方""验方"，但后人依然可以在此基础上"挥洒自如"地"随证加减"，而不会被诟病，更不会因此而卷入"侵权"的法律纠纷。但西药的情况就很不一样了。在笔者看来，通常被当作西药优点来夸赞的"成分清晰、结构稳定、靶向直接、见效快捷"，同时就是西药的弱点。因为每一种药物（特别是化学合成药物）的成分和结构在技术和法律层面都是被明确固化了的，受到现有知识产权保护制度的严格约束。而所谓的"靶向直接"，由于靶向过于准确，成了"铁路警察"，"见效快捷"又非一定着眼于解决"治标还是治本"的问题，很有可能"压下葫芦浮起瓢"。一旦某种药物被发现有较强的毒副作用或产生了明显的耐药性，那就只能"另起炉灶"，研发一种新药来替代。因此，如果说中医药是以继承为主不断创新，面对新情况不断地从已有知识和已用药物中"挖潜"，就像"金花清感"一样，这不也是"创新"?!"老树新花"，根越扎越深，历千年风雨依然可以根深叶茂花繁。而西医药则是以不断的标新立异为"创新"特点，尤其是西药，只能"前赴后继"地灭旧推新。中药、西药的两种不同的改进方式对于人类知识的继承弘扬，对医药科技进步所需付出的经济代价无疑是很不相同的。

有一种比较流行的偏见，认为近年来媒体一些中药毒副作用的报道，说明了中药的毒副作用是很大的且没有被认识清楚，而西药基本上是在人的完全控制下研发出来的，对毒副作用研究得很透彻，说明书也标志得很清楚。因此，服用西药哪怕是人工化学合成的都是安全的，而中药虽然是采用天然原料制成的也不安全。这种观点完全忽视了药的作用机理，就算用西医药的理论来分析，如果病毒病菌是致病因素，西药如果没有对病毒病菌构成危害的功能，那又怎么杀灭病毒病菌，消除病因呢？中医药倒是有"以毒攻毒""以偏治偏"的说法，直观、坦诚。其实，还是那句话，"是药三分毒"。关键不在药有没有毒副作用，而是行医用药之人能否妥当把握，"因时因地因人"地对症用药。以笔者的观察，西药虽然在说明书里提示了一堆不良反应、毒副作用和禁忌，但除了少数注射液外，几乎没有西医医生在给患者用药时会先和患者沟通确认不会因个性差异而发生不良反应的。所以，一旦发生毒副作用、不良反应，药厂和医生都无须承担责任。西药的毒副作用、不良反应和禁忌的说明有效免除了西医和药厂的相关责任。

6."医"和"药"之间的关系不同

现代西医业、西药业之间的关系和传统中医业、中药业之间的关系也不同，不仅内在的联系不同，而且创新机制也有所不同。

现代西医和西药，整个产业链的基本环节，从研发到生产再到流通直到使用，都是按照标准化的方式来运作的。说得琐细一点，就是虽然也有西医个体诊所（牙医也许比较明显），但几乎没有西药个体作坊。西医使用的西药，主要都是依靠标准化、规模化的西药制药企业供给的。除了为数不多且不起主要作用的院内制剂以外，基本上不存在西医机构和西医专业人员自制自用西药的情况。西医看病，更多的是遵循标准流程：理、化、生检查—对照医书明确界定的指标类别及标准数值—确定疾病种类—标准处方处置；医师的创新动力和空间都很有限。而西药企业则是完全按照市场经济规则运作的现代工业生产组织，利润最大化是经营的首要目的和考核指标。因此，从历史和现实情况看，西药的研发都主要是由制药企业来组织和推动的。现今全球的西药产业可以说已经被少数跨国药业巨头控制，2014 年全球制药企业前十名美国占了一半，前十名企业 2013 年的处方药销售收入占到当年前五十名企业销售总收入的 54%，第五十名的年处方药销售收入是 22 亿美元（按照目前汇率约合人民币 136 亿元），我国无一家进入前五十名。同期在国内排名第一的医药集团公司销售收入只有 110 亿元，离世界第五十名还有26 亿元的差距。

近年来国外不断有研究者出版揭露西医界和西药界勾连黑幕的著作，内里甚至有根据药厂研发的新药来制造新的病名、确定病症和标准处置方法的例子。尽管笔者不具备对这类著作所引用的案例和数据进行考证的条件，但西药研发主要是由制药企业组织和推动的这一事实却是确凿无疑。非但如此，笔者在 20 世纪 90 年代初期还亲眼旁观了国外医药企业如何在我国通过"开创性"地建立"医药代表"制度，成功地将他们的昂贵药物推进了我们的公立大医院。有学者说，国外的西医已经成为制药大企业的推销员，一定程度上反映了国外医疗和制药行业之间的真实关系。

传统中医和中药之间的关系与近现代西医、西药很不相同。且不说从传统中医和传统中药来看，在长达几千年的时间里，无论是医还是药，绝大多数是个体化或小规模经营运作的：医是个体诊所，药材是个体农户采、种、养，最多只是制药环节有那么几个具备一点规模的家族企业。即便是在当下，虽然主要是由于政策的推动，规模化的中医院取代了个体诊所和门诊部，成了中医医疗行业的主体，机械化、标准化、规模化的中药厂取代了传统的各具特色的家族制药厂商，成为中药制造的主体，但在日常行医用药过程中，传统地道中医仍然是以个性化的治疗——因时、因地、因人、因药（材）而区别的"一人一方"汤药、针灸、拔罐、推拿等非药物疗法为主要手段，以此彰显中医个体的医道医术。院内制剂，虽受到西医药管理思路和体制的限制但也还算特色鲜明。把中成药——尤其是作为非处方药的中成药——当主药来开方的只怕多数是中医药功底不足的"现代中医"和西医。

照此类做法行医的"中医"要当国家和民众都认可的"大师"应该是很难的。故此，历史和现实情况表明：如果要说中药的研发，那么最经常最普遍的研发创新是由秉持地道传统中医药知识理论和方法技能来行医用药的那些中医在临床过程中引导和实施的。即便是现有的中成药，绝大多数也是经由了从一人一方的汤药到适用一定规模群体的院内制剂再到更大规模适用群体的中成药的创新路径研发成功的。因此，在真正的中医、中药之间，医是药的创新源泉。

写到这里，笔者知道一定会有读者对以上概述提出质疑——现实生活中我国确实也存在不少制药企业利用药品、医疗器械回扣等灰色收入诱导医生使用自己生产的药品的情况。经过多年的国情调研工作，笔者并非不了解这个事实，更未对此事实笔下留情，但国情调研工作更应该为中医药追根溯源，弘扬正道。

7. 人才有效培养方式的不同

如果以上所论中医药和西医药的不同基本成立，那么，对中医药和西医药的人才有效培养方式的不同也就不难理解了。

中医药基础理论和中华民族的传统文化、传统哲学思想是紧密结合的，中医药关注"天、地、生、人"① 个性差异对致病和治病的影响，重视时间检验所需要的类似案例的积累，这三个特点决定了对中医药人才的要求以及人才有效培养方式有所不同于西医药。

从自身内在条件讲，要成为一个合格的中医药人才至少要有"三性"——悟性、耐性和韧性。这样讲并不是说成为一个合格的西医药人才就完全不需要这"三性"，而是中医药人才对此"三性"的需要更具有"刚性"。

首先说悟性。悟性对中医药专业而言只是一个入门条件。不但那些具有丰富哲理因此被一部分现代人称为"玄学"的中医药经典中的真谛，绝非人人都可领悟，就连为什么蒲辅周先生对 167 个都是乙脑的病患开出了 98

---

① 中医经典里并不把"天、地、生、人"作为四个分立要素的组合来表述的，笔者在这里的"生"指代的是其他生物，如植物、动物，某种程度上甚至可以理解为饮食。

个方子，也不是人人可参悟的。这或许也是前些年有个别人学了、干了中医药几十年却反过来反对中医药的原因之一：花费了几十年的光阴却不得其门而入，他们能没怨气吗?！就说俗称为"四诊"的"望闻问切"，原本只是中医了解体征和病况的入门手段。"望闻问切"四种诊法又被古代医家分别对应为"神圣工巧"四个层次，等而下之。因此，会切脉只能算是一个"巧"，即便如此，对没有悟性或悟性不高的中医来说，切脉只等于数心跳。可悲的是，现今中医院里此类中医可能是越来越多了。而有悟性的却要在"寸、关、尺"三个部位体会出沉浮迟数滑弦洪细等多种不同的脉象来，据以断病施治。西医药就大不相同了。因为是"标准化"、"规范化"和"规模化"的产物，特别是严重依赖于物理学、化学和生物学的知识和工具来诊明病情，医生只要拿到检验报告，把测得的相关指标和标准参考值一对比，再与病理形态学的教科书一对照，就基本可以完成诊"断"。因为"标准化"是"系列化""规模化"的前提，西医药人才采用"批量化""填鸭式"的教育和培养方式是必然的，也是合理的。

其次是耐性。中医药没有这样一个或一套"标准"能让学医之人只需死记硬背，然后按图索骥、对号入座就能断病治病。无论对个性差异的把握，还是对时间检验的重视，都必须靠日积月累才能做到。即便对那些想走捷径，只是根据经典"照着葫芦画瓢"看病的中医来说，要真做到在每一个患者身上都能"方证对应"，不出差错也是大不易的！中医药人才因此而比西医药人才的成才道路更漫长。据业内人士反映和我们的调查，一般而言，西医药专业的毕业生通常工作两三年后就可以合格地独立出诊了，而多数中医药专业的毕业生三五年时也很难真正独当一面，人们看中医都选老中医就是这个道理。

再次是韧性。病因的确定、病机的探究和病程的判断都是需要运用非常复杂的知识的，何况还会因人、因时、因地而异，需要经验的帮助。尤其在不借助物理学、化学和生物学的工具的情况下，中医要单纯靠"四诊八纲"来诊断，更是困难。再进一步，即便"诊"和"断"都对了，要把握在关联互动条件下开方用药或使用非药物疗法取穴治疗的作用方向和效果亦非易事。虽然把握"安全"是对行医者的基本要求，但患者更期盼的却是"有

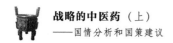

效"。对中青年中医药人才，"不经历风雨怎能见彩虹"，诊断不准、疗效欠佳，都是客观上无法避免的成长代价，唯有坚持，百折不挠，才能不断反省、总结、提高。

近日在微信上看到已故第一届国医大师裘沛然老的一篇"自白书"，回忆了他在学习中医过程中的反复曲折。裘老学医之初即大量地熟读中医经典，尤其热爱历代医案、医话。青少年时就跟随叔父出诊，并"亲炙海上诸名家之教诲"，因此"开业伊始，饶有一种'学成问世'的优越感"。"但在岁月积累，病人渐多以后，问题也就越来越突出。在诊疗过程中经常遇到很多疾病没有办法解决，过去学过的理法方药，辨证论治的本领全用上了，经方、古方、时方、验方一套套都用上去，可是仍然有不少疾病不能解决。我开始对祖国医学的价值产生怀疑，信心也有些动摇了。"因此，裘老转而学习西医。在认真学习了相当一段时间的西医学并通过临床实践观察后，却又别有一番感觉："西医分析病原病理，诚然清清楚楚，条理井然，还可从实验室验证，但从临床用药来看，有许多疾病也同样没有好办法……甚至毒副作用很大……于是对西医药也没有多大信心，终日徘徊于中西医学之间。"所幸的是，通过回想自己的学医从医经历，裘老终于"猛然省悟，自己看不好病，是我没有学习好，不是中医没有办法，其过在我而不在中医学，这就使我在彷徨的歧途中又回过头来，于是磨砺苦学，旧书重温"。总结了自己"学而不精""学而不广""学而不化"的问题，终于日益精进，成为一代大师。① 以裘老如此聪慧的大脑，又有如此优越的学习环境，尚且有因中途挫折而退却、转向之举，可以想见学习中医药，韧性是多么的重要！在此笔者甘愿冒得罪一些"中医药权威人士"的风险，奉劝有心学成中医药"精诚大医"的中青年一句，千万不要在自己的职业生涯中浅尝辄止，"朝秦暮楚"，把任何领域都只有极个别人在耗费巨大心血之后才有可能做到的"中西会通"作为自己在中医药事业中登堂入室的第一步，既贻误个人的青春年华，又降低了医药服务的专业水准，对患者不负责任。

---

① 转引自微信文章《裘沛然也深可惭愧——中医必读》，据载原出山石神韵新浪博客。

为什么几千年来中医药人才的最主要培养方式都是"师带徒"？把那时没有学校当作原因来解释实在很牵强。现代教育之前，甚至在我国古代，并非完全没有规模化的教育方式，就算是个私塾，也不至于都是一个先生只教一两个、两三个学生的吧！笔者把中医药人才的成才方式归结为知识理论的书本学习和方法技能的实际应用交互递进。采用师带徒的方式其突出优势就在于能够让课堂和诊所一体化，使学生有可能最大限度地把所学到的书本知识理论和临床实际运用的方法技能密切结合起来，以理性验证感性，以感性坚定理性，"知行合一"。

对新中国成立以后我们全面推广的中医药院校教育，到底在培养中医药人才，尤其是培养地道传统的中医药人才方面成效如何，本书将在人才教育一章专论，在此仅问一事：让许多业外人士难以想象的是，在被视为中医药人才培养最"正规"的院校教育方式下，一个面对阶梯教室上百个学生讲课的老师，是怎样能够做到准确传授"望闻问切"的知识和技能的？当然，一定会有人反驳说，他们有实习课啊，或者，西医外科也是这么上的课啊，等等。可是，一则，西医外科只是西医里一个细分学科，非但如此，在外科里面近些年更是从头到脚、从里到外，细分了再细分，恨不能一个器官就设一个专科。何况，外科医生就是出诊也不是人人都要、天天都要动手术的。二则，等到两三年的课堂学习结束，多数中医专业的学生都会拿实习期当成谋职期或攻研期，"蜻蜓点水"一般的实习，他们还能把课堂里学的那点"望闻问切"记起来用上去吗？须知"望闻问切"应是所有类别中医的"敲门砖"和"看家本领"啊！

医药行政管理部门总是抱怨中医药业界自身"不团结"，搞流派，相当一部分现代医药从业人员则认为这就是中医药"不科学"的表现——因为有那么多流派、门户，所以说明中医药缺乏理论的系统性和实践的可重复性。

然而，这类错误认识，恰恰是因为对中西医药学的本质区别认识不足才产生的。正因为中医药更多关注个性差异，所以，患者体质和证候的个性差异，医者自身知识结构和方法技能的个性差异，都必然会对疾患的诊查、判断、治疗产生一定的影响，但"条条大路通罗马"，甚至会出现所谓"异病同治""同病异治"的现象，因此，就很容易存在由于个性特色所形成的"流派"和"门户"差异。而有两个因素对流派、门户的差异往往具有强化的作用：第一个是对于医药理论和方法的原创性的强调、对师承渊源的讲求，这是"信念""学术"的方面；第二个，则是出于对"市场"份额的保有和扩大的目的而带来的保守传承原则，这是"利益"的方面。

但西医药就不同了，特别是所谓的"现代医药"，那是工业革命以后又过了大约200年（19世纪）才开始形成体系和规模的。孕育于工业革命，伴随着物理学、化学的发明创造，因此现代医药从"娘胎"就带来了侧重关注共性，追求应用方法技能的标准化、规模化的特点。这样的出身背景和目标追求，自然难以在理论和方法上产生和容忍内部分歧，尤其是重大分歧，从而也就难言"流派"和"门户"之别了。

我们看见在社会实践中，高校毕业的西医药专业学生，往往工作两三年后就似乎可以"独当一面"了，而中医药专业毕业的学生干了五六年，还总让人觉得有点"信不过""不牢靠"。这是由中西医药学的本质区别所导致的。提倡标准化、强调统一性，不论动机为何，客观上都会产生压制多元化存在和发展的效果。而尽管存在"门户之见""流派之争"，但只要把"医乃仁术""大医精诚""求同存异""对事不对人""各美其美、美人之美、美美与共"等中华优秀传统文化要则铭刻于心，身体力行，也未见得就有多大的危害。

8. 对精神、心理和健康、疾病的关系认识早晚不同，强调程度也不同

相信当代的医生，无论中医还是西医，都不会绝对否认精神因素、心理因素对健康和疾病的影响。笔者用时尚的检索方法从百度百科中寻找定义，在那里，"精神"被解释成"人的意识、思维活动和一般心理状态"，"心理"被解释成"对客观物质世界的主观反映"。这样看来，精神和心理是不容易准确区分的。只不过"心理"似乎更强调一点客观物质世界的作用，就是让主观做出反应的必须要有物质属性的客观对象物。

在两千多年前的中医经典《黄帝内经》中就已经谈到"喜怒不节则伤脏"，并具体指出"怒伤肝""喜伤心""悲伤肺""思伤脾""恐伤肾"。这样，情志所伤就各有脏腑所属了，精神心理因素和脏腑疾病有了直接的因果关联，也为治疗指引了方向。到了公元 12 世纪时的宋代，中医更明确归纳出三类病因的说法：外所因、内所因和不内外因。具体指出"七情人之常性，动之则先自脏腑郁发，外形于肢体，为内所因"。这里的"七情"就是"喜怒忧思悲恐惊"，无疑表达的是人的精神、心理或情绪状态。到了近代，中医又有把病因区分成"外感"、"内伤"、"继发"和"其他"几类的，并把"七情"致病划分在"内伤"一类中。以上所述是为中医对"情志病"的认识过程。

西医则主要用近现代的自然科学理论作为依据，分别从遗传学和物理学、化学、生物学的角度来分析疾病产生原因，或者，用另一种表达方式，表述为环境、生物、行为生活方式和卫生服务四类致病因素。无论这两种致病因素的表达形式之间有什么区别，本质上强调的都是物质因素。并且，除了遗传和生活方式以外，强调的基本是体外物质对疾病发生的直接影响。就连被称为"科学医学奠基人"的希波克拉底，虽然认为脑子也会有病，但那是由于"体液"失衡造成的。在他之后长达近两千年的时期里，和精神有关的疾病往往都被局限在精神自身的范畴内来分析、判断和治疗，也就是说，如果精神和疾病有关那就是精神疾病，和其他脏器的关系没有得到清晰的认识和足够的重视。西医的精神病学能够被作为一个学科分支来对待，已经是 18 世纪的事了。一直到 20 世纪 70 年代美国一位知名医学家提出"生物—心理—社会医学模式"，批评了西医界长期浸染于生物医学模式的局限性，西医药业界的主流才开始对心理因素和社会因素在疾病方面的影响加以重视。

从中医药和西医药对精神、心理与健康、疾病的关系认识的早晚和重视程度的不同，我们可以相信，既然中医药强调"治未病"，而且又能从远古开始就认识和重视精神、心理因素对于人的健康、疾病的直接影响，那么在养生保健、防病治病方面（或许还可以包括所称的预防医学）就必然会产生相当直接、相当巨大、相当有效的影响。恶性肿瘤几乎是当今人们"谈虎色变"的一个重大疾病，笔者在调研过程中曾接触到多位在治疗恶性肿瘤方面有所成效的中医人士。据山西运城一位治疗恶性肿瘤病患多达 8 万人以上，其中保存了近28000份完整病案的民间老中医说，几乎所有经他之手治疗过的恶性肿瘤患者，之所以罹患此种恶性疾病，或者，之所以病情发展较快且疗效不显著，都和患者自身的精神状态、心理状态有密切关系。他说的这个道理，在笔者观察一个来自云南宣威的民间老中医义务介入治疗的北京某抗癌乐园的患者群时确有一些感觉。正如《黄帝内经》所言：恬淡虚无，真气从之；精神内守，病安何来？

希望通过科普教育和相关业界的宣传推广，使中医药学关于精神、心理对健康、疾病的影响的学说理论和方法技能能够深入民心，从而为我国的国民健康保障与和谐社会建设"加砖添瓦"！

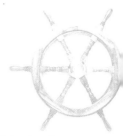

第六章
近代以后中医药曾经衰落的三大主因简析

完整描述中医药自近代以来的生存状态，同样是笔者力所不能及的，且与本书主旨略有距离。幸好，一则，已有不少学者包括国医大师的相关专著对此做过比较系统的描述；二则，对于承认近代以来中医药几度出现过衰落迹象，业界内外并不存在太大的分歧。笔者在本书前言中也从数据上对新中国成立后一段时期内的情况进行了补充论证。要说有分歧，更多的是在中医药"是否必然会衰落"（亦即："是否必然会被西医药彻底替代"）和"为什么衰落"两个问题上。在这一章里，让我们把精力放在"近代以来为什么中医药几度出现衰落"问题的分析上。

如若要完整、系统地回答这个问题，时间上，既要从历史角度，也要从现实角度看；空间上，可以有更多的角度——国内的、国外的、业内的、业外的，政治的、经济的，文化的、科技的，法律的、伦理的，等等。所有这些视角的分析，应该说在其他学者的既有著述中都或多或少有所涉及。笔者要致力而为的是，把造成近代以来——尤其是新中国成立后，中医药曾经出现衰落现象的三个最主要原因尽可能地做一个概括论述，并尝试发掘研究此问题的新视角。

一 社会意识环境变化、不同时期的不同缘由和影响："唯科学主义"的产生与盛行

作为一种群体动物，人在形成思维方式和价值取向的过程中，既受血缘

家庭方面的影响，也受所处社会环境和周边人群的影响。但是，在社会发生剧烈转变或重大转变的时期，在信息传播愈益迅捷、普及和途径多样化的背景下，后者往往比前者具有更大的作用。产生这种社会影响的渠道和方式是多种多样的，既可以通过法制性要求、模式化教育等理性色彩较强的渠道来灌输、来予以激励或约束，也可以通过感受少数"先锋"人士或周边群体的行为及后果，以较为感性、直观的示范作用方式产生。之所以中医药在近代以来会数次出现衰落现象，尤其是在不同的社会政治、经济制度下都出现过衰落现象，首先应该归因于社会意识环境的变化，这种影响几乎涉及所有社会阶层，覆盖各个领域，范围广、程度深。

从最直接的相关事件发生而言，至迟从 19 世纪中后期起，中医药和其他中华传统文化、传统技能一样，存在的合理性就受到了质疑。俞樾的《废医论》和《医药说》① 可以被视为肇始工作。如果我们粗略地追溯一下其时的直接因果链，且以发生时间的先后为链接，那么不妨这样来描述：继鸦片战争失败后，大清国又屡战屡败—反思战败原因，最直接的原因被归结为西方的"船坚炮利"—认为西方能做到"船坚炮利"是因为西方的科学（科技）可以造就机器大工业—我国要强军务、振实业（包括一定程度的政治改良），才能抗衡西方列强—为此，必须学习和推广西方科学（科技）和政治文化—可是，中国传统的文化、科技都与近现代西方列强的文化、科技迥异，中医药就是其中一个典型—由此进而推导出两个结论：西方的文化是先进文化，中国的文化不同于西方，那就是落后文化；西医药符合西方的近现代科学（科技），中医药和西医药不一样，那中医药就一定是"伪科学"。所以，自 19 世纪中后期开始，我国近现代乃至当代的各个时期都有那么一些"先锋"人士拿着西方近现代科学做大旗、当枪炮，没完没了地折腾中医药。按照个别反对中医药的人士的说法，自俞樾开始，迄今已至少有过五次关于中医药存废问题的重大论战了。而我们只要回顾各次论战的经过就可

---

① 据有关资料记载，俞樾虽被尊为"朴学大师"，但在担任河南学政时就被弹劾有"试题割裂经义"之举。以此看来俞樾应该是一个对传统文化有改革、创新主张之人。而且，史学家评说，他之所以提出"废医存药"，和亲人中先后有数人因病不治有直接关系，是"情绪化的自然流露"。见百度词条"俞樾"。

以发现，不论具体表述方式和表现形式有何区别，反对中医药的一方所依以为据的都和以下观点直接相关，即：中医药不具备西医药所具有的"现代"和"科学"背景，不能为"现代科学"所证实。其中，近代以来反对中医药的最大政治人物汪精卫的说法就很典型：中医"不懂解剖，在科学上实无根据"，中药则是"全无分析"。

最近一次论战，是 21 世纪初由某人演出"告别中医中药"的闹剧挑起。他似乎全然不顾一个事实，即：尽管针灸所依据的中医经络学说，始终就未能从西方近现代医学所高度依赖的人体解剖途径得到有效证实，然而却已被 180 多个国家接纳使用，亚洲、欧洲、美洲、非洲和大洋洲都有一些国家已经将针灸合法化。就是在当今西方现代医药的大本营美国，也有 44 个州承认了针灸的合法地位。[①] 连美国军队都已经把针灸作为战地救治的正规手段[②]。他大言不惭地声称，主张废除中医药是"以文化进步的名义，以科学的名义，以维护生物多样性的名义，以人道的名义"，笔者不知道他是否承认和如何认识"文化多样性"和"科学民主性"的含义，更难以理解何以声称维护"生物多样性"原则的他到了文化、科学和医学领域却成了"一元论""一神教"的主张者，而且似乎在他看来内服外敷取自天然的药物还不如开膛剖腹、切胳膊锯腿更"人道"！

对近代以来国人在辨识东西方民族、国家和社会的差别及其影响的过程中，矫枉过正，把原本是破除封建迷信，发现、认识和运用客观规律的"分科之学"——科学，逐步变为机械唯物的"唯科学主义"，进而再演变为本身就成了迷信对象的"科学至上主义"，并在社会上产生了一定程度的普及影响，以及，这种思想方法在对中西医药的区别的认识中所产生的影响，人文社会科学界、中医药界都有所研究，笔者不再一一引述。但是，读者们应该了解的是，即便在近代时期，也不是所有的西医都对中医药采取轻视、贬低和打压的态度的。一位担任过国家中医药工作领导职务的老师，在他写作的文章中介绍说：早在 1916 年，时任中华医学会副会长的俞凤宾先

---

① 2014 年 12 月 26 日报道世界针灸学会联合会调查结果。
② 黄蓓：《中医针灸架起中美军医交流桥梁》，《中国中医药报》2017 年 7 月 24 日。

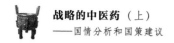

生，是留美归国的高级西医，看到当时国内的情况，就在《中华医学杂志》发表了《保存旧医之商榷》一文。文中写道："当前所谓欲废中医者，太半为浅尝之西医师。此辈徒学西医之皮毛，学识与经验两不足取，骤然曰旧医陈腐，辄须取消之。殊不知必将几千年来丰富之实际经验抹杀之。"①

借助本书出版，笔者要说明：尽管以往多次论战中，支持中医药一方和反对中医药的另一方都意识到了各自对"科学"的认识所持有的不同见解既是论战的初始原因，也是论战被反复点燃的主要原因，但深入地加以分析，这种对西方近现代科学的认识在不同的历史时期还是有其不同的社会背景、不同的诉求、不同的舆论和行为方式、不同的社会影响的。对各个时期各个回合的中医药存废问题论战情况进行系统的回顾，有助于我们了解和把握这些论战产生和发展的一般原因、现象和结果。这项工作已经做得比较多了，而对其中比较典型或影响比较重大的个别时期加以比较，做一个具有某种动态分析含义的、更为全面、更为细致的分析，有可能更好地加深我们对近代以来何以反复出现对中医药存废问题的论争、何以中医药几度出现衰落现象，且社会影响面有越来越大的趋势的原因的认识。

我们在此尝试选择两个比较具有典型意义的时期来进行比较。一个是19世纪末到民国初年之间的时期，另一个是"文化大革命"结束后至20世纪末的那个时期。作为共同点，这两个时期内崇尚科学的主张都很兴盛，但是两个时期的时代背景、倡导动机、实践行为主体和实施途径有重大区别，因而以西方近现代科学为标杆和武器，质疑和打击中医药所产生的实际效果也有所不同。

前一个时期崇尚科学（科技）的主张之所以比较兴盛，主要是因为在经历了鸦片战争、第二次鸦片战争和甲午战争三次重大战争屡战屡败、丧权辱国的惨痛教训以后，出于要拯救国家、民族于危亡之中的理想和追求。也就是说，在当时的背景下，崇尚科学是作为实现政治诉求的一个重要途径来选取的。当时对科学（科技）的崇尚主要是通过建设民族现代工业、发展现代教育的途径来间接体现的，"教育救国""实业救国"的口号反映了这

---

① 诸国本：《在中西汇通中卓然自立》，《中国中医药报》2013年9月5日，第3版。

种思路。奔走呼号要引进"赛先生"的主力是思想界、学术界，而且更多的是以个人或社团见解、自发行为的方式来进行传播的。幸运的是当时中华传统本体文化、地道传统中医药的群众根基，中医药业界内部的自我意识、独立生存能力还比较强固，因此，对西方近现代科学技术的颂扬和崇尚并未对中医药界的行医用药实务产生直接的重大影响。有些历史学者把此一时期称为"传统与现代并存的时代"。

后一个时期则明显地与前一个时期不同。此时期一开始，对科学的推崇就非常醒目，这种推崇源于国家要摆脱"文化大革命"对国民经济造成的严重不利影响，重启经济发展马达的需要，召开"全国科学大会"，强调"科学技术是第一生产力"，"四个现代化的关键是科学技术的现代化"都是这种认识的具体表现，用口号来表达就是"科教兴国"。在科学被大力推崇的背后，是面对经济发展的需要对科技的利弊得失进行判断的现实主义选择，更多地带有经济诉求的色彩。而且，在当时制度环境下，政府是最有资源、最有执行力的社会主体，采用政策倾斜和资源配备等多种方式，高强度地推动科学技术的发展。即便是存在科技研究和现实产业发展之间衔接不够、协调不够的现象，也并不影响政府推动科技发展的决心和努力。非但如此，连体制内机构和人员的名誉、地位和经济利益都被设计成、规定为要通过与"科学技术"有关的路径如依据科技成果数量和获奖的大小多寡来决定。换言之，名利诉求要借用对科技的诉求来表达，来获得。就这样，一方面，"文化大革命"时期对中华传统本体文化、传统习俗的普遍压制、消解甚至是打击，把中医药哲学基础的"天人合一""天人相应"观念当作"封资修"的产物和"破四旧"的对象，使中医药失去了其理论根基的合理性和合法性，变成仅仅是一类简单的实用技能。另一方面，在转变为引入市场调节机制并且强化个人利益激励的环境之后，为了获取小团体利益和个人利益可以"天经地义"地不拘方式途径，业界机构和从业人员遵不遵从中医药基本原理的引导，接受还是不接受职业规范乃至职业道德的约束，都变成有弹性的了，"科学"从名利诉求的有效途径进一步变成抵挡批判的有益、有效防弹衣。这个时期里，在"文化大革命"对中华传统文化、传统技艺的戕害没有得到有效的彻底的清算的同时，传统文化、传统技艺又受到新的双重打击，以中医药为例：一是继续把西方近现代科学作为标准、作为武器，质疑、贬低中医药的合理性、有效性、安全性等；二是在各个行业普遍以经济效益作为最主要的衡量标准的环境下，从盈利能力、效率等角度对中医药运用的排斥。

我们不妨借用人们最常用来批评一个人的素质不高的简单表达方式的变化，来最直观地说明后一时期我国社会意识环境变化之明显，那就是：在"文化大革命"以前，国人通常用"没有文化"作为批评某人素质不高的评语；而在"文化大革命"之后，"不懂科学"取代了"没有文化"成为最常用的批评语。这个现象，不但说明了"文化大革命"对文化在我国这样一个古老文明国家中的地位的破坏，而且说明了对"科学"的普遍推崇达到了一个新的程度。

简言之，前一时期是把科学（科技）当作解决国家、民族"生死存亡"问题的前提，是生存的需要，是理想的表达，更多的是"为国"或说"出于公心"；而后一时期则是把科技作为解决经济发展问题的出路，是发展的需要，是现实的选择。由于前后两个时期舆论和行为的主体、实施途径也很不相同，因此，崇尚西方近现代科学（科技），贬低和排斥祖国地道传统中医药的情况在两个时期的表现也不同：前一时期呈现的是时有时无、时隐时现的状态，每当出现打压中医药的苗头，中医药界就团结抗争直至胜利；而在后一时期，尤其在 20 世纪末前后，却形成了有一定规模的、有较强大的外在和内生动力的质疑、排斥中医药的思潮。尽管没有特别直陈、暴露的主张和争辩，然而这股暗流并不难被证实。一方面，由于 20 世纪末与医药相关的两个法规的先后出台，使得官方认可因而纳入正式统计的中医人数从此前高峰时期的 37 万左右大幅度下降到 2005 年的 23.5 万，减少了 1/3 以上；中药人才则从 17 万左右一度急剧下降到 7 万，减少了近 60%！仅仅这两个数字就足以证明此时期中医药衰落现象的确是存在的。另一方面，尽管在 21 世纪初，中医药机构提供的服务在医药服务总体中占 10% 左右的份额，但就全国平均而言，在中医院的业务收入中，来自所提供的西医药服务的业务收入竟然占到了 65% 以上。据此反算，全国公立中医药机构真正提供的中医药服务实际只占全国医药服务总体的不到 5%！毋庸置疑，这个数目更真实地反映了中医药衰落的程度。而且这种中医院主要靠提供西医药服务来维持生存的现象，更多的不是"为国""为民"而是"为己（为医院为医生）"了。在此时期内，相当数量的公立中医药机构实际上是在变化了的环境中自愿、自发甚至是自主地异化、蜕变了！这无疑是更为实质、更为致命的衰落！当然，有的中医药界人士把这种异化和蜕变说成无奈、被动的，也并非全无根据。

因此，在后一个时期中，尽管有国家根本大法《宪法》"发展现代医药和我国传统医药"的明确规定，尽管有党中央、国务院"中西医并重"的医药卫生工作基本方针，不但那些反对中医药的人士仍然蠢蠢不安、伺机而动，一再重谈改造、废除中医药的老调，而且在中医药界内部——特别是在公立中医药机构内部——也出现了自愿、自发甚至是自主矮化、排斥中医药的主张和行为！对于这种现象产生的原因，笔者会在以下篇幅中再做进一步的分析。

二 中医药的管理体制：错位和缺位的影响

管理的基本原理之一，是要根据管理的目标、对象和环境等相关因素的具体情况来确定管理的方式方法。如果说管理目标的设定可以带有较大的主观性的话，那么，管理的对象和环境在多数情况下，尤其在管理行为发生之前，都是客观存在，都是既成事实。这样，对管理者而言就存在着一个怎样处理主观目标和客观对象、客观环境的关系问题。以教育为例。国家可能只用"培养合格的社会主义劳动者"这样一句浅显的话来作为教育的目标，但是具体到教育部门和教师采用什么样的方式方法来实现这一目标，就不得不至少要讲究一点"因材施教"了，这个"材"应该既包括"人材（才）"——学生，也包括"教材"——学科、专业。总不能不管什么文科、理科和工科，也不管什么中专、大专、本科或研究生，都用一个标准去教。可以说，在现实生活中的绝大多数情况下，作为最佳管理效率和效益的理想目标"人尽其才""物尽其用"，也只有在区别对象和环境差异的前提下才有实现的可能。

让我们直接切入主题。尽管医药知识理论和方法技能体系，无论中外，都是服务于人类维护健康和防治疾病的需要的，但如同笔者在中西医药"同异之辨及其影响"一章（第五章）所论，中医药和西医药两者之间的区别真的是不少，而且很明显。既然如此，只有对中医药和西医药采用不同的管理方式方法才是真正符合管理学的原理的。可是，早在20世纪前半期，中医药的管理体制就出现了"错位"的现象，到了20世纪后半期，尽管国家行政管理体系较之于此前有了改进和完善，然而，不但"错位"问题依然存在，而且有明显的"缺位"问题。应该说，"错位"和"缺位"是互相关联的两个问题："缺位"某种程度上是"错位"造成的后果之一，而"错位"又由于"缺位"而长期得不到纠正。

中医药管理体制的"错位"，主要含义是指不但用西医、西药的思路、方法和标准来看待中医药，更重要的是用这种思路、方法和标准来要求中医药、管理中医药。回顾在新中国成立以前发生的几次中医药存废论争，废除中医药的主张都得到了当时南京政府的管理部门——至少是一些"权威人士"的认可。这就是因为当时医药相关领域的管理人士，要么是没有学医、从医背景和经历的政界人士，要么就是"留洋归来"或国内西医学校毕业的西医学生。1929年南京政府第一届中央卫生委员会开会规划卫生工作，主持人就是当过国内某知名西医院院长的卫生部副部长，而与会14人中竟无一人是中医药人士，有的人且在会前就公开表达过自己废止中医的主张，因此使"废止中医案"得以顺利通过。这就是对中医药的管理"错位"的结果。

新中国成立初期"百废待兴"，由于缺乏既有坚定政治立场又有专业知识技能的中高级干部，出现了"外行管理内行"的普遍现象。当时卫生部的主管领导也是政界人士，其中一位担任副部长的老红军，认为医药卫生领域内的革命使命还没有完成，欣然赞同近代反中医标志人物余某人的见解，公开提出"中医是封建医，应随封建社会的消灭而消灭"。这种贬低中华文明、割断民族历史、无视我国国情的主张，让中医药界百口莫辩、苦不堪言，幸而被毛泽东主席察觉和反对，才未形成事实恶果。然而新中国第一次卫生工作会议还是形成了所谓"西医中国化，中医科学化"的"共识"，实质上是认可了"中医不科学"的观点。

新中国成立以后的前十任卫生部部长里，无一任是由有中医药背景的人员担任，前几任基本是政界人士，后几任虽有医药界人士，但却都是西医药学历和工作背景。在此情况下，中医药生存和发展的大方向、大问题，从新中国成立初直至"文化大革命"结束，事实上是依靠最高层的政治领袖亲自来把握、指引的。比较典型的事例既有前述毛泽东反对、处分卫生部主张消灭中医的领导，也有他批评"城市老爷卫生部"、提倡和赞许"一根银针一把草"的"赤脚医生"，明确"'赤脚医生'就是好"的表态。但在"文化大革命"结束，第一代革命领袖陆续离世，国家寻求摆脱"文化大革命"的恶劣影响，重新走上经济和社会的发展道路的背景下，中医药的生存和发展道路就变得曲折动荡了。在其后的几十年中，既有"衡阳会议""治未病工程""中医中药中国行"这样支持、促进中医药健康生存和持续发展的积极事件，也有简单套用西医药的原理、方法和标准来制定的《执业医师法》和《药品管理法》等法规，并且用"科学""规范"为由，在科研项目申请、成果评价以及职称评定，包括现实物质利益分配等方面引导和鼓励中医药人员"西化"的作为。

对新中国成立后中医药管理体制中的"错位"问题应该如何评价，笔者持有以下三个观点。第一，"外行管理内行"不是国家对产业、行业实施行政事务管理的理想状态或必然形式，而是在缺乏合格的专业管理人才情况下的一种替代方式、过渡方式。要肯定，经过数十年的教育培养，当前我们在各个产业、行业内部发现和使用"又红又专"的领导人才都已不再是一个困难问题。把"外行管理内行"作为普遍合理的制度，某种程度上可能是认识偏差。第二，如果无法找到理想的内行人才，非要使用一个"外行"来担当主要行政管理职责，那么，在多数情况下用一个"彻底的外行"，或许都比用一个相近行业人士——尤其是用一个与所管理行业存在观念冲突或利益冲突的行业人士——对所管理的行业更为有利。因为如果真的是"彻底的外行"，就理应没有先入为主的观念和牵涉个人的利益得失，这样，就有可能会比较公平地对待不同意见和权衡利弊。史实证明，召开"衡阳会议"、成立"国务院中医药工作部际协调小组"、"治未病工程"都是由几位

"彻底的外行"领导所为，而贬低中医药——特别是压制、排斥民间中医药，包括引导中医药"西化"——却往往是被认为对中医药有所了解的人士所为。当然，"外行管理内行"也并非绝对没有风险，利弊得失在很大程度上取决于这些"外行"对是非曲直的鉴别、判断和执行能力。新中国成立初期老红军副部长要消灭中医就是一个负面的案例。第三，医药是一个直接关系国民健康乃至生命安全的特殊行业。医疗服务和药物使用都应把"安全"和"有效"并列为基本要求。因此，国家在医药卫生领域的行政管理人员，首先要把对国民健康和生命安全负责作为基本立场和职业操守。在医药临床、科研和教育三大领域中，把医药临床服务的管理作为最主要职责，在医药临床普及应用和科研探索之间，清晰划分、严格坚守两者在目标和技术使用规则方面的区别，绝不能把科研探索所需的"无禁区""创新"精神、"大胆"的理论假设和不成熟的实验技术轻易地普及推广到必须首先以"严谨"态度对患者健康和生命安全负责的临床普及应用领域，把患者无条件地当作自己的科研实验对象。日常医药工作中，在倡导医药服务推行以"溶合"、融合为实质的中西"结合"，让只具备一个专业执业资格的医生"一身二任"地为患者提供不同医药专业的"结合"服务，是一种不负责任的做法。然而，现今这类问题不但普遍存在而且尚未得到有关部门和相关领导的足够重视。

非常不幸的是，对"外行管理内行"和中医药管理体制存在的问题之间的关系，对"外行管理内行"和中医药出现衰落现象之间的关系，由于不容易从现象上、在表达中把"对事"和"对人"的角度区分清楚，让笔者得罪了不少与中医药管理相关的人士，以致在多个场合不得不多花费一些笔墨口舌来做解释。但有些人的作为还是让笔者觉得真是有点过分。就因为笔者发表了一篇《不能让牧师来管和尚》的短文，惹恼了一位喜欢给人当"哥"却又不敢公开姓名的人，这位"哥"以抖搂我的学术背景，认定我"与科学没有丝毫关系"开篇，公然宣称"医学的目的就是对抗自然规律"，而且似乎完全不了解他最崇拜的美国权威 FDA 曾经明确表示过西方现代医学和以中医药、印度阿育非陀医学等为代表的传统医学是"独立地或平行地演变的完整的理论和实践体系"的结论。最终这位"哥"用污言浊语骂中医药和骂笔者结束表演。虽说笔者此前因发表"医药关系民众生命和国家安危"的观点，也挨过一位移居海外而且据说曾经靠一点粗浅的中医药功夫度日却又突然"反戈一击"充当了反对中医药的第四号代表人物的臭骂，但那位毕竟敢用真姓实名啊。看来这位"哥"可能真的是管着一众小兄弟，有个七品、八品、九品职位的，所以不便暴露真实身份。某网站将这位"哥"的文章冠以"科普美文"的头衔，一定是很认可这位"哥"的思想和言行之"美"的。由此看来，谈论"外行管理内行"问题，言者和闻者都是需要有点心胸气度的，否则很容易破坏社会和谐。

笔者愿借此书出版之机重申：我们批评的"错位"，是指"用西医、西药的思路、方法和标准来看待中医药，特别是用这种思路、方法和标准来要求中医药、管理中医药"，批判的对象是从西医药角度、立场出发来对待中医药的"思路"、"方法"和"标准"，而不是具体的有关个人，个人只是载体。我们更不是认为所涉及的那些人士的人格、品德有问题。因为我们每个人都很难避免形成这样一个习惯——"路径依赖"，就是：走惯了某一条路，就会不由自主总走这条路。我们的教育背景、知识结构、职业经历，乃至名利地位都会让我们自然而然地慢慢习惯于用某一种思维方法来考虑问题和解决问题。如果一个人长期学的、长期从事的都是西医药，你非要让他管中医药，他能很容易地理解中医药、认可中医药和支持中医药吗？肯定是不容易的。对他来讲，也许还很纠结、很痛苦。有一个典型事例能够帮助我们认识这种"错位"管理造成的影响。2009 年甲型 H1N1 流感来袭，西药达菲被吹嘘成灵丹妙药，可达菲是依靠进口的，面对我国紧迫的大量需求，国外厂商说明由于生产条件的限制，并不能肯定地保证按照我们的希望按时足量供给。与此同时，北京市人民政府组织中西医专家将两千年前和二百年前的中药成方加减组合，经过临床应用检验，研发成功了名为"金花清感"的中药颗粒剂，和达菲相比不但见效快而且费用低，受到了国际医药界的高度关注。2013 年 H7N9 禽流感来袭，由于担心疫情扩散，国家食品药品监管部门以"特事特办"为由，迅即批准了一个进行了八年研发的我国自主西药作为新药上市，而同样是治疗流感疫情、由两千年和二百年中药成方加减组合的"金花清感康"却没有这份幸运，还是只能作为"院内制剂"限制使用，并被要求提供这样那样的实验数据。试问：为什么对才研发了八年的西药就可以那么放心，而对经过两千年和二百年中华儿女生命实践检验的中药就那么信不过呢?！这难道还不是没有民族文化自信的表现吗?！过了三年半，直到 2016 年临近年末，"金花清感康"才算拿到上市许可，承认它"进一步彰显了传统中医药历久弥新的价值和活力"！

"缺位"，就是很多同志讲的，中医药管理体制是高位截瘫——头脑有想法，但没有躯干四肢相连相应。在中医药国情调研刚开始那些年，这种情况特别明显。省、自治区和直辖市一级至多只有一个中医处，而且往往由分工管理一些次要领域、排名靠后的领导来兼管。地、市一级卫生部门至少也有二三十个工作人员，却大多没有中医科建制，有的甚至连一个专职中医干事都没有。党中央、国务院，包括卫生部门、国家中医药管理部门制定的政策再好，到了地方基层愣是既没机构也没人员来落实，要么置之不理当耳旁风，要么高举轻打装装样子，甚至给搞歪搞走样了。比如民间中医问题，对具有"一技之长"的民间中医、对师承和"确有专长"人员的行医资格的考核认定问题，卫生部和国家中医药管理局的有关文件早在 2007 年就下达了，可是，2009 年笔者到全国百强县排名前五的一个县调研，问分管中医药工作的副局长当地公立、民营一共有多少家中医药机构、多少名中医药从业人员，他居然含糊其词，回答不上来。又问是否向当地民间中医传达了有关文件，他肯定地告诉我"传达了"。可第二天我们在和民间中医座谈时了解报名和考核情况，他们都不知道有相关文件下达。这样一来，不由得笔者心生疑惑：怎么会有这样的事？过了一年再去，得知那个局长被双规了。民间中医对我们说，公立中医院是卫生局的"亲儿子"，我们民间中医最多也就是个"野儿子"。它（卫生局）肯定不能把"野儿子"搞多了、搞活了，因为那样，就可能把"亲儿子"的饭碗抢了，甚至逼死了。所以，有的基层卫生局就不愿意传达、执行卫生部和国家中医药管理局关于民间中医"一技之长"、师承和"确有专长"人员的资格考核认定问题的规定。这方面的不作为，除了个别的地、市以外，在全国是普遍现象。有的根本按兵不动，有的报了名迟迟不组织考核，也有的连考核都结束了却不公布最终结果，以至于国家中医药管理局忍无可忍，不得不在 2013 年下文规定了一个刚性要求：到当年年底各地一定要把这项工作开展起来，要落实成果。

中医药管理体制方面的"错位"和"缺位"设置，是造成新中国成立后中医药工作没有能够健康生存、持续地发展，特别是出现20世纪末21世纪初之交中医药队伍萎缩以及前些年中医药普遍"西化"问题的最重要的影响因素之一。之所以会"缺位"，是因为"错位"的上级管理部门并不在意下级的"缺位"，而"缺胳膊少腿"的"缺位"又让"错位"的上级管理部门可以对中医药工作中的问题和困难心安理得地"管说不管做"，甚至是无所事事。

对于以上所说的管理体制"错位"问题，调研组曾结合大部委制改革，提出设立"国家人口和健康管理委员会"，采用"平等""平级""平行"原则，对中医药和西医药分别设置两个完全平等（平级）的管理机构，在实行分业管理的前提下，让中医药和西医药平行运作，真正落实"把中医药和西医药放在同等重要的地位上"的政策原则。

对于"缺位"问题，在2010年以前，已有个别省份的卫生部门领导或中医药主管领导敢想敢为，又得到所在地区党、政领导的理解和支持，实现了中医药管理队伍扩编和行政提级，提高了中医药工作的层次和执行力。目前，经过国家中医药管理局积极与各省、自治区和直辖市的党、政领导机关沟通、协调，全国范围内省、自治区和直辖市都已经设置了中医药（或中医）管理局，但有的是副厅（局）级，其余的则仍定位为处级。但地、市一级及以下的机构和人员编制设置由于属于省级行政管理权限的范围，因而地、市一级，特别是县、区一级，设置同级副职一级的专职中医药管理机构的还难言普遍，专职中医干事则基本落实到位。全国人民代表大会审议的《中医药法（草案）》里列入了完善县级以上中医药管理体制的内容，希望在最后表决通过的文本中能保存此项内容并得到贯彻。

对管理体制问题，还有一点需要提及。在真正关心、热爱中医药的人士中，很多人有一个共同的感觉：从宏观层面看，关于中医药的大政方针也许并无大错，但是到了微观层面，在现实生活中，却普遍存在着明显与大政方针有异的情况。不仅如此，而且往往会有错难纠，积重难返。这种情况，就是笔者在前言中指出的中医药领域存在"执政的原则意图和现实社会的实践效果之间出现了比较明显的偏差甚至是背离现象"。结合本章主题，我们的分析强调：由于科教文卫领域长期属于"国家事业"范畴，在这些领域实行的是"管办一体"的体制，而这种体制恰恰是造成中医药领域里执政意图和社会实践之间长期存在偏差甚至背离的一个非常重要的原因。在此种体制下，即便高层是从国家、民族的整体利益和长远利益角度来制定中医药的大政方针的，但到了社会实践中，由于产业、行业的"管理者"和"办理者（被管理者）"是一身二任的，因此，在具体的"管"的政策和"办"的对策之间不可能且不会存在重大差异。你不可能举起你的右手来反对你的左手吧！一旦出现重大差异，必然只能以一种角色、一个取向为主，另一个被从属或者被牺牲。具体而言，卫生部既是国家对于医药卫生事业的管理者，又是医药卫生作为产业、行业，特别是医疗行业的办理者——公立医院都是政府的下属机构，所以才有部属、省属、市属和区县属医院的级别和称谓。尽管在少数行政区域，已经开始医药卫生"管办分离"的体制改革实验，但目前还只是在形式分离的阶段，实际有效的操作体制和机制乏善可陈。至于何时能够推广到全国更是难以想见。

由于这个"管办一体"的体制的不良后果在医改问题上表现得最直接、最严重，因此，笔者把对此问题的分析主要放在"中医药与医改"（第十五章）一章中开展。

三　医药机构运行机制——尤其是经营机制、利益分配机制——的影响

由于医药机构的运行机制存在问题而使中医药出现衰落现象，主要是在医药领域引入市场调节机制以后才出现的。对此问题产生根源和社会影响的认识，既与对"计划经济"和"市场经济"的利弊得失的认识有关，同时，也与对中西医药区别的认识密切相关。

用简单化的思维方式来看"计划经济"和"市场经济"的区别，"公平"与"效率"之间的矛盾和取舍是焦点。多数人认为：计划经济以国家行政机构为最重要的行为主体，尽管可能有利于从形式上保证公平，但由于

人类现有知识和能力尚不足以准确预测和调节平衡供求关系，因而经常会造成官僚主义、激励不足和效率损失等不良后果；而市场经济明确以利润最大化为目标，企业是最重要的行为主体，通过市场竞争可以有效地强化激励，调动企业和员工个人的积极性，尽管可能产生贫富分化、商业欺诈和经济剧烈波动等问题，但有利于提高资源的流动性和配置效率。因此，在社会稳定、经济发展环境较好时，人们为营造经济快速发展局面，以争取更多机会发挥企业和个人的主观能动作用，以换得更多的利益和物质享受，往往倾向于选择市场经济的方向和方式方法。我国的经济体制改革，就是在结束了"文化大革命"的动乱局面，转而以经济建设为国家中心任务的背景下启动的，对计划经济缺陷的认识在其中发挥了极大的推动作用。

在经济学界，有相当一部分人士认为，从机会可及性、竞争规则透明程度等角度讲，市场经济实质上对能力和资本而言更为公平。市场这个"看不见的手"简直就是"万应灵丹"，可以所向披靡，无往不胜。在这些人士看来，任何问题，只要利用市场经济法则来解决，结果一定是最合理、最佳也是最公平的。因此，他们中的多数人不赞成从具体行业之间的差异出发来细化制定政府的行业管理政策。

在实行改革开放政策、引入市场调节机制以前，我国所有的机构和企业——包括医疗机构和医药企业——都是"全民所有"或"集体所有"的，换言之，不是国家供养管理，就是集体供养管理。计划经济体制在其他行业存在的问题，在医药领域一样存在，譬如"大锅饭""论资排辈"等。虽然，我们在启动经济改革时即已明确，并不是要把所有领域的经济体制都改造成自由市场经济体制。我们主张实行的是"具有中国特色的社会主义市场经济"，甚至强调是"以公有制为主体"，个体、私营和外资等"非公经济"为辅的经济体制。而科教文卫等领域在很长时期内都是财政全额拨款的"事业"编制。可是，随着市场经济活跃程度的提高，多数非公经济体的经济效益明显超过了公有制机构。触景生情，不但各个社会阶层对市场经济的认可程度提高了，就是政府也看到了这一点，希望更多地利用市场调节机制来增强活力，减轻财政负担。于是，科教文卫领域的市场化改革就开始了。有的改革是明确制度化了的，如从编制上将某些自然科学研究机构企业化，有的改革则是没有明确成文规定、模模糊糊甚至偷偷摸摸地"摸着石头"进行的，比较典型的就是教育和医疗卫生，尽管相关行业的行政主管部门从来就没有公开宣布或公开承认过要将教育和医疗卫生服务"产业化"。

直到如今，我们写报告仍然经常自然而然地使用"中医药事业"这样的表述方法，以此来指代所有的中医药工作。然而，如果把"事业"一词狭义地和所有制、管理体制、运行方式等概念联系起来，这种狭义的"中医药事业"实际上仅仅是全部中医药有关工作中的一个部分：依照政府行政主管部门的规划和人事编制，以财政资金作为运行资金的全部或重要构成的那一部分，可以说是严格的"事业"。除此之外，还有"中医药产业"、"中医药行业"和"中医药企业"。这些"产业"、"行业"和"企业"是市场经济的构成体，应该主要按照市场经济方法来管理和运作。不过，当政府减轻财政负担的愿望"巧遇"了医药机构获取更多的机构和个人经济收入的愿望的时候，"事业"和"产业"的边界，"公益性"和"盈利性"的边界就不断地模糊和混淆了。根据国情调研了解的情况，从 20 世纪末开始，政府逐步减少了对公立医疗机构的财政投入，最终导致多数医院反映，财政投入往往仅占医院全部运行成本的 15% 左右，甚至有的医院说财政投入还占不到总收入的 1%。究竟用什么指标才算准确表达了财政投入减少对公立医院运行所造成的实际困难，我们可以留给财政部门或财务专家去决定。

我们所要分析的是：即便都受到财政投入减少的影响，即便都采取了"以药养医"的经营模式，何以单单中医药出现了衰落现象，而西医药却没有？为了避免误解，笔者必须申明，国情调研工作之所以判定中医药在 20 世纪和 21 世纪之交，在十七大明确"扶持和促进中医药事业发展"的方针之前，曾出现明显的衰落现象，并非没看见大的中医院里的中医师有人也有私宅私车，更不是没看见中医院也盖起了大楼，添置了价格不菲的进口检查设备仪器，而是依据官方统计的中医药专业执业人员数量、中医医疗机构业务收入内中医药服务占比，依据中医药正规院校毕业学生从事中医药工作的比例，依据包括笔者本人作为患者进入中医药机构后所能接受到的地道中医药知识理论和方法技能服务的情况等来做出判断的。因此，我们所说的中医药的衰退，既可从国务院〔2009〕22 号文件中"特色优势逐渐淡化，服务领域趋于萎缩；老中医药专家很多学术思想和经验得不到传承，一些特色诊疗技术、方法濒临失传，中医药理论和技术方法创新不足；中医中药发展不协调，野生中药资源破坏严重；中医药发展基础条件差，人才匮乏"的概括来理解，也可以借助某位中医药权威人士最早提出的"中医思维弱化、中医评价西化、中医学术异化、中医技术退化、中医特色优势淡化"的中医药"五化"病态来理解。

医药机构的运行机制，主要是利益分配机制，与社会意识环境变化、"错位"和"缺位"的中医药管理体制一起，构成了近代以后中医药出现衰落现象的三个重要因素。对于何以这样的运行机制、利益分配机制唯独对中医药有害，则必须从中西医药在这样的机制下所受到的不同影响入手分析。下面结合简洁直观的表格和文字来开展分析。

通常人们把医疗服务的内容简称为"诊疗"，似乎就是"诊"和"疗"两个阶段。但是笔者在分析市场化的医院服务对中西医药产生的不同影响时，认识到不同影响实际上是在入院后的三个阶段分别存在的。这三个阶段应该分别是"诊"、"断"、"治"。"诊"是了解患者疾病的表现，是对"症状"的"诊察"，和"侦察"近义，用俗话说就是了解情况；"断"，则是"判断"、"断定"；"治"，就是"治疗"、"医治"。这种"三阶段论"，笔者在从事航天医学的俞院士那里也听到了国外医学界用英语的类似表达，"sensing"、"identifying"、"regulating"，简称"SIR"。无论从这三个阶段所使用的词语含义，还是在医院提供的医药服务中，相信多数读者会同意"三阶段论"比"两阶段论"更符合医药服务实际。那么，就让我们来看看在这三阶段和"全过程特点"里中西医药服务的区别。

在"诊"的阶段里，尽管西医确实也有过和用过"望触叩听"的诊法，但"地球人都知道"，现今至少在我国的大医院里，这样"原始""落后"的方法在医疗实践中已经往往被遗忘和弃用了。以致有的患者发出了"想当年看病，和医生还有一点肢体接触，让医生摸一下、敲一下，也可以当作是一种心理治疗吧！现在可好，把所有检查都交给仪器了，门诊医生连手都不用洗了！"的感叹。那么，在高度重视物质利益和经济利益的社会环境下，中医和西医的不同诊法究竟给地道传统中医药的生存和发展带来了哪些

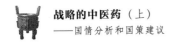
不利影响呢？

因为西医的"诊"使用的工具是高科技仪器设备，不仅购买成本要折旧回收，而且日常使用过程的能源、物质消耗也必须得到合理的补偿，非但如此，由于"诊"还要依靠检查科室和检查人员来完成，故此还要在"诊"的成本中加入一块"诊"的"人工成本"和"管理成本"！如此，西医的"诊"的成本是明明白白地摆在面前的，用折旧、工资、耗材费用和电费等等科目可以清清楚楚地计算出来，就很容易地得到物价管理部门甚至患者的认可。而传统中医的"诊"使用的工具主要是人体感官，看不见"物耗""能耗"是怎么消耗的，也算不出来到底消耗了多少，所有"诊"的工作都是医生自己干的。因此，在"诊"的阶段里，"理所当然"的，西医不但可以收"挂号费"（至少检查单要医生开吧），还可以借仪器设备收取"诊察费"，而且越是"先进""高端"的检查可以收越多的钱。而中医只能收"挂号费"却要把"诊"的所有活儿自己全包干了。

到了"断"的阶段，西医拿到检查结果，参照量化了的标准数值、影像结果和规范教科书的原理，结合自己的一点经验，可以相对容易地、"有理有据"地做出程式化的判断，医生"断"的工作过程和价值是独立存在的。而中医的"断"是和"诊"的过程交错互动的，"诊"的过程也是"断"的过程，"断"的工作过程和价值难以单独核定，于是就和廉价的"诊"一起打包，只需用一笔"挂号费"就都支付了。

在"治"的阶段，现行医药服务定价制度和利益分配机制对中医药的不利影响就更明显了。如表6-1所示，西医是以标准化的治疗方案为重要特点的，这个"标准化"就为西医带来了三个优势。首先，西医的"治"所使用的手段，不论是西药还是器械设备都属于现代化大工业的标准产品，在成本核定（类似前述西医的"诊"的手段）、技术含量等方面都较易被观察和认可。其次，近些年来西医药的"发展"实质上是严重依赖于现代物理学、现代化学和现代生物学的进步的，因而只要这些学科在发展，有新的成果产生，西医就会尽量及时跟进采用，从而"提高"了西医治疗的标准，继而也就使西医有了提价的理由。再次，西医的标准治疗方案既然被西医业界普遍采用，对此类标准化的治疗方案的技术上的认可以及相应的收费定价标准自然就涉及了整个西医群体的利益。由于涉众规模巨大，对于不善于或不愿意去深入探讨此类医疗标准模式的技术合理性和经济合理性的行政管理部门而言，西医的谈判要价力量自然就强。

表6-1　"三段式"分析中西医药服务的区别

地道传统中医药	医药服务阶段	现代西医药
完全依靠医者的感觉器官和知识技能进行"望、闻、问、切"（四诊）	诊 （诊察）	1. 严重依赖化学、物理学和生物学方法和工具； 2. "望触叩听"被从属于理、化、生检查，甚至实际上往往被弃用
1. 与"四诊"密切交融，同时进行，很难区分与"诊"之间的阶段区别； 2. 明显与医者个人的知识、经验积累程度相关，个性差异鲜明	断 （判断）	1. 与"诊"之间存在明显的前后阶段区别； 2. 将化学、物理学、生物学检查结果和经实验验证的数据标准比对，进行程式化判断
1. "理法方药"顺序而出； 2. 天然物药材、"君臣佐使"复合构成、点面兼顾； 3. 非药物疗法； 4. 医者个性体现突出	治 （治疗）	1. 标准化的治疗方案 2. 线性靶向作用点 3. 作为现代大工业产品的药物治疗或设备器械介入的外科手术
1. 师带徒的育人方式，知行交互递进； 2. 个体化全程操作	全过程 特点	1. 标准化、规模化、系列化培养模式； 2. 流水线工序式团队作业

　　但是，传统中医就很不一样了。首先，中医的"治"所使用的天然药材，包括非药物疗法所使用的器具，很容易被混同于一般农产品和手工艺产品，在崇拜科学、轻视文化的环境中，中医的药物和器材没有"高科技"的外衣，也就没有了被定高价的条件。其次，如笔者在此前对"中西医药异同之辨"（第五章）中所强调的中医药是侧重个性差异、注重时间验证的"小样本理论"所言，中医非常重视历史经验的积累和价值，在有些人看来"时过境迁"，中医药必须"更新换代"了的同时，地道传统的中医仍然坚持利用历经中华民族数千年亿万人生命实践检验过的"经方""验方"来应对现代疾病的挑战。这种创新不符合从西方发达国家起源的"现代知识产权保护"制度对创新的认可条件，因此也就失去了通过高定价来获得"创新利润"的可能。再次，"因时因地因人因证因（药）材而异"的治疗是中

医的特色，"同病异治""异病同治"也不鲜见，中医医师之间的个体差异很大，这样，不但医师的个性化治疗方案很容易受到质疑和否定，由于师从的不同，中医群体间的理论学派和方技流派众多，往往各持己见，难以统一，这种状况也严重削减了中医群体在医药定价过程中的谈判要价力量。了解中医药内情的业界外人士常常感叹中医药很难做好内部团结。

前一时期，在政府投入明显不足的背景下，公立医院普遍通过过度检查、过度用药、过度手术等方法"以药养医"，来补充和增加医院、医生的收入。但是，笔者以上从"诊""断""治"三个阶段对传统中医和西医在此种体制、机制环境，特别是利益分配机制的环境下，所受影响的分析表明，传统中医和西医相比处在明显不利的地位。当社会上多数人把物质财富当作生活必需甚至是事业目标和人生目标的时候，我们不妨承认，中医和西医同样拥有追求财富的愿望和权利。于是，我们就看见了许多中医不再"姓中"，非但不"行中"甚至不再"信中"的现象：中医院不惜花巨资购买检查和手术用的理、化、生设备仪器，因为那些设备仪器可以同时具有"印钞机"的功能①；中医开方使用西药，因为虽然中成药的回扣要高于西药，但西药的回扣还是高于中药饮片；中医外科、骨科和西医外科、骨科一样，使用激素、抗生素药物和器械植入手术，而不再运用传统的外敷膏药和小夹板，因为治疗同样的病症，两类方法之间的收费标准要相差近十倍！……当然，尽管存在这些问题，但依据官方统计，和西医药相比较，从总体而言，中医药"简、便、验、廉"的特色和优势并未完全丧失。

在对传统中医和西医"诊""断""治"全过程的区别进行分析之后，我们就很容易理解为什么中医药的青年从业人员不仅因为要真正学习、领会到中医药的基本原理和方法技能，特别是要积累经验和吸取教训，能够运用中医药的个性化诊疗方式从业而成才难（同样是医药院校毕业的学生，西医经过2~3年的临床实践基本上就可以独立应诊了，但中医却需要3~5年。不少西医在40岁左右已经"有名气"了，中医却往往要到50岁左右）；而且因为现行的医疗行业运行机制和利益分配机制对传统中医和西医

---

① 必须说明，中医院大量使用理、化、生检查设备的另一个原因是医疗责任事故的认定办法。

造成的影响不同，特别是药物回扣等各类灰色收入在中医药和西医药之间的差别很大，因而青年中医得到的个人经济收益和西医相比会低得比较多。中青年正是事业发展的关键时期，但也是生活负担最重的时期，成家立业、娶妻生子、赡养老人，都是人之常情，合理要求。如此这般的让中医药中青年从业人员"矮人一头"，管理部门还怎么能让他们坚守中医药基本原理和自身生存发展规律呢？！

从20世纪之初以来，社会意识环境、中医药管理体制和医药机构的运行机制，三大因素无一不是不利于中医药坚守自身基本原理和规律、发挥特色优势的，中医药出现衰落现象自然也就在所难免了。

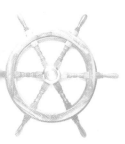

第七章
对中西医药相互关系认识分歧的辨析

在展开分析和论证之前，我们极有必要从词义角度认真探讨"中西医结合"的关键词"结合"。因为这是读者理解笔者对相关问题的观点和主张，从而褒贬取舍的基础。尽管语言学家的解释非常简单，把"结合"定义成"人或事物间发生密切联系"或干脆就是"结为夫妻"。即便如此，"密切联系"四个字已经为人们的应用留下了无限空间。如果考虑到"结合"的同义词、近义词，特别是考虑到人们在实际生活中的使用习惯，"结合"和"混合"、"联合"、"融合"、"溶合"、"熔合"乃至"配合"、"整合"等多个词语都有相同、相近或相关的含义。然而，同样是用"结合"一词，男女结合是密切联系，生育出的下一代就算有再多的来自父母各自一方的遗传基因，正常的还是非男即女，而生育后的父母双方还是各自依旧独立，而不会合为一体或易性；而城乡接合部也是密切联系，却多数具有城乡过渡、非城非乡、亦城亦乡的习俗和外貌。在学术领域，我们还可以看见诸如"科学与政治的结合""权力与利益的结合"等方式的表述，但这些"结合"显然并非都是同一个含义而是各有意涵。

从近代以来在我国医药领域使用"结合"一词的历史和现实看，有一点是肯定的，那就是，姑且不去探查以往使用"结合"的确切用意究竟为何，几乎没有误解、没有争议的是：近些年来，医药行政管理部门，特别是在医药领域被视为权威的个别人士，所提倡、所鼓励的中西医"结合"，本质上是指"合二为一"的"溶合"，而非诸如"配合"等等的其他含义。

他们借用"结合"一词所表达的意图和目标，就是要把中西医药从根本上"合二为一"，来实现"创造人类新医学"的理想和壮举，同时，这种"中西医结合"在具体操作中是由一个医务人员"一身二任"、中西并用地实施的。而笔者所在的中医药国情调研组在整个调研过程中高度重视的关键问题就是：中西医结合（合二为一的溶合）作为处理中西医药学关系的一种思路、一个主张，究竟与《宪法》明确规定的"发展现代医药和我国传统医药"原则，与作为党和国家关于医药卫生工作的基本方针"中西医并重"是何种关系；对保障我国的医药卫生服务水平和质量，对建设独具中国特色的医药卫生体系主要产生何种作用；等等。

虽然从春秋战国就开始修筑巍峨逶迤的长城，在清朝时期甚至还有过一段短暂的"闭关锁国"历史，但我国并不是一个目光短浅、心胸狭窄、故步自封的国家和民族。哪怕从医药学来讲，不但国内各个民族的传统医药之间始终在互相学习、借鉴，就是在国际上，中医药在不断向邻近国家乃至世界传播、扩散的同时，也消化、吸收了周边国家和地区的传统医药的一些宝贵知识、技能和药物。习近平同志在访问印度时就指出，"中国中医和印度阿育吠陀有惊人的相似之处，两国人民数千年奉行的生活哲理深度相似"。[①]这种惊人和深度的相似，就是自古以来两国医药学的知识理论和方法技能相互交流沟通的结果和明证。

作为多年中医药国情调研工作的一个总结，本书之所以要特别强调，要用较大的篇幅来专门分析和论证从政策和制度层面究竟应该怎样来正确认识和处理中医药和西医药之间的关系，是因为在医药卫生工作中，在医药管理部门、医药业界乃至社会中对这个关系问题长期存在一些认识误区和错误做法，从而对中医药的健康、自主生存和可持续发展产生了直接的甚至是严重的不利影响。不端正认识、不纠正偏差，中医药就没有可能实现健康、自主生存和可持续发展。

[①] 《习近平在印度世界事务委员会的演讲》，新华网，2014 年 9 月 19 日，http：//news. xinhuanet. com/politics/2014 - 09/19/c_ 1112539621. htm。

"耳听为虚，眼见为实。"如今我们去医院看病，从中医院的"中医"那里，常常会拿到一些或是化学合成药或是植物化学药的西药；而从西医院的"西医"那里，又常常会拿到一些中成药（且主要是名不见经传的小药厂的产品，甚至是 OTC——非处方药）。从这个表面现象看，似乎我国的多数医生成了"中西会通"的大学问家，以合二为一的"溶合"为实质的"中西医结合"也可以说已经普遍实现了。有不少人对此种现象不以为然，甚至还有人沾沾自喜，而笔者对此却是忧心忡忡。笔者不打算在本章开篇就直接点破这种合二为一的"溶合"式结合的真实驱动力和不可持续性，而是试图首先从经济学以外的社会科学有关学科的视角出发，来分析这种以合二为一的"溶合"为实质的"中西医结合"的必要性、可行性、合理性和有利性究竟何在。

一　多元化、多样性是人类之福，并非事事处处都必须中西合璧（溶为一体）

这一节分析的根本意义在于明确：医药领域是否非中西溶合为一体不可，难道唯有中西医药"溶合"为一体才是中医药生存和发展的"华山一条道"吗？

不论回顾历史，还是面对现实，我们都可以看到，不但自人类诞生就有了人种的区别，而且由于自然环境和人文环境的不同，还逐渐孕育了世界不同国家和不同民族在物质生活和精神生活的各个方面的明显区别。即便在同一国度，以中国为例，也是"五十六个民族、五十六朵花"：从文字语言、饮食起居到服饰屋宇、礼教习俗，是多么五彩缤纷，令人赏心悦目。在前面的章节里笔者已明确表示，医药科学的主体和客体都是生命，因此，辨识医药科学的属性必定不能离开对生命的认识。而对人类生命的认知，生物学并不是唯一路径，单从物质层面而言，已经不得不烦劳化学家、物理学家甚至气象学家、地质学家了，更何谈人类精神世界的研究，譬如文化艺术、宗教信仰？人类的医药科学既不应该是纯粹的自然科学，也不应该是纯粹的人文科学，而是跨接两大类科学的第三类科学——生命科学的从属学科。如果有人非要说自然科学的终极是"一元""一统"的，那么，难道人文科学也是"一元""一统"的吗？笔者在前文中还曾论述过：地道传统的中医药既是文化也是科学。"言其文化，是因其完整体现了中华民族的传统宇宙观、人生观和价值观，存活于中华儿女世代相袭的生活方式与行为规范当中，带有鲜明的民族人文特色；言其科学，则是因为中医药是中华民族在五千年的时间过程中用亿万人的生命实践来'不断发现、创造、积累、检验和完善所形成的'，它揭示了生命、健康和疾病的客观规律，建立了既系统但又有所分门别类的知识理论体系和有效的应对方法技能体系。"

尽管几千年前的孔子就提出了"大同"的理念，希望人类世界能够"大道之行""天下为公"，二百多年前在欧洲诞生的《国际歌》也唱出了"英特纳雄耐尔（国际的精神）就一定要实现"的强音，但直到如今，"天下一统"依然只是一种美好的理想和愿望。与此同时，放眼世界，政治多极化、文化多样性和利益多元化却是不争的现实，且在继续发展之中。在笔者看来，这种"多"可能远比"少"要好："多"，才可以让人们有比较、选择的机会；"多"，才能够丰富人类的物质和精神生活；"多"，才可能实现各种因素之间的互动、制衡，避免"一边倒"乃至走向极端的风险。我们讲中医药是文化，而文化的多样性恰恰是我们的精神和物质生活能够如此丰富多彩的根本条件。就连 2005 年召开的国际科学史大会也在宣言中明确认可"如同物种的多样性使得生命生生不息一样，人类文化多样性使得这个世界更加丰富多彩，它是人类精神生活不可或缺的要素"。①

如果说，由于中医药学和西医药学都服务于人类健康事业，因此就必须用行政手段来引导和推动，将两者溶合为一种医药学即"人类新医药学"，那么，推而广之，我们是否应该主张：只要在同一领域、服务于同一目标，不论有多少种中外手段都必须溶合为一种呢？譬如，汉语和外语、中国音乐（如民乐）和西洋音乐（如交响乐）、国画和油画、中餐和西餐、中山装和西装、佛教寺庙和天主教堂，等等。只要这么一想，相信我们中的绝大多数人难免会心生疑窦：可以说，任何一个领域都可以找到将"中西结合"（合

---

① 刘克明：《第 22 届国际科学史大会及其意义》，《国际学术动态》2006 年第 4 期，第 17 页。

二为一的溶合）视为合理目标的理由，可是，为什么在其他领域我们的相关行政主管部门都没有把中西溶合作为他们的施政方向和考核政绩，而唯独我们的医药卫生行政主管部门要如此努力地提倡和实行中西溶合呢？到底是"百花齐放"好还是"一枝独秀"好？为什么饮食领域，从荤素食品到饮料，各国各地都强调、标榜自己的特色风味佳肴，而不是搞拼盘杂烩的"中西合餐"来招揽顾客？"舌尖上的中国"难道不是因为发掘、传扬了各地传统的风味特色而受到广大观众的礼遇吗？

我们真的应该感谢文化部门，因为直到今天我们还能自主地选择去看京剧或是去听歌剧，而万众瞩目的音乐赛事，不管是高规格的国际声乐、器乐比赛，还是广为普罗大众所欢迎的"青歌赛"，依然还是美声、民族和通俗分场竞技，既没有让评审专家犯难，又能让我们领略不同发声方法都可达到的"天籁之音"境界；我们也应该感谢商务部门，因为我们现在还能自主地选择吃中餐或是吃西餐，甚至可以在中华八大菜系里转悠着挑着吃，如果商务部门提倡在饮食领域，不管是食品还是饮料，都要搞以营养元素种类和数量为基准的拼盘杂烩的"中西结合餐"，那么"舌尖上的中国"和中华民族的"饮食基因"也就消亡了；我们还可以感谢城市规划和设计部门，至少还给我们留下了周庄、凯里、平遥、丽江等，留下了故宫、长城、天坛、颐和园等，让我们还能判别这是中国，这是北京，还能感受到中华建筑文明的传承；毕竟，相形之下，不管是到中医院还是西医院，我们能够得到的诊治方法已经是相当大同小异了！

中医药是科学，也是文化。倘若我们能对此达成共识，那么，广义文化就是人类生存式样系统。从这个角度讲，不同的医学、药学都是广义文化的组成部分，至少受到了不同民族广义文化的影响。所以，哪怕仅仅从中医药的文化属性出发，我们就可以肯定地说，中医药的生存和发展并非必须走西医药溶合为一体的道路。文化多样性，包括医药学的多样性，不仅是历史为我们遗留下来的宝贵财富，而且是文化和医药学兴旺、繁荣的标志，更是各类文化、各种医药学说之间能够相互鉴别、相互比较、相互学习，获取自身完善和成长空间的重要条件。作为人类生存的环境和条件需要，文化多样性已经逐渐得到越来越多的认同和争取到越来越大的空间，在这样的背景下，为什么我们非要用"一元论""车同轨书同文"的思维来否定医药领域多元文化存在的价值和必要呢?"食色性也",饮食(食)和文化艺术(色)可以说是人类最基本的身心需求了,但是我们的商业和文化管理部门似乎都没有借助行政手段来强求中西"结合"的意图和作为啊!那么,医药领域非要搞中西"溶合"的必要性何在?我们必须坚定不移地捍卫文化多样性的原则。

二 百年努力成效甚微,中西医溶合一体在临床实践中普及推广的合理性和可行性让人生疑,用行政手段来引导和推行更不可取

如果仅从可能性而言,笔者并不打算彻底否认中医药和西医药有溶合为一体的可能性,因为,判断一件事是否可能发生,本质上就是要判断其发生的概率是否等于零。等于零,就没有可能性;只要不等于零,哪怕是亿万分之一,也有可能,只不过是小概率事件。两个不同的事物之间密切联系到溶合为一体的地步,在现实生活中确实存在一些事例:不但植物可以用不同的父本和母本进行杂交,甚至干脆嫁接,就是动物,马和驴能生出骡子来,狮和虎也可以生出狮虎兽(虎狮兽)来。即便在医药领域,我们也已经见过一些所谓中西"溶合"的报道。

早自明末清初,西方医学就随着宗教渗透进了我国。到了19世纪后期,我国医药界便陆续出现了个别人士"中西汇通"的主张,唐容川、朱沛文、张锡纯等被认为是代表。按照百度百科的说法,从"中西汇通"转变为"中西医结合",是因为"中西汇通"的"成就却不明显",所以"中西结合医学的出现是导致中西医汇通派消亡的主要原因"。可是它又说,"中西医结合与中西医汇通没有差别。中西医结合是中西汇通的补充和延伸"。非常有意思的是,同样是在百度百科中查阅到有"中西医融合"的词条。该词条在"中西医结合历程"的正文中又出现了"进入21世纪以来,随着总结五十(年)来中西医结合现状不尽如(人)意,人们将中西医结合的眼光转向中西医融合。即是从中西医理论基础上真正意义上的结合,将中医的

天－地－人三才医学模式与西医的生物－心理－社会－环境医学模式上统一，将中医的阴阳五行宏观理论与西医的解剖微观理论统一结合，同化中医、西医理论基础，变成新的一门科学"的说法。仅从该段宏论的前半部来看，也证明了一个事实：现实生活里那些主张中西医"结合"（溶合为一体）的人士不但认可了提出"中西医结合"是因为"中西汇通"的"成就却不明显"的缘故，而且大大方方地承认了新中国成立"五十（年）来中西医结合现状不尽如（人）意"。

如此一来，等于是说从提出"中西汇通"到改为"中西结合"再到进入21世纪后演变出"中西融合"，前后相衔已足足有一百多年了，为了"汇通"、为了"结合"，前赴后继，付出的努力不可谓不多了，但是，一百多年过去了，非但没有形成独立的严密的理论体系——这是作为一门独立学科形成的必要条件，就连可资临床实践普遍遵从的日常操作规程都没有建立起来。这是任何尊重事实的人士都会承认的。而这个事实，从上引百度百科的有关词条内容来看，就连编撰"中西汇通""中西结合""中西融合"词条的专家也没有否认。

为此，我们到底应该怎样看待和对待中西医药溶合一体的主张和做法呢？

笔者先前就明确表达了不轻易排除中医药和西医药最终存在"溶合"的可能性。这样的表态，首先是因为英语那句"Nothing is impossible"（可以转译成"凡事皆有可能"）的俗语的的确确很实在——如果你说中医药和西医药肯定根本没有溶合为一体的可能，那么你就可能被要求去证明溶合的概率为零，而这个定量分析的数学专业工作相信目前世界上还没有人认为值得去做。其次，"科学无禁区"，作为一种理论假设，或者说得好听一点，作为献身科学的一个理想（哪怕是前人已经为此付出了一百多年的努力），我们也没有必要去反对、阻止一些学者这么想、这么尝试。更进一步，为了维护科学研究的民主性和开放性，为了繁荣医药科学，笔者甚至建议国家允许和支持有奉献和牺牲精神的少数科研人员去从事中西医溶合为一体的科研工作。但是，笔者在此要特别强调的是"但是"，笔者所认可的只是"少数科研人员"，只是"科研工作"，仅此而已。这绝对不等于笔者赞同现实医药工作中行业行政主管部门用法规、制度去要求、引导或者用"有法不依""法不责众"的态度来纵容、鼓励在临床实践中普遍使用形形色色的"一身二任"的所谓"中西医结合"（溶合为一体），实际是中西医药混用的诊治方法手段。退一千步讲，即便按照上述那些主张"中西融合"的权威人士"同化中医、西医理论基础，变成新的一门科学"的说法，难道还不应该明确这个"同化"的对象首先是"理论基础"而不是日常、普遍的临床实践吗？还不明确这是一个理论研究、学术研究课题吗？！

在本书第五章中，笔者不仅肯定了传统中医药和近现代西方医药之间的两个共同点，更指出了两者之间的八个不同点：哲学基础——首先是作为哲学基础的世界观不同；产生的时代背景不同；对生命，健康——尤其是对疾病的认识不同；所采用技术、工具的来源和运用方向、方法不同；形成、总结和改进的方法不同；"医"和"药"之间的关系不同；人才有效培养方式的不同；对精神、心理和健康、疾病的关系认识早晚不同，而且强调程度也不同。如果我们勉为其难，借用"道、法、术、器"四个层次或"道、理、法、术、器"五个层次的说法，亦即"天道"（哲理、信念）、"原理"（伦理、义理）、"法则"（规则、路线）、"技术"（技法、医术）和"用器"（工具、手段）四至五个层次来理解中医药和西医药的区别的话，那么以上所归纳的八个不同，最根本、最重要的不同就是"作为哲学基础的世界观不同"，这是"道"的层次；而"对生命、健康——尤其是对疾病的认识不同""对精神、心理和健康、疾病的关系认识早晚不同，而且强调程度也不同"，更多属于"理"的层次；"'医'和'药'之间的关系不同""形成、总结和改进的方法不同""所采用技术、工具的来源和运用方向、方法不同"，则主要属于"法"、"术"和"器"的层面。如果《论语》中"道不同不相为谋"讲的只是政治信念不同难以共事的话，那么，中医药和西医药之间，在中医药"天人合一""和谐相生"的哲学信念与西医药"人定胜天""物我两分"的哲学信念之间，相容都已实属不易，还要让两者"结合"为一体，岂非一枕黄粱！在此笔者赘述一下，其实"溶合"、"熔合"和"融合"的最终状态都是一样的，只不过咬文嚼字地说，三个词语之间还是有所区别："溶合"当然应该是"水乳交溶"，柔顺平滑方式的结合；

"熔合"则是烈焰煅烧、玉石俱焚后的结合；"融合"则是融洽地结合，其乐融融地结合。据笔者调研所见所闻，真正地道传统的中医药人士对某些医药权威人士所主张、所推行的"结合"（溶合为一体）并不喜爱欣赏，反倒是反感、是抵触、是痛心的。

限于篇幅，笔者就不描述和评价中华人民共和国成立以前中西医结合的成果如何了，尽管做那个时期的分析和评价，可能需要承担的风险要小得多。建议读者参阅其他学者，特别是中医药界一些有识人士的专著。其实，本文上引百度百科"成就却不明显"的说法就是最简洁的评价。那么，为什么中华人民共和国成立后搞了五十年的中西医结合，却仍然让主张中西医结合（溶合为一体）的人士不满意呢？有相关主张的权威人士曾说，中西医结合至今（2012年）并没有形成一个学术界公认的、内涵确定、外延清晰、符合逻辑规则的科学定义，多是从常识、经验、技术操作层面的解释。中西医结合面临着"不中不西"的问题，中医底蕴不深、西医基础不牢、中西医知识融合不够，没有突破中医和西医的局限，没有建立起独立的思维方式和理论体系。也有的权威人士在肯定两种医学站在不同角度和不同层次把握人体的健康，具有等同的科学价值，有很强的互补性，但不能互相取代的前提下，对在生命科学领域两者逐渐靠近的观念表示乐观。在这里，首先，笔者要真诚地感谢这些科研权威的勇气，毕竟他们敢于承认一百多年来中西医结合并没有明显成就的事实。其次，笔者也非常不解，为什么即便花费了一百多年的努力，中医药和西医药仅仅是在经验和技术操作层面的结合（溶合）都还难以普遍取得成果的情况下，他们会如此肯定地相信两者在医药学的理论并最终在思维方式亦即哲学信念方面能够溶合为一体呢?!

近些年来在中医药有关工作中把《宪法》规定的"发展现代医药和我国传统医药"的原则、把党和国家"中西医并重"的医药卫生工作基本方针放在次要位置，甚至置之脑后，而把中西医结合（溶合为一体）当作工作重点、当作中医药生存和发展的"万应灵丹"的现象很普遍：不但用高等院校的专业课程课时设置、学位论文评审标准来培养大批"中医不精、西医不通"的"中医药专业"学生，而且用科研立项资助、科研成果考核、技术职称评定和晋升等制度，鼓励中青年中医药专业人员走中西医结合

（溶合为一体）的道路。更有甚者，对现行《执业医师法》"在注册的执业范围内"及相关法规"医师不得从事执业注册范围以外其他专业的执业活动"[①] 等明确规定视若无睹，听任中西医各类医师追名逐利，随意"混业经营"。尽管这些都已经成为"既成事实"，但只要是稍具专业素养的人士都知道，知识是来不得半点虚假的。当前任何一个领域，真正能够做到"中西汇通"、跨专业跨学科溶合的人才都是凤毛麟角。艺术，可以说相当直观、相当感性了，三五岁、七八岁的艺术神童都时有发现，可是无论美术还是音乐，最终能够真正做到"中西汇通"并为公众所认可的又有几人？

从"中西汇通"到"中西医结合"再到眼下的"中西医药融合"，可惜只怕是相关机构和人士至今都还没有冷静下来认真反思过，为什么一百多年的努力换来的却是对"成就不明显""没有建立起独立的思维方式和理论体系"的事实的承认？！难道相关机构和人士至今还没有意识到，这种全行业"中西汇通""混业经营"的目标和做法就连基本的人才条件都不具备、都没有保障吗？！至于说要搞"将中医的天—地—人三才医学模式与西医的生物—心理—社会—环境医学模式上统一，将中医的阴阳五行宏观理论与西医的解剖微观理论统一结合"，笔者第一个感觉是把有几千年历史的中医医学模式和20世纪末西医才刚提出的医学模式相提并论，实在是太抬举后者这个新生儿，很有些祖孙齐辈、猫虎同光的色彩？第二个感觉是主张把宏观理论和微观理论"统一结合"，这种"统一结合"难道会提高、丰富医学科研的水平吗？如果会，那么经济学的大师们，把宏观和微观作为经济学的两个主要分支，孜孜不倦地研究探讨，是不是在误导和贻害莘莘学子呢？！

三　从国家战略层面、医药服务质量层面以及人才培养使用层面，把中西医结合（溶合为一体）当成中医药工作重点甚至是主要发展方向明显弊多利少

中医药和西医药同样都是用来维护人类健康和防止疾病的，在多数疾病

---

① 《关于医师执业注册中执业范围的暂行规定》（卫医发〔2001〕169号文件）。

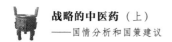

的防治方面也都具有明确疗效，但两者之间的不同也是客观存在而且表现得很明显的。那么，除了以上从保护文化多样性角度所做的分析之外，从国家战略层面、从保证医药服务质量层面、从医药人才培养和使用层面，在全行业推行中西医溶合为一体的利弊得失又该怎样认识呢？

（一）国家战略层面

医师和教师之所以曾被多数国家和民族公认为最崇高的职业，主要是因为他们把民众的生命安危、把青少年的知识和能力培养当作自己的神圣使命，道德高尚，勤于奉献。但是，如今，尽管社会福利性的医药服务和教育事业依然存在，以赢利为第一目标的商业性医药服务和教育更是大行其道，还不讲那些"犹抱琵琶半遮面"的各类做法。根据联合国人口基金的有关数据推算，2014 年全球人口为 77 亿左右，包括各种医保体系的支付在内，全球的医疗费用总支出可能达到 6.5 万亿美元[①]。而我国在 1991～2013 年的 20 余年中人均医疗费用的平均年增速更是高达 17.49%，2013 年的卫生费用总支出达到了 3.17 万亿元人民币。如此巨大的医药市场是由谁来主导和主宰的呢？！

当前，在主动升级转型和连续发生金融危机冲击的两重因素影响下，长期扮演世界经济引擎角色的发达国家的优势产业已经所剩不多，而医药仍然是其中之一。跨国医药垄断企业出现在世界 500 强名单已屡见不鲜。2013 年就有 11 家，2014 年 9 家，2015 年增加到 13 家。2015 年的 13 家，除了中国 1 家企业外，其余都是欧美企业，仅美国一国就占了 6 家。排在第十位的虽是一家中国医药企业，但它的营业收入是排名第九位的那家美国药企的 94.95%，差距不算很大，利润却仅仅只有该企业的 3.68%；若和排名第一的那家美国药企相比，营业收入是该企业的 28.78%，利润也只有该企业的 9.54%！换一种比较方法，利润率排名第一的那家美国药企的利润率是 48.6%，13 家进入 500 强的医药企业的平均利润率是 12.4%，而我们的这家药企只有 1.095%，排在最后！这样低的利润率并不是由于我们的药价低

---

① 以下文所引 2010 年世界人均医疗费用为基础，年均增长 5% 推算。

廉之故——最近国内媒体的报道已经揭露了一个事实，那就是很多药品在国内卖得比在国外还贵。国内的高药价和低利润相比较，问题出在哪里？这个问题在有关医改的章节里我们再做分析①。2013 年有据可查的进入世界 500 强的国外医药企业的研发投入占销售收入的最低比率是 13.8%（辉瑞），在医药企业中排名第一的强生甚至达到 29.1%②。而我国医药制造业规模以上企业的研发经费（2012 年）只占营业收入的 1.63%，而且这还是在此前多年一直徘徊在 1% 或以下之后的一个跳跃增长的结果！总而言之，世界医药市场是被发达国家的医药垄断企业所控制的，一个重要数据是全球前 25 家制药企业占有了全球医药市场 60% 的份额。

国内医药市场，尤其是药品市场的情况又如何呢？无论是官方还是学术界都没有准确的统计可供引用。目前世界排名前 20 位的国外制药企业都已进入我国，且纷纷建立研发中心。据 2014 年完成的一篇学位论文计算③，2012 年外资和合资医药企业个数占我国大中型医药工业企业④的 14.81%，但主营业务收入占到 23.39%，利润总额占到了 25.25%。后两项指标均高于我国国有及国有控股的医药企业。再用知识产权所有率来分析市场占有情况，虽然没有准确统计数据，但以下估算应该距离事实不远：我国实际使用的现代药物（西药）中，95% 以上是外国企业专利保护过期的国内仿制品或具有专利保护的进口药物，我国据有自主知识产权的不到 5%；实际使用的医药设备中，70% 左右是合资或进口产品；在最"高精尖"的医药设备中，更有高达 90% 左右的是进口产品。WTO 的网站数据表明，我国从国外进口的药品金额从 2003 年到 2012 年的九年间增长了 713%！

从数字来看，和其他市场（如食品、衣着、居住、交通、文教娱乐等）相比，医药的市场体量并不是最大的。作为经济学者，笔者不反对在经济全球化的环境中，按照比较优势的原理，在平等互利的前提下实行一定程度的

---

① 根据《中国统计年鉴（2013）》的数据，2012 年规模以上工业企业按照 20 个行业分类对比，医药制造业的平均销售利润率是 10.76%，排名第八，仅低于烟、酒和矿业企业。据此看来，进入世界 500 强的我国这家医药企业主要是靠规模取胜的，赢利能力并不强。

② 张海燕：《中国医药产业国际竞争力研究》，安徽大学硕士学位论文，2014。

③ 张海燕：《中国医药产业国际竞争力研究》，安徽大学硕士学位论文，2014。

④ 从业人员 300 人及以上并且主营业务收入 2000 万元及以上。

国际分工。实际上，世界 500 强中的绝大多数企业已经进入我国，我国境内的各类外资企业超过了 60 万家。有一种流传的说法，按照产业类别来衡量，我国 28 个产业中已经有 21 个，或者是让具有外资背景的企业拥有了多数资产控制权，或者是被他们的产品把持了市场（相关市场的份额超过了 1/3），大块头的耐用消费品（如汽车），小个子的快速消费品（如啤酒）①。但是，笔者不认为国家对所有的产业都可以按照这个"比较优势""国际分工"的原则来对待。在人类生存所需要的资源中，可以说食品和医药是最关键的：食品保证平常状态下的生存，医药保障危机状态下的生存可能。曾有业界内人士向笔者介绍过：当年 SARS 肆虐初期，西医一时搞不清楚病原体究竟为何物，也来不及研制有效的针对性药物，所以满世界购买呼吸机，把国外企业多年的存货都扫来了；"甲流"流行时期也大同小异，高价收购、大量储备在国外对毒副作用有争议的达菲，其实两千年前的麻杏石甘散和二百年前的银翘散组合加减，就可以治"甲流"，非但疗效好于达菲，成本也低。就是达菲本身，实际上也是以我国常用的调味品八角、茴香为主要原料的。据说，由于我国大量购买达菲，濒临破产的某些外国药企才得以起死回生，而且它们以各种理由向我国表示不能保证满足我们对达菲订货的时间和数量要求。

在本书"中医药作为国家战略构成的六大特性与价值"一章（第三章）中，笔者强调的六大特性与价值中，有五个被比较普遍地接受了，但中医药作为我国"国家安全战略构成的特性与价值"尚未得到重视和认可。针对笔者的安全战略的观点，有一位躲在大洋彼岸、在反对中医药的圈子里有一点"名气"的先生甚至干脆用脏话开骂。尽管如此，在此笔者还是要特别强调中医药在国家安全层面的重要作用。设想一下，假如 SARS 和"甲流"当时真的成为瘟疫在我国全面扩散了，而我们又没有中医药这样具有原创知识权益、自主研发能力和自主制造加工规模的有力武器，那么，外国有没有能力在时间和数量上保证供应我们相关设备、药品就是一个关键甚至致命的问题了（见上段末），更不谈万一这些设备和药品被某些敌对势力控制作为

---

① 数据可以根据商务部和国家统计局的有关数据，以及已经发表的一些研究论文考证，笔者本人没有做过此方面的专门数据分析。

恐吓挟持我们的工具可能会产生的后果。因此，"民众身体健康和生命安全是立国兴邦之本，中医药为此提供了双重安全保障"，在危急状态下我们是否拥有对防治疫病具有显著作用的手段的选择权和控制权无疑是一个国家安全战略层面的问题。

写到这里，可能有读者会产生疑问：把中医药作为国家安全战略构成和中西医"结合"之间的关系何在？其实很简单：既然力主中西医"结合"（溶合）者是要把中医药和西医药"合二为一"，那么，实质上就意味着要解构（瓦解）、取消（消灭）中医药作为一个独立的医药体系的存在。一则，不要忘了，一百多年中西"汇通""结合"都没有取得明显的成果；二则，以眼下某些力主中西医溶合为一体的权威、大伽的位势和动能，再加上搞中西医一身二任地"混合执业"能给从业人员带来的实际名利收获，等不到他们把中西溶合为一体的"新医学"想明白、说明白、做明白，中医药早就被他们消灭了。那么，作为我国民众身体健康和生命安全的战略保障肯定就会少一层，而面临的风险必然会多一分！

以上是从保障国家和民族的安全角度来分析的，在本书第三章"经济战略"的"中医药是我国在全球医药经济领域的核心竞争力"一段，笔者对照"核心竞争力"的定义，分析了用西医西药的思路和方法来解构、改造和消灭中医中药在经济层面，也就是在国际和国内的医药市场竞争中给国家和民族带来的不利影响，具体论述请读者参阅第三章。

笔者相信，在进行了从安全和经济两个角度的分析之后，多数读者是会认同全盘推行中西医药溶合为一体的路线很有可能在安全战略层面对国家和民族构成危害。

（二）医药服务质量层面

医生之所以曾普遍受到社会的尊重，除了职业的工作对象重要外，也和对这个职业的知识、技能和职业道德要求较高有关。现在医生对医改意见最大的理由之一就是：我学医比学其他专业要花更多的时间，为什么给我的工资这么低；美国的医生如何如何，我们如何如何。在我国和发达国家的医生之间究竟应该怎么比？笔者会把这个分析放到"医改的'中国式办法'与

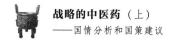

中医药"（第十五章）中去做。

就保护人类身体健康和生命安全而言，医药肯定是极其重要、难以被完全替代的一道有效屏障。那么，就绝大多数情况而言，到底是高水平的医药专家还是"两个中专水平"的医药杂家的医药服务更能保证医药服务的质量，更能保障民众的身体健康和生命安全？难道答案还不够清楚、还不够确定吗?！每一位医药工作者都应该是专业人员，或者说应该是对专业知识和技能要求较细较高的职业。可是，主张从科研、教学到临床普遍推行中西医药一身二任的溶合，到底是在满足和提高社会对医药从业人员的专业知识技能的要求，还是在反其道而行之?！

如果我们肯定了有可靠质量保证的医药服务应该主要由具备专业知识技能的专业人才来提供，那么，莫非我们现在没有条件在临床做到这一点，以致不得不用另类"混合"人才来凑合吗？就像笔者在此前反复进行过的分析所指出的，首先，经过了半个世纪以上的发展，我国教育事业在各个领域、各个学科甚至各个专业都生产了大量的、接受过系统的专业知识技能培训的各类人才，我们在一定程度上具备了在各个领域、各个学科甚至各个专业都使用对口的专业人才的客观条件；其次，在当前的现实生活中，尽管也有少数有识学者主张要用系统论的观点来改进现代科学的认识方法，但被权威人士所认可的所谓现代科学的发展，包括所谓现代医药学的发展，主要方向、多数领域仍然是"还原论""微观化"，专业不断细分的医院科室建制，本身也说明了医药卫生的行政和业务主管部门是认可专业细分的方向和原则的。为何唯独在中医药和西医药的关系处理上他们又要另辟蹊径，主张一身二任呢?！

当下国内以"综合医院"为多数为主导，一些大的中医院也在跟随模仿、颇为时髦的一个做法，就是医院科室的分野越来越细小。不妨与读者分享一个发生在笔者身上的鲜活实例：某天笔者感觉"肚子"（肋骨以下、腿根以上的部位）疼，便用电话预约定点三甲医院的挂号，接线员问我挂什么科，我说内科；她说内科有十几个，你哪里不舒服；我说肚子疼得比较厉害；她说那也有三个科（消化科、胃肠科和疼痛科），你挂哪一个？我当时就傻了！以我的经历和学历，居然不知道该怎么挂号了：消化和胃肠怎么分？什么样的疼痛应该挂疼痛科？看来，患者也要是半个医生才会挂号了。

所以，一方面，在现行医药体制下，医院医生的专业分工越来越"精细"、越来越"精准"，看一个"肚子疼"就有可能要劳动三个不同专业的医生，医院恨不能把四肢五官、五脏六腑都分开来设科室、开专家门诊；另一方面，却又引导和鼓励医生在中医药和西医药两大医药体系之间搞"跨越""混业经营"。说通俗话，医生的专业分工从鼻子都跨不到眼睛上去，难道就跨得过中医药和西医药之间的鸿沟吗？说稍稍专业一点的话，西药强调的是有效成分的靶向作用，以杀灭病菌病毒为目的；中药强调的是性味归经，提高人体自身免疫力，调整和恢复整体的综合平衡状态。这么明显的区别，对于多数医生来讲，有可能很容易地做到"纵横捭阖""两手都过硬"吗？如果做不到，那么又怎么来保证医药服务的质量呢？！如果保证不了质量，那是不是在不负责任地拿民众的身体健康和生命安全做试验呢？！

在医药数据方面，我国前一时期曾出现过令人费解的两个70%的数字：一方面，前些年有关部门统计的结果表明，全国中医院（应该主要是公立的中医院）的业务收入中，西医西药服务所得的收入一度占到将近70%，即：既然是中医院，当然应该中医中药的服务收入占大头，现在是"倒三七"开了。与此同时，同样是有关部门的调查结果表明：各类医院（当然，主要也是公立的医院）药房里的中成药有70%左右是由综合医院（也就是西医院）的西医医生开方用掉的！当然，现在中医院里有西医、西医院里有中医，所以中医院里会有西医开西药，西医院里也会有中医开中药，但是，以上所说的这两个70%显然不是可以这么轻描淡写地解释过去的！尽管目前中医院里到底有多大比例的具有西医临床执业资格的西医，西医院里又有多大比例的具有中医执业资格（中医的执业资格按《执业医师法》的分类没有"临床"的"头衔"，这也让人哭笑不得，难道西医的治病救人是临床，中医治病救人就不算临床？！也可能是制定《执业医师法》的专家认为中医提供的服务不算临床医学吧！）的中医，我们无法得到全国范围的准确数据，但是（再强调一次），如果说真的是因为中医院里西医占了多数，西医院里中医占了多数，那不是医院悬挂的招牌和实际提供的服务不一致了吗？！至少也可以说我们的医院是"不务正业"吧！然而，这就是活生生的现实。我想，即便是民众和患者，多数也不会把这两个"70%"的怪象当

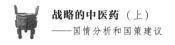

作"中西医结合"的"显著成就"、当作我国医疗体制给患者带来的"福音"来夸赞，更不要说对此问题的原因和危害有认真思考的学者了！

最为重要的是医药服务直接关系到民众的身体健康和生命安危，如果我们的管理体制和决策不是鼓励从业人员不断提高自身的专业水平和职业操守，以此来确保所提供的医药服务都是有相当质量保证的专业服务，而是把中西医结合（溶合为一体）当作中医药工作的主要方向，让从业人员个个都把自己当作天才、大师，在中医药和西医药两个非常不同的知识理论和方法技能体系之间肆意游走，纵横 PK。这样的导向，在笔者看来，既不合理，也不负责。

正确的管理制度无疑应该是"拿什么照，干什么活"，现在大医院（特别是公立大医院）里的"中医"和"中西医结合医"几乎没有差别，而那些习惯于开中成药的"西医"也可能有把自己的执业资格改为"中西医结合"资格的闪念。我们既然肯定能够真正做到"中西会通"的是少数，因此最合理的执业管理制度就是：有"中医"执业资格证的只准用中医中药，有"西医"执业资格证的只准用西医西药，同样考核通过并同时持有"中医"和"西医"两种执业资格证照的医生才可以同时使用中医和西医、中药和西药两个体系的方法、技能和手段。对目前持有"中西医结合"执业资格证的医生，年龄在 50 岁以下的，可以要求他们选择中医或西医之中的一类免于考试，但如两类都不想放弃，就必须要再通过另外一类资格的考核获证。

当然，最基层如城市社区和农村的乡村一级卫生服务机构的确需要一些中医、西医都有一定基础的医药人员，甚至是所谓的全科医生，但那主要是为了应对三种情况：一是最常见的疾病如伤风感冒之类；二是一些慢性病的日常医药服务；三是突发状况的前期应急处置，为向专科医疗转诊争取时间、保障条件。但这类情况无论如何也不应该和医院整体大局的情况混为一谈。国家行政管理部门应该对此类医药人员专门制定单独的教育、再教育制度和执业规范，甚至单独制定技术职称系列晋升制度，要通过严格规定此类人员的执业机构和岗位以便有利于留住基层医药卫生工作人员。

（三）人才培养使用层面

除了以上两个层面的问题外，我们即便是用对从业人员，特别是对中青年从业者负责的态度来分析，在科研、教育和临床三个领域都普及推行中西医药溶合为一体的做法也是有很大问题的。从客观环境而言，医药学是从属于第三类科学（即生命科学）的分支，专业知识深邃复杂。近看，目前我们多数医药从业人员的素质水平，即便距离当前医药学整体已经达到的水平，都还有相当距离，亦即还有学习提高的必要；远望，虽然不可能用数字准确预测中西医药今后各自可能具有的发展空间，但至少现在还没有人有理由说，中医药或西医药已经穷途末路，以至于不创造第三种医药，人类就无法有效保护自身的健康和生命了。从主观能力而言，难道我们主张中西医药必须溶合为一体的大人物们真的相信自己已经能够"学贯中西"了？而且真的相信医药界广大从业人员都能做到"学贯中西"？！如若不然，那么，用名用利去诱导，或用权用势去要求中医药界从业人员普遍在医药实践中一身二任地搞中西医药溶合，岂不有"误人子弟"之嫌吗？在本书第二章笔者已经明确表达如果中医药界的中青年人员"把绝大多数人奋斗一生都难以实现的一种愿望和可能当作自己职业生涯的起点和依靠，在中西医药之间'心挂两头、踯躅彷徨'，最终很有可能会贻误自己有利于'术有专攻'、'业精于勤'的大好青春年华，降低了成为一名高水平的专业人才的概率"。

相比于那些认为不搞中西医溶合为一体中医药就没有出路的言论，倒是在基层当过多年医生，后来又从事医学教学和科研的韩启德先生说得更合理些。他说，西医和中医的区别不是简单的新旧之别，更不是先进和落后能一言以蔽之的。它们是两种文化、两种哲学的差别。发展中医，并不是医学的一个流派对另一个流派的反抗和复辟，而是使相异的医学传统在交流中共同推动整个人类医学的进步①。

四 历史地、实事求是地理解领导人物关于"中西医结合"的观点，坚持"实践是检验真理的标准"

讨论中西医药"结合"问题，本来应该作为一个纯粹的学术问题，作

---

① 参见李蒙《〈中医药法〉，中医的良药？》，《民主与法制》2013 年第 11 期。

为一个发展我国医药的路径问题，或者一个紧迫的医改决策问题来对待。然而，总有一些人非要把这个问题拉扯到政治问题上去，甚至用曾经被明确批判过的"凡是"的态度来对待。尽管他们在自己的工作中对贯彻领导人物的相关指示往往是若即若离的。事实上，早在新中国成立之初，当王季范和施今墨两位向毛泽东提出要把"中西医结合"作为医疗发展方向的建议时，毛泽东就明确表示，"我个人很同意王老和施老的见解，但这个问题，不好由我这个当主席的出面来下命令去执行。这是个学术上的问题，最好将它交给学术界去研究、讨论"①。

"实事求是"是我们党和政府工作最根本、最重要的原则。因此，了解有关领导人物发表"中西医结合"相关言论时的历史背景，理解他们的意图和目标，是我们分析、判断当前中西医药"结合"问题的重要的基础性工作之一。

限于精力和篇幅，笔者不打算把有关领导人物关于"中西医结合"的所有言论在此悉数照抄。只是选择笔者认为具有典型性、代表性的做一个简练的分析和概括。

我党、我国的政治人物，尤其是最高领导人，发表有关"中西医结合"的言论，当以已故毛泽东主席为最早、最多、最全面。认真梳理毛泽东主席的有关言论，我们可以看到，他所说的"中西医结合"有多种含义。在新中国成立前后，乃至新中国成立后的不同时期，是有所侧重、有所不同的。

毛泽东在早期谈论"中西医结合"主要是从政治角度、从工作角度出发，核心含义是"团结"。比较典型的，有如：抗战时期在延安，毛泽东向民主人士、名中医李鼎铭问计："现在延安有些西医看不起中医，你看边区的医药事业应如何发展？"李鼎铭说："中西医各有所长，只有团结起来才能取得进步。"毛泽东说："你这个想法很好，以后中西医一定要结合起来。"由此可见，当时毛泽东所说的"结合"是表示他认可李鼎铭的"团结起来"。1949年9月毛泽东在中央军委总卫生部召开的会议上向军队卫生部门领导明确提出，"你们的西医只有一两万，力量薄弱，你们必须很好地团

---

① 参见王宇清《毛泽东与王季范》，《光明日报》2000年7月6日。

结中医。"① 讲的还是"团结"。此一时期内相当正式而且公开的,当数1950 年 8 月第一届全国卫生工作会议开幕,毛泽东题词"团结新老中西两个部分医药卫生人员,组成巩固的统一战线,为开展伟大的人民卫生工作而奋斗"。更是把"团结"放到了首位来强调,而且说明"团结"是为了"组成巩固的统一战线,为开展伟大的人民卫生工作而奋斗"。因此,同一月份毛泽东提出把"面向工农兵、预防为主、中西医结合"作为新中国卫生工作三个原则,其中的"中西医结合"无疑也应该主要从"团结"的意义上来解读。1953 年毛泽东对卫生部某领导说:"中西医要团结,互相看不起是不好的,一定要打破宗派主义。"1954 年 7 月,他委托刘少奇召集会议传达他的意见,"团结中西医是卫生工作的方针之一。中西医团结问题没有做好,原因是西医存在很大的问题,主要是西医有宗派作风。……单有西医没有中医不行,有中医没有西医也不行"。以上所述,不仅体现了毛泽东关于中西医要"团结"的主旨,而且具备了中西医并存并重的含义。

自 20 世纪 50 年代中期开始,讲"中西医结合"除了侧重从政治、从工作角度所强调的"团结"的含义之外,毛泽东又增添了要把中医"科学"化的含义,但他所认为的基本方向是让西医学习中医。这种要把中医"科学"化的含义可以视为毛泽东关于"中西医结合"论述的内涵的一个转变,或曰发展。有关这一层含义的最典型的表达,相当程度上也是中医药业界一部分人士认为最容易出现对毛泽东的思想产生不同理解的表达,主要如下。1958 年 10 月,毛泽东指出:"中国医药学是一个伟大的宝库,应当努力发掘,加以提高。"同样依据这句话,有人认为毛泽东肯定的是中医药的"伟大","发掘"和"提高"都是为了使它更加"伟大",另一些人则认为毛泽东实质是讲中医药水平不高,所以才有可能、才应该"发掘""提高"。笔者认为,单纯从这一句话并不能全面理解毛泽东的想法。在上述 1954 年他委托刘少奇传达的内容中就出现了"西医要跟中医学习,具备两套本领,以便中西医结合,有统一的中国新医学、新药学"的说法。1955 年 4 月,

---

① 《毛泽东:把中医提到对全世界有贡献的高度》,《中国中医药报》2014 年 11 月 21 日。下文中所引的毛泽东关于中医药、西医药的相关论述均引自该文。

他又说，"针灸是科学的，将来世界各国都要用它。中医的经验要有西医参加整理，单靠中医本身是很难整理的。"明确了中医的经验是有价值的，但认为应该让西医来帮助中医"整理"。更为值得注意的是，1956 年 8 月他对医药工作者的谈话，被认为是他关于中医要"科学"化的经典之述，同时，也被认为是造成现实生活中有相当数量的人否定中医药具有科学性的原因之一。他说，"要以西方的近代科学来研究中国的传统医学的规律，发展中国的新医学"。如果就事论事、咬文嚼字地来看，毛泽东在这里承认了中国的传统医学是有"规律"可循的，但同时他似乎并不认为"规律"就是"科学"的重要内涵之一。

然而，我们务必不要从以上所引的这些话里把毛泽东关于"中西医结合"的主从关系理解错了。同样是在委托刘少奇传达的内容中，毛泽东还说，"西医是近代的，有好的东西。但什么都是'舶来品'好，这是奴化思想的影响。看不起中国的东西，不尊重民族文化遗产，这是极端卑鄙恶劣的资产阶级的心理在作怪"。同样是在对医药工作者的谈话中，他更是明确地说："你们是'西医'，但是要中国化，要学到一套以后来研究中国的东西，把学的东西中国化。""应该学习外国的长处，来整理中国的，创造出中国自己的、有独特的民族风格的东西，这样道理才能讲通，也才不会丧失民族信心。"在高度集中的计划管理时期，在无限崇拜革命领袖的社会氛围中，正是因为有了以上所引的毛泽东的有关言论，全国从 1955 年到 1960 年间才出现了以西医学习中医（简称"西学中"）为主流的中西互学运动，其中个别有才华、有胆识、有恒心、有毅力的西医人士最终成了毛泽东所想象的"中西结合的高级医生"，极个别的甚至成为"高明的理论家"。第一批国医大师中已故的陆广莘先生就是几年来国情调研组接触最多的这类名家大师之一。

当然，不仅毛泽东，我党其他高级领导人也有一些关于"中西医结合"的言论，例如周恩来总理。周总理关于"中西医结合"的"指示"的背景是这样的：50 年代，党的元老任弼时同志西医手术后呃逆不止，进食困难，以致西医两次下了病危通知。周总理请名中医章次公先生为任老治疗，只用了人参一味药煨成汤药，点滴喂入任老口中，半个时辰，呃逆即止。四十七天的"顽疾"就此治愈。于是，周总理在病案讨论会上讲了"中医好，西医也好，中西医结合更好"。显而易见，稍有逻辑思维能力都不难辨认这样一个事实，对任老的治疗在时间上是西医在前、中医在后，并非齐头并肩而为，在医术上是两类专家各自运用自身体系的理论方法分别出彩，不是"中西会通"的一身二任。更进一步，一个"也"、一个"更"，可以让我们领会到周总理在处理中西医药关系、团结中西医问题上的高度政治智慧！

论述至此，笔者建议争论各方冷静下来，对革命领袖关于"中西医结合"的论述和中华人民共和国成立以来医药领域的实践做一番深入的思考。

其一，毛泽东自己在和王季范的谈话中明确表达了他认为"中西医结合"是一个"学术上的问题"，应该"交给学术界去研究、讨论"。既然是学术问题，当然就应该有研究、讨论的必要和余地，任何把这样一个学术问题政治化，作为自己行为的合理性的辩护词或打击对自己的作为有所质疑者的撒手锏的做法，毫无疑问是错误的。

其二，近些年来，无论是党的领导人物还是党和政府的文件，都是把"中西医并重"作为我国医药卫生工作最基本的方针来对待的。"中西医并重"和"中西医结合"的含义是有明显区别的，如果说中医药的主要或唯一发展方向只能是和西医药溶合为一体，没有了中医药和西医药的并存，那"并重"岂不是必然就要落空？这样，岂不就变成了用中西医"结合"来否定《宪法》"发展现代医药和我国传统医药"的规定、否定党和国家"中西医并重"的医药工作基本方针了吗？1985 年 6 月 20 日中央书记处关于卫生工作的决定就非常清楚地表示："根据《宪法》发展现代医药和我国传统医药的规定，要把中医和西医摆在同等重要的地位。一方面，中医药是我国医疗卫生事业所独具的特点和优势，中医不能丢，必须保存和发展。另一方面，中医必须积极利用先进的科学技术和现代化手段，促进中医药事业的发展。要坚持中西医结合的方针，中医、西医相互配合，取长补短，努力发挥各自的优势。"[①] 在我党领导机关正式发布的这个重要文件中，不但明确了遵照宪法治国理政的原

---

① 桑滨生：《亲历〈中华人民共和国中医药法〉的诞生》，《光明网》，2017 年 3 月 27 日。http://gyg.gmw.cn/2017－03/27/content_ 24063014. htm.

则立场，第一次表示"要把中医和西医摆在同等重要的地位"，而且具体肯定了"中西医结合"包括"中医、西医互相配合，取长补短，努力发挥各自的优势"的含义，而不是说"中西医结合"只能是两者溶合、"合二为一"的一种解释。2012年3月全国政协第十一届五次会议期间，中共中央总书记、国家主席胡锦涛同志对浙江中医药大学的连建伟教授说："中西医并重是党的方针政策，要坚定不移地贯彻执行。西医有西医的优势，中医有中医的优势，中医要保持和发扬自己的特色。"① 对我国近些年来中医药事业生存发展状况密切关注并身体力行加以推动的一位领导同志用中西医药"并存"、"并用"、"并兴"和"并立我国医药主流地位"四个方面来诠释"中西医并重"的准确体现，笔者对此高度认同。

其三，中医药和西医药虽然都有效地服务于人类健康和防治疾病，但从哲学基点到认识论、方法论直至技术路线、方法技能都有显著的差异，因而是两个不同的医药知识理论和方法技能体系。无论从维护科学民主性、文化多元性的原则立场出发，还是从要论证"两者绝对不可能溶合为一体"存在很大的技术难度的现实出发，我们都没有必要去彻底否定两者存在溶合为一体的可能性。因此，我们理解作为一种科学理想和事业追求，一些具有为科学献身精神的人士愿意奉献自己宝贵的时间和精力去从事中西医药溶合为一体的相关领域的研究。我们甚至可以赞同由国家来支持在这方面开展严肃的科学研究工作，但绝不赞同轻率地运用行政手段来引导甚至鼓励在临床和教育领域普及推广一身二任的中西医药溶合。

其四，医药学是深邃复杂的学问，医药卫生服务直接关系到民众身体健康和生命安危，到底应该主要由"专家"、专业人员还是由"杂家"、混合人才来保证医药服务的质量更为可靠？事实证明：任何一个领域，无论是自然科学还是人文科学，真正能够做到"中西汇通"的人都是凤毛麟角。既然如此，用管理制度来引导、要求，用利益分配机制来诱导业内人员在医药科研、教育和临床等各个领域普遍推行一身二任的中西医药溶合的做法，岂不是把理想等同于现实，把科研探索和临床实务混为一谈，把医院和患者视

---

① 参见《党和政府关心中医药发展》，《中国中医药报》2012年9月13日。

同实验室和实验对象？这样的做法难道没有对人民群众身体健康和生命安全不负责任之嫌吗？现行《执业医师法》有"按照注册类别"行医的法条，有法不依，执法不力，难道没有管理失责之嫌吗？更何况笔者在此前所引述的主张中西医溶合为一体的人士对百年来"结合"的自我"盘点"，已经足以说明中西医溶合谈何容易！

其五，为什么毛泽东主张的"西学中"只是在 1960 年以前比较受重视，现在看来几乎就是"一阵风"，刮过去就歇息了，真正从中受益、在学业和事业上有所成就和建树的只是极少一部分人。而前一时期在医药领域不当市场化的背景下，中医开西药，西医开中成药，似乎又出现了"一窝蜂"地搞"结合"的高潮，或者某种程度上可以说是"大家（真正的大专家）西医学中医、中医大家（大多数人）学西医"。此时，那些把中西医药溶合为一体当作大旗来挥舞的人士，为何不再主张和要求中西医"结合"首先是要让西医来系统和认真地学习中医了呢？诸如 1955 年毛泽东提出的"今后医科大学毕业生要学两年中医"① 之类政策建议为何医药教育部门也再无人过问了呢？可见，即便是领导人物的观点言论，对他们来讲，也只是在"为我所需"时才"为我所用"，而并不真是什么"凡是"，什么"句句是真理、一句顶万句"。

其六，当前，如果说中医用传统中医药理论知识和方法技能以外的理论知识和方法技能挖掘、丰富了对自身的认识，那些知识理论和方法技能绝大多数并不是西医、西药的知识理论和方法技能，而是医药学之外的现代科学学科如系统论、信息论、量子科学等，这些知识理论和方法技能即便对于西医药来说，同样也是新的外在的现代科学学科。就连一些概念模糊的人提出的"西医诊断、中医治疗"的中西医结合模式，西医的诊查手段实质上也不是西医自创、自有和自我独立发展的产物，而是现代物理学、化学、生物学的产物。有的人士甚至尖锐地指出，如果说现代西方医药近几十年有所发展，那也主要不是医药学自身的发展，更多的应归功于其所借用的物理学、化学和生物学的创新发展成果。

---

① 引自《周恩来总理与中医药教育的发展》，《北京中医药大学学报》1998 年第 6 期。

　　笔者以为，中医药工作中存在的"偏"和"误"，有的也许是由于对领袖表达的理解问题而产生的，如：当时有人认为，毛泽东之所以说中医药还要"努力发掘、加以提高"，那就是因为当时的中医药水平"不够深""不够高"，需要别人来帮助加深、提高，那么这个"别人"必然只能是西医药。还有则是相关领袖人物直接表达的一些个人设想被理解为最高领导机关的决策方向了。诸如1956年毛泽东在对医药工作者谈话中说："如果先学了西医，先学了解剖学、药物学等，再来研究中医、中药，是可以快一点把中国的东西搞好的"①。此后他还说过："运用近代科学的知识和方法来整理和研究我国旧有的中医中药，以便使中医中药的知识和西医西药的知识结合起来，创造中国统一的新医学、新药学"。② 有业内人士曾指出，正是把毛泽东的这些个人设想当作党和国家对医药卫生工作制度化的指导思想，才导致中医药实质上处在被改造的地位上，从而最终和他本人表达的要"保护和发展"中医药的意愿南辕北辙了！而他所批评的"错误"非但没有得到改正，反而更加严重，就连"奴颜婢膝奴才式的资产阶级思想"也在中医药队伍中流传得更广了。此外，还有学者认为，就连当时为了发展中医药而兴办中医药大学（学院）的做法也是造成地道中医药后继乏人、陷入变异走样和日趋衰落的主要原因。因为这种从理论到理论、轻视实践、中西混杂、批量化生产的教育方式违背了中医药注重个性差异、知识理论学习和实践方法技能掌握在日常学习和实习中密切结合、交互递进的基本规律。但是，即便如此，难道历史不是一再证明了"人非圣贤、孰能无过"的常理吗?！何况毛泽东还讲过："不套用外国的东西"，就是他当时谈话的直接对象音乐界到了今天，依然中西泾渭分明：西乐是西乐、国乐（民乐）是国乐。音乐学院分开办，美声唱法和民族唱法比赛也是分台打擂，各显神通！

　　一位长期致力于中医药科学地位研究的老专家在他的著作中痛心地指出，"长期强制推行的'中西医结合'，则是以'结合'为名，行'中医西

---

① 向笔者提供此段毛泽东语录的刘长林老师将出处标明为：1979年9月《人民日报》，收入《毛泽东著作选读》，人民出版社，1986。

② 转引自新华网标注为2008年1月24日中国共产党新闻网刊载的《毛泽东的中医情结：称其为中国对世界贡献之首》一文，原文未注明公开发行的著作出处。

化'之实"，"中医在她的故乡却不能不令人担忧，因为'中医西化'这条决然走不通的'不归路'，始终难以叫停"。"从本质上说，各种形式的'中医西化'，不过是 20 世纪初开始的丧失文化主体，陷入文化自卑、自虐、自残的继续。"[①] 话虽难听，却应该"闻者足戒"啊！

笔者很有信心地预言：即便是在今后的某个时刻中西医融合为一体的科研取得了根本的、重大的进展，甚或创造和验证了其独立、完整的知识理论和方法技能体系，成为"人类新医学"了，现时流行的中医药和西医药，包括被视为"土到家"的地道传统中医药，也不会因此而彻底消失、灭亡。一则，医学是跨接自然科学和人文社会科学的第三类科学，特别是如果我们认识到中医药既是科学，也是文化，那么就算科学是一元的，是封闭、独断的，由于文化属性和文化多样性的存在，人们对医药体系的选择仍然是会有所不同。二则，尽管中西两种医药体系再加上有可能诞生的"人类新医学"体系都是防治疾病的有效工具，可是从哲学基础包括宇宙观、世界观、自然观、价值观等到防治疾病的技术路线互相之间是有区别的，说"俗"一点，防治疾病过程中的身心感受和经济代价都是不同的，也难以阻止人们进行自主选择。

诚挚地希望笔者对未来医学格局的判断，有助于我国的中青年医药从业人员理性规划自己的职业生涯，坚定自己首先成为一名水平和质量有保证的专业人员的信心，有助于我国医药产业、事业、行业，特别是中医药产业、事业、行业的健康、自主生存和可持续发展，造福国民，惠及全人类。

关于对"中西医结合"和"中西医并重"之间关系的认识，在本章结束之前还要非常严肃地强调一下：尽管不能轻易排除中医药和西医药在今后存在"溶合"的可能性，但是，如果依靠我们行政管理体制和利益分配机制的力量，去引导甚至要求所有的中医、西医都搞以溶合为实质的一身二任的中西结合，假设所有的中医、西医都溶合到一起了，都成了"中西医结合医"，再也不存在中医，也不再存在西医了，没有了中医药、西医药的并存，那么，国家《宪法》规定的"发展现代医药和我国传统医药"，党和国

---

① 李治重：《医医——告别中医西化·序》，山西科学技术出版社，2012。

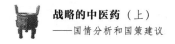

家"中西医并重"的大政方针岂不是都无须也无法落实了?! 所以,我们必须坚定立场,高度警惕少数人用"中西医结合(融合为一体)"来排斥、架空甚至替代"中西医并重"的言论和行为!

令人欣慰的是:在国务院 2016 年 2 月 22 日发布的《中医药发展战略规划纲要（2016—2030 年)》里,对"中西医结合"的表述可以比较清晰地看到的是"资源整合""互补""协同"并不是某些人所热衷的要把中西两种医药"融合"到一起,"合二为一"的那种指向。而且对医药创新研究、日常临床和重大疑难疾病防治三类性质有所不同的工作分别做出了"平台建设""临床协作""联合攻关"的界定。更为令人鼓舞的是,在 2016 年 8 月召开的"全国卫生和健康大会"上,党和国家的最高领导人非常明确地指出,要"着力推动中医药振兴发展","坚持中西医并重,推动中医药和西医药相互补充、协调发展"。显而易见,"并重"、"相互"和"协调"都不是在只有一个主体的情况下所使用的词语,而是只有在两个或以上的主体并存的情况下才能运用和有可能实现的。希望那种要在日常的临床、教学和科研活动中硬性普遍推行或放任搞中西医药"一身二任"的融合的主张者能迷途知返了!

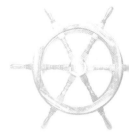

第八章
从调研数据看中医药教育和科研的属性与价值

题目所示的问题是分析中医药国情决计不可回避的关键问题。照中医药管理部门"六位一体"（医疗、保健、科研、教育、产业和文化）① 的表述方法，这一章就要涉及六个领域中的两个，不可谓不重要。然而，本章的重要性主要还不在于涉及的领域多，最关键的是这两个领域中的一个是通常被认为是给未来的中医药打基础——培养接班人的，而另一个则应该是给中医药未来发展指引方向的。

对这两个领域中医药工作的利弊得失、功过是非，争议很多且非常尖锐。正因为看到问题的重要和争论的激烈，在人力、财力和精力都非常吃紧的情况下，调研组还是借助各种机会、各种资源和各方力量，对此两个领域开展了持久和深入的调查。最终获得了两个让笔者感觉根底很扎实因而很有说服力的调研报告："中医药高等院校学生抽样调查统计分析报告"和"（1949～2012 年）'中医原创思维模式'现代应用状况调研统计分析报告"。前一报告建立在对北京、山东、甘肃和宁夏四所中医药院校的本科生、研究生和本硕连读的"传统班"学生八个组别共 371 份调查问卷的统计分析基础上，依靠国情调研项目的力量和资源完成；后一个报告建立在对1949～2012 年 64 年里中医药领域期刊学术论文、博硕士学位论文、科研成果结项报告和专业年鉴文献四类共 1175401 篇文献应用中医原创思维模式情

① 也有建议增加"对外"一项，但笔者看来对外的具体内容还是在"六位"之中。

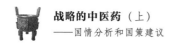

况的抽样评价基础上①，依靠国家973重点基础研究发展项目"中医原创思维模式和体质辨识"的力量和资源完成。为此，笔者要特别感谢973计划中医药领域管理专家组，感谢项目和课题负责人，感谢他们允许我们设立和完成了"中医原创思维模式现代应用调研"的分课题。

因为有这两个报告作依据，笔者决定用有别于其他章节的写作方法来写本章：正文只是一个比较简短的综合分析，关键是把上述两个报告的主要内容附在其后。让读者不仅可以从这两个报告中找到笔者所做结论的依据，而且可以寻找读者自己感兴趣的数据。说实在的，如果不是把这两个报告放在本书中，笔者相信它们可能会永无得见天日的机会。而这两个报告，特别是后一个，可能是迄今为止由非中医药界人士牵头完成的这个领域这个时期覆盖最完整的调查报告了。当然，即便如此，也许仍然有人会因这两个报告的结论不合他们的心意而"挑刺"，但无论如何，笔者和参与调查的同人们都会坦然处之，因为我们对自己的工作态度、工作方法和工作质量心中有底。

一　中医药高等院校教育的问题

前些年，对我国中医药院校"正规"教育的评价，与两个比较"耸人听闻"的称谓相关联："完人"和"掘墓人"：几位在中医药界相当著名的老专家说，现在我们的正规中医药院校培养出来的不是可以继承中医药事业的接班人，而是埋葬中医药的"掘墓人"。因此，老专家们自己就很可能成为中医药后无继任的"完人"。此话一出，管教育的领导、院校书记校长、院校教师，甚至已经毕业了的老少学生们都不乐意，但碍于老专家的面子也很少公开出面反驳。然而，作为一个业外人士，从国情调研了解到的院校教育实际来看，老专家们的话并非无中生有、夸大其词。中医药院校的教育，尤其是"文化大革命"结束后，从教学内容到教学方式看，的确都存在一

---

① 　如果读者有兴趣了解笔者和课题组同人对"中医原创思维模式"定义的理解，请查阅《中医原创思维模式现代应用情况调查》（《中国中医基础医学杂志》2015年第9期）一文，那是一个问卷调查报告。

些重大问题。比较突出的有如下几项。教学内容"三三制":如把外语和其他公共课算一类,再加上中医药类课和西医药类课两类共计三类,基本是三分天下,各占课时的1/3①。而且在20世纪80年代开始的外语热的影响下,外语课是刚性的四级、六级要求,高于对作为母语源起的古汉语、医古文的要求;中医药类课程中四大经典不是必修课,而用"精选片段"甚或用"白话文版"来替代。从教学方式来看,完全仿照现代学科的标准化模式"大拨儿轰",先花几年时间上大课灌中西医药理论,临近毕业,学生都要忙论文、找工作了,才安排实习课,于是"小和尚念经——有口无心"的算是跟师学习那么一阵子,也就该毕业离校了。至于想考研究生的,还要恶补外语和准备考试科目,就更无心实习了。在贾谦老师总结的中医药自身发展规律的五个特征里,笔者认为有三个是和中医药的教育方式密切相关的,那就是:中医是临床医学,实验室研究不出中医药理论;中医属于意会知识范畴,适于师徒传承;个性化治疗使中医适宜于诊所形式。所以在本书中,笔者数次强调为中医药的个性化诊治方法所决定,中医药教育需要的是医药知识理论的学习与临床实践方法技能的掌握持续、交互、递进的典型实用专业人才教育模式,而现实里我们的中医药院校教育除却中西混杂的内容不说,基本模式却是源于工业化的现代医药的批量化、标准化、系列化的通用人才教育方式。

调研过程中,笔者在中医药院校和中医药服务机构里收集归纳了中医药专业学子中具有典型性的三句话:"上大学学什么专业是次要的,确保能上大学才是主要的"②;"知道在学校现在所学的专业应该上哪些课程是次要的,上那些毕业后好找工作、好考研究生的课程才是主要的";"知道患者的病用哪种方法哪种药能尽快治好是次要的,知道用哪种方法哪种药既安全又有经济效益才是主要的"。

---

① 相形之下,西医药院校就很不一样了。据2016年3月3日《科技日报》记者报道上海中医药大学校长陈凯先院士的观点,他说:"在西医院校医学教育中,五年本科医学教育中仅60~80学时设置给中医课程⋯⋯毕业后三年的住院医师规范化培训中,也仅安排出两周的中医科室实训。"

② 参见本章附件一"中医药高等院校学生抽样调查统计分析报告"第一部分的第一个问题中的"被动"人数,可为佐证。

第一句话，说明上中医药院校的学生，并不都是因为爱中医药才选择上中医药院校的。根据调研组对中医药院校学生的问卷调查，在回答"选择中医药院校就读的主客观原因和对错感觉"问题的学生中有40%上中医药大学是被动的选择。一个社会的活力有很大一部分源于不同社会阶层之间的流动，特别是纵向流动。在笔者上山下乡的岁月里，农村群众把"上学、参军、当工人"归纳成改变命运的三条有效途径。而近期有一些社会学者和经济学者提出我国的贫困人群有代际传递的迹象，也就是说社会阶层的纵向流动机遇少了。而对于中低收入（特别是边远地区）贫困家庭的子女来说，上大学往往就成了改变他们自己乃至整个家庭命运的唯一机会，第一句话体现的就是这种背景下的考虑。

第二句话，一方面，是在社会就业竞争加剧、行业间收入差距扩大的情况下，中医药院校学生的现实考虑。从近期中西医药行业、产业发展的差距可以想见，由于个性化诊治的特点对学生悟性的要求高，对临床实践经验教训的总结积累也就格外重要，做中医药从业人员，特别是地道传统中医药的从业人员，成才道路比一般西医药人员要更长更艰苦，而且前期经济收入较低，因此，多数上中医药大学的青年学子毕业后最终的选择并不是从事中医药专业工作。我国某重点中医药大学的校领导在接受媒体采访时曾透露："中医全科医生获得了较好的西医和中医培训，却难以获得在医院从事全科医生岗位的机会。"未雨绸缪，于是中医药专业的学生在校期间对中医药专业课程（尤其是中医药经典著作一类的课程）就不热心不上劲。另一方面，对高等院校的考核和社会评价的关键指标之一是毕业学生的就业率。因而在很大程度上，高等院校的目标变成了培养能够就业的社会劳动者而不是培养具有合格专业水准的人才，是就业导向的教育而不是人才导向的教育。这样，也就难以避免出现几十年少有大师、少有大家问世的局面，出现国外教育专家所批评的，"中国的大学几乎都是综合大学的式样格局，但教育内容和方式却往往更像是以职业教育为标准设置的"。

第三句话，则是到了医药服务工作岗位后，面对被不当市场化了的医药利益分配机制和个人结婚、买房、生子等巨大经济压力，在药品回扣、手术红包成为医药行业的主要灰色收入的情况下，抱着"都在河边站，谁人不湿鞋"的环境认同心理,中青年中医药从业人员外有科室创收指标的压力,内有"随大溜"增加个人经济收益的动力,所以才有了真正内心表达的第三句话。按照笔者听到一些医德较比好一点的中老年医生的说法,有的青年医生甚至因为个人经济压力或科室指标的压力而成为医院创收(也可理解为过度医疗)真正的主力军。

二 其他阶段和形式的中医药教育问题

完整的中医药教育体系所应包含的教育方式很多,比如学前教育、学历教育、在职教育(继续教育)、师承教育、家传教育、自学教育等。

学前教育:是指进入中医药专业教育之前,在普通中小学教育体系中所接受到的中医药知识教育。但开拓这个层级的中医药教育是一项非常复杂艰巨的工作。中医药调研工作还没正式开始,笔者就了解到在北京有一位老人常年义务开办"国医少儿班"。和这位老人家一接触,才知道他不但义务办国医少儿班,而且在有关学校的理解和帮助下,已经把中医药科普知识课开进了崇文区(现为东城区)的一所幼儿园和一所小学,并为北京城市学院的幼教专业开授中医药课。除此之外,他还和中医药界一个颇有名望的中医专家合作编写了少儿中医药课本。虽然不能肯定他就是那个时期全国或全北京唯一一个这方面的拓荒者,但他的开拓精神和奉献精神令人尊敬。为此,其后调研组一有机会就向各级各地中医药管理部门推荐这个老先生的做法。北京市中医管理局领导了解后,也很热心地考虑要在北京选择一个区来推动中医药教育进中小学的试点。几经协调,却被教育部门以不宜增加学生负担为由拒绝了。在国务院 2016 年 2 月 22 日印发的《中医药发展战略规划纲要(2016—2030 年)》中提出:"将中医药基础知识纳入中小学传统文化、生理卫生课程。"作为一项全国性目标,希望在中医药专业学前教育方面能有切实改进。眼下笔者所担心的,不是政府会不会去推动这类教育,而是具体细节问题如何解决。比如:谁来教?教什么?科普实际上是非常不容易做好的。大道至简,要把中医药的真经深入浅出地教给下一代,不走偏更不走反,依照目前中医药偏离基本原理和自身发展规律的情况,不要说合格的专职老师不那么好找，连兼职的都不容易。而且离开中华传统文化的教育，单纯教中医药效果也不会太好。从"术"和"器"的层面入手，用现实的健康收益作为引导，再由浅入深，进入"道""理""法"的层面，配合中华优秀传统文化和文明的通式教育，是一条有可能成功的路径。

学历教育：除了高等教育以外，还有中等专业教育的问题。当前中医药人才结构失调，特别是农村、边远地区基层中医药服务人员缺乏，力量薄弱，与我国中医药中等专业教育体系存在的问题密切相关。根据国家教育部提供的信息①，"从新中国成立初期一直到20世纪90年代，行业主管部门和企业在发展职业教育中发挥了非常重要的作用。90年代末期，行业主管部门和企业举办着我国90%的技工学校、80%的中等专业学校、60%的成人中等专业学校和20%的职业高中，以及大量的职工教育和培训中心，成为发展我国职业教育的主体力量"。举办中等专业学校、职业高级中学和技工学校（简称中专、职高和技校），原来归地市一级政府主管部门审批，但后来"改革"为由省级主管部门和教育部审批。在经济改革不断推进的背景下，"企业办社会"被认为不务正业，相关的中等专业（职业）学校就和企业先脱了钩；而主管部门办的中等专业学校再加上蔓延全国、至今依然兴盛的院校"升格风"，中等专业教育体系就衰败了。虽然近年来对"蓝领"人才缺失、对中等专业教育培养体系的迫切需要，认识有所提高，教育部门也开放了一些省份作为试点，但从全国范围来看，真正为基层一线培养且有更大可能会安心在基层一线工作的中医药中等专业人才还严重短缺，必须尽快解决。否则，中医药服务覆盖全国、全民的目标就必定落空。

在职教育（继续教育）："活到老，学到老"，人的一生都应该有不断学习的动力。对做好本职工作而言，无论是为了跟得上所从事职业的变化和发展，还是为了提升技术职称的等级、增进价值实现，都需要不断学习。就连企业管理领域都很时髦的一个说法就是"建设学习型企业"。删繁就简，在这个范围，笔者想结合现实，主要谈谈对目前推行的医药院校学生进入医疗机构后先要接受强制性的"住院医师规范化培训"制度的一些看法。第一

---

① 《回归本质　推进职教改革》，《光明日报》2016年3月29日。

个问题是："为什么要搞规培？"这项由国家卫计委发布的规定，说的是为了"培养具有良好的职业道德、扎实的医学理论知识和临床技能，能独立、规范地承担本专业常见多发疾病诊疗工作的临床医师"。可这个任务应该是医疗机构和临床医生整个职业生涯的任务，虽不能说三年左右的规培完全没用，但按一些参加了规培的中医药专业硕士和博士研究生的说法，作为能够进入临床工作的住院医师，他们在校至少经历了八年以上的专业学习，其中临床实习已有过三年，而规培的内容和临床实习几乎是一样的，两个加一起，等于要规培六年。第二个问题是："规培什么？"现在的规培是到一个符合规培基地条件的三甲医院的多个科室去接受"轮转培训"，转来转去，至多只有三个月左右是在本专业的科室培训，有的科室可能只是蜻蜓点水似的待上半个月。有学生说，三年下来，真正有利于自己专业知识技能成长的不见得能学到多少，反倒会把自己学校学到的本专业知识技能忘掉不少，甚至会影响到今后自己的就业和专业水平。特别是中医药专业的学生，哪怕在学校还学了一点地道传统中医药的知识技能，到了"现代化"、"标准化"和"国际化"的大医院病房，跟着那些以西医药为主、中医药为辅，"中西结合"的老师耳濡目染，不知不觉自己也就"西化"了。对这样的规培老师自身是否符合中医住院医师的条件，学生心里都有疑问，那规培能起到"正能量"作用吗？第三个问题是："规培期间的待遇是否合理？"读书读到硕士毕业一般都二十六七岁了，博士更是三十岁左右了。到了结婚成家过日子的时候，可还要规培三年，不但不算正式工作，工资很低，更要紧的是目前构成医药服务人员实际主要收入来源的"绩效"收入也沾不上边，成了所在医院和科室的打工仔。而被规培的青年医生多数不会留在规培医院工作，带教老师往往也没有太高的积极性来教。

以上对规培制度的分析并不完全否定对青年医生通过规培提高专业水平和从业素质的作用，但是说一千道一万，规培必须重视方向问题，不应该在青年医生进入工作岗位开始他们正式职业生涯的关键时刻，因为耳濡目染那些为了医疗机构和医务人员的名利地位而"中西结合""混业经营"的行为，而让规培成为他们偏离中医药基本原理和自身发展规律的起点；规培必须讲究实效，与其毕了业就在一个不同于自己将要长期在内工作的医院病房环境里、在若干个不同于自己所在专业的科室里轮转、耗费上三年，还不如尽快让他们进入自己的正式工作单位，从门诊随诊、出诊逐步过渡到住院随诊、出诊，通过不断地接受所在单位带教老师的指导和自身工作实践的锻炼，再根据工作需要和单位条件分阶段地接受目标非常明确、集中的短期外部培训，真正提高"本专业常见多发疾病诊疗工作"（这类疾病难道不是在门诊部比在住院部更多的接触吗？）的水平和能力。

师承教育、家传教育、自学教育：这些教育形式，由于笔者在民间中医药有关的章节中有所分析，此处就略而不述了。

三　中医药的科研：是"中医药研究"还是"研究中医药"

最早接触到对中医药科研问题的探讨，是在中国中医科学院的中医基础理论研究所，而最早接触到把"中医研究"和"研究中医"的不同当一个严肃问题提出来的人，是这个研究所的资深研究员、首届国医大师陆广莘先生。他的一位知己也是国家中医药管理部门的一位退休领导归纳陆老对此问题的观点时说，中医的问题固然有许多客观原因，关键还在自身。是中医自己缺乏自信和自强，盲目地跟着西医跑，总希望别人承认自己是科学。中医研究缺乏自主，缺乏真正的"中医研究"，而任凭他人去"研究中医"。"近代中医的学术思想危机，中医特色优势的淡化，除了疾病医学及其物质科学化的外在冲击的因素，根本内在的是中医学术队伍的'不知比类，足以自乱，不足以自明'的结果"①。

笔者对于陆老上述论述的理解是，"中医研究"是以中医为研究主体，用中医的思维模式来开展学术和科技研究，而在"研究中医"里，中医被作为研究的客体，研究主体用非中医的思维模式来对中医进行学术和科技研究。中医药业界外、国家级研究机构里全面、深入研究中医药问题的第一人贾谦老师生前所在的科技部，是我国科学技术工作的最高行政主管部门。贾

---

① 转引自诸国本《在中西汇通中卓然而立——国医大师陆广莘医学思想的形成》，《中国中医药报》2013年9月7日。

老师本人参加过中药现代化发展战略等数个国家级软科学课题的研究工作。对于中医药科研工作中的一些问题，他已经做过不少的分析评价。本书本章的内容也因此而得以稍作简化。

在本章后面所附的"（1949~2012年）'中医原创思维模式'现代应用状况调研统计分析报告"，清楚地表明了在那64年里我国应用中医原创思维模式来进行中医药学术科研工作的变化趋势：尽管这项研究所覆盖的四类1175401篇文献还可以归类到中医药文献的范围，但是写作这些文献所采用的基本思维模式已经越来越明显地偏离作为中医原创思维模式最简单的表述"整体论"而趋向作为现代医药（西医药）思维模式最简单表述"还原论"。采用陆老的界定方法，也就是越来越多的文献是"研究中医（药）"而不是"中医（药）研究"的成果了。

本章结束之前，笔者还想表明一个对于中医药未来前景的观点。在调研过程中，我们亲眼看见了大量体制内"中医药"机构西化的情况。和相关单位的领导以及工作人员沟通，他们往往众口一词地说："没有办法啊！"比如花巨资大量购买现代物理学、化学和生物学检查设备，他们解释说有两个原因：第一，西医院用检查设备就可以挣钱，而我们"望闻问切"却不能收检查费，那不是不公平吗？这些先进的理、化、生检查设备有一点类似印钞机的功能，可以带来经济收益；第二，现在的医疗责任事故追查制度要求有病人入院检查记录作为依据，中医的"四诊八纲"即便有记录也不能算数。当笔者说到解决目前中医药存在的问题应从管理体制和运行机制入手，参照国外成功经验，实行中西医药的分业管理的时候，中医院的院长和中药企业的董事长都拉着笔者说，您可千万不要给提这个政策建议，不让我们中医院用西药、动西医手术，不让西医院、西医大夫开中药，我们怎么活啊！包括到中药企业调研，了解到西药化学合成药、抗生素的回扣比中药饮片大，而中成药的回扣又比一般西药大，这是中医开西药、西医开中成药的混业经营现象全国泛滥的根本原因。但是医院医生对调研组说，国家给的钱还不够一个季度的开销，医生收入这么低，这么做也是没办法。

其实笔者最担心的也就是这个现象，因为目前我们也许还能说，不是这些中医师、中药企业没有知识和能力去做应该做的事，而是因为名利、地位等现实问题影响和妨碍了他们去按照地道中医药的原理和方法做事。如果真是那样的话，调研组就会尽力反映这些问题，使这些问题有可能得到解决，从而让中医药机构和从业人员坚定自己的职业自信、遵守自己的职业道德和医术规范。但是，如果这些问题，包括中医药教育和科研存在的方向问题，迟迟得不到解决，那么也许很快，我们就会面临一个"中医药"的机构和从业人员不但不愿意按照中医药的基本原理和自身发展规律来开展中医药工作，而且他们已经没有能力按照中医药的基本原理和自身发展规律来开展中医药工作了。不但失去了意愿更是失去了能力，万一真的到了那个地步，将是中医药的一个多么令人惋惜的凄凉结局啊！

附件一 中医药国情调研项目

中医药高等院校学生抽样调查统计分析报告

（2016 年 9 月）

1. 调查过程

本轮中医药院校学生问卷调查包括：2008 年两次，北京中医药大学（以下简称"北中大"）研究生 17 份和本科生 100 份；2009 年两次，山东中医药大学（以下简称"山中大"）传统班（本硕连读）68 份和北中大研究生 24 份；2012 年四次，山中大传统班（本硕连读）20 份、本科普通班 29 份以及宁夏医学院中医学院（以下简称"宁医中院"）本科 83 份、甘肃中医学院（以下简称"甘中院"）本科 30 份。问卷总计 371 份，其中本科生 242 份，研究生 129 份。院校类别既有全国中医药重点大学，也有省级中医药专业学院和省级综合医科大学内的中医学院；从学历教育层次看，有研究生，也有本科生，还有本硕连读的传统班的学生，因而总体上对"中医药院校学生"的类别覆盖比较完整。

出于对问卷问题的设立意图和答案的清晰度、准确性等因素的不断反思，调查中在严格控制问卷篇幅（便于调查，节约双方时间和经济成本）前提下，对问卷内容有几次细小调整。然而，尽管不同时点使用的问卷并非完全一样，但主要问题仍然一致，从而为问卷总体的统计分析保留了基本条件。各年各次使用问卷版本情况如下：

2008 年：20081122，20081200（拟）；2009 年：20081200（拟），20090110；2012 年：20120701 第二稿。

鉴于四个问卷版本略有差异，故以下统计分析，如非特别说明，均以问卷 20120701 第二稿作为基准。

2. 统计分析方法

八个样本组的总容量是 371。对统计数据的总体分析，以样本总容量为基础进行计算分析。对具体问题的统计数据分析，以该问题的有效样本容量为依据，以单个样本组的容量为基础进行计算、比较。

八个样本组和样本容量分别为山中大传统班，20（简称山中传20）；山中大本科普通班，29（简称山中普29）；宁医中院本科，83（简称宁夏83）；甘中院本科，30（简称甘肃30）；山中大传统班，68（简称山中传68）；北中大研究生，24（北中研24）；北中大本科，100（简称北中本100）；北中大研究生，17（北中研17）。

3. 参与人员

问卷调查设计及报告定稿为陈其广，报告执笔为陈其广、田芙蓉，参与调查有陈其广、张南、单光正、吴筱、田芙蓉、张超中、葛亮、张祖婷、李峰等人。

一 给定选择答案的问题的统计分析

1. 选择中医药院校就读的主客观原因和对错感觉

说明：因 20081122 问卷、20081200 问卷（拟）与 20090110 问卷中的设计与本题不同，需另行统计，故本题有4个抽样样本组，总容量162。其中，山中大普通班有1份未答，故有效问卷为161份。

表1

	山中传20	山中普29	宁夏83	甘肃30	总计	%
主动且正确的选择	4	20	17	19	60	37.267
被动且正确的选择	1	4	36	11	52	32.298
主动但错误的选择	9	2	6	0	17	10.559
被动且错误的选择	1	1	10	0	12	7.453
无所谓正确与否	5	1	13	0	19	11.801
其他	0	0	1	0	1	0.621
合 计	20	28	83	30	161	100

总体看，在明确了是主动还是被动选择中医药院校的学生中，主动选择中医药院校就读的学生比例接近48%，而被动的接近40%；在明确表示自我感觉就读中医药院校是正确或错误的学生中，有37.27%的学生是主动报考中医药院校且认为是正确的选择，有32.30%的学生虽然基于各种原因被动进入中医药院校却也认为是正确的选择，两者合计有

将近 70%；而认为是错误选择的学生占 18%。虽然主动选择中医药院校就读的学生不到半数，但从整体看学生中认为学习中医药是正确的选择的比率比较高。

各个院校不同组别的回答值得注意。如：山中大传统班 20 份问卷中，有 9 人认为虽自己主动地选择了中医药院校，但却是错误选择。设立传统班原本是针对中医西化、传承危机进行的改革试点，学生多数有家传背景，学习中医的目的比其他家庭和个人背景的应该更明确，但山中大传统班 20 人组却有将近一半学生认为选择中医院校就读是错误，这不能不让人深思。根据调研组的了解，这其中传统班的教育内容与这些传统班学生的期望可能有一定差距，但最重要的是，临近毕业，传统班同学在找工作方面遇到了较大的困难：多数医院，甚至是中医院，认为传统班学生值急诊、进 ICU（重症护理病房）有困难。说到底，中医院普遍西化了，看急诊、危急重症都主要靠西医手段，反倒让传统班的学生觉得选择传统中医班是一个失误！而在宁夏的 83 份问卷中，有 36 人认为自己虽是被动进入中医药院校，但却是正确选择。甘肃 30 份问卷中有 19 人认为是主动且正确，11 人认为虽是被动但也是正确选择，认为是正确的合计竟然占据了 100%。这表明经济不发达地区的学生，无论是主动还是被动，有近 2/3 的人认为选择中医药院校是正确的。尤其是甘肃，在当地卫生系统大力扶持推动中医药发展环境下，学生对于选择中医药院校的正确性认识更坚定。

副题　报考中医药院校的考虑因素

说明：20081122 问卷、20081200 问卷（拟）与 20090110 问卷第一题的设计为"报考中医药院校的考虑因素"，要求多选并排序。

20081122 问卷、20081200 问卷（拟）的选项内容有 7 项：为改变命运、家人有病激发、喜爱中医、医生收入高、考中医人少、时代要求和其他等；20090110 问卷的选项内容未设"时代要求"，但增设了"分数调剂"和"父母意志"两项。由于给定答案有所不同，因此，分两组单独统计。

本题抽样样本有 4 个组，样本总容量 209。其中，使用 20090110 问卷的山中传 68 有 1 份未答，故合计有效问卷为 208 份。根据选项的排序进行加权统计如表 2、表 3 所示。

表 2

（可选回答）	北中研 17		北中本 100		北中研 24		总计	占比
	得分	占比	得分	占比	得分	占比	得分	（%）
改变命运	39.98	18.014	140.63	10.672	27	12.162	207.61	11.781
家人有病激发	31	13.968	208.97	15.858	37	16.667	276.97	15.717
喜爱中医	54	24.331	337.46	25.608	43	19.369	434.46	24.654
医生收入高	14	6.308	119.47	9.066	13	5.856	146.47	8.312
考中医人少	5	2.253	104.8	7.953	9	4.054	118.8	6.741
时代要求	59.98	27.025	292.96	22.231	30	13.514	382.94	21.730
分数调剂	—	—	—	—	—	—	—	—
父母意志	—	—	—	—	—	—	—	—
其他	17.98	8.101	113.5	8.612	63	28.378	194.98	11.064
合　计	221.94	100	1317.8	100	222	100	1762.23	100

表 3

（可选回答）	山中传 68	
	得分	占比（%）
改变命运	72	10.184
家人有病激发	90	12.730
喜爱中医	224	31.683
医生收入高	45	6.365
考中医人少	58.5	8.274
时代要求	—	—
分数调剂	62	8.769
父母意志	69.5	9.830
其他	86	12.164
合　计	707	100

从表 2、表 3 最后一列的总计占比数来看，"喜爱中医"是学生报考中医药院校的排第一的因素，但不足 1/3；其次为"家人有病激发"和"时代要求"，分别占据了第二和第三位，其他各项因素选择相对比较分散，其中"医生收入高"和"考中医人少"是最为次要的两个考虑因素，均占 7% 左右。可见，1/4 以上 1/3 以下的学生报考中医药院校还是从自身对中医药的喜好出发，功利目的考虑因素仍为少数。此外，从选择"其他"因素的填

写内容看，则相对散杂。

如果区分被调查对象的四个组别来看选择结果的排序情况，同样是北中研，居首位的考虑分别是"时代要求"或"其他"，比较复杂；而北中本科生首要考虑因素是"喜爱中医"；山中传统班作为一组特殊的研究生，他们选择"喜爱中医"的比率大于其他组别的研究生和本科生。可见，传统班学生和普通本科生报考中医药院校的考虑因素相对单纯，而一般研究生报考中医药院校的考虑因素则相对复杂。"家人有病激发"成为排名靠前的答案也值得关注，多少体现了中医药专业学生对家人的责任感和亲情感。但无论是研究生、传统班学生还是本科生，均认为"医生收入高""考中医人少"是最次要的考虑因素。

2. 上学前对中医药的想象与到校后实际学习的中医药之间的差别

说明：本题有 8 个样本组，样本总容量 371，有效问卷为 371 份。另，因 20081122 问卷、20081200 问卷（拟）与 20090110 问卷在该题的选项设计中均未有"完全不同"选项，故在局部分析时，将 2012 年的调研问卷与 2008 年和 2009 年的调研问卷分别进行。

表4　总体分析

	山中传 20	山中普 29	宁夏 83	甘肃 30	北中研 17	山中传 68	北中本 100	北中研 24	总计	占比（%）
完全不同	4	0	6	0	—	—	—	—	10	2.695
非常大	5	4	11	6	4	4	25	7	66	17.790
很大	1	2	12	6	5	12	10	2	50	13.477
比较大	9	13	22	11	3	27	35	7	127	34.232
有一点	1	9	29	7	4	24	28	6	108	29.111
没有差别	0	1	3	0	1	1	2	2	10	2.695
合　计	20	29	83	30	17	68	100	24	371	100

这个问题的调查结果非常值得重视。总体看，认为上学前对中医药的想象与到校后实际学习的中医药"完全不同"和"没有差别"的学生所占比率都很小，均占 2.7%，共计 5.4%。认为差别非常大的占 17.8%，差别很大的 13.5%，二者合计占 31.3%。认为差别比较大的占

34.2%；有一点差别的占29.1%。由此看出，排除"完全不同"和"没有差别"两种极端状态，如果把"非常大"和"很大"合并为一类，占31.3%；"比较大"，占34.2%；"有一点"，占29.1%；基本是三分天下的格局。其中，认为"比较大"的略多一些。从另一角度看，只有1/3的学生认为不过是"有一点"差别，而近2/3的学生认为差别"比较大""非常大""很大"。这可以从另一个侧面说明学校的教学内容与学生们入学之前的预期反差相当之大。

从不同样本组的结构看，首先对比分析2012年山中大传统班和普通班的情况。从表5可以看出，传统班与普通班对于"很大"和"比较大"的选择比率较接近，但在"很大"之上的"完全不同"和"非常大"的选择上，传统班均明显高于普通班；而在"比较大"之下的"有一点"和"没有差别"的选择上，普通班则远高于传统班。这说明，传统班对中医药教学的预期比普通班要高，因而进校后感受的落差也较普通班大。这恰好与第一题的有关选择相互印证，即传统班有45%的学生而普通班只有7%的学生认为主动选择中医药院校是错误的，这也表明传统班的学生对中医药院校的期望比普通班高。

表5

（可选回答）	山中传20		山中普29		宁夏83		甘肃30	
	人数	占比（%）	人数	占比（%）	人数	占比（%）	人数	占比（%）
完全不同	4	20	0	0	6	7.2	0	0
非常大	5	25	4	13.8	11	13.3	6	20
很大	1	5	2	6.9	12	14.5	6	20
比较大	9	45	13	44.8	22	26.5	11	36.7
有一点	1	5	9	31	29	34.9	7	23.3
没有差别	0	0	1	3.5	3	3.6	0	0
合　计	20	100	29	100	83	100	30	100

其次，对比分析宁夏和甘肃的普通中医本科。甘肃中医本科选择（隐含"完全不同"）"非常大"和"很大"的比率为40%，而宁夏中医本科选

择这三项的比率为35%；甘肃选择"比较大"的比率为36.7%，而宁夏选择的比率为26.5%，综合看，甘肃学生进校前后对中医药教学期望的落差比宁夏学生大。一方面，这可能与宁夏学生就读于以西医为主的医学综合性大学中的中医学院，而甘肃学生则就读于专门的中医学院有关；另一方面，也可能与甘肃推动中医药发展的氛围比宁夏浓厚且中医药基础比宁夏强有关。甘肃学生能感受到的社会上的中医氛围和水准比较高，院校教学相形之下就不那么容易被满足了。而宁夏是回族自治区，除中医外，还有回族医学等民族医学的土壤。

再次，对比分析北京、宁夏和甘肃三地情况。北中大传统班选择"非常大"、"很大"和"比较大"的比率为75%，甘中院学生选择这三项的比率为76.7%，略高于北京。北京普通班的学生选择这三项的比率为65.5%，高于宁夏选择这三项的比率44.3%。这表明，甘肃学生与北京传统班的学生对中医药学习的预期比较高，因而进校后感觉落差也较大。北京普通班对中医药教学的预期也比宁夏高20%以上，对比二者对于第一题的回答，北京普通班学生有70%的学生是主动选择中医药院校的，而宁夏只有20%的学生是主动选择中医药，却有43%是被动选择中医药的，主动选择即意味着对专业本身有所预期，这或许是北京普通班学生对中医药院校教育的预期高于宁夏学生的原因所在。

3. 差别主要体现如下

说明：本题可选择答案共计8个，有八个样本组，样本总容量为371。其中北中研17有1份未答；山中传68有2份未答；北中本100有3份未答；北中研24有2份未答，故本题有效问卷为363份。

鉴于20120701第二稿问卷在本题的选项设计中未包括"治疗方法"的给定选择，而20081122问卷、20081200问卷（拟）和20090110问卷在本题的选项设计中均未含有"临床实习安排""中药运用""非药物疗法运用"三项，因此，将2012年的抽样样本与2008年和2009年的抽样样本分两组统计。此外，20081122问卷、20081200问卷（拟）和20090110问卷中的一个选项设计为"临床应用理论"，视为与20120701第二稿本题选项中的"临床理论"相同。

表6

	山中传20	山中普29	宁夏83	甘肃30	总计	占比（%）
基本原理	53	3	160.5	97	313.5	14.844
临床理论	71	53	214	73.5	411.5	19.484
课程设置	51	38	187.5	59.5	336	15.909
临床实习安排	37	62	210.5	50	359.5	17.022
诊断方法	36	21	169.5	48	274.5	12.997
中药运用	22	26	106	68	222	10.511
非药物疗法运用	20	32	90	39	181	8.570
其他	0	0	14	0	14	0.663
合　计	290	235	1152	435	2112	100

　　总体看，以2012年问卷为基本版式的样本，各项选择差别不大，选择频率最高的是"临床理论"，约占1/5，其他依次排序为"临床实习安排"，17.02%；课程设置，15.91%；基本原理，14.84%；诊断方法，13.00%；中药运用，10.51%；非药物疗法运用，8.57%。可见，学生虽然认为上学前对中医药的想象与到校后实际学习的中医药有差别，但对差别的具体发生在哪个方面的认识则相对比较分散。但是前两项都与临床有关，还是非常值得重视的。

表7

	北中研17	山中传68	北中本100	北中研24	总计	占比（%）
基本原理	27	60	137.97	20	244.97	12.348
临床理论	47	109	260.97	72	488.97	24.647
课程设置	46	247	338.15	55	686.15	34.586
诊断方法	15	89	145.5	19	268.5	13.534
治疗方法	13	80	104.32	14	211.32	10.651
其他	0	62	22	0	84	4.234
合　计	148	647	1008.91	180	1983.91	100

　　2008年问卷和2009年问卷的样本合并后，相比2012年问卷表现更为集中一些，选择"课程设置"的频率最高，34.59%，超过1/3；位居第二

的是"临床理论",占 24.65%,占 1/4;其他各项依次为"诊断方法",占 13.53%,"基本原理",占 12.35%,"治疗方法",占 10.65%。

综合比较 2012 年与 2008 年、2009 年的样本,二者的共同认识是"临床理论"是差别的重要表现。只不过研究生有更大的比率认为"课程设置"是首要差别;而本科生更多认为"临床理论"是首要差别。

尽管在现行教育管理体制下,各个院校的课程课时安排有很大的相似性,但仍然还是有区别的,特别是各个院校的学生的感受不可能一致,再做一个细分观察(见表8)。

表 8

排序	山中传 20	山中普 29	宁夏 83	甘肃 30
1	临床理论	临床实习安排	临床理论	基本原理
2	基本原理	临床理论	临床实习安排	临床理论
3	课程设置	课程设置	课程设置	中药运用
4	临床实习安排	非药物疗法运用	诊断方法	课程设置
5	诊断方法	中药运用	基本原理	临床实习安排
6	中药运用	诊断方法	中药运用	诊断方法
7	非药物疗法运用	基本原理	非药物疗法运用	非药物疗法运用
8			其他	

相比而言,前三位的排序和选择,山中普 29 和宁夏 83 选项相同即均为"临床实习安排"、"临床理论"和"课程设置",但排序稍有差别;山中传 20 与甘肃 30 近似,位居前二位的均为"基本原理"和"临床理论",第三位则不同,山中传 20 为"课程设置",甘肃 30 则为"中药运用"。可见,山中传学生与甘肃学生对中医的认知比较接近,将基本原理和临床理论作为差别主要表现;而山中普通本科和宁夏学生的认识趋同,均将临床理论和临床实习作为差别主要表现。这表明山中传统班比普通本科、甘肃比宁夏学生对中医药的认识较为深入,认识到了基本原理的差别;而普通本科的认识差别更多在临床上。再看另一个群(见表9)。

表 9

	北中研 17	山中传 68	北中本 100	北中研 24
1	临床理论	课程设置	课程设置	临床理论
2	课程设置	临床理论	临床理论	课程设置
3	基本原理	诊断方法	诊断方法	基本原理
4	诊断方法	治疗方法	基本原理	诊断方法
5	治疗方法	其他	治疗方法	治疗方法
6		基本原理	其他	

对比前三位的排序，北中研 17 和北中研 24 的选择内容和排序相同，依次为"临床理论"、"课程设置"和"基本原理"；山中传 68 和北中本 100 的选择内容和排序相同，依次为"课程设置"、"临床理论"和"诊断方法"。对比两组的共同之处是均认为"临床理论"和"课程设置"是主要差别，不过是排序恰好相反；在第三位排序上，北中研 24 选择"基本原理"，山中传 68 和北中本 100 则选择"诊断方法"。这可能是因为传统班学生属于本硕连读，其起点与本科生相同，所以对中医药教学预期和现实的差别的认识也与本科生相同。基于本科生比研究生课程多，且处于中医药学习基础阶段，因此，本科生相对研究生更偏重课程设置和临床；研究生课程相对较少，且从研究视角学习较多，故认识到了基本原理的差别。

4. 现在所学课程的课时安排和今后实际工作可能的需要相比

说明：在分析以前，首先需说明的是每个院校甚至同一个院校同一个专业不同年级的课程课时安排都不是统一的、一成不变的，如果区分成每个具体院校具体专业的课程课时来调查，显然不仅工作量过大，且难以得出总体结论。因此，此次调查关注的是整体的大致状况，或者说平均状况。因此报告的写作者希望调查所及院校不要过于关注此次调查问卷里本单位具体的数据，因为相关院校或许已经做调整了，这里显示的只是历史数据。

本题抽样样本有 8 个组，样本总容量为 371 个。

20081122 问卷、20081200 问卷（拟）在本题的选项中未设有"中医经典选读"，且在其他选项的子选项中只设有三个选项，即"多了""正好""少了"，而 20120701 第二稿问卷和 20090110 问卷的子选项设有五个选项，即"太多""多了""正好""少了""太少"。

由于有部分同学对这道题目没有回答，也有部分同学只回答个别课程，因此，每个课程都有不同的样本数量。

这五个样本组回答的是给定"太多""多了""正好""少了""太少"五个选择的问卷。

表 10

人数统计	外语210					医古文和国学210					中医药专业211				
总人数230	太多	多了	正好	少了	太少	太多	多了	正好	少了	太少	太多	多了	正好	少了	太少
山中传20	3	6	3	8	0	0	0	11	3	6	0	0	14	5	1
山中普29	0	1	12	14	2	0	1	16	9	3	1	2	15	8	3
宁夏83	11	15	39	14	3	3	6	49	18	6	2	10	45	25	1
甘肃30	5	1	9	12	3	0	0	7	16	7	1	2	17	9	1
山中传68	8	8	25	7	1	0	0	16	25	8	0	0	20	26	3
合　计	27	31	88	55	9	3	7	99	71	30	4	14	111	73	9
占各科比(%)	12.86	14.8	41.9	26.2	4.29	1.43	3.33	47.1	33.81	14.29	1.9	6.64	52.6	34.6	4.27

人数统计	西医药207					中医经典选读206					临床实习和见习207				
总人数230	太多	多了	正好	少了	太少	太多	多了	正好	少了	太少	太多	多了	正好	少了	太少
山中传20	2	2	1	5	10	0	0	12	7	1	0	0	2	17	1
山中普29	0	3	4	18	4	0	1	14	12	2	0	0	12	10	7
宁夏83	2	10	25	21	24	2	4	51	18	6	0	0	9	32	41
甘肃30	0	0	9	17	4		0	8	16	6	0	1	7	14	8
山中传68	4	10	22	9	1	0	0	14	22	2	0	0	20	17	9
合　计	8	25	61	70	43	2	5	99	75	25	0	1	50	90	66
占各科比(%)	3.86	12.1	29.47	33.8	20.77	0.97	2.43	48.1	36.41	12.14	0	0.48	24.15	43.5	31.88

从以上统计来看，以普通本科学生为多数，山中大七年制的传统中医班学生（本硕连读）人数占 1/3 稍强。五组合计的结果是：认为外语课时"正好"的最多，其他依次为"少了""多了""太多"，表示"太少"的还不足 5%；医古文和国学课时中也是"正好"最多，几乎占一半，其他依次为"少了""太少"；中医药专业课时认为"正好"的超过半数，其

次是"少了"，超过了 1/3；西医药课时被认为"少了"和"正好"的都占 30% 左右，其次主要是"太少"和"多了"；中医经典选读课时"正好"的占近半数，其次主要是"少了"和"太少"；临床实习和见习"少了"和"太少"合计占到了 75%！其余 25% 基本上是"正好"，认为多的还不到 1%。

这三个样本组由于被调查的时间比较早，回答的只是"多了""正好""少了"三个给定选择的问卷。

表 11

人数统计	外语 141				医古文和国学 140				中医药专业 141			
141	多了	正好	少了		多了	正好	少了		多了	正好	少了	
北中研 17	11	5	1		0	3	14		0	5	12	
北中本 100	19	42	39		2	19	78		4	44	52	
北中研 24	6	7	11		1	2	21		0	8	16	
合　计	36	54	51		3	24	113		4	57	80	
占各科比（%）	25.5	38.3	36.2		2.14	17.1	81.4		2.8	40.4	56.7	

人数统计	西医药 139				中医经典选读 127				临床实习和见习 139			
141	多了	正好	少了		多了	正好	少了		多了	正好	少了	
北中研 17	5	6	4		0	0	0		1	2	13	
北中本 100	19	38	43		3	23	74		0	18	81	
北中研 24	3	10	11		0	6	18		0	6	18	
合　计	27	54	58		3	29	92		1	26	112	
占各科比（%）	19.4	38.85	41.7		2.36	22.8	72.4		0.7	18.7	80.6	

这三个组都是北中大的，以本科学生为多数。三组合计的结果是：认为外语课时"正好"和"少了"各占 1/3 强，有 1/4 的则表示"多了"，比率和上五组接近；医古文和国学课时中"少了"则占 81.4%，"正好"占 17.1%；中医药专业课时认为"少了"的近 57%，其次是"正好"，占 40.4%；西医药课时被认为"少了"和"正好"的都占 40% 左右，认为"多了"只占 19.4%；中医经典选读课时"少了"超过 70%，其次是"正好"，认为"多了"的只占 2.36%；临床实习和见习"少了"的超过了

80%！其余18.7%认为"正好"，认为"多了"的微乎其微（仅为0.7%）！

为了更全面地了解学生对于相关课程的课时安排的意见，我们把八个样本组汇集到一起。具体的办法是把有五个选择的五个组所填写的"太多"和"多了"合并为一个数据，"少了"和"太少"也合并为一个数据，得到了以下表格（见表12）。表中的"八组五选"含义是八个样本组分别填写在"太多""多了""正好""少了""太少"所在五个列内的实际数字，而"合并三选"则是把五个选择合并成三个选择后的结果。

表 12

	外语					医古文和国学					中医药专业				
	太多	多了	正好	少了	太少	太多	多了	正好	少了	太少	太多	多了	正好	少了	太少
八组五选	27	67	142	106	9	3	10	123	184	30	4	18	168	153	9
合并三选		94	142	115			13	123	214			22	168	162	
占各科比(%)		26.8	40.46	32.8			3.71	35.1	61.1			6.3	47.7	46	

	西医药					中医经典选读					临床实习和见习				
	太多	多了	正好	少了	太少	太多	多了	正好	少了	太少	太多	多了	正好	少了	太少
八组五选	8	52	115	128	43	2	8	128	167	25	0	2	76	202	66
合并三选		60	115	171			10	128	192			2	76	268	
占各科比(%)		17.3	33.24	49.4			2.94	37.7	56.5			0.6	22	77.5	

在进行了从五选到三选的合并后可见：调查所涉及的共371个样本，具体到每门课程的课时安排上，反映的意见如下。

（1）外语。

整体上认为外语课时"正好"的40.46%，虽然最多，但不足半数，有近1/3的认为是"少了"，比认为"多了"的要多出10个百分点。这是一个非常值得重视的问题。此次调查的组织者本人多年在世界知名院校从事研究工作，回国后也一直在国家科研机构工作，根据长期观察的国内外情况，认为：国内从幼儿园开始就普遍推行外语教育，小学、中学一直到大学，既不严格区分所学专业也不认真考虑毕业后从事所学专业的工作是否涉外，都把外语当作一门主课来对待，而实际上可能有多达90%的人虽然学了外语，但出校门后基本就再没有应用外语的机会了。因此，过度的外语教育制度实质上是在浪费青少年人群的宝贵时间。其实学校期间只学一点最基本的外语，上研究生或工作以后如有需要完全可以通过个人努力来达到要求。就在我们从事国情调研过程中，尤其是在西南一所中医学院的操场遇到一群下课学生，问及课程课时安排，不少学生说，除了考研究生要考外语外，找工作时应聘单位并不强调外语成绩，工作了的师姐师哥们也说工作后忙得要命，根本没什么业务是离开外语做不了的。现在我们在校前几年几乎要花1/3的时间来学外语、考四六级，太不值得。学生们希望调研组能帮助呼吁改变这种情况。可是为什么调查问卷却又反映出认为外语课时少的意见比较多呢？

一则，是目前大学本科学生找工作比较困难，故此有不少中医药大学的学生不得不考研究生，来增加就业机会，特别是进大医院工作的可能性。而考研究生，外语成绩就很重要；二则，社会上中医"西化"的现象很普遍，不少中医药大学的学生为了好找工作，即便考研究生也不考中医专业，而改换门庭报考西医药专业；三则，还有一批学生，毕业后不去医疗机构就业，在药品、医药器械灰色营销盛行的环境下，当"医药代表"收入更高，特别是给国外医药垄断企业当医药代表，收入相当丰厚。到外企就业，当然要多学一点外语才会被聘用。所以，对于学生所反映的对外语课时的意见，我们应该更多的感到悲哀，因为这算不上我们中医药院校教育的成就，更多反映的是存在问题！

（2）医古文和国学。

合并为一个大群后，占61.1%的学生认为医古文和国学的课时安排"少了"，35.1%的认为"正好"，仅有3.71%认为"多了"。对医古文和国学课程课时的看法，在以上区分为两个群的情况下，群与群之间的差别比较大：山东、甘肃和宁夏五个样本组合成的群，认为"少了"的为48%，而北京的三个样本组合成的群，则高达81%。这当中可能存在的因素有：山中大有两个组是传统中医班，这两组医古文和国学课程安排的课时可能较一般中医专业学生要多，因此学生感觉课时少的比率会低一些；另一方面，北京是历朝古都、文化名城，文化气氛可能更浓些，而且中医药机构比较多，学生在中医药机构就业的机会也相对多一些，医古文和国学对中医药专业的重要性可能也得到学生更多的重视。但无论怎么分组分群，中医药院校对医古文和国学课程的课时安排明显不够是共识。

（3）中医药专业。

认为"正好"的占近47.7%，认为"少了"的也占到了46%，"多了"的只占6.3%，所以整体而言，安排还是偏少。如果分成两个组群，山东、甘肃和宁夏五个样本组合成的群，认为"正好"的占近53%，"少了"的占近39%；北京三个样本组合成的群，认为"少了"的占到了近57%，"正好"的40%，认为"少了"的所占比率最高。

（4）西医药。

整体来看，认为课时安排"少了"的占49.4%，比率最高，"正好"33.24%，"多了"只占17.3%。也就是说，认为偏少的学生几乎占据了半数。分成两个组群看，前一个群里，认为西医药课时安排"少了"的居然占到了33.8%，而认为"正好"的只占29.47%，"多了"的更是只有12.1%；后一个群，认为"少了"的尽管最多，占41.7%，但认为"正好"的也占到了38.85%，差距明显比第一群小，而认为"多了"的比率则高于第一群，为19.4%。这个关于西医药课时的反馈也是一个非常值得思考的问题：按照一个简单的说法，前一时期我国中医药院校的课时安排大约是"三三制"，即外语和其他公共课占三分之一，中医药课程占三分之一，西医药课时也占三分之一。可是在这样的课时安排下，居然中医药大学里的中医药专业学生还有五分之二的会认为安排的西医药课时"少了"！我们的中医药院校到底是培养中医药人才的院校还是西医药人才的院校?！中医药"不姓中"，不只是医药服务机构的问题，也是院校教育的问题！而且我们的观点是，在以就业率而不是以专业人才培养成功率为导向的教育体制下，中医药院校"不姓中"是中医药服务机构"不姓中"的压力传递的结果。

（5）中医经典选读。

认为"少了"的占56.5%，"正好"的37.7%，"多了"的只有2.94%。感受到"少了"的最多。分成两个组群看，前一个群认为"少了"的占36.41%，认为"正好"的占48.1%，后一个群，认为"少了"的占到 72.4%，"正好"的只有 22.8%，明显地表现出对中医经典选读的渴望。从八个组的整体看，多数学生还是感觉安排"少了"。

（6）临床实习和见习。

认为"少了"的占到了 77.5%，是被调查的六类课程中回答"少了"占比最高的一类！认为"正好"的只有 22%，也就是五分之一左右。分成两个群来看，前一个群，认为"少了"和"太少"的有 75.3%，其次是"正好"，占 24.15%；后一个群，认为"少了"的超过了 80%！认为"正好"的 18.7%；认为"多了"的仅有 0.7%。可以肯定地说，中医药院校的知识理论教育和专业实践能力培养的需要差距太大了。医药学是应用学科，院校教育的主要目标绝对不应是培养从书本到书本，从教室到教室或实验室的教学类和科研类人才，而是在医药服务一线为民众防病治病的实用专业人才。退一步讲，就是毕业后当教师或做研究，也不能和医药实践脱节太远，否则教师自身就是不合格的教师，研究本身也对医药实践没有价值了。

（7）整体综合判断。

虽说以上六个分类课程并没有包括中医药院校的所有课程，如体育、思想教育等，但大多数类别包括在内是毫无疑问的。那么从整体来看学生对六个类别的课程课时安排的意见，可得出什么结论呢？

奇怪的是，由于各类课程的课时加总后是一个不易做大调整的定数（学校不可能安排一周七天上课或没日没夜上课），因此从逻辑上讲，学生对六个类别课程课时安排的意见应该总体上存在一个相互平衡的关系，即：如一部分课程课时安排"多了"，另一部分就应该安排得"少了"。但是，从以上六个类别各自的统计来看，除了"正好"占掉的比率外，每个类别的课程课时都被认为是安排"少了"的比"多了"的比率要大。简单地看，这不合逻辑。但如把这个现象首先解释为学生的学习热情比较高，之后我们就会看到：在中医药专业、医古文和国学、中医经典选读以及临床实习和见习四个类别中，认为"多了"的比率最高也没有超过 7%，而认为"少了"的分别占据了前三位和第五位；而外语课和西医药专业两类被认为"多了"的比率是六类中最高的前两位，分别占据了 26.8% 和 17.3%，远远高于其他四类只有 0.6% ~ 6.3% 的比率。因此，可以理解为：学生们对课程课时安排的综合倾向性意见是外语和西医药课程课时安排偏多，而中医药专业、医古文和国学、中医经典选读和临床实习见习四个类别安排偏少，尤其是临床实习和见习及医古文和国学两类安排严重偏少！

5. 整体观对成为优秀中医的作用

说明：因 20081122 问卷、20081200 问卷（拟）与 20090110 问卷中均没有涉及该问题，故本题仅有 4 个抽样样本组，样本总容量为 162。山中大传统班有 1 份未答，故有效问卷为 161 份。

表 13　整体观对成为优秀中医的作用

	山中传 20		山中普 29		宁夏 83		甘肃 30		总计	百分比
具有决定性作用	3	15.8%	12	41.4%	34	41%	17	56.7%	66	40.994
较重要	16	84.2%	17	58.6%	43	51.8%	11	36.7%	87	54.037
有帮助但不重要	0	0	0	0	4	4.8%	2	6.6%	6	3.727
无所谓	0	0	0	0	1	1.2%	0	0	1	1.639
其他	0	0	0	0	1	1.2%	0	0	1	1.639
合　计	19	100%	29	100%	83	100%	30	100%	161	100

总体看，学生对整体观的认识比较一致。有超过 40% 的学生认为整体观对于成为优秀中医"具有决定性作用"，更有超过一半的学生认为整体观对成为优秀中医"较重要"，只有 3.7% 的学生认为整体观"有帮助但不重要"，此外，分别选择了"无所谓"和"其他"的都仅有 2 名学生。由此可见，约 96% 的学生对整体观对成为一名优秀中医的重要性有着基本共识。

区分各个组别看，山中大传统班 15.8% 的学生认为整体观对成为优秀中医"具有决定性作用"，约 84.2% 的学生认为整体观"较重要"，合计占了 100%；山中普通班学生虽然认为"具有决定性作用"和"较重要"的各自占比和传统班不完全一样，但两项合计也是 100%；而甘中院有 56.7% 的学生认为整体观对成为优秀中医"具有决定性作用"，36.7% 的学生认为整体观"较重要"，但有 6.6% 的学生认为"有帮助但不重要"；宁医中院学生的认识和山中普通班比较接近，认为整体观对成为优秀中医"具有决定性作用"的为 41%，认为整体观"较重要"的也超过一半，但有 4.8% 的学生认为"有帮助但不重要"。

6. 中医药学的学科性质

说明：本题样本有 8 组，样本总容量 371。其中 2012 年山中大传统 2 份未答，2009 年北中大本科有 1 份未答，故本题有效问卷 368 份。20090110 问卷在该题的选项设计中未包括"自然科学"的选项。

表 14 中医药学的学科性质

	山中传 20	山中普 29	宁夏 83	甘肃 30	北中研 17	山中传 68	北中本 100	北中研 24	总计	占比 %
自然科学	0	3	4	1	4	0	17	10	39	10.60
人文科学	1	3	4	0	1	1	5	0	15	4.08
兼具人文科学和自然科学	16	23	72	28	11	59	68	13	290	78.80
与科学完全无关	1	0	0	1	0	4	1	0	7	1.90
说不清	0	0	3	0	1	4	8	1	17	4.62
其他	0	0	0	0	0	0	0	0	0	0
合 计	18	29	83	30	17	68	99	24	368	100

整体看，78.8% 的学生认为中医药学科"兼具人文科学和自然科学"性质，有 10.6% 学生认为中医药学属于"自然科学"，4.08% 的学生认为中医药学属于"人文科学"，4.62% 学生认为"说不清"，有 1.9% 的学生认为中医药学"与科学完全无关"。可见，大多数学生对中医药学的学科性质有共识，认为其兼具人文科学与自然科学属性。但在当今中医药热潮涌动的情势下，仍有 4.62% 的学生对中医药的学科性质"说不清"，应当引起中医药教育的关注。

八个样本组的数据表明，除在自然科学的选择上有所不同外，对其他各项的选择没有显著差异。尽管每个样本中选择中医药学兼具人文科学和自然科学性质的频率均为最高，但频率高低不同，由低到高依次为北中研 24、北中研 17、北中本 100、山中普 29、山中传 68 与宁夏 83、山中传 20

和甘肃30。由此可见，北中大的研究生认为中医药学兼具人文和自然的比率最低，普通本科居中，山中大传统班学生与宁夏、甘肃中医药学生最高。与此相应，北中大研究生认为中医药学科性质是"自然科学"的比率也最高，北中研24和北中研17的选择频率分别为41.7%和23.5%；普通本科的选择频率居中，如北中本100和山中普选择频率分别为17.2%和10.3%；宁夏和甘肃的选择频率较低，分别为4.8%和3.3%；山中大传统班的选择则为0。综合上述分析，普通研究生班对中医药学科性质的认识更倾向自然科学，而传统班学生对中医药学科性质的认识相对而言更倾向兼具人文和自然科学。同样是普通本科，宁夏和甘肃较北京和山东的学生更偏向"兼有"的认识。

7. 所学教材质量评价

说明：本题包括两问，一是对所学教材总体评价，要求在五个给定回答中选择；另一个是给出所学教材中最理想的教材和最不理想的教材的名称。在北中大研究生17份所使用的20081122问卷中没有包括此题，故本题样本为7个组，样本总容量为354。2012年山中大传统班和2009年北中大本科各有1份未答，有效问卷352份。

表15　所学教材质量评价

	山中传 20	山中普 29	宁夏 83	甘肃 30	山中传 68	北中本 100	北中研 24	总计	%
很好	0	2	2	2	1	1	0	8	2.273
好	1	23	36	21	23	41	7	152	43.182
不太好	10	4	36	7	30	45	10	142	40.341
很差	7	0	2	0	3	8	0	20	5.682
说不清	1	0	7	0	11	4	7	30	8.523
合　计	19	29	83	30	68	99	24	352	100

鉴于在该题的第二问填写项设计中，20120701第二稿问卷为"最理想的教材"，而20081122问卷、20081200问卷（拟）和20090110问卷均为"最不理想的教材"，故通过表16进行对比统计（文字后的数字表示回答该内容的份数）

表 16

	最理想的教材（50 个回答）	最不理想的教材（20081122 和 20090110 问卷）（112 个回答）
1	中药学（中药）9	中药（中药学）12
2	中医基础理论（中基）6	中医基础理论（中基）16　基础 1
3	中内（中医内科学）5	中医内科（中内、中医内科学）3
4	方剂学 5	方剂 11
5	中医诊断学 5	中医诊断学 11　6 版中诊 1
6	温病学 3	温病（温病学）4
7	针灸学（针灸）2	经络腧穴 1
8	内经 2	内经 7、《内经》选读 1
9	医古文 1	医古文 1
10	古代经典 1	经典 2　伤寒 1　金匮要略 7
11	各家学说 1	各家学说及学术思想史 1
12	英语 1	大学英语　英语　双语 2
13	解剖学 1	正常人体解 3
14	组织学与胚胎学 1	生理 1　生化 1　药理 2
15	正骨学 1	医学伦理学 1
16	中医正骨 1	西医院校统编教材 1
17	骨关节疾病学 1	西医内科学或整套西医教材（中国中医药出版社）2、西医 1
18	中医骨关节疾病学 1	中国传统文化概论 1
19	中医儿科学 2	中医外科学 2
20	专业 1	中医眼科学 1
21		六版教材 3
22		形势与政策　马克思 1
23		计算机 1
24		针刀 1
25		急诊 1
26		中西医结合 1
27		中医药出版社的一些课程所供教材 1
28		中医 1
29		内科 1
30		很多 2

　　总体看，对于两极的选择，认为教材质量很好的只有 2.273%，认为很差的为 5.682%。但合并归类后，认为教材质量好（"很好"和"好"合

并）的学生略少于认为教材质量不好（"不太好"和"很差"合并）的学
生，但二者之差不足1个百分点；可是在列举"最理想的教材"和"最
不理想的教材"的清单中，列举的不理想教材数量比最理想教材要多
50%。有13种教材虽然同时出现在"最理想"和"最不理想"的教材清
单中，但选择"最不理想"的绝对数量均多于选择"最理想"的数量。
比较突出的有中药、中基、方剂、诊断学、内经、经典（如《金匮要
略》）和第六版中医教材。

表 17

	山中传20		山中普29		宁夏83		甘肃30	
很好	0	0	2	6.9%	2	2.4%	2	6.7%
好	1	5.3%	23	79.3%	36	43.4%	21	70%
不太好	10	52.6%	4	13.8%	36	43.4%	7	23.3%
很差	7	36.8%	0	0	2	2.4%	0	0
说不清	1	5.3%	0	0	7	8.4%	0	0
合　计	19	100%	29	100%	83	100%	30	100%

	山中传68		北中本100		北中研24	
很好	1	1.5%	1	1%	0	0
好	23	33.8%	41	41.5%	7	29.2%
不太好	30	44.1%	45	45.5%	10	41.6%
很差	3	4.4%	8	8%	0	0
说不清	11	16.2%	4	4%	7	29.2%
合　计	68	100%	99	100%	24	100

区分组别看，山中普29和甘肃30对教材质量的评价积极，其中山中普29
有86.2%的学生认为教材质量好，只有13.8%的学生认为教材质量"不太好"；
甘肃30则有76.7%的学生认为教材质量好，有23.3%的学生认为教材质量"不
太好"。而且，这两个样本的学生没有人选择教材质量"很差"或"说不清"。

宁夏83、山中传68和北中本100三个组的评价较为中庸，认为教材质
量"好"与"不太好"的比率差别不大。

山中传20和北中研24的评价较消极，尤其是山中传20认为"不太好"
的占52.6%，认为"好"的仅有5.3%，而且认为教材质量很差的比率有

36.8%，在 7 个样本组中最高。北中研 24 认为"不太好"比"好"的比率之差为 12.4 个百分点，但北中研 24 选择"说不清"的比率高达 29.2%，是 7 个样本中最高的；其次是山中传 68，选择"说不清"的比率为 16.2%。

比较山中大各组的评价，发现同样是传统班，2009 年和 2012 年的样本回答反差较大。2009 年有近 34% 的学生认为教材质量"好"，但 2012 年只有 5% 的学生认为教材质量"好"；类似的，2009 年只有近 4% 的学生认为教材质量"很差"，但 2012 年则近 37% 的学生认为教材质量"很差"。我们的分析是：2009 年版本调查的对象是传统班低年级的学生，而 2012 版调查的是高年级学生，所以两个组别的评价对象范围不完全一致。但值得警惕的是，2009 年版本调查在先，2012 年版本调查的时间在后，这两组的反映差别这么大，是学生的变化大了，还是要考虑中医药院校教材的质量到底是一个什么样的变化趋势?!

8. 学习中医古籍的原因

说明：因 20081122 问卷、20081200 问卷（拟）未设本题，故本题样本为 5 个组，样本总容量 230。给定回答选择四个，要求排序。权重分配则按回答排序 1~4 分别计为 4~1 分。根据排序依次加权统计如下，得分总数多者表示排序靠前，否则反之。

表 18 学习中医古籍的原因

	山中传 20	山中普 29	宁夏 83	甘肃 30	山中传 68	总计	占比(%)
课程规定	43	33	224	73	176	549	30.382
教师推荐	15	48	209	64	167	503	27.836
跟师要求	14	20	149	42	61	286	15.827
自主选择	31	45	146	81	166	469	25.955
合　计	103	146	728	260	570	1807	100

总体看，以"课程规定"占比最高，为 30.38%，其次是"教师推荐"，为 27.84%，再次则是"自主选择"，占 26%，剩下的"跟师要求"为 15.83%。可见，超过 2/3 的学生学习中医古籍仍是出于院校和教师的要求，处于被动状态，而主动学习中医古籍的学生只有 1/4 左右。

表 19

	山中传 20		山中普 29		宁夏 83		甘肃 30		山中传 68	
课程规定	43	41.748	33	22.603	224	30.769	73	28.077	176	30.877
教师推荐	15	14.563	48	32.877	209	28.709	64	24.615	167	29.298
跟师要求	14	13.592	20	13.698	149	20.467	42	16.154	61	10.702
自主选择	31	30.097	45	30.822	146	20.055	81	31.154	166	29.123
合　计	103	100%	146	100%	728	100%	260	100%	570	100%

　　具体到各组差别，只有甘肃 30 "自主选择"居于第一位，其他组均为"课程规定"或"教师推荐"，由此可见，甘肃学生学习中医古籍的主动性最高。其次是山中传 20 和山中普 29，"自主选择"居第二位。但山中传 68 "自主选择"居第三位，同为传统班，2009 年与 2012 年的选择却不同，表明近几年中医回归传统的氛围对学生学习中医古籍有一定的影响。比较宁夏和甘肃地区，甘肃更为积极主动学习中医古籍。

9. 国家扶持中医药应优先投入哪个领域

　　说明：20081122 问卷、20081200 问卷（拟）均未设本题，故本题有 5 个样本组，样本总容量为 230。宁夏 83 有 1 份未答，山中传 68 有 1 份未答，故本题有效问卷 228 份。20090110 问卷（即山中传 68 份）在该题设计中，未设有"民间传统中医药"选项，故该项统计有效问卷为 162 份，比率也以 162 为合计计算。

　　另需说明，山中传 68 问卷中，有 3 份问卷既选择了一个选项，同时又选择了在"其他"项下填写，根据本题"只选一项"的要求，将"其他"项的填写视为无效，未予计算。

表 20

	山中传 20	山中普 29	宁夏 83	甘肃 30	山中传 68	总计	%
文化宣传	1	3	17	2	12	35	15.351
科研	0	3	13	7	1	24	10.526
院校教育	7	8	20	13	23	71	31.140
药材种植和质量保证	0	7	19	0	2	28	12.281
基层服务能力	0	5	6	7	25	43	18.859
民间传统中医药	12	2	6	1	—	21	12.963
其他	0	1 就业范围	1 就业	0	4	6	2.632
合　计	20	29	82	30	64	228	

总体看，根据学生对各项答案选择的合计数依次排列，国家扶持中医应明确优先投入扶持的领域顺序为院校教育、基层服务能力、文化宣传、民间传统中医药、药材种植和质量保证、科研和其他。在"其他"项下，填写的有"就业、就业范围、理论和实践、保护老中医和古文献、中药、对中医以合理的管理制度"等内容。超过 1/3 的选择"院校教育"，近 1/5 的选择"基层服务能力"，或许与学生亲身感受有关，因为学生是院校教育的亲历者，而基层服务能力则与学生的就业有密切关系。位居第三的"文化宣传"实际上也与学生学习和就业的大环境有关。而民间传统中医药、药材种植和质量保证和科研的频率从 12.96% 至 10.53%，差别不是很大。这从另一个侧面反映了学生的关注视角。

10. 是否需要加强传统文化教育

说明：20081122 问卷、20081200 问卷（拟）均未设本题，故本题只有 5 个样本组，样本总容量为 230。其中，山中传 20 有 1 份未答，宁夏 83 有 1 份未答，山中传 68 有 1 份未答，故有效问卷 227 份。

表 21

	山中传 20	山中普 29	宁夏 83	甘肃 30	山中传 68	总计	%
非常需要	4	11	21	12	35	83	36.564
很需要	3	15	28	11	15	72	31.718
需要	12	3	28	7	16	66	29.075
不太需要	0	0	3	0	1	4	1.762
根本不需要	0	0	2	0	0	2	0.881
合　计	19	29	82	30	67	227	100

总体看，学生选择的频率与加强传统文化教育的需要程度成正比，即学生选择频率的高低与需要程度的高低是一致的，认为"非常需要"的学生最多，约占 37%，认为"很需要"的约占 32%，认为"需要"的约占 29%，三者总计约占 97%，换言之，超过 2/3 的学生认为"非常需要"和"很需要"；只有不到 3% 的人认为"不太需要"或"根本不需要"。可见，中医药学生整体上对加强传统文化教育的需求非常明显，且有超过三分之二的学生对此要求非常强烈。本题的回答结果，和学生对六类课程课时安排的反映以及对整体观和成为优秀

中医的关系的认识的回答，都是互相印证的。因此，这方面的问题应当引起中医药院校教育的高度关注，并在课程设置方面予以切实重视和落实。

表 22

	山中传 20		山中普 29		宁夏 83		甘肃 30		山中传 68	
非常需要	4	21%	11	37.9%	21	25.6%	12	40%	35	52.2%
很需要	3	15.8%	15	51.7%	28	34.2%	11	36.7%	15	22.4%
需要	12	63.2%	3	10.4%	28	34.2%	7	23.3%	16	23.9%
不太需要	0	0	0	0	3	3.6%	0	0	1	1.5%
根本不需要	0	0	0	0	2	2.4%	0	0	0	0
合　计	19	100%	29	100%	82	100%	30	100%	67	100%

从各组具体情况看，5 个样本组各有不同。对比山中传 20（2012 年调研）和山中传 68（2009 年调研），虽然均为传统班学生，相隔三年，回答却大不相同。2009 年有超过一半的学生认为"非常需要"加强传统文化教育，2012 年却下降到只有 21% 的学生认为"非常需要"；认为"很需要"的学生从 2009 年的 22.4% 下降到 2012 年的 15.8%；相反，认为"需要"加强传统文化教育的学生则从 2009 年的 23.9% 增长到 2012 年的 63.2%。这表明，尽管"非常需要"、"很需要"和"需要"三个选择有内在的一致之处，而且 2009 年和 2012 年两次调查这三个选择的汇总数都在 99% 以上，但也说明传统班学生对加强传统文化教育的需求强烈程度有所变化。相比传统班，山中普 29 中有 37.9% 的学生认为"非常需要"，有 51.7% 的学生认为"很需要"，两者相加近 90%，只有 10.4% 的学生认为"需要"，似乎说明同在山中大，普通班对加强传统文化教育的需求可能比传统班还更为强烈。因为参加了实地调查，了解到传统班的学生有一部分是有家学根底的，所以这样的结果并不意外。

对比宁夏和甘肃本科，宁夏本科选择"很需要"和"需要"的频率旗鼓相当，均为 34.2%，选择"非常需要"的频率约 26%，"很需要"和"非常需要"两项的合计约为 60%。而甘肃本科有 40% 的学生选择"非常需要"，约 37% 的学生选择"很需要"，二者合计约占 77%，甘肃学生对加强传统文化教育的需求较宁夏更为强烈。

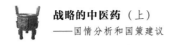
11. 学中医的最有效途径

说明：20081122 问卷、20081200 问卷（拟）均未设本题，故本题有 5 个样本组，样本总容量 230。山中普 29 有 1 份未答，宁夏 83 有 4 份未答，山中传 68 有 1 份未答，故该题有效问卷 224 份。

表 23　学中医的最有效途径

	山中传 20	山中普 29	宁夏 83	甘肃 30	山中传 68	总计	占比（%）
院校科班	6	6	15	9	8	44	19.643
跟师家传	14	20	59	20	59	172	76.785
自学	0	0	4	0	0	4	1.786
其他	0	2	1 临床	1	0	4	1.786
合　计	20	28	79	30	67	224	100

总体看，有 76.79% 的学生认为"跟师家传"是学中医最有效的途径，19.64% 的学生认为"院校科班"是学中医最有效的途径，后者仅为前者的 1/4；而认为"自学"和"其他"途径最有效的合计只占 3.57%。可见，尽管这些学生均属院校科班之人，但仍认为"跟师家传"这一传统方式是学中医最有效的途径。因此，在现代教育体制内，应允许"院校科班"与"跟师家传"两种教育方式并存并行，并对院校学生要求"跟师家传"予以切实重视、合理安排，并认可成果。

分组看，5 个样本组选择"跟师家传"的频率均超过 2/3，个别的甚至接近 90%，位居第一；"院校科班"虽然位居第二，但最高也不过 30%，低的只有 11%。根据选择"跟师家传"的频率，5 个样本组由高到低依次排名为山中传 68、宁夏 83、山中普 29、山中传 20、甘肃 30；而选择"院校科班"的频率由低到高的排列恰好反向对应了上述排名。其中，山中普 29 和宁夏 83 的选择相近。山中传 20 和甘肃 30 对于"跟师家传"和"院校科班"的选择频率基本相当，但山中传 20 和山中传 68 的选择则有些差别，山中大传统班认为"跟师家传"是最有效途径的学生，从 2009 年的 88% 下降到 2012 年的 70%，认为"院校科班"的则从 2009 年的约 12% 上升到 2012 年的 30%。原因有待进一步分析。一个可能的原因是 2012 年调查的是临近毕业的学生，打着传统班毕业的旗号寻找就业机会的他们感觉到了中医医疗机构西化的普遍现实。如果纯粹"跟师家传"，那么他们就会几乎完全丧失在公立中医药机构就业的机会。痛定思痛，迫使他们对"院校科班"的"有效""有利"有所认识。

12. 近年中医药总体形势评价

说明：20081122 问卷、20081200 问卷（拟）与 20090110 问卷中均未设本题，故本题样本为 4 个组，样本总容量为 162，有效问卷为 162 份。

表 24

	山中传20	山中普29	宁夏83	甘肃30	总计	%
非常明显好转	0	0	0	2	2	1.235
明显好转	1	6	22	11	40	24.691
有点好转	8	12	44	14	78	48.148
无明显改进	5	9	16	3	33	20.370
完全无改进	5	1	0	0	6	3.704
其他	每况愈下	多方打击	1	0	3	1.852
合　计	20	29	83	30	162	100

总体看，只有 25.9% 的学生认为有"非常明显好转"或"明显好转"，持肯定的积极看法。占比例最多的，是约半数（48.15%）的学生认为近年中医药总体形势只是"有点好转"。而认为"无明显改进"的占第三位，占 20.37%。如果说"非常明显好转"和"完全无改进"作为一对极端评价来对比的话，认为"非常明显好转"的比认为"完全无改进"的要低 2.68 个百分点。甚至还有 1.85% 的学生在"其他"项下填写了"每况愈下""多方打击"等内容。当然，综合看，认为总体形势有好转的学生比率达 74%，还是远远超过持否定评价的学生。基于样本抽样时间均为 2012 年，因此，超过三分之二的学生对中医药形势持肯定评价与近几年中医药出台的有关政策、中医宣传的力度以及中医养生热潮不无关系。

具体到每个组看，4 个样本组选择"有点好转"的频率在各样本中均为最高，都达到了 40% 以上，其中宁夏 83 高达 53%，而其他项的选择频率则不同。比较山中大传统班和普通班，尽管二者选择"有点好转"的频率非常接近，但在选择"明显好转"上却差异较大，传统班只有5%的学生而普通班却有约21%的学生认为"明显好转"；同样，二者在选择"完全无改进"上也存在较大差异，传统班有25%的学生而普通班只有约4%的学生认为"完全无改进"。仅从这两项选择频率的差异上，可以看到对于近几年中医药总体形势，由于传统班的办学目标和学生诉求更偏向于地道传统中医药，因此传统班学生的评价要比普通班悲观得多。

若将本题五个选项归类为好转和无改进两大类（见表25），比较之后不难看出，对于中医药总体形势的评价，普通班学生反而比传统班学生更为乐观积极。这或许与传统班学生对中医药的预期更高有一定关系。

表 25

		山中传 20		山中普 29		宁夏 83		甘肃 30	
非常明显好转		0		0		0		6.6%	
明显好转	好转	5%	45%	20.6%	62%	26.5%	79.5%	36.7%	90%
有点好转		40%		41.4%		53%		46.7%	
无明显改进	无改进	25%	50%	31%	34.5%	19.3%	19.3%	10%	10%
完全无改进		25%		3.5%		0		0	
其他	其他	5%		3.5%		1.2%		0	

比较山东、宁夏和甘肃三地的中医药普通本科的不同样本组，甘肃达90%的学生认为"有好转"，只有10%的学生认为"无改进"；宁夏有79.5%的学生认为"有好转"，19.3%的学生认为"无改进"，而山东普通班只有62%的学生认为"有好转"，有34.5%的学生认为"无改进"，相比之下，甘肃学生比宁夏、山东的学生对中医药总体形势的评价更为乐观。

若综合比较4个样本组，从好转和无改进两大类看，甘肃30认为"有好转"的学生比率最高，认为"无改进"的学生比率最低；山中传20认为"有好转"的学生比率最低，认为"无改进"的学生比率最高；宁夏居中。这表明甘肃学生最乐观，山中大传统班学生最悲观。此外，相比其他3个样本，唯有甘肃30还有学生评价"非常明显好转"。甘肃学生的这种积极乐观的评价无疑与甘肃作为全国唯一的省级中医药综合改革试验区，推行了大量促进中医药健康生存和发展的积极政策，从而出现了良好的中医药发展态势有密切关系。

13. 国家设立改革试验区主要应解决的问题

说明：因 20081122 问卷、20081200 问卷（拟）和 20090110 问卷未设本题，故本题样本为 4 个组，样本总容量为 162。其中山中传 20 有 1 份未答，故有效问卷 161 份。本题要求对五个给定回答排序，但有部分问卷没有将五个都排序，因此，存在一定缺憾。以下统计为按照排序加权汇总的结果，权重以排序先后为多寡。

表 26

	山中传 20	山中普 29	宁夏 83	甘肃 30	总计	占比（%）
管理体制	66	74	222	89	451	20.481
传统特色优势	70	82	329	117	598	27.157
经济效益	52	47	202	83	384	17.439
民间中医	55	30	217	75	377	17.121
中西医并重	21	50	223	83	377	17.121
其他	0	5	10	0	15	0.681
合　计	264	288	1203	447	2202	100

总体看，占排序前列最多的是认为国家设立改革试验区应解决的主要问题是"传统特色优势"的利用和发挥，占比超过了 27%，其次是要解决"管理体制"存在的问题，占 20.48%，"经济效益"、"民间中医"和"中西医并重"问题则不分高下，都是 17% 以上。

表 27

	山中传 20		山中普 29		宁夏 83		甘肃 30	
管理体制	66	25	74	25.694	222	18.454	89	19.911
传统特色优势	70	26.515	82	28.472	329	27.348	117	26.175
经济效益	52	19.697	47	16.319	202	16.791	83	18.568
民间中医	55	20.833	30	10.417	217	18.038	75	16.779
中西医并重	21	7.955	50	17.361	223	18.537	83	18.568
其他	0	0	5	1.736	10	0.831	0	0
合　计	264	100%	288		1203		447	100%

从具体数据构成看，4个样本组均将"传统特色优势"放在首位，可见，确保中医药传统特色优势得到继承和弘扬是国家设立改革试验区应解决的首要问题，这是学生的共识。而在第二位的选择上，山中传20、山中普29和甘肃30的选择均为"管理体制"，而宁夏83选择"中西医并重"；在第三位的选择上，山中普29和甘肃30的选择均为"中西医并重"，而山中传20的选择为"民间中医"，宁夏83的选择则为"管理体制"。可见，传统班更偏重民间中医，而普通本科偏重中西医并重。但总体讲，中医药传统特色优势、管理体制和中西医并重是所有样本组排序靠前的共同认识。这也为国家决策指明了方向。

14. 毕业后选择工作的主要考虑因素

说明：因20081200问卷（拟）未设计本题，故本题样本7个组，样本总容量271。山中传68有28份未答（调查对象为低年级学生），故有效问卷为243份。问题要求学生从给定的六个回答中选择三个答案并排序，但山中传20有3份只答了1个，山中普29有15份只答了1个，宁夏83有5份只答了1个；甘肃30有1份只答了1个，虽然原因可以理解为有的学生确实没有考虑多种因素的排序，但也是一个缺憾。

表 28

	山中传20	山中普29	宁夏83	甘肃30	山中传68	北中研17	北中研24	总计	占比（%）
父母希望	15	16	19	11	27	11	8	107	7.731
留大城市	27	10	87	23	39	25	34	245	17.702
专业对口	44	30	109	49	73	33	35	373	26.951
收入高	16	16	92	32	34	14	25	229	16.546
自己兴趣	6	27	69	12	24	6	6	150	10.838
工作稳定	3	28	115	49	38	9	28	270	19.509
其他	0	2	0	0	4	2	2	10	0.722
合计	111	129	491	176	239	100	138	1384	100

总体看,"专业对口"是毕业后选择职业的首要考虑因素,也是唯一一个达到四分之一比率以上的回答,其次是"工作稳定",占近20%,再次是"留大城市"和"收入高",最后是"自己兴趣"、"父母希望"和"其他"。从结果讲,必须指出的是:尽管学生就业仍首先看中专业对口的问题,但四分之一的比率并不高,因此,是非常值得反思的。在全国范围内中医药人才供需关系明显是需求大供给不足(至少是基层中医药人才奇缺)的情况下,我们的中医药院校到底是否真正把培养中医药专业人才作为主要目标?院校教育的结果是否能实现这个目标?这还只是学生在校期间的初步意向,和实际就业情况、初次就业后的稳定情况之间还有不小差距,但这超出了本次调查的范围。

表 29

	山中传20	山中普29	宁夏83	甘肃30	山中传68	北中研17	北中研24
1	专业对口	专业对口	工作稳定	工作稳定	专业对口	专业对口	专业对口
2	留大城市	工作稳定	专业对口	专业对口	留大城市	留大城市	留大城市
3	收入高	自己兴趣	收入高	收入高	工作稳定	收入高	工作稳定
4	父母希望	收入高	留大城市	留大城市	收入高	父母希望	收入高
5	自己兴趣	父母希望	自己兴趣	自己兴趣	父母希望	工作稳定	父母希望
6	工作稳定	留大城市	父母希望	父母希望	自己兴趣	自己兴趣	自己兴趣
7	0	其他	0	0	其他	其他	其他

区分具体组别看,首先,从学历情况看,传统班和研究生班的同学对"专业对口"看得最重;其次,从地区差别看,经济欠发达地区的学生把"工作稳定"看得最重,就业观念仍较为保守。在第二位的选择上,多数组别是"留大城市",但这些组别都是发达地区的院校学生。而经济欠发达地区的甘肃、宁夏学生则选择了"专业对口"。可见,经济发达地区就读的学生更偏重"留大城市"。

15. 工作不满意时仍然坚持干中医药工作的可能

说明:20081122问卷、20081200问卷(拟)与20090110问卷中均未设本题,故本题样本为4个组,样本总容量为162,有效问卷为162份。

表 30

	山中传 20	山中普 29	宁夏 83	甘肃 30	总计	%
肯定坚持	6	4	13	8	31	19.136
可能坚持	11	15	40	19	85	52.469
可能转业	1	9	22	2	34	20.987
肯定转业	2	1	6	1	10	6.173
不知道	0	0	2	0	2	1.235
合　计	20	29	83	30	162	100

总体看，当工作不满意时是否还选择坚持干中医药工作，有 52.47% 的学生选择"可能坚持"，有 19.14% 的学生选择"肯定坚持"，二者相加约有 72% 的学生多半会坚持干中医；而选择"可能转业"和"肯定转业"的学生占 27.16%，由此可见，即使工作不满意，选择"坚持"干中医的学生比率大于选择"转业"的学生。从"肯定"角度看，"肯定坚持"的学生比"肯定转业"的学生多出 12.97 个百分点；从"可能"角度看，"可能坚持"的学生比"可能转业"的学生多出 31.48 个百分点，因此，无论从"肯定"还是从"可能"的态度看，选择坚持干中医的学生仍多于选择转业的学生。综合看，在工作不满意的情况下，大多数学生还是会坚持干中医。但从坚决程度上看，近五分之一的学生态度肯定，超过二分之一的学生则处于"可能"状态，表明这部分学生仍处于不稳定状态。但是，这个问题和毕业后选择就业的主要考虑因素问题之间有关联，有的学生很可能认为对这个问题的回答可以不那么认真，因为很有可能毕业后不会从事中医药对口工作。

表 31

	山中传 20		山中普 29		宁夏 83		甘肃 30	
肯定坚持	6	30%	4	13.8%	13	15.7%	8	26.7%
可能坚持	11	55%	15	51.7%	40	48.2%	19	63.3%
可能转业	1	5%	9	31%	22	26.5%	2	6.7%
肯定转业	2	10%	1	3.5%	6	7.2%	1	3.3%
不知道	0	0	0	0	2	2.4%	0	0
合　计	20	100%	29	100%	83	100%	30	100%

从具体数据看，4 个样本组选择"可能坚持"的频率在各自的样本中均居高位，但在其他选项上则不同。其中，只有山东传统班和甘肃本科班对"肯定坚持"的回答比率较高，超过 20%，"可能坚持"的回答也同样是这两个组比率最高。两项合计超过 80% 的也只有这两个组。由此可见，首先，传统班学生坚持干中医的态度要比普通班坚定得多，在工作不满意的情况下，普通班转业的几率要远大于传统班；其次，甘肃中医本科学生坚持干中医的态度要比其他地区的学生更为坚定。从整体上看，甘肃本科学生坚持干中医的态度甚至比山中大传统班学生还更为肯定，这也是甘肃中医药工作成绩的一个标志。

16. 首选工作单位的类别

说明：本题样本有 8 个组，样本总容量为 371，其中，山中传 68 有 1 份未答，故有效问卷 370 份。另，因 20081122 问卷、20081200 问卷（拟）在本题选项设计中均没有"自主创业"选项，故本题总体分析时，将"自主创业"项的有效问卷核定为 229 份，其所占比率为 36 / 229 = 15.721%；本题分组分析时，将 20081122 问卷、20081200 问卷（拟）所涵盖的 3 个样本组即北中研 17、北中研 24 和北中本 100 与另 5 个样本组分别进行统计分析。

表 32

	山中传 20	山中普 29	宁夏 83	甘肃 30	北中研 17	山中传 68	北中本 100	北中研 24	总计	占比（%）
医院	14	19	49	29	9	38	71	14	243	65.676
医药企业	0	2	10	0	0	1	11	4	28	7.567
教育科研	1	2	6	1	2	2	7	4	25	6.757
政府机关	0	6	9	0	3	0	5	2	25	6.757
自主创业	5	0	8	0	0	23	0	0	36/370 36/229	9.729 15.721
其他	0	0	1	0	3	3	6	0	13	3.514
合　计	20	29	83	30	17	67	100	24	370	100

总体看，学生们首选工作单位是医院，"医院"在所有单位选项中占有 65.68% 的绝对优势，但必须指出的是这个"医院"并没有明确为"中医院"，也就是说包括综合医院在内；其余按照选择频率的高低依次排列为

"自主创业"、"医药企业"、"教育科研"、"政府机关"以及"其他"。这表明学生从中医药院校毕业后的首选是去医院当医生从事临床工作，其次是选择自主创业，开办诊所，实际上也是从事临床，但是有此目标的主要是山中大的传统班学生，从中可以理解到传统班的学生最有自主创业的勇气，而勇气来自他们与普通班不一样的培养目标和培养方法，当然，可能还有学校选择传统班学生时已经较多考虑学生根底如有无家学背景的因素。中医药理论只有在临床中才能够不断应用、积累、创新和发展，因此，中医药学生钟情医院也在情理之中。而选择医药企业、教育科研和政府机关的频率不高，差别也不大，都在7%左右。这在一定程度上反映了中医药院校学生就业目标相对单一和集中，这种倾向有可能对加剧中医药院校学生在医院的就业竞争产生一定影响。如果有更多的学生选择医药企业，或许能够在加快中医药产业的发展中发挥一定的助推作用。

而问卷中不包括"自主创业"选项的3个样本组，同样首选频率最高的是"医院"，但研究生的频率较本科生低13个百分点，而研究生首选"教育科研"的频率较本科生则高5～10个百分点，这可能与教育科研机构对学历的要求有关。此外，研究生首选"政府机关"的频率较本科生也高3～13个百分点。而同为研究生，北中研24首选"医药企业"的频率约为17%，北中研17则为0；北中研17首选"其他"的频率约为18%，北中研24却为0。北中本的首选单位主要集中在医院和医药企业。相比而言，研究生的首选单位较本科生更加多元化一些。

17. 做"精诚中医"的信心

说明：20081122问卷、20081200问卷（拟）与20090110问卷中均未设本题，故本题样本为4个组，样本总容量为162，有效问卷为162份。

表33　做"精诚中医"的信心

	山中传 20	山中普 29	宁夏 83	甘肃 30	总计	%
充满信心	6	6	12	6	30	18.519
比较有信心	8	12	37	12	69	42.593
不太有信心但愿意尝试	4	11	31	12	58	35.802

续表

	山中传 20	山中普 29	宁夏 83	甘肃 30	总计	%
没有信心	1	0	3	0	4	2.469
其他	不太可能生存	0	0	0	1	0.617
合　计	20	29	83	30	162	100

总体看，对做"精诚中医""比较有信心"的比率最高，占 42.59%，如果将"充满信心"和"比较有信心"合计，对做"精诚中医"有信心的比率达到了 61.1%，超过五分之三；选择"没有信心"和"其他"的频率仅为 3%；虽然有近 36% 的学生选择"不太有信心但愿意尝试"，但毕竟还表示"愿意尝试"，因此，从整体上看大多数学生对做精诚中医是持积极态度的，而且有近三分之二的学生有信心。

比较 4 个样本组，从选择"比较有信心"和"充满信心"的频率合计看，山中传 20 最高，达 70%，其他依次为山中普 29 约 62%、甘肃 30 为 60%、宁夏 83 约 59%。从选择"没有信心"和"其他"的频率看，山中普 29 和甘肃一致，均为 0；而山中传 20 则为 10%，宁夏 83 约为 4%。如合计"不太有信心"和"没有信心"，宁夏 83 约为 41%，甘肃 30 为 40%。从这个角度看，传统班学生对自身做"精诚中医"的信心最大，经济欠发达地区的本科生信心不足。但若从单项"不太有信心"看，甘肃这次的选择频率 40%，让人意外，或许是甘肃的中医药形势比较好，中医药行业的竞争比较激烈，让学生看到了自身的差距。

二　主观题归纳整理

1. 学习中医最主要的三个困难

说明：本题样本有 8 个组，样本总量 371，其中，有 25 份问卷未答（详见表 34），故本题有效问卷为 346 份。本题要求学生回答三个困难，但有部分学生没有回答或只回答了一个或两个，具体情况如下表。因为没有给定答案供选择，所以回答都是个性化的表达，无法用简单的统计方法来归纳，因而报告写作时根据回答内容相近的归类成以下 20 个回答。

表 34

	三个均未答	答二个	只答一个	有效问卷
山中传 20	6	0	4	14
山中普 29	2	0	0	27
宁夏 83	13	6	8	70
甘肃 30	0	2	0	30
北中研 17	0	5	0	17
山中传 68	2	6	1	66
北中本 100	2	13	2	98
北中研 24	0	5	1	24
合　计	25	37	16	346

主要困难归纳如下：

（1）没有好老师，临床经验丰富、理论基础雄厚的老中医越来越少，师承无源；

（2）临床实践机会少；

（3）传统文化欠缺，古文化功底差；

（4）教学方式、课程设置不适合医院，外语、计算机占用时间太多，非医学类课程多；

（5）悟性差、思维方式脱节；

（6）经典理解难；舍本逐末，不重经典；

（7）知识深奥、理论抽象难懂，需要背诵的知识太多，尤其是中药方剂的记忆运用；

（8）就业压力，对口就业机会少；

（9）兴趣不够；

（10）辨证论治；

（11）社会认可度；

（12）教育投入少，学习环境差；

（13）教育体制的局限；

（14）各家之言太多，学派多难取舍；

（15）天然道地药材越来越少；

（16）中医治病的种类、疗效相对有限；

（17）学习时间少；

（18）西化程度大；

（19）产生商业价值小；

（20）标准不易把握。

2. 对国家做好中医药人才培养工作的建议

说明：本题样本有 8 个组，样本总量 371，但是其中有 48 份问卷未答，故本题有效问卷为 323 份。

表 35

	三个均未答	答二个	只答一个	有效问卷
山中传 20	9	2	1	11
山中普 29	3	0	21	26
宁夏 83	23	10	32	60
甘肃 30	1	2	0	29
北中研 17	0	2	1	17
山中传 68	4	6	6	64
北中本 100	7	15	25	93
北中研 24	1	4	6	23
合　计	48	41	92	323

主要建议归纳如下：

（1）师资队伍要精练高端，具备良好的临床能力；

（2）重实践，实践专业学习更适于现代临床，临床跟师傅，增强实践能力；

（3）创新培养方式，师徒培养，不要用培养西医人才的方法培养中医，以院校科班为主师带徒为辅的途径学习中医药，减少拜师限制；

（4）加大对中医药的宣传，引导民众认识中医、选择中医；

（5）加大对中医药院校的资金、技术投入；

（6）加强对传统特色优势继承发挥，发扬特色专业；

（7）编辑中医课本进入小学，从小培养孩子的医学基础，便于中医传承；

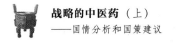
（8）设计出系统培训中医思维的教学体系，课程设置适当减少计算机、英语的学习时间，以古汉语代替英语来录取硕士、博士；

（9）应重视经典理论的教育培养，应多学经典读经典，继承祖国医学的优良传统；

（10）政策上扶持就业，鼓励自主创业，改善就业环境，拓宽就业渠道；

（11）建立一套合理的管理体制，设立规范、权威的中医医疗体制，规范并"严格"执行，使中医"走出去"，普及化；

（12）培养学生对中医药的兴趣，建立新一代青年学习中医药的热情；

（13）改革中医药教育制度，让中医有中医的教法，西医有西医的规范，不偏不颇；

（14）国家应加强中医基层建设，提高中医治疗在医学治疗中的比率；

（15）加大对中医药的扶持力度；

（16）支持民间中医药发掘利用及中医药基层服务；

（17）选拔有真才实学、临证经验丰富的民间、基层中医到中医药大学招收弟子，师承学习；

（18）大力推广和支持医生开私人诊所；

（19）改变中医院体制，中医院是中医人才培养的关键环节；

（20）中医院校减少招生，实行精英教育，希望能做到一对一拜师学徒；

（21）加强中国传统文化教育，培养文化氛围；

（22）规范中医药方面书籍，扩大专业书籍；

（23）多开设中医院，深入社区，贴近人民群众；

（24）国家应该好好开发中药资源，更重视中医药的推广应用，把关中药质量；

（25）在社区或乡镇居民中逐步配备中医师、中医营养师等，指导居民的日常保健，使之更容易接受中医药带来的好处。

2013 年 8 月初稿

2016 年 9 月修改

附件二 　　　　　　　　　　　国家 973 重点基础研究发展计划
　　　　　　　　　　　　　　"中医原创思维模式研究" 分课题报告

（1949～2012年）"中医原创思维模式"现代应用
状况调研统计分析报告

说明：本课题由中国社会科学院经济研究所和中国中医科学院基础理论研究所的科研人员合作完成。课题总负责陈其广，前期调研人员为陈其广、李海玉、杜松、李菲、刘理想、杜创；数据库负责人韩朝华，李清华承担主要操作任务；课题助理组长李清华，成员熊雪、金艳、黄拓、李玉波。马晓彤等人士对课题组织和研究方法提出了有益建议。报告由陈其广主笔，熊雪参与写作，陈其广修改定稿。

项目简介

设立本课题是为了全面了解和分析 1949 年以来我国在中医（中医药）学术和科技研究有关领域对中医原创思维模式（方式）的应用情况。

在确保抽样可靠程度为 95.45%、估计误差为均值的 2% 的前提下，通过对 CNKI（中国知网）存录的 1949～2012 年共计 64 年内的中医（中医药）四类主要文献，即：期刊文献、硕博士学位论文、科研项目结项报告和年鉴文献，共计 1175401 篇，进行抽样调查。对被抽中样本按照第一作者所在工作单位的性质（科研、教育和临床机构三类）、文献所属领域（科技、战略、综述和其他四类）、文献内容来源（观察、实验和理论三类）和文献发表年份（包括成果完成、学位论文完成年份）等分门别类的方法，开展了单指标或多指标组合的各种统计和分析。

为避免复杂定义可能增加判断结论的多维度平衡、集中表述的难度，课题以被中医（中医药）业界内外较为普遍认可的中医（中医药）和西医（西医药）的思维模式主要体现在 "整体论" 和 "还原论" 之别作为判断依据①。课题成员用动态分组法组合成三人一组、共计 10 个小组，按照"完全整体论"（1 分）、"主要整体论"（2 分）、"（整体论和还原论）兼有折中"（3 分）、"主要还原论"（4 分）和"完全还原论"（5 分）的五种评价标准对被抽中样本的写作指导思维模式（方法）进行评价，结果采用对五类评价结论赋值加权（见前，分别为 1~5 分）的方法进行统计。

调研结果表明：以所有被评价样本为整体，虽然从 1954~2012 年共计 59 个年份的总计平均得分 2.8688 分看，属于评价为"整体论和还原论'兼有折中'"的标准值 3 分附近，但非常轻微地偏向整体论一侧，似乎整体论还占一丝优势，但令人担忧的是：从各年份的评价平均得分看，以整体论为指导思维模式（方法）的比重存在明显持续下降的趋势。其中 1976 年以前所有年度平均得分都在 2 分以下，1977~1993 年改变为以 2 分以上为主，1994~2004 年再变化成全部在 2 分以上，到 2005 年以后更是稳定地处在 3 分以上的位置，这才是最值得关注和警惕的。从第一作者所在单位的分类角度看，科研单位的文献用还原论做指导思想方法的比重比较大，其次是教育单位，临床单位则更偏向于用整体论的思想方法来完成文献；从文献所属领域来比较，仍然是科研领域文献用还原论为指导思想方法比较多，战略规划类次之，而综述类文献更偏向于用整体论的思想方法；从文献内容依据的来源区分，以科学实验作为内容来源的文献严重偏向还原论的思维方法，以临床观察为手段的文献则处在更接近于"兼有折中"的状态，但是理论推演、理论概括一类文献则平均处在主要以整体论为指导思想方法的位置。

从调研结果看，在中医（中医药）业界要实现以我国原创的中医思维模式为主导模式来指导中医（中医药）学术和科技研究，尤其是在科技研究和教育领域，任重道远。

前　言

本项研究借助对我国自 1949~2012 年的中医（中医药）学文献的抽样

---

① 本书第八章附件一"中医药高等院校学生抽样调查统计分析报告"中第 5 题的调查结果支持了本报告使用的判断方法。

调查，考察并分析"中医原创思维模式"在现代的应用情况。

现代应用的"中医原创思维模式"在调研中的设定方法如下。

对"中医原创思维模式"，中医（中医药）业界内外都有一些不同理解和表述。课题组在此前一项问卷调查中设问"您认为中医药及相关业界有可能对'中医原创思维模式'的定义形成一个比较统一的认识吗？"81%的被调查者回答"有可能"。至于"中医原创思维模式"的具体表述，归纳被调查者的答案，"整体"一词出现频率最高①。这和有关业界较为公认的中医和西医在认识论方面的差别主要是前者的"整体论"和后者的"还原论"的观点相当吻合。因此，如果可以用一个最简单、最直观的方法来判断现代中医（中医药）文献所体现的作者的思维模式区别，那么，"整体论"和"还原论"的区分无疑最合适。

第一部分　样本总体、抽样过程及文献评价方法的说明

一　样本总体

在本课题所涵盖时期中，我国中医（中医药）学术文献资料主要包括专业学术期刊发表的科研论文、硕博士学位论文、科研成果和相关专业、行业的统计年鉴等四类。报纸和会议资料等虽然也刊载一些中医（中医药）有关文章，但考虑到多数此类文章的学术性、专业性不足以及与以上四类文献间可能存在一定的重复性，所以没有将报纸和会议资料两类纳入调研范围。

全及总体的获得：通过 CNKI 下载中医（中医药）学相关文献的目录。下载内容包括学术期刊 131 种，1949～2012 年间共刊载文献 1067524 篇；硕博士学位论文 55180 篇；专业（行业）统计年鉴刊载文章 35305 篇；以省市、部委局一级政府机构立项和自主立项但由政府组织验收的科研成果为主，包括纳入 CNKI 记载的自主立项科研成果共 17392 项。以上四类文献共计 1175401 篇。并对下载的文献目录按时间先后排序。

---

① 参见《中医原创思维模式现代应用情况调查》（《中国中医基础医学杂志》2015 年第 9 期）一文。

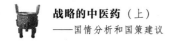

二 抽样过程

一是，2012年曾进行两次预抽样评价。第一次随机抽取9篇文献，采用"两极评价法"（即：只允许对样本体现的作者思维方法在"还原论"和"整体论"两种结论里判断选择一个），发现有个别样本难以在"两极"中做简单判断。故此，又进行第二次预抽样评价。随机抽取60篇文献，分别按"两极评价法"和"五级评价法"（即：允许对样本体现的作者思维方法在"完全还原论"、"主要还原论"、"还原论和整体论并用"、"主要整体论"和"完全整体论"五种结论中判断选择一个）两种口径对文献进行了评价，分别计算出样本的平均值和标准差等相关指标，并据此对全面调研所需样本容量进行计算。根据测算，采用"五级评价法"。如果要求可靠程度为95.45%，估计误差分别为均值的1%、2%、3%，则所需抽取样本数量分别为11531个、2883个、1282个。

二是，鉴于预抽样评价的情况，考虑到采用不同评价方法可能产生的不同结果，为在充分尊重客观事实的前提下，提高课题研究质量，课题组决定正式抽样中采取"五级评价法"，要求估计的误差范围为均值的2%以内，估计的可靠性为95.45%，预计需要抽取样本数为2883篇文献。为确保估计的精确度，初次抽样暂定样本数量3500篇左右。各类文献按照等比例抽样方式，抽取0.3%，首次确定各类文献的抽取样本数量如表1。

每类文献按时间顺序进行编号，然后采用Excel软件对各类各时期文献进行随机抽样，获得样本点共计3670篇。

表1 各类文献样本数量

文献类型	1949~1978年	1979~2000年	2001~2012年	样本容量	1949~1978年	1979~2000年	2001~2012年	文献总量
学术期刊	19645	385590	662289	3343	74	1218	2051	1067524
博硕士论文	0	295	54885	166	0	1	165	55180
年鉴	18	14312	20975	107	1	43	63	35305
成果	2	1279	16111	54	1	4	49	17392
总 计	19665	401476	754260	3670	76	1266	2328	1175401

　　三是，在下载被抽中样本过程中，发现有些样本在数据库中存在登载错误（名实不相符）、样本格式无法解读、内容过于简短无法准确判断等问题。而且在开始专家评价工作之后，发现在被抽中且已下载的样本文献中，还存在数据库样本原件中被调研的相关指标（如发表时间、作者单位等）记载不完整以及下载文件无法打开（可能与所用计算机软件配置有关）等情况，为确保有足够样本量进而能保证抽样的代表性和可靠性，对一些不合格样本量较大的类别主要是年鉴和成果两项又进行了补充抽样。最后实际用于进行评价的四类样本数量为：期刊论文 3277 篇，硕博士学位论文 166 篇，年鉴文献 141 篇，科研成果 92 项。合计 3676 篇，是前期所设定的"误差范围为均值的 2% 以内，估计的可靠性为 95.45%，预计需要抽取样本数 2883 篇"的要求的 127.5% 。虽然较大幅度地增加了课题工作的负担，但有效地保证了课题工作的质量。

三　评价方法

　　上述抽中样本文献经五位专家按动态分组、五级评价法评价后，即为原始数据。

　　本次抽样的调查项目六个：

- 文献完成年份；

- 第一作者单位性质（区分为教育、科研、临床三类）；

- 第一作者单位所在省份（有少数来源于军警系统、境外和国外）；

- 文献性质（区分为科技研究、综述、战略及其他四类）；

- 文献内容来源（区分为观察、实验和理论三类）；

- 由专家对文献的中医原创思维应用情况进行五级评价（对完全还原论、主要还原论、兼有折中、"主要整体论"、"完全整体论"分别给予相应的赋值 5、4、3、2、1）

　　参加评价的五位专家均为多年从事中医药相关工作，其中四位更是专业从事中医药基础理论的科研工作并具有副高或以上技术职称人员。五位专家分别以 A、B、C、D、E 代称，按照三人一组、动态编组的方法，构成 ABC、ABD、ABE、ACD、ACE、ADE、BCD、BCE、BDE、CDE 共 10 个组合。然后 10 个组合分别对排序序号尾数为 1，2，3，4，……0 的被抽中样本进行评价。每篇被抽中样本都至少有三位专家分别做出评价。

评价规则方面，为确保评价质量，允许评价专家因个人感觉做评价有困难而对个别被抽中样本采取放弃评价的办法；但对完全没有专家做出评价和仅有一个专家做出评价的被抽中样本作为无效样本处理。

第二部分 对期刊文献的评价和统计分析

中医（中医药）学术期刊 131 种，1949～2012 年共有文献 1067524 篇，经随机抽样获得 3277 篇样本，剔除非学术文献和因内容实际上与中医药无关等各种原因造成的无法评价的文献，以及按照评价规则，剔除获得评价少于 2 个（不含 2 个）的文献后，获得对样本有效性无异议的有效样本 3031 篇，另有 19 篇只有一位专家对样本是否有必要纳入评价有不同意见，两者合计为 3050 篇。但两种规模的有效样本数都大于必要样本容量 2883，都能保证抽样估计的精确度和可靠性。

一 评价专家全体无异议的被抽中样本的得分按照年份和时期阶段的分组统计分析

表 2 被抽中的期刊文献样本按年份得分分组

完成年份	文献数量	第一作者单位性质			内容来源			评价次数	总分	均值
		教育	科研	临床	观察	实验	理论			
1954	1	1	0	0	0	0	1	3	3	1.00
1955	1	1	0	0	0	0	1	3	4	1.33
1956	4	0	3	1	1	0	3	12	14	1.17
1957	1	0	1	0	0	0	1	3	4	1.33
1958	5	1	2	0	1	0	2	16	25	1.56
1959	11	1	2	6	5	0	6	32	49	1.53
1960	6	0	0	6	6	0	0	18	35	1.94
1961	3	0	0	3	3	0	0	9	10	1.11
1962	5	1	0	4	4	0	1	15	22	1.47
1963	4	0	0	4	1	0	3	11	11	1.00

完成年份	文献数量	第一作者单位性质			内容来源			评价次数	总分	均值
		教育	科研	临床	观察	实验	理论			
1964	2	0	0	2	2	0	0	6	9	1.50
1965	3	0	1	2	2	0	1	9	16	1.78
1966	2	0	0	2	2	0	0	6	7	1.17
1973	3	2	0	1	3	0	0	9	11	1.22
1976	3	0	2	1	2	0	1	9	11	1.22
1977	3	1	1	1	2	1	0	9	21	2.33
1978	11	6	2	3	2	3	6	33	106	3.21
1979	8	3	1	4	6	0	2	24	47	1.96
1980	10	1	6	3	7	3	0	30	80	2.67
1981	15	3	2	10	8	1	6	44	69	1.57
1982	20	4	4	12	13	3	4	62	125	2.02
1983	22	8	4	8	13	0	9	68	104	1.53
1984	24	4	4	15	16	1	7	72	120	1.67
1985	36	12	10	13	20	4	12	108	225	2.08
1986	26	6	5	13	21	2	3	78	157	2.01
1987	37	10	8	19	22	5	10	111	272	2.45
1988	42	11	8	20	23	8	11	125	280	2.24
1989	54	14	11	26	32	9	13	162	367	2.27
1990	36	8	6	21	21	8	7	105	249	2.37
1991	41	7	6	28	26	7	8	123	299	2.43
1992	55	16	7	31	40	4	11	164	347	2.12
1993	36	9	2	25	23	1	12	108	211	1.95
1994	68	16	8	43	44	10	13	207	496	2.40
1995	66	17	8	40	41	12	12	195	490	2.51
1996	80	12	9	58	54	10	16	239	610	2.55
1997	98	17	19	61	60	15	23	289	770	2.66
1998	108	20	15	72	71	21	16	321	921	2.87
1999	119	23	15	78	75	22	21	346	967	2.79
2000	120	21	25	73	81	17	22	359	992	2.76
2001	117	28	13	72	84	13	20	352	948	2.69
2002	104	27	8	67	69	15	20	310	864	2.79
2003	106	18	10	78	75	16	15	314	872	2.78
2004	138	29	18	90	85	18	35	409	1164	2.85
2005	128	36	17	73	87	26	15	383	1185	3.09

续表

完成年份	文献数量	第一作者单位性质			内容来源			评价次数	总分	均值
		教育	科研	临床	观察	实验	理论			
2006	141	30	22	87	73	36	31	418	1330	3.18
2007	142	43	14	84	91	23	28	427	1358	3.18
2008	176	50	11	110	109	40	26	527	1732	3.29
2009	192	49	22	119	109	40	42	570	1857	3.26
2010	197	52	16	127	117	31	49	588	1915	3.26
2011	197	58	20	114	95	54	47	586	1898	3.24
2012	204	51	22	127	127	39	37	608	1931	3.18
合 计	3031	727	390	1857	1874	518	629	9035	25610	2.83

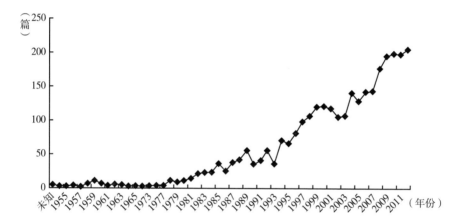

图 1　各个年度期刊被抽中样本的数量变化

考虑到中医原创思维模式的应用可能与我国的社会大环境以及医疗管理法规、体制变迁相关联，我们尝试将 1965 年及以前作为第一个时期，1966～1978 年（全国科学大会召开、卫生部恢复中医局编制）作为第二个时期，1979～1999 年（《执业医师法》出台、一个世纪的结束）作为第三个时期，2000～2012 年作为第四个时期，来考察一下各个时期之间有无变化。

由于采用的是各类文献各个时期文献等比例随机抽样方法，那么，从分时期的期刊文献被抽中样本数量来看，1979～1999 年和 2000～2012 年两个阶段的期刊发表的中医（中医药）文献数量增长趋势都非常明显，这是中医（中医药）学术研究繁荣的表现。

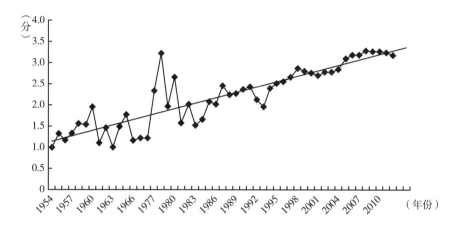

图 2　各个年度期刊被抽中样本的平均评价得分变化

尽管从 1954~2012 年将近 60 年的整个时期而言，总体平均得分为 2.83，意味着是"兼有折中"更偏向整体论那么一点点，但是，从各年的平均得分来看，随着时间的推移，各年份平均得分是逐渐增加的趋势，尤其是在 1995 年以后很明显。而预测趋势线的斜率也明确显示了各年平均分值的上升趋势。

从各年度平均分值变化情况看，1954~1976 年的平均分值都在 2.0 以下，说明此时期期刊文献主要是用整体论的思维模式为指导完成的。其中 1967~1972 年期间没有被抽中的样本。而且从期刊全及样本总库查核，从 1967 年开始，当时的中医中药类期刊基本上停刊了，尽管其中有的复刊早一些，但也有的直到 1980 年才复刊。所以，可以说，1976 年以前，期刊刊载的样本文献都是"完全应用"或"主要应用"整体论的思维方式完成的。

从 1977 年至 1980 年，似乎是中医药期刊文献在应用思维模式上突然有比较明显变化、像是"插曲"的时期，年度平均得分突然跃升到了 2.0 分甚至 3.0 分以上，表明应用还原论的思维方法的比例有所增加，甚至出现个别年度如 1978 年整体平均得分达到了整体论和还原论"兼有折中"，甚至略微偏向还原论的程度。这个原因，估计一则应该是"文化大革命"刚刚结束，和那一个特定时期里对中国传统文化的贬低、批评和打击，影响了对中医传统思维模式应用的态度有关。二则，也许和其时国内开展的一些"向科学进军"的号召动员有一定关联影响。

而 1981～1984 年期间又稳定地回到了 2.0 及以下的区间，这 4 年和前后两个时期相比，差别是比较明显的，那么是什么因素造成了这 4 年整体论的思维模式应用又占据了多数呢？

再往后看，从 1995 年开始，年度平均得分开始呈现持续上升的趋势，如果说 2004 年及以前年份期刊文献从总体上说还是更倾向于整体论一点的话，那么 2005 年开始，总体得分就明显地持续倾向于还原论更多一点了！还原论倾向上升的趋势在 2008 年达到考察时期的顶点后 2009 年开始有所转变，年度得分出现了轻微下降的趋势。

依照前述四个时期的区分和对比方法，我们来分析各个时期期刊文献被抽中样本（总计 3050 个有效样本群和总计 3031 个有效样本群两个数组）所得到的不同评价平均得分。

从各个时期的平均得分而言，两个有效样本数略有不同的样本群之间并没有重大区别；四个时期的得分以第一阶段最低，中间两个阶段基本持平，而最后一个阶段有明显上升。这说明，在 1966 年以前的阶段，期刊文献写作的指导思想模式总体上以整体论为主，"文化大革命"中有所变化，以还原论为指导思想模式的比重有所增加，导致平均得分增加到 2 分以上，在第三个阶段，这种状况得到了巩固并略微有所增强，进入第四个阶段后，以还原论为指导思想模式的比重进一步增加，导致期刊文献总体评价处在"兼有折中"但更偏向于还原论占多数的状态。

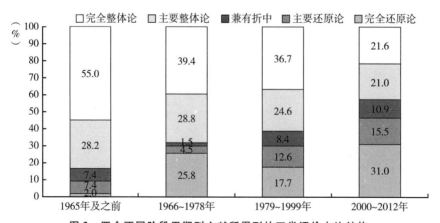

图 3　四个不同阶段里期刊文献所得到的五类评价占比结构

由图 3 可见：四个阶段的评价结论中，第一阶段"完全整体论"评价的数量最多，超过了半数，但从第二阶段开始比重不断下降，从 55% 一直降到第四阶段的 21.6%。"完全还原论"评价的比重在第一阶段仅占到 2%，却在 2000 年以后变成五种评价中占比最多，达到 31%。

如果把"完全整体论"和"主要整体论"作为一组来考察，那么在四个阶段中分别占 83.2%、68.2%、61.3% 和 42.6%，尽管在前三阶段都占明显多数，但总体下降的趋势还是很明显的，尤其是第四阶段和第一阶段相比，几乎下降 1/3！再把"完全还原论"和"主要还原论"作为另一组来考察，对应时期内分别占 9.4%、30.3%、30.3% 和 46.5%，变化趋势略有不同，第二阶段有一超过 20 个百分点的明显跃升，中间两阶段持平，但在第四阶段再次跃升了 16 个百分点，且超过了整体论组。

二　按第一作者所在单位的所属性质分组统计比较

根据第一作者单位性质来划分 3050 篇（含个别专家有异议样本 19 篇）被抽中样本，作者单位属于"临床"性质的有 1861 个，占期刊被抽中样本的 61%，排在第二的是"教育"性质单位，占 24%，"科研"单位的样本占 13%，另有 57 篇因发表期刊未载明，无法识别第一作者单位性质，占 2%。

必须说明的是，对第一作者工作单位所属性质进行区分，即：区分成教育机构、科研机构和临床机构，是为了考察不同性质的工作单位作为背景因素对作者在进行学术科研文献写作时所应用的思维方式可能存在的影响。要具体考据这种影响的产生根源，也许并不能找到存在直接的单位管理制度规定的证据，但不同机构的工作性质、主管单位对不同机构业务的方向性指导、不同机构的职业成就评价标准和技术职称晋升评定标准等此类因素作为制度环境的影响是肯定存在的，此外，应该还有来自作者自身知识背景、职业习惯和价值取向等方面的影响。

对能够明确识别第一作者单位性质、评价专家之间不存在是否需要评价分歧的 3031 篇被抽中样本进行评价，评价结果合乎评价规则的有 2974 篇。评价结果分组统计如下。

表3　各年按第一作者的单位性质分组评价结果

完成年份	教育				科研				临床			
	文献数量	评价次数	总得分	平均分值	文献数量	评价次数	总得分	平均分值	文献数量	评价次数	总得分	平均分值
1954	1	3	3	1.00	0	0	0	0.00	0	0	0	0.00
1955	1	3	4	1.33	0	0	0	0.00	0	0	0	0.00
1956	0	0	0	0.00	3	9	11	1.22	1	3	3	1.00
1957	0	0	0	0.00	1	3	4	1.33	0	0	0	0.00
1958	1	3	3	1.00	2	7	16	2.29	0	0	0	0.00
1959	1	3	9	3.00	2	6	7	1.17	6	17	27	1.59
1960	0	0	0	0.00	0	0	0	0.00	6	18	35	1.94
1961	0	0	0	0.00	0	0	0	0.00	3	9	10	1.11
1962	1	3	8	2.67	0	0	0	0.00	4	12	14	1.17
1963	0	0	0	0.00	0	0	0	0.00	4	11	11	1.00
1964	0	0	0	0.00	0	0	0	0.00	2	6	9	1.50
1965	0	0	0	0.00	1	3	8	2.67	2	6	8	1.33
1966	0	0	0	0.00	0	0	0	0.00	2	6	7	1.17
1973	2	6	8	1.33	0	0	0	0.00	1	3	3	1.00
1976	0	0	0	0.00	2	6	8	1.33	1	3	3	1.00
1977	1	3	5	1.67	1	3	13	4.33	1	3	3	1.00
1978	6	18	52	2.89	2	6	30	5.00	3	9	24	2.67
1979	3	9	9	1.00	1	3	6	2.00	4	12	32	2.67
1980	1	3	15	5.00	6	18	54	3.00	3	9	11	1.22
1981	3	9	15	1.67	2	6	9	1.50	10	29	45	1.55
1982	4	12	25	2.08	4	13	25	1.92	12	37	75	2.03
1983	8	24	33	1.38	4	13	16	1.23	8	25	49	1.96
1984	4	12	17	1.42	4	12	28	2.33	15	45	72	1.60
1985	12	36	67	1.86	10	29	73	2.52	13	40	76	1.90
1986	6	18	39	2.17	5	15	26	1.73	13	39	86	2.21
1987	10	30	76	2.53	8	24	63	2.63	19	57	133	2.33
1988	11	33	99	3.00	8	24	52	2.17	20	59	120	2.03
1989	14	42	129	3.07	11	34	93	2.74	26	77	127	1.65
1990	8	24	76	3.17	6	18	54	3.00	21	61	117	1.92
1991	7	21	63	3.00	6	18	52	2.89	28	84	184	2.19
1992	16	48	88	1.83	7	21	59	2.81	31	92	197	2.14
1993	9	27	45	1.67	2	6	16	2.67	25	75	150	2.00
1994	16	49	139	2.84	8	24	61	2.54	43	131	281	2.15

续表

完成年份	教育				科研				临床			
	文献数量	评价次数	总得分	平均分值	文献数量	评价次数	总得分	平均分值	文献数量	评价次数	总得分	平均分值
1995	17	50	155	3.10	8	24	75	3.13	40	118	256	2.17
1996	12	36	63	1.75	9	27	84	3.11	58	173	457	2.64
1997	17	50	143	2.86	19	56	164	2.93	61	180	455	2.53
1998	20	60	195	3.25	15	45	174	3.87	72	214	550	2.57
1999	23	65	192	2.95	15	42	144	3.43	78	231	616	2.67
2000	21	60	171	2.85	25	77	229	2.97	73	219	577	2.63
2001	28	85	240	2.82	13	39	119	3.05	72	216	569	2.63
2002	27	80	252	3.15	8	23	69	3.00	67	200	518	2.59
2003	18	53	143	2.70	10	29	107	3.69	78	232	622	2.68
2004	29	86	270	3.14	18	53	146	2.75	90	267	745	2.79
2005	36	108	380	3.52	17	51	175	3.43	73	218	616	2.83
2006	30	89	298	3.35	22	65	262	4.03	87	259	756	2.92
2007	43	129	431	3.34	14	42	146	3.48	84	253	775	3.06
2008	50	150	491	3.27	11	33	145	4.39	110	329	1074	3.26
2009	49	145	475	3.28	22	64	227	3.55	119	355	1130	3.18
2010	52	155	484	3.12	16	49	167	3.41	127	378	1246	3.30
2011	58	174	629	3.61	20	58	190	3.28	114	339	1050	3.10
2012	51	151	498	3.30	22	65	227	3.49	127	381	1185	3.11
合　计	727	2165	6537	3.02	390	1163	3634	3.12	1857	5540	15109	2.73

由表3可见，作者来自不同性质单位，对文献平均得分有一定影响。分别三个类别来看。

科研单位的平均得分波动比较大，而且多数情况下平均得分都显得较高一些。虽然从得分分布的年份数据看，在表列51个年份中除去9个没有被抽中样本、得分为0的年份外，得分为3分的有3年，高于3分的有16年，低于3分的23年，似乎偏向于运用整体论的年份数更多一些，但从各年的平均得分变化趋势看，在1994年以前时期明显是偏向于运用整体论占据了大多数，以1995年为转折，此后进入了明显是偏向于运用还原论的时期。如果说1994年以前时期中出现过4分以上的年份主要是由于那一年被抽中样本数量很少，可能有一定偏差性的话，那么在1995年以后时期，即便当年被抽中样本达到十几甚至二十几个，仍然出现了平均得分在 4 分以上的情况，因此，说在中医药科研领域，还原论的思维方法应用比例有上升趋势，是客观的；尤有说服力的是：表列 51 年里科研性质单位的全部被抽中样本平均得分为 3.12 分，是三个类别单位中平均得分最高的一类。

教育单位的平均得分波动较科研小一些，和科研、临床相比较，平均得分居中。从年份数据看，在表列 51 个年份中除去 9 个没有被抽中样本、得分为 0 的年份外，得分为 3 分的有 3 年，高于 3 分的有 15 年，低于 3 分的 24 年，偏向于运用整体论的年份数明显地更多一些。虽然在 1988～1991 年间出现过一个平均得分达到和高于 3 分的短暂时期，但教育的平均得分持续性地高于 3 分的情况明显晚于科研，是从 2004 年以后才开始的。高于 4 分的情况，除了 1980 年因只有一篇文献被抽中而发生偏差性之外，还没有在任何一年中出现过。然而，教育性质单位的全部被抽中样本的平均得分为 3.02 分，可以说是在还原论和整体论的思维方式方面显示了"兼有折中"的状态。

表现比较突出的是临床单位的文献，不但波动幅度较前两类明显的小，甚至可以说比较稳定，而且平均得分在此三类之中明显偏低。从年份数据看，在表列 51 个年份中除去 4 个没有被抽中样本、得分为 0 的年份外，没有一年得分为 3 分，高于 3 分的只有 6 年，低于 3 分的达到了 41 年！偏向于运用整体论的年份数占到了 87.23%！和其他两个类别相比，临床类单位被抽中样本的得分还有一个鲜明的特点，那就是在 1990 年以前基本上是在 2 分以下的年份为主，如果说这是第一个阶段，那么从 1991～2006 年就是第二个阶段，年平均得分在 2～3 分（不含 3 分）的区间，而自 2007 年开始进入了 3 分以上的时期。这三个阶段的存在，表明在我国中医药界，不但在科研和教育单位存在，就是在临床单位中也存在运用还原论来指导学术文献写作有一个愈演愈烈的趋势！让课题组稍感欣慰的是，幸好临床界自始至终，不管当年被抽中样本量多少，还没有一年出现年平均得分在 4 分以上，而且临床单位的全部被抽中样本的平均得分为 2.73 分，可以说至少临床单位的学术文献 51 年里总体来看还是比较明显地偏向于用整体论的思维模式来指导写作的。

值得关注的是：根据此种划分方法，三种性质的单位的平均得分与样本数量呈反向关系，科研单位的期刊样本数量最少，但平均得分最高；临床单位样本量最大，但平均得分最低；教育单位的被抽中样本占期刊被抽中样本总体的比例居中，刚好处在"还原论和整体论兼有折中"的水平。

以下按照四个阶段来分析。

表 4 四个阶段按照作者单位性质分组的平均得分变化

完成年份	教育				科研				临床			
	文献数量	评价次数	总得分	平均分值	文献数量	评价次数	总得分	平均分值	文献数量	评价次数	总得分	平均分值
1965 年之前	5	15	27	1.80	9	28	46	1.64	28	82	117	1.43
1966 ~ 1978 年	9	27	65	2.41	5	15	51	3.40	8	24	40	1.67
1979 ~ 1999 年	221	658	1683	2.56	158	472	1328	2.81	600	1788	4089	2.29
2000 ~ 2012 年	492	1465	4762	3.25	218	648	2209	3.41	1221	3646	10863	2.98
合　计	727	2165	6537	3.02	390	1163	3634	3.12	1857	5540	15109	2.73

相对而言，四个阶段中，科研机构作者所完成的期刊文献平均得分都是高的，教育机构次之，平均得分最低的是临床机构。如以同一时期全部被抽中期刊样本的平均得分来比较，科研和教育两类机构的作者所完成的期刊文献的平均得分都高于平均得分，而临床机构作者所完成的都低。

从绝对数来看，科研机构的平均得分除了在"1965 年以前"这个阶段处在整体论思维模式范围内以外，其他三阶段的平均得分都在 3 分左右，更多地偏向还原论的一侧；教育机构的平均得分在第一阶段也在整体论范围内，但其后三个阶段节节上升，第二阶段和第三阶段还在偏向整体论一侧，但第四阶段也跑到了还原论一侧。即便是临床机构，虽然平均得分始终低于全部被抽中期刊样本的平均得分，但也呈现逐渐增加趋势，只不过四个阶段都在偏向于整体论一侧。

综合起来，如果说第一阶段不论作者单位性质为何，完成的期刊文献都是以整体论作为主要指导思维方式的，那么在第二阶段，分化就很明显，临床机构是 1.67 分，而科研机构却达到 3.4 分，这也许可以说明在这个阶段中医（中医药）学术科研在指导思想方面缺乏共识，或者，从社会环境和管理制度方面不存在统一的导向或要求。在第三和第四两个阶段，四个得分主体的走向基本完全一致，而且都偏向还原论方向，只不过程度不同。这种情况的出现，不联系社会环境和管理制度来分析是难以找到真正原因的。

再稍微细化一步，观察三类不同性质单位被抽中样本的评价得分的具体结构，我们发现：在教育单位中，"完全还原论"和"完全整体论"数量都较多，所占比例分别为 34.22% 和 26.43%；科研单位中，同样也是"完全还原论"和"完全整体论"数量较多，但差距拉大，所占比例分别为 36.85% 和 25.62%；但在临床单位中，"完全整体论"占 27.32%，而"完全还原论"仅占 21.17%，"完全整体论"的样本数量明显多于"完全还原论"的。详细情况如表 5 所示。

表 5　第一作者所属不同性质的单位按照单位类别分组的评价得分结构

单位：%

结论	教育	科研	临床	未分类
完全还原论	34.22	36.85	21.17	8.38
主要还原论	11.68	12.17	16.02	9.58
兼有折中	8.52	7.15	11.05	10.78
主要整体论	19.15	18.21	24.44	24.55
完全整体论	26.43	25.62	27.32	46.71

如果我们把"完全整体论"和"主要整体论"作为一个组来考察，那么三个类别里从高至低依次为：临床界占 51.76%，教育界占 45.58%，科研界占 43.83%。临床和其他两个类别间的差距比较大；再把"完全还原论"和"主要还原论"作为另一组来考察，自高至低的排名为科研界占 49.12%，教育界占 45.9%，临床界占 37.19%。两种考察方法结合在一起得出的结论是：科研单位的作者在写作学术科研文献时运用整体论思维方式

的比例最低，而运用还原论的最高；临床单位的情况则相反，运用整体论的比例最高，是三个类别中唯一超过了半数的，而运用还原论的比例则最低；教育单位则居中。如果把"兼有折中"作为一个考察对象，那么可以看到临床性质的机构的所占比重是最高的，而科研机构是最低的。这意味着在临床机构中有一部分作者对于指导中医（中医药）学术科研工作究竟应该采用哪一种思维模式的认识不那么清楚，立场不那么坚定，因而"兼有折中"成了两全之策。而在科研机构的作者中，取向比较鲜明一些。

阶段性小结（一）

要从以上期刊文献得分数据导引出中医（中医药）教育、科研和临床三个界别中用以指导中医（中医药）学术科研文献写作的思维模式到底是一个什么状态（包括以 1954~2012 年的 59 年作为整体，或分阶段、分年份的统计），并不是很困难，然而却很容易获罪于中医药界。毕竟数据无情地揭示了以下事实。

第一，在发表了的中医（中医药）期刊文献里，用还原论思维方式作为指导的越来越多。而作为被中医药业界多数人士和哲学、文化等相关业界所公认的中医原创思维模式的简约表达的整体论，被用来作为学术科研指导思维模式的比重却呈现下降趋势。这是我国中医药界的一个整体变化趋势，且还在继续之中！

第二，就三个类别单位之间的数据对比及隐含意义而言，作为直接关系民众身体健康和生命安全的临床单位，尽管总体已经相当接近于用还原论和整体论"兼有折中"的思维方法的结论，但还是相对更偏向整体论那么一点点。也就是说，民众在临床单位遇到倾向于用中医原创思维模式来指导诊疗实践的业界人士的可能性还相对比较大一些；而在作为培养中医药接班人的主要阵地的教育界，从总体上看已经基本上"中西参半"，那些意欲在挂着"中医药"牌号的院校里学习中医（中医药）的年轻学子，恐怕遇到的多数是"不中不西""中西结合"的课程和教师了；至于科研单位，本来应该是引领中医（中医药）行业未来发展的先行者，可是从总体上，已经明显地偏向于让现代医药（西医药）所惯常使用的还原论思维模式占据了主导地位！用还原论的思维模式指导科研，不仅发生的时间早，而且偏向性也更明显。

第三，如果说中医（中医药）的明天要靠中医（中医药）科研去引导，要靠中医（中医药）年轻学子去支撑，那么，从以上两点看，会让我们作何感想？会是一个什么结果?!

三　按照文献领域性质分类组合的统计分析

将有效样本分别划分为科研论文类、文献综述类、战略规划类和其他类别共四个领域，组成情况见图4。

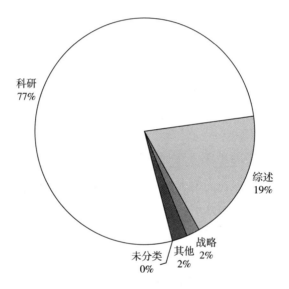

图4　期刊文献按照四个领域来区分的构成

区分为四个领域文献逐年进行统计的结果见表6：

表6　期刊文献按照四个领域来区分的统计

年份	科研				综述				战略				其他			
	文献数量	评价次数	总分	平均得分	文献数量	评价次数	总分	平均得分	文献数量	评价次数	总分	平均得分	文献数量	评价次数	总分	平均得分
1954	0	0	0	0.00	0	0	0	0.00	1	3	3	1.00	0	0	0	0.00
1955	0	0	0	0.00	0	0	0	0.00	1	3	4	1.33	0	0	0	0.00
1956	2	6	6	1.00	2	6	8	1.33	0	0	0	0.00	0	0	0	0.00
1957	0	0	0	0.00	1	3	4	1.33	0	0	0	0.00	0	0	0	0.00

年份	科研				综述				战略				其他			
	文献数量	评价次数	总分	平均得分	文献数量	评价次数	总分	平均得分	文献数量	评价次数	总分	平均得分	文献数量	评价次数	总分	平均得分
1958	1	3	3	1.00	2	7	7	1.00	0	0	0	0.00	1	3	12	4.00
1959	7	21	38	1.81	4	11	11	1.00	0	0	0	0.00	0	0	0	0.00
1960	6	18	35	1.94	0	0	0	0.00	0	0	0	0.00	0	0	0	0.00
1961	3	9	10	1.11	0	0	0	0.00	0	0	0	0.00	0	0	0	0.00
1962	4	12	18	1.50	1	3	4	1.33	0	0	0	0.00	0	0	0	0.00
1963	1	3	3	1.00	3	8	8	1.00	0	0	0	0.00	0	0	0	0.00
1964	2	6	9	1.50	0	0	0	0.00	0	0	0	0.00	0	0	0	0.00
1965	2	6	11	1.83	1	3	5	1.67	0	0	0	0.00	0	0	0	0.00
1966	2	6	7	1.17	0	0	0	0.00	0	0	0	0.00	0	0	0	0.00
1973	2	6	8	1.33	1	3	3	1.00	0	0	0	0.00	0	0	0	0.00
1976	2	6	8	1.33	1	3	3	1.00	0	0	0	0.00	0	0	0	0.00
1977	3	9	21	2.33	0	0	0	0.00	0	0	0	0.00	0	0	0	0.00
1978	5	15	54	3.60	5	15	37	2.47	1	3	15	5.00	0	0	0	0.00
1979	5	15	38	2.53	2	6	6	1.00	0	0	0	0.00	1	3	3	1.00
1980	10	30	80	2.67	0	0	0	0.00	0	0	0	0.00	0	0	0	0.00
1981	8	24	40	1.67	7	20	29	1.45	0	0	0	0.00	0	0	0	0.00
1982	14	44	99	2.25	5	15	23	1.53	0	0	0	0.00	1	3	3	1.00
1983	13	40	67	1.68	9	28	37	1.32	0	0	0	0.00	0	0	0	0.00
1984	16	48	89	1.85	7	21	26	1.24	0	0	0	0.00	1	3	5	1.67
1985	22	66	145	2.20	10	30	60	2.00	1	3	3	1.00	3	9	17	1.89
1986	22	66	129	1.95	2	6	6	1.00	1	3	11	3.67	1	3	11	3.67
1987	27	81	236	2.91	8	24	25	1.04	1	3	8	2.67	1	3	3	1.00
1988	31	92	232	2.52	9	27	39	1.44	1	3	4	1.33	1	3	5	1.67
1989	38	113	278	2.46	13	40	75	1.88	0	0	0	0.00	3	9	14	1.56
1990	30	88	220	2.50	4	12	21	1.75	1	3	6	2.00	1	2	2	1.00
1991	32	96	254	2.65	8	24	41	1.71	0	0	0	0.00	1	3	4	1.33
1992	44	131	286	2.18	9	27	42	1.56	2	6	19	3.17	0	0	0	0.00
1993	20	60	126	2.10	14	42	75	1.79	0	0	0	0.00	2	6	10	1.67
1994	48	148	371	2.51	15	44	80	1.82	0	0	0	0.00	4	12	30	2.50
1995	48	144	370	2.57	15	44	100	2.27	0	0	0	0.00	2	5	12	2.40
1996	61	181	494	2.73	15	44	69	1.57	0	0	0	0.00	4	14	47	3.36
1997	74	218	650	2.98	21	63	103	1.63	2	5	9	1.80	1	3	8	2.67
1998	89	265	820	3.09	18	53	94	1.77	1	3	7	2.33	0	0	0	0.00
1999	95	279	832	2.98	18	52	87	1.67	2	4	11	2.75	4	11	37	3.36
2000	97	291	840	2.89	18	54	105	1.94	4	11	34	3.09	1	3	13	4.33

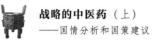
续表

年份	科研				综述				战略				其他			
	文献数量	评价次数	总分	平均得分	文献数量	评价次数	总分	平均得分	文献数量	评价次数	总分	平均得分	文献数量	评价次数	总分	平均得分
2001	93	281	814	2.90	23	68	131	1.93	0	0	0	0.00	1	3	3	1.00
2002	84	252	727	2.88	15	43	98	2.28	3	8	21	2.63	2	7	18	2.57
2003	89	266	769	2.89	15	42	85	2.02	2	6	18	3.00	0	0	0	0.00
2004	103	304	950	3.13	32	96	189	1.97	1	3	10	3.33	2	6	15	2.50
2005	107	319	1029	3.23	17	51	125	2.45	1	3	7	2.33	2	7	9	1.29
2006	106	318	1118	3.52	30	87	172	1.98	2	5	17	3.40	1	3	5	1.67
2007	118	355	1189	3.35	19	57	123	2.16	5	15	46	3.07	0	0	0	0.00
2008	145	435	1546	3.55	27	80	169	2.11	1	3	7	2.33	3	9	10	1.11
2009	149	444	1572	3.54	36	107	237	2.21	2	5	8	1.60	5	14	40	2.86
2010	145	434	1579	3.64	40	119	260	2.18	9	25	63	2.52	5	13	13	1.30
2011	145	432	1552	3.59	44	131	281	2.15	4	12	32	2.67	4	11	33	3.00
2012	166	497	1678	3.38	33	97	194	2.00	1	3	12	4.00	3	9	38	4.22
合计	2336	6983	21450	3.07	579	1716	3297	1.92	50	141	375	2.66	59	177	420	2.37

由表6可见，总体而言，科研的平均评价得分四类中最高，为3.07分，表明总体偏向于还原论更多一点；其次是战略类和其他类，分别为2.66分和2.37分；文献综述类得分最低，只有1.92分，属于整体论范围以内。当然，这是四个领域全体文献样板的平均得分。那么，各个领域被抽中样本的评价得分的具体构成见图5。

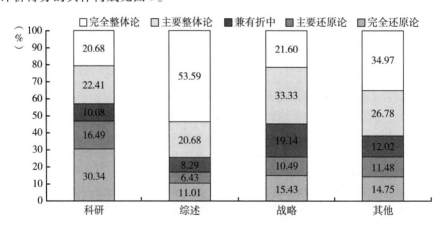

图5 期刊文献分四个领域所得到的五类评价结构比较

从图 5 可见，期刊的科研文献类样本评价中，"完全还原论"占 30.34%，是五个评价分级中占比最大的，"主要还原论"占 16.49%，两者合计占 46.83%；"完全整体论"占 20.68%，"主要整体论"占 22.41%，两者合计占 43.09%；还原论所占的比重比整体论高将近 4 个百分点。

而文献综述类样本所得到的评价结构和科研文献有重大区别：仅"完全整体论"就占 53.59%，"主要整体论"占 20.68%，即两类整体论的评价合计占了 74.27%，基本占到了 3/4 的比重，而还原论的两类评价合计只占 17.44%。

战略规划类样本评价中，"完全整体论"占 21.60%，"主要整体论"占 33.33%，合计占 54.93%，另有"兼有折中"占了 19.14%，还原论两类评价合计占 25.92%，整体论多于还原论近一倍。

其他类别样本评价中，"完全整体论"占 34.97%，"主要整体论"占 26.78%，即整体论占了 60% 以上，而还原论占 26.23%，也是属于整体论占优势的。

结合时间因素，各年之间的变化如何？我们把被抽中样本量较大的两类即科研和综述做一个逐年数据的对比（见图 6）。

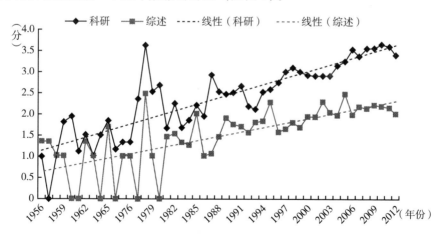

图 6　期刊里科研类文献和综述类文献的年度平均得分变化对比

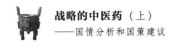

由两类领域文献各年平均得分可见，科研文献类平均分值始终高于文献综述类，且从趋势线判断两者间差距逐渐扩大，说明科研文献类以还原论作为指导思维方式的文献比重增加趋势要甚于文献综述类。

阶段性小结

从期刊文献内不同文献领域类别来区分和比较。

第一，总体而言，科研的平均评价得分为 3.07 分，表明整体"兼有折中"但偏向还原论更多一点；其次是战略类和其他类，分别为 2.66 分和 2.37 分；文献综述类只有 1.92 分，总体上明确属于整体论范围以内。

第二，科研文献类的期刊样本运用还原论思维模式的比重虽不足半数，但高于整体论思维模式比重，兼有折中的比重仅 10% 左右；文献综述类的期刊样本有很大不同，运用整体论思维模式的占到 75% 左右，是绝对多数，还原论比重 17.44%，兼有折中的仅 8.29%；战略规划类文献的样本虽然整体论合计 54.93%，比还原论多出 1 倍，表明了基本倾向，但兼有折中的比例上升到近 20%。

第三，以上数据表明，三个领域类别相比较，中医（中医药）科研文献写作中以还原论为指导思维模式的情况比较严重，相当数量的中医（中医药）科研文献都是以西方近现代医学（医药学）的基本思维模式还原论来写作的。相比之下，文献综述类的期刊文献在写作中以整体论思维模式为指导的是主流，说明文献综述作者的确比较重视中医原创思维模式的继承，更认可中医原创思维模式的合理性和有效性。战略规划类文献的作者群内有比较多的喜欢采用整体论和还原论思维模式"兼有折中"的思想方法，虽然此种情况的出现与战略规划类文献自身的特点有关，即：主要是阐发作者对未来的思想、见解，可以较少受到历史和现实实践的牵制，同时，读者评判的尺度也相对较灵活，但是，也说明了在一定程度上，作者对采用不同的思维模式来指导中医（中医药）工作未来发展可能产生的不同影响和造成不同后果的认识不够充分。

四　按照文献内容来源的统计分析

"文献内容来源"的分类含义是："观察"表明文献内容主要来源于作

者将自己置身于目标事物之外的环境中相对客观地来观察目标事物的结果，"实验"则是作者根据自己的理论和目标假设主动进行实验，尤其是在人为设定环境和条件的情况下所获取的文献所载内容，而"理论"则是文献内容来源于理论，包括前人和今人、他人和本人的理论。

文献内容来源不同的被抽中样本经整理和评价后，三个类别的构成比例是：观察类62%，理论类21%，实验类17%，其中有12篇文献评价专家认为不便分类，占比为0.4%。

表7　以内容来源分组的各年份均值

年份	观察				实验				理论			
	文献数量	评价次数	总分	平均得分	文献数量	评价次数	总分	平均得分	文献数量	评价次数	总分	平均得分
1954									1	3	3	1.00
1955									1	3	4	1.33
1956	1	3	5	1.67					3	9	9	1.00
1957									1	3	4	1.33
1958	1	3	3	1.00					2	7	7	1.00
1959	5	15	31	2.07					6	17	18	1.06
1960	6	18	35	1.94								
1961	3	9	10	1.11								
1962	4	12	18	1.50					1	3	4	1.33
1963	1	3	3	1.00					3	8	8	1.00
1964	2	6	9	1.50								
1965	2	6	11	1.83					1	3	5	1.67
1966	2	6	7	1.17								
1973	3	9	11	1.22								
1976	2	6	8	1.33					1	3	3	1.00
1977	2	6	8	1.33	1	3	13	4.33				
1978	2	6	9	1.50	3	9	45	5.00	6	18	52	2.89
1979	6	18	41	2.28					2	6	6	1.00
1980	7	21	44	2.10	3	9	36	4.00				
1981	8	24	41	1.71	1	3	5	1.67	6	17	23	1.35
1982	13	40	65	1.63	3	10	46	4.60	4	12	14	1.17
1983	13	40	67	1.68					9	28	37	1.32
1984	16	48	69	1.44	1	3	15	5.00	7	21	36	1.71

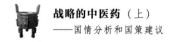

续表

年份	观察				实验				理论			
	文献数量	评价次数	总分	平均得分	文献数量	评价次数	总分	平均得分	文献数量	评价次数	总分	平均得分
1985	20	60	115	1.92	4	12	49	4.08	12	36	61	1.69
1986	21	63	119	1.89	2	6	20	3.33	3	9	18	2.00
1987	22	66	161	2.44	5	15	73	4.87	10	30	38	1.27
1988	23	68	123	1.81	8	24	109	4.54	11	33	48	1.45
1989	32	96	181	1.89	9	26	115	4.42	13	40	71	1.78
1990	21	62	104	1.68	8	23	113	4.91	7	20	32	1.60
1991	26	78	172	2.21	7	21	97	4.62	8	24	30	1.25
1992	40	119	226	1.90	4	12	60	5.00	11	33	61	1.85
1993	23	69	119	1.72	1	3	15	5.00	12	36	77	2.14
1994	44	134	299	2.23	10	31	131	4.23	13	39	51	1.31
1995	41	123	257	2.09	12	34	150	4.41	12	36	75	2.08
1996	54	162	386	2.38	10	30	144	4.80	16	47	80	1.70
1997	60	177	452	2.55	15	44	202	4.59	23	68	116	1.71
1998	71	211	542	2.57	21	62	280	4.52	16	48	99	2.06
1999	75	219	555	2.53	22	66	292	4.42	21	59	110	1.86
2000	81	243	631	2.60	17	51	233	4.57	22	65	128	1.97
2001	84	253	661	2.61	13	39	167	4.28	20	60	120	2.00
2002	69	207	537	2.59	15	45	201	4.47	20	58	126	2.17
2003	75	223	571	2.56	16	47	207	4.40	15	44	94	2.14
2004	85	251	702	2.80	18	53	257	4.85	35	105	205	1.95
2005	87	259	712	2.75	26	78	379	4.86	15	46	94	2.04
2006	73	218	635	2.91	36	109	491	4.50	31	89	197	2.21
2007	91	275	847	3.08	23	68	319	4.69	28	84	192	2.29
2008	109	327	987	3.02	40	120	579	4.83	26	77	151	1.96
2009	109	323	1012	3.13	40	120	569	4.74	42	124	271	2.19
2010	117	351	1152	3.28	31	93	438	4.71	49	144	325	2.26
2011	95	285	818	2.87	54	159	768	4.83	47	139	304	2.19
2012	127	380	1150	3.03	39	116	559	4.82	37	110	213	1.94
合计	1874	5601	14721	2.63	518	1544	7177	4.65	629	1864	3620	1.94

从表7可见，三类不同文献内容来源中，总体而言，理论类得分最低，为1.94分，表明总体处在整体论范围内；观察类得分2.63分，较理论类的

还原论比重有所增加，因此显得更接近于"兼有折中"；而实验类得分高达4.65 分，超过了"主要还原论"的标准（4 分），如四舍五入，已可视同于"完全还原论"（5 分）了。因此，说在中医（中医药）文献的工作中，内容依据实验来获得的，基本上是以现代西方医学（医药学）的还原论思维方式作为指导的，并不为过。再从逐年分布的情况来观察。

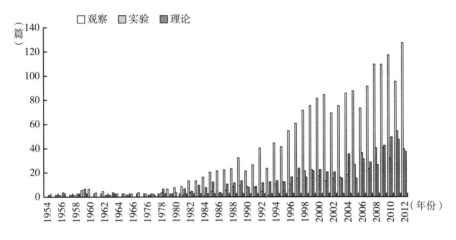

图 7　被抽中且评价合格的样本按文献内容来源区别在各年的分布

从图 7 来看，三类不同内容来源的文献中观察类的在绝大多数年份占据多数，而实验类的文献样本虽然从 1977 年才开始在期刊文献样本中出现，但增长的势头比较猛，尤其是在 1998 年以后的 15 年中有 8 年超过理论类样本的数量。理论类的文献样本则从 1954 年开始就存在，直到 1958 年都是最主要的文献类别。因此，理论类是本次调研的期刊样本按照文献内容来源分类中最早出现的类别。

需要说明的是，因为本次调研进行评价的样本是按照对四类中医（中医药）文献载体和年度两个目标等比例抽样的方法获得的，并没有具体到对不同内容来源的文献样本数量等比例的考虑，因此，不能认为被抽中的不同内容来源的文献在各年的数量变化可以直接等同全及样本总体中不同内容来源的文献数量在各年的变化，某种程度上它只表明了可能存在的一种趋势。

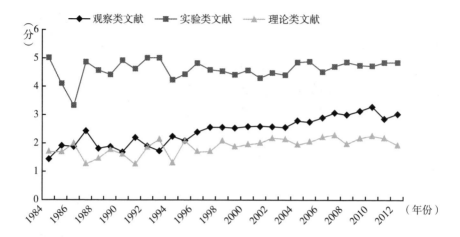

图8　按照文献内容来源分组的各年份平均得分曲线

显然，实验类文献平均得分最高，且基本在 4 ~ 5 分的区间起伏，不妨说完全处在还原论的区间；观察类文献平均得分居中，但有逐渐增加趋势，说明即便是用观察的手段而不是实验的手段来作为相关中医（中医药）文献的内容来源，从 20 世纪末开始，还原论的思维模式的应用也有持续增加的趋势；理论类文献平均分值最低，且即便在整个过程中有所增加，但最终还是稳定在 2 分左右，可以说，基本上还是用整体论的思维方式为指导的。

观察类期刊样本的评价总数中，"完全整体论"占全部观察类期刊样本评价总数的 26.48%，"主要整体论"占 27.37%，两者合计为 53.85%，超过了半数；"完全还原论"的样本占 16.29%，"主要还原论"的样本占 18.29%，两者合计为 34.58%，由此看来，观察类的样本评价总数中整体论所占的比例明显高于还原论。

理论类的期刊样本评价总数中，"完全整体论"的评价占全部理论类期刊样本评价总数的 50.63%，"主要整体论"的评价占 23.07%，两者合计整体论的评价数占了占全部理论类期刊样本评价总数的 70% 以上。

而实验类期刊样本的评价，仅"完全还原论"一项的评价竟然就占全部实验类期刊样本评价总数的 80% 以上，加上"主要还原论"的比例，合计超过了 90%。而整体论方面两项评价合计还没有占到 5%，可以说，在中医（中医药）期刊文献里采用实验方法作为内容来源的学术科研基本上是由还原论作为指导思维模式的。详细情况如图 9 所示。

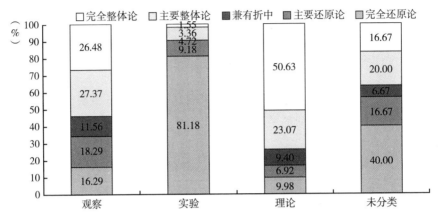

图 9　三类内容来源的期刊文献得到的五类评价占比结构比较

五　按照四个大的时间阶段划分来考察在不同性质单位的作者所发表的期刊文献中，不同内容来源的文献构成情况

表 8　按照四个不同时期结合作者单位性质和文献内容来源的分组统计

完成年份	文献数量	第一作者单位性质			内容来源		
		教育	科研	临床	观察	实验	理论
1965 年以前	46	5	9	28	25	0	19
1966～1978 年	22	9	5	8	11	4	7
1979～1999 年	1001	221	158	600	636	146	216
2000～2012 年	1962	492	218	1221	1202	368	387
合　计	3031	727	390	1857	1874	518	629

从表 8 可见：期刊文献中按作者单位性质区分，四个阶段里除 1966～1978 年间不明显之外，其他三个阶段都是临床类机构所占比重最大，科研类机构完成的文献数量大约是临床类机构的 20% 左右，教育机构稍多一点，是临床机构的 35% ～40% 之间。可见，所在机构属于临床性质的作者是期刊文献的主力作者队伍。

期刊文献按内容来源区分，观察类的数量在四个阶段都占据第一位，占同一时期期刊文献总数的 60% 左右，实验类和理论类的数量差别不很明显，在各个时期都没有超过观察类文献数量的三分之一。从这个角度讲，以观察手段作为文献内容主要来源占期刊文献的多数。

六　作者单位性质与文献领域类别的组合统计

以上都是按照时间顺序考察的，如果撇开时间因素，考察作者单位性质与论文领域属性类别之间的关联，可得出表9。

表 9　作者单位与文献类别关联

作者单位	文献数量	比例	科研				综述				战略				其他			
			数量	评价次数	总分	平均分	数量	评价次数	总分	平均分	数量	评价次数	总分	平均分	数量	评价次数	总分	平均分
教育	727	24.5	501	2165	6537	3.02	191	566	1147	2.03	23	65	164	2.52	11	33	68	2.06
科研	390	13.1	284	1163	3634	3.12	86	259	491	1.90	13	38	104	2.74	7	20	48	2.40
临床	1857	62.4	1524	5540	15109	2.73	286	844	1605	1.90	13	36	101	2.81	32	97	240	2.47
合计	2974	100	2309	8868	25280	2.85	563	1669	3243	1.94	49	139	369	2.65	50	150	356	2.37

如果作者来自教育机构，文献平均得分自高至低依次是：科研 > 战略 > 综述 = 其他；如果作者来自科研机构，文献平均得分自高至低依次是：科研 > 战略 > 其他 > 综述；而如果作者来自临床机构，其论文平均得分自高至低依次是：战略 > 科研 > 其他 > 综述。由于"其他"一类数量最少，且含义不具备鲜明特色，因此可以舍弃。可见，无论哪一类性质机构的作者所完成的期刊文献，文献综述性质的期刊文献平均得分都是最低的（3分以下），也就是说，主要是偏向于用整体论的思维模式来指导完成的。而在写作科研文献时，教育和科研性质机构的作者是更倾向于还原论思维模式的（平均得分3分以上），但临床性质机构的作者则相对地更偏向于整体论一侧，不过并不坚定，坚定的标准是平均得分2分及以下。在写作战略规划类文献时有一个现象比较值得注意，那就是，临床类机构的作者这时反而最倾向于用还原论的思维模式来指导了，虽然三类性质机构的平均得分都高于2.5分，但教育类机构的平均得分相对低一点。

在前文中笔者曾表示过忧虑：如果说中医（中医药）的科研是要为中医（中医药）的发展引路的话，那么当中医（中医药）的科研不能坚定地遵循中医（中医药）的基本原理来进行时，这样的中医（中医药）科研所指引的方向还是中医（中医药）健康、自主和可持续发展的方向吗？对战略类文献写作中所采用的思维模式的统计分析，也让笔者有类似的担忧。

七　根据作者单位性质来考察文献内容来源的得分情况（见表10）

表 10　作者单位性质和文献内容来源的组合统计

作者单位	文献数量	比例	观察				实验				理论			
			样本数量	评价次数	总分	平均分	样本数量	评价次数	总分	平均分	样本数量	评价次数	总分	平均分
教育	727	24.45	270	804	1813	2.25	248	741	3463	4.67	208	617	1246	2.02
科研	390	13.11	151	449	1120	2.49	139	415	1955	4.71	98	294	537	1.83
临床	1857	62.44	1425	4264	11610	2.72	131	388	1759	4.53	298	880	1719	1.95
合计	2974	100	1846	5517	14543	2.64	518	1544	7177	4.65	604	1791	3502	1.96

表10的情况比较直观：无论单位性质为何，文献内容来源于实验的平均得分都是最高的，都在4.5分以上，其中以临床单位的略低，这意味着以实验为内容来源的期刊文献整体上是用还原论为指导思维模式的；来源于观察的居中，都在2.5分左右，以教育类机构的平均得分稍低，说明观察类文献的完成总体上是用偏向于整体论的思维方式为指导的；文献内容来于理论的，都在2分及以下，以科研性质的单位略低，说明这一类文献在写作时多数是用整体论为指导的。

以上是本次调研关于1949～2012年各类中医（中医药）期刊发表的中医（中医药）文献所做的写作指导思维模式的主要统计分析。下面是有关的其他一些统计分析。

八　以期刊文献被抽中样本的获评次数为角度的分析

3050个期刊文献样本，共获得9074次评价，其中获得三次评价的期刊文献有 2882 篇，占全部期刊的 94.46%，获得两次评价的期刊有 123 篇，占全部期刊的 4.06%，此外，还有少数样本获得了四次甚至五次评价。具体情况如表 11 所示。

表 11　期刊样本的获评数量

获评数量	样本量	百分比（%）
二次评价	123	4.06
三次评价	2882	94.46
四次评价	43	1.41
五次评价	2	0.07

1. 以期刊的评价结论数量为角度的分析

在被抽中的合格期刊文献样本所获得的评价总人次中，给予"完全整体论"评价的有 2472 人次，占全部期刊文献评价的 27%，加上"主要整体论"的 23% 后占全部期刊文献评价的 50%，占到了评价总数的一半；其次是"完全还原论"，占全部期刊文献评价总人次的 26%，加上"主要还原论"的 14% 后占全部期刊文献评价总人次的 40%，较两类整体论评价的合计占比要低 10 个百分点；"兼有折中"占全部期刊评价总人次的 10%。

2. 按照文献第一作者单位所在地区的统计

以期刊文献第一作者单位所在的地域分布为角度的分析。

在被抽中样本的期刊文献的第一作者所在地区分布方面，前三位是江苏（苏）、河南（豫）和广东（粤）。其中江苏的数量最多，为 223 篇，河南的数量次之，为 201 篇，排在第三位的是广东，为 198 篇，后三位分别是西藏（藏）、香港（港）和海南（琼）。由于此次调研的期刊范围主要为国内发行的中医（中医药）有关期刊，尽管调研的期刊中包括了外文发行的若干期刊，但此次被抽中样本的作者仍然主要集中于内地，对国外和中国香港等的涉及比较少。详细情况如图 10 所示，地区样本百分比结构情况如图 11 所示。

在汇总各地区期刊样本评价的得分方面，笔者将各地区的样本平均得分情况汇总如下，从中可以看出，平均得分最高的是外国作者群体，为 4.06

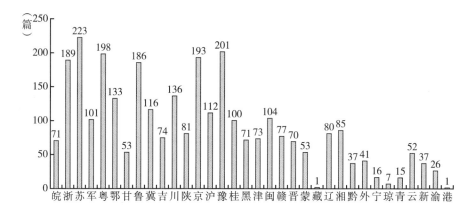

图 10　作者单位所在的地域分布情况

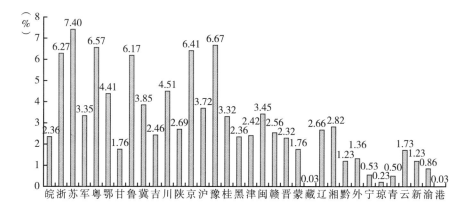

图 11　地区样本百分比结构情况

分，排在第二位的是吉林，得分为 3.31 分，排在第三位的是浙江，得分为
3.30 分，最低的三位分别是香港、西藏和内蒙古，得分分别为 2.14 分、
2.33 分和 2.39 分，其余多数地区的平均得分基本在 2.5 ~ 3 分之间。具体
得分情况如图 12 所示。

　　对于各地区期刊样本评价得分的结构，笔者进行了对比分析，如图 12
所示，有 77% 的地区在五种评价结论中以"完全整体论"占比最高，但也
有 18% 的地区以"完全还原论"为占比最高。

　　从表 12 可以看出，浙、吉及外国的"还原论"两种评价结论小计的数

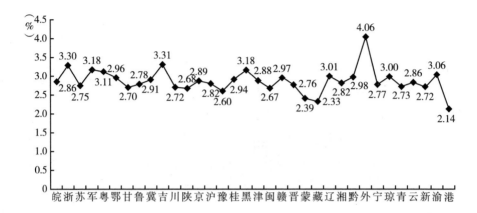

图 12　各地区期刊样本评价得分结构

量占评价总数的 50% 以上，属于得出的评价以"还原论"类别的评价为主；香港、内蒙古、四川、山西、河南、甘肃、陕西、福建、江苏、新疆、安徽、上海、海南、云南、天津、山东、青海、宁夏、河北、广西、贵州、湖北、湖南、北京等地区则以两种"整体论"类别结论的小计占 50% 以上或非常接近 50%（49%），考虑到存在"兼有折中"类别的存在，所以认为这 24 个地区所得到的评价中以"整体论"类别的评价为主。

表 12　各省份期刊评价结论的结构

地　区	完全 还原论	主要 还原论	还原论 小计	兼有折中	主要 整体论	完全 整体论	整体论 小计
皖	0.28	0.11	0.39	0.08	0.25	0.28	0.53
浙	0.35	0.17	0.52	0.11	0.17	0.20	0.37
苏	0.22	0.14	0.35	0.11	0.25	0.29	0.54
军	0.35	0.13	0.48	0.11	0.19	0.22	0.41
粤	0.28	0.18	0.47	0.11	0.21	0.21	0.42
鄂	0.30	0.13	0.43	0.08	0.23	0.27	0.49
甘	0.26	0.12	0.38	0.06	0.22	0.34	0.56
鲁	0.23	0.14	0.37	0.12	0.21	0.31	0.52
冀	0.26	0.14	0.40	0.09	0.26	0.25	0.51
吉	0.39	0.12	0.51	0.11	0.18	0.20	0.38

地　区	完全还原论	主要还原论	还原论小计	兼有折中	主要整体论	完全整体论	整体论小计
川	0.24	0.12	0.36	0.06	0.27	0.31	0.58
陕	0.22	0.14	0.36	0.09	0.22	0.33	0.55
京	0.27	0.14	0.41	0.10	0.19	0.30	0.49
沪	0.22	0.18	0.40	0.08	0.24	0.28	0.52
豫	0.12	0.20	0.32	0.11	0.28	0.28	0.57
桂	0.28	0.13	0.42	0.08	0.26	0.25	0.51
黑	0.34	0.14	0.47	0.12	0.18	0.23	0.41
津	0.25	0.15	0.40	0.08	0.27	0.25	0.52
闽	0.20	0.13	0.33	0.12	0.23	0.31	0.55
赣	0.24	0.19	0.44	0.11	0.20	0.25	0.45
晋	0.27	0.13	0.40	0.03	0.24	0.34	0.57
蒙	0.10	0.14	0.24	0.14	0.29	0.32	0.62
藏	0.00	0.00	0.00	0.67	0.00	0.33	0.33
辽	0.32	0.12	0.44	0.10	0.19	0.28	0.47
湘	0.23	0.16	0.38	0.12	0.21	0.29	0.49
黔	0.32	0.12	0.44	0.06	0.20	0.30	0.50
外	0.63	0.11	0.75	0.10	0.08	0.08	0.15
宁	0.26	0.15	0.40	0.09	0.17	0.34	0.51
琼	0.29	0.19	0.48	0.00	0.29	0.24	0.52
青	0.13	0.20	0.33	0.16	0.29	0.22	0.51
云	0.31	0.09	0.39	0.08	0.22	0.31	0.52
新	0.25	0.09	0.35	0.12	0.23	0.31	0.54
渝	0.27	0.12	0.39	0.19	0.22	0.19	0.42
港	0.13	0.06	0.20	0.08	0.22	0.50	0.72

九　对期刊类文献总体的区间估计

按照统计学相关理论，由于样本是随机抽取的，相应的样本均值也是随机变量。根据中心极限定理，当抽取样本容量足够多时（＞30），样本均值虽然是随机变量，但它会在总体均值两侧呈正态分布，并且样本容量越大，样本均值在总体均值两侧分布得越密集。因此，可以根据正态分布相关理论，在一定的概率保证程度下，以样本均值来估计总体均值。

中医（中医药）学术期刊 131 种，1949～2012 年间共有文献 1067524 篇，经随机抽样获得一致认可的有效样本 3031 篇，样本均值和标准差经计算分别为 2.8345 和 1.4795，在 95.45% 的概率下对总体的平均得分进行区间估计。

表 13　样本均值和标准差

样本容量	样本均值	样本标准差	概率度	抽样估计误差	极限误差 Δ	区间估计		估计精度
n	$\bar{x}$	σ	$F_{(t)}$	$\mu = \sigma / \sqrt{n}$	$= t \times \sigma / \sqrt{n}$	$= \bar{x} - \Delta$	$= \bar{x} + \Delta$	$\dfrac{\Delta}{\bar{x}}$
3031	2.8335	1.4797	95.45% (2)	0.02688	0.05375	2.7797	2.8872	0.01897

根据表 13 的计算过程，可得出：以 95.45% 的概率估计：1949～2012 年的全部期刊文献的平均得分区间为 2.7797～2.8872 之间，也就是说，非常接近"兼有折中"的评价标准但又略微偏向"整体论"一点点。

第三部分　对科研成果类文献的统计分析

一　科研成果类文献按年份分类汇总的情况

依照课题统一的抽样方法，从 CNKI 下载中医（中医药）学相关文献的目录，其中省市、部委局一级政府机构立项和自主立项但由政府组织验收的科研成果以及纳入 CNKI 记载的自主立项科研成果共计 17392 项，按照全及总体样本四类分别等比例抽样的方法，被抽中样本总数为 92 个，都在 1999 年以后的时期内。经专家评价，去除不合格样本后有效样本为 85 个，评价结果按照完成年份统计分析如表 14 所示。

表 14　科研成果按照年份的统计

完成年份	文献数量	专家评价人次数	评价得分总分	当年成果得分的均值
1999	2	7	23	3.286
2000	6	21	57	2.714
2001	4	12	41	3.417
2002	4	12	51	4.250
2003	2	8	39	4.875
2004	7	23	82	3.565
2005	11	37	134	3.622
2006	9	30	89	2.967
2007	2	7	32	4.571
2008	5	17	67	3.941
2009	15	50	170	3.400
2010	8	26	75	2.885
2011	7	25	71	2.840
2012	3	11	48	4.364
合计	85	286	979	3.423

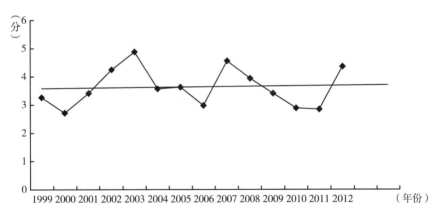

图 13　科研成果各年的平均得分变化情况

从表 14 和图 13 来看，科研成果的评价得分的年平均数从 1999 ~ 2003 年呈现上升趋势，亦即从"兼有折中"附近持续上升到非常接近于"完全还原论"的位置，但从 2003 ~ 2006 年又下降回到"兼有折中"的位置，虽然 2007 年评价得分平均数突然跃升了 1.5 分左右，但也低于前期高点，且从那以后又出现了稳步下降的趋势，2010 年和 2011 年两年甚至下降到 2.8 分左右，也就是在"兼有折中"略微偏向整体论的位置，只是 2012 年又开始上升，但仍低于前期的两个高点。笔者尝试用各类趋势线的方法来对科研成果的年平均得分在这 14 年期间的走势加以判断，但无论用哪一种，都显示其走向基本上是位于 3.5 分略微向上偏的一条直线。这说明了，在这 14 年期间，科研成果样本的平均评价得分是在"兼有折中"然而是偏向"主要还原论"的状态。从这 14 年 85 个被抽中样本的评价平均得分 3.423 分，也证明了这个结论。

但是，如果我们把这 14 年区分成前、后两个 7 年，那么采用算术平均方法得到的第一个 7 年的平均得分是 3.676 分，而第二个 7 年是 3.566 分，说明在第二个 7 年中科研成果的评价得分还是有非常轻微的向整体论方向的变化。

如果我们再深入一步，来分析各年的被抽中科研成果样本分别得到的五级评价得分结构，可见图 14。

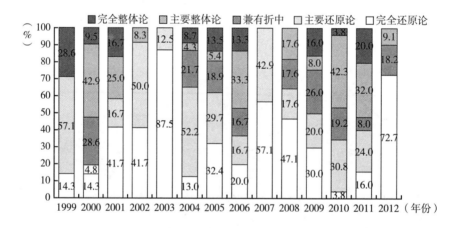

图 14　科研成果各个年度中所得到的五类评价结构变化

可以看出，不同年份的成果评价中，"完全还原论"和"主要还原论"两项合计占比最高的前三个年份依次是：2003 年、2007 年、2002 年；"兼有折中"占比最多的是 2000 年，其次是 2009 年，最少的是 1999 年、2001 年、2002 年、2003 年和 2007 年，占比为 0，数量为 0 个；"完全整体论"和"主要整体论"两项合计占比最高的依次是：2000 年、2011 年、2006 年。

如果把 85 个合格的科研成果样本所得到的 286 个专家评价按照五类评价的比例分别统计的话，得到的结果是："完全还原论"的评价数量有 82 个，占全部成果样本评价数量的 29%，其次是"主要还原论"的评价数量有 72 个，占比 25%，"主要整体论"的有 53 个，占比 18%；"兼有折中"的 48 个，占比 17%；数量最少的是"完全整体论"，有 31 个，占比 11%。把属于还原论的两类评价数加总，占比 54%，属于整体论的两类评价数加总，则仅占比 29%。

据此可见，科研成果整体所得到的五类评价中以还原论为主。

二　科研成果按照年份和作者单位分组组合评价的情况

在 85 个成果类样本中，作者单位属于教育界的成果样本有 27 个，占 32%，最少的是科研界有 15 篇，占比 18%，最多的是临床界，43 篇，占比 50%。

按照三类机构的性质不同分别逐年进行统计的结果如表 15 所示。

表 15　科研成果三类完成单位逐年评价情况

完成年份	文献数量	比例（%）	教育				科研				临床			
			文献数量	评价次数	总得分	平均分值	文献数量	评价次数	总得分	平均分值	文献数量	评价次数	总得分	平均分值
1999	2	2.35									2	7	23	3.29
2000	6	7.06	2	6	15	2.50	2	8	21	2.63	2	7	21	3.00
2001	4	4.71									4	12	41	3.42
2002	4	4.71	2	5	21	4.20	1	4	17	4.25	1	3	13	4.33
2003	2	2.35									2	8	39	4.88
2004	7	8.24	1	3	13	4.33	2	8	30	3.75	4	12	39	3.25
2005	11	12.94	4	16	50	3.13	3	9	36	4.00	4	12	48	4.00
2006	9	10.59	1	5	25	5.00	4	12	29	2.42	4	13	35	2.69
2007	2	2.35	1	4	20	5.00					1	3	12	4.00
2008	5	5.88	1	4	20	5.00					4	13	47	3.62

续表

完成年份	文献数量	比例（%）	教育				科研				临床			
			文献数量	评价次数	总得分	平均分值	文献数量	评价次数	总得分	平均分值	文献数量	评价次数	总得分	平均分值
2009	15	17.65	7	21	82	3.90	1	3	10	3.33	7	26	78	3.00
2010	8	9.41	3	10	32	3.20	1	3	6	2.00	4	13	37	2.85
2011	7	8.24	3	10	34	3.40					4	15	37	2.47
2012	3	3.53	2	7	28	4.00	1	4	20	5.00				
合计	85	100	27	91	340	3.74	15	51	169	3.31	43	144	470	3.26

表3-2数据按照三种成果完成单位来比较，从14年的合计平均得分看，以教育机构的科研成果评价得分最高，达到3.74分，也就是说，在"兼有折中"和"主要还原论"两种评价结果之间，更偏向"主要还原论"一侧；科研单位是3.31分，是在上述两种评价结论之间更偏向于"兼有折中"一侧；临床性质单位得分3.26分，较科研单位又更多一点地偏向"兼有折中"。

如果从每年的得分情况来分析，教育机构在有样本被抽中的11年中有3年，也就是27%的年份的年平均得分为5分，特别醒目的是在当年被抽中样本有9个的2006年居然平均得分也是5分，而11年中只有1年的得分低于3分；科研单位在有被抽中样本的7年中有一年的平均得分是5分，但这一年只有一个被抽中样本，所以不能简单以5分的得分而论，有3年的年平均得分低于3分；临床单位14年里13年都有被抽中样本，但没有一年的年平均得分是5分，低于3分的也有3年。

如果按照三类单位的被抽中样本所得到的五级分类评价分别占比的结构来看（图15）。

从图15可见，教育性质单位完成的科研成果样本评价中，数量最多的是"完全还原论"，有39个，占42.9%，"主要还原论"占16.5%，两者合计还原论占59.4%，"兼有折中"数量为19个，占比20.9%，"主要整体论"占11%，最少的是"完全整体论"，数量为8个，占比为8.8%，两者合计"整体论"思维模式占19.8%，可见，在完成单位为教

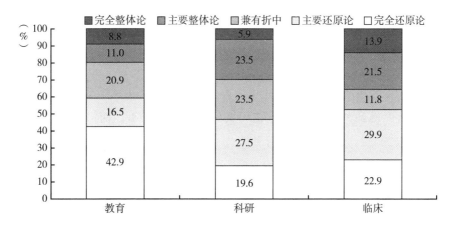

图 15　科研成果三类完成单位得到的五类评价结构比较

育机构的被抽中样本中，还原论的思维模式所占比重是整体论思维模式的三倍。

　　科研性质单位完成的成果评价中，数量最多的是"主要还原论"，有 14 个，占 27.5%，"完全还原论"占 19.6%，两者合计还原论思维模式占 47.1%，"主要整体论"和"完全整体论"合计占 29.4%，明显低于还原论；"兼有折中"数量为 12 个，占比 23.5%。由此可见，在科研单位的被抽中且合格样本中，虽然也是还原论的思维模式应用比例最大，但和教育机构相比，整体论的比重大一些，还原论的比重小一点。

　　临床性质单位完成的被抽中且合格成果样本评价中，数量最多的是"主要还原论"，数量为 43 个，占 29.9%，其次是"完全还原论"，有 33 个，占比 22.9%，两者合计还原论占到 52.8%，最少的是兼有折中，数量为 17 个，占比为 11.8%，"完全整体论"和"主要整体论"合计占比 35.4%，明显低于还原论的占比，可见在临床机构完成的科研成果中主要还是应用了还原论的思维模式。

　　阶段性小结

　　从以上两方面情况看，科研成果中三类不同性质单位的年平均以及总平均得分情况和期刊文献里三类不同性质单位的情况有所不同：在期刊文献里，整体论倾向最明显的是临床界，其次是教育界，再次是科研界；而在科研成果里，整体论倾向最明显的虽然还是临床界，但其次是科研界，教育界排在了最后。或者，换一个方向说，教育界的还原论倾向是最明显的，其次是科研界，再次是临床界。

教育界的还原论倾向在科研中的表现，如果结合在期刊文献里教育界完成的文献中得到的"完全还原论"的评价占34.22%，而"完全整体论"的只占26.43%，前者远高于后者的这一结构来看，某种程度上也是不难理解的。

三 按照年份和项目立项级别分组

按照实际情况和有关文献登记，从 CNKI 下载的 17392 个科研成果样本中抽样的结果，省市一级立项（或结项）的有39个，占46%；国家部委局的有10个，占12%；另有36个属于自主立项的科研成果，占42%。我们可以把"省市级"理解为地方政府，"部委局"理解为中央部门。

对不同立项（结项）单位的科研成果所得到的年平均评价得分情况进行统计，得到表16。

表16 科研成果的年平均评价得分情况

年份	文献数量	比例	省市				部委局				自主			
			文献数量	评价次数	总分	平均得分	文献数量	评价次数	总分	平均得分	文献数量	评价次数	总分	平均得分
1999	2	2.35	1	3	6	2.00					1	4	7	1.75
2000	6	7.06	3	11	32	2.91	1	4	10	2.50	2	6	15	2.50
2001	4	4.71	3	8	21	2.63					1	4	20	5.00
2002	4	4.71									4	12	51	4.25
2003	2	2.35	1	4	19	4.75	1	4	20	5.00				
2004	7	8.24	1	3	13	4.33					6	20	69	3.45
2005	11	12.94	2	7	29	4.14	2	7	28	4.00	7	23	77	3.35
2006	9	10.59	5	17	60	3.53					4	13	29	2.23
2007	2	2.35	1	4	20	5.00	1	3	12	4.00				
2008	5	5.88	4	14	54	3.86					1	3	13	4.33

年份	文献数量	比例	省市				部委局				自主			
			文献数量	评价次数	总分	平均得分	文献数量	评价次数	总分	平均得分	文献数量	评价次数	总分	平均得分
2009	15	17.65	8	26	93	3.58	1	4	20	5.00	6	20	57	2.85
2010	8	9.41	6	20	57	2.85	2	6	18	3.00				
2011	7	8.24	4	16	46	2.88	2	6	22	3.67	1	3	3	1.00
2012	3	3.53									3	11	48	4.36
合计	85	100.00	39	133	450	3.38	10	34	130	3.82	36	119	389	3.27

从表16可见，14年合计平均得分来看，得分最高的是国家部委局立项的科研成果，3.82分，是比较接近于"主要还原论"的一个分值；其次是省市立项的，3.38分，相对接近于"兼有折中"一侧的；自主立项的科研成果得分三者中最低，3.27分，然而也已经跨越了"兼有折中"3分的标准，只不过偏离得不太远。

再具体一点，来分析一下三个类别的立项级别所得到的五级评价得分的具体构成比例（见图16）。

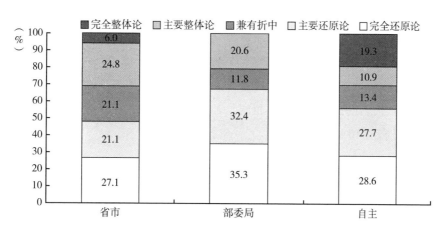

图16　科研成果不同立项级别所得到的五类评价结构

从图16可见，省市立项的成果样本评价中，数量最多的是"完全还原论"，有36个，占27.1%，"主要还原论"占比21.1%，两项合计还原论

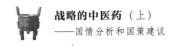

占比 48.2%；"主要整体论"，有 33 个，占比 24.8%，"完全整体论"，有 8 个，占比 6.0%，两者合计占比 30.8%，明显低于还原论的占比。

值得关注的是在部委局立项的成果样本评价中，数量最多的是"完全还原论"，有 12 个，占 35.3%，其次是"主要还原论"，有 11 个，占比 32.4%，两者合计还原论的占比竟然达到了 67.7%，也就是占全部被抽中且合格样本的三分之二以上，整体论的思维模式应用评价中只有"主要整体论"一类，占比 20.6%，连一个"完全整体论"的评价都没有，"兼有折中"有 4 个，占比 11.8%。因此说，在部委局机构立项的中医药科研成果中采用还原论的思维模式完成的占大多数，这样的情况非常值得关注。

自主立项的成果样本评价中，数量最多的也是"完全还原论"，有 34 个，占 28.6%，其次是"主要还原论"，有 33 个，占比 27.7%，两项合计还原论的占比达到 57.3%，超过了半数；"完全整体论"占比 19.3%，加上"主要整体论"，有 13 个，占比 10.9%，两项合计整体论思维模式应用占比 30.2%，和省市级立项的情况相近，但还原论的思维模式应用的比例较省市级立项要高。

三者相比，部委局立项的科研成果中应用还原论的思维模式的比例最高，竟然占到了 67.7%，也就是多于 2/3 了，而应用整体论的思维模式的比例最低。省市立项和自主立项的科研成果虽然在还原论类别的合计占比方面，自主立项的达到 57.3%，比省市立项的 48.2% 明显要高，但在整体论类别的合计占比方面表现基本相同，都在 30% 左右，相形之下，比部委局立项的要高出 10 个百分点左右。

四 按照年份和成果内容来源分组

不同内容来源的成果样本中，数量最多的是实验类的成果样本，有 44 个，占所有成果样本数量的 52%，其次是观察类的成果样本，有 33 个，占比 39%，数量最少的是理论类和未分类的成果样本，各有 4 个，各占比 4.5%。

按照三类不同内容来源的科研成果逐年分别统计（85个样本中有4个未分类），见表17。

表17　三类不同内容来源的科研成果按年份的统计

年份	文献数量	比例	观察				实验				理论			
			文献数量	评价次数	总分	平均得分	文献数量	评价次数	总分	平均得分	文献数量	评价次数	总分	平均得分
1999	2	2.47	1	3	6	2.00	1	4	17	4.25				
2000	6	7.41	2	7	21	3.00	2	7	21	3.00	2	7	15	2.14
2001	4	4.94	2	6	12	2.00	2	6	29	4.83				
2002	4	4.94	1	2	7	3.50	3	10	44	4.40				
2003	2	2.47					2	8	39	4.88				
2004	7	8.64	3	9	26	2.89	4	14	56	4.00				
2005	10	12.35	2	7	21	3.00	8	28	104	3.71				
2006	8	9.88	5	16	38	2.38	3	12	46	3.83				
2007	2	2.47					2	7	32	4.57				
2008	5	6.17	1	4	13	3.25	3	10	48	4.80	1	3	6	2.00
2009	14	17.28	7	23	58	2.52	7	25	102	4.08				
2010	8	9.88	5	17	40	2.35	3	9	35	3.89				
2011	7	8.64	4	15	37	2.47	2	7	31	4.43	1	3	3	1.00
2012	2	2.47					2	7	28	4.00				
合计	81	100.00	33	109	279	2.56	44	154	632	4.10	4	13	24	1.85

由表17可见，理论类科研成果得分最低，只有1.85分，总体处在"主要整体论"的边界以内；观察类2.56分，介于"主要整体论"和"兼有折中"两种评价之间；成果的内容主要依据实验的，得分最高，达到4.1分，已经超过"主要还原论"的边界。

以下从不同内容来源的科研成果所获得的五类评价的结构来做进一步分析。

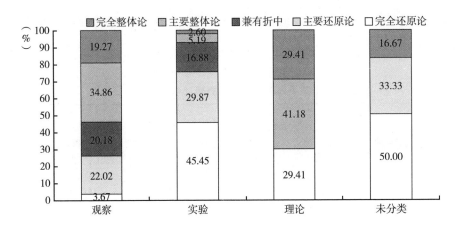

图17 三类不同内容来源的科研成果得到的五类评价结构

不同内容来源的成果评价中，观察类的成果样本评价中占比最多的是"主要整体论"，占34.86%，其次是"主要还原论"，占比22.02%，最少的是"完全还原论"，占比3.67%。

实验类的成果样本评价中数量最多的是"完全还原论"，占45.45%，其次是"主要还原论"，占比29.87%，最少的是"完全整体论"，占比2.60%。

理论类成果样本评价中数量最多的是"主要整体论"，占41.18%，其次"完全整体论"和"完全还原论"，均占比29.41%，最少的是"主要还原论"和"兼有折中"，均占比0%。

未分类的成果样本评价中数量最多的是"完全还原论"，占50%，其次是"主要还原论"，占比33.33%，最少的是"主要整体论"和"兼有折中"，均占比0%。

五 不同领域类别的科研成果的统计分析

不同领域类别的成果样本中，科研类成果数量有78个，占所有成果样本数量的92%，其次是综述总结类的成果样本，数量有4个，占比为5%，最后是未进行分类的成果样本，数量有3个，占比3%，战略和其他类的成果样本量均为 0。

除了"未分类"的成果外,在不同的成果类别中,总体评价得分较高的是科研类成果,3.47 分,已经高于"兼有折中"而向"主要还原论"的方向倾斜;而综述总结类的成果则得分较低,只有 1.77 分,在"主要整体论"的范围内。

如果我们再把不同类别的科研成果的五类评价得分结构绘制成图(见图 18)。

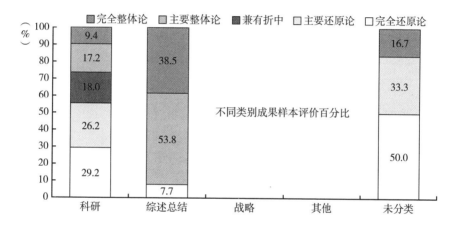

图 18 不同领域的科研成果所得到的五类评价结构

从图 18 可见,科研类的成果样本评价中,数量最多的是"完全还原论",有 78 个,占 29.2%,其次是"主要还原论",70 个,占 26.2%,最少的是"完全整体论",25 个,占 9.4%。

综述总结类的成果样本评价中,数量最多的是"主要整体论",7 个,占 53.8%,其次是"完全整体论",5 个,占 38.5%;最少的是"兼有折中"和"主要还原论",均为 0。

未分类的成果样本评价中,数量最多的是"完全还原论",3 个,占 50%,其次是"主要还原论",2 个,占 33.3%,最少的是"完全整体论",1 个,占 16.7%。

六　另一些不同角度的组合分析，以备读者根据需要使用

1. 按照立项级别和内容来源分组组合的统计分析（表18）

表18

立项级别	文献数量	比例	观察				实验				理论			
			样本数量	评价次数	总分	平均分	样本数量	评价次数	总分	平均分	样本数量	评价次数	总分	平均分
省市	38	46.91	19	65	173	2.66	17	59	255	4.32	2	7	17	2.43
部委局	10	12.35	2	6	17	2.83	8	28	113	4.04	0	0	0	0.00
自主	33	40.74	12	38	89	2.34	19	67	264	3.94	2	6	7	1.17
合计	81	100.0	33	109	279	2.56	44	154	632	4.10	4	13	24	1.85

2. 按照立项级别和成果类别的组合统计分析（表19）

表19

立项级别	文献数量	比例	科研				综述				战略			
			数量	评价次数	总分	平均分	数量	评价次数	总分	平均分	数量	评价次数	总分	平均分
省市	38	46.34	36	124	428	3.45	2	7	17	2.43	0	0	0	0
部委局	10	12.20	10	34	130	3.82	0	0	0	0.00	0	0	0	0
自主	34	41.46	32	109	373	3.42	2	6	7	1.17	0	0	0	0
合计	82	100.00	78	267	931	3.49	4	13	24	1.85	0	0	0	0

3. 作者单位和成果类型的组合统计分析（表20）

表20

作者单位	文献数量	比例	观察				实验				理论			
			样本数量	评价次数	总分	平均分	样本数量	评价次数	总分	平均分	样本数量	评价次数	总分	平均分
教育	26	0.32	5	16	51	3.19	19	67	272	4.06	2	6	7	1.17
科研	14	0.17	5	15	38	2.53	8	28	100	3.57	1	4	11	2.75
临床	41	0.51	23	78	190	2.44	17	59	260	4.41	1	3	6	2.00
合计	81		33	109	279	2.56	44	154	632	4.10	4	13	24	1.85

4. 成果类别和内容来源的组合统计分析（表 21）

表 21

文献性质	文献数量	比例	观察				实验				理论			
			样本数量	评价次数	总分	平均分	样本数量	评价次数	总分	平均分	样本数量	评价次数	总分	平均分
科研	77	95.1	33	109	279	2.56	44	154	632	4.10	0	0	0	0.00
综述	4	4.94	0	0	0	0.00	0	0	0	0.00	4	13	24	1.85
战略	0	0.00	0	0	0	0.00	0	0	0	0.00	0	0	0	0.00
其他	0	0.00	0	0	0	0.00	0	0	0	0.00	0	0	0	0.00
合计	81	100.	33	109	279	2.56	44	154	632	4.10	4	13	24	1.85

第四部分　对年鉴类文献的统计分析

检索 CNKI 的数据库，在全及总体样本中，各类专业统计年鉴刊载的中医（中医药）文献共有 35305 篇，按照抽样方案从中抽取了 94 个样本作为评价对象。

一　对不同出版机构的样本分析

在年鉴类 94 个合格样本数量中，根据完成单位划分，除了 8 个样本不属于出版社成果，其余 86 个样本均属于不同出版社的成果，如表 22 所示。从表 22 可见，86 个年鉴样本属于 27 个不同的出版社：中国中医药出版社样本量 16 个，数量最多，占所有年鉴样本数量的 25.81%；数量少的出版社如：山西人民出版社、中国统计出版社、广西人民出版社、北京科学技术出版社、中华书局、吉林文史出版社、广西科学技术出版社、黑龙江人民出版社、中国文史出版社、福建人民出版社、内蒙古出版集团内蒙古人民出版社、海洋出版社、云南科技出版社、黄海数字出版社、广陵书社和中国铁道出版社的年鉴样本数量均为 1，占比为 1.61%。

根据专家五类评价打分法，对所有年鉴样本打分，结论如下：海洋出版社的年鉴样本平均得分最高，为 5 分，其次为北京科学技术出版社和中国文史出版社，均为 4 分，但这 3 个出版社都只有 1 个被抽中样本；年鉴样本平均得分最低的是中华书局、黑龙江人民出版社和黄海数字出版社，均为 1.67，也都只有 1 个被抽中样本，其次是成都年鉴社，得分为 1.72 分，但有 3 个被抽中样本，详细情况如表 22 所示。

表 22　不同出版社的年鉴评价情况汇总

出版社	样本量	百分比(%)	平均得分	完全还原论	主要还原论	兼有折中	主要整体论	完全整体论	完全还原论(%)	主要还原论(%)	兼有折中(%)	主要整体论(%)	完全整体论(%)
人民卫生出版社	7	11.29	2.81	0	9	6	7	3	0.0%	36.0	24.0	28.0	12.0
山西人民出版社	1	1.61	3.00	0	2	0	0	1	0.0	66.7	0.0	0.0	33.3
中国中医药出版社	16	25.81	2.75	0	16	14	20	7	0.0	28.1	24.6	35.1	12.3
中国统计出版社	1	1.61	2.00	0	0	0	3	0	0.0	0.0	0.0	100.0	0.0
中国医药科技出版社	3	4.84	3.33	0	5	3	0	1	0.0	55.6	33.3	0.0	11.1
湖北人民出版社	2	3.23	2.00	0	0	0	7	0	0.0	0.0	0.0	100.0	0.0
广西人民出版社	1	1.61	3.25	0	3	0	0	1	0.0	75.0	0.0	0.0	25.0
北京科学技术出版社	1	1.61	4.00	0	4	0	0	0	0.0	100	0.0	0.0	0.0
德宏民族出版社	2	3.23	2.23	0	3	0	2	4	0.0	33.3	0.0	22.2	44.4
中华书局	1	1.61	1.67	0	0	0	2	1	0.0	0.0	0.0	66.7	33.3
吉林文史出版社	1	1.61	1.75	0	0	0	3	1	0.0	0.0	0.0	75.0	25.0
方志出版社	5	8.06	2.02	0	3	0	10	5	0.0	16.7	0.0	55.6	27.8

续表

出版社	样本量	百分比（%）	平均得分	完全还原论	主要还原论	兼有折中	主要整体论	完全整体论	完全还原论（%）	主要还原论（%）	兼有折中（%）	主要整体论（%）	完全整体论（%）
广西科学技术出版社	1	1.61	2.33	0	0	2	0	1	0.0	0.0	66.7	0.0	33.3
第二军医大学出版社	2	3.23	3.00	1	2	1	2	1	14.3	28.6	14.3	28.6	14.3
黑龙江人民出版社	1	1.61	1.67	0	0	0	2	1	0.0	0.0	0.0	66.7	33.3
上海中医药大学出版	2	3.23	3.75	0	6	0	1	0	0.0	85.7	0.0	14.3	0.0
中国文史出版社	1	1.61	4.00	1	1	1	0	0	33.3	33.3	33.3	0.0	0.0
成都年鉴社	3	4.84	1.72	0	0	0	8	3	0.0	0.0	0.0	72.7	27.3
福建人民出版社	1	1.61	2.67	0	0	2	1	0	0.0	0.0	66.7	33.3	0.0
武汉出版社	2	3.23	3.00	0	3	0	3	0	0.0	50.0	0.0	50.0	0.0
内蒙古出版集团内蒙古人民出版社	1	1.61	1.75	0	0	0	3	1	0.0	0.0	0.0	75.0	25.0
海洋出版社	1	1.61	5.00	3	0	0	0	0	100.	0.0	0.0	0.0	0.0
知识产权出版社	2	3.23	2.00	0	0	2	2	2	0.0	0.0	33.3	33.3	33.3
云南科技出版社	1	1.61	2.50	0	0	3	0	1	0.0	0.0	75.0	0.0	25.0
黄海数字出版社	1	1.61	1.67	0	0	0	2	1	0.0	0.0	0.0	66.7	33.3
广陵书社	1	1.61	2.75	0	0	3	1	0	0.0	0.0	75.0	25.0	0.0
中国铁道出版社	1	1.61	2.28	0	0	13	12	5	0.0	0.0	43.3	40.0	16.7

二 按照年份和分时期阶段的汇总统计（表23）

表 23

完成年份	文献数量	评价次数	总分	平均分
1979	1	3	3	1.00
1984	2	7	7	1.00
1985	2	8	15	1.88
1987	4	16	42	2.63
1988	1	4	4	1.00
1989	3	9	18	2.00
1990	1	3	3	1.00
1992	7	23	71	3.09
1993	2	7	18	2.57
1994	5	17	35	2.06
1995	2	7	20	2.86
1996	1	3	9	3.00
1997	1	3	3	1.00
1998	1	4	13	3.25
1999	2	9	15	1.67
2000	1	4	16	4.00
2001	1	4	4	1.00
2002	3	10	31	3.10
2003	4	15	40	2.67
2004	6	19	35	1.84
2005	4	14	22	1.57
2006	5	18	38	2.11
2007	6	21	48	2.29
2008	5	17	24	1.41
2009	7	24	59	2.46
2010	8	28	52	1.86
2011	5	19	34	1.79
2012	4	15	33	2.20
合计	94	331	712	2.15

　　从以上的统计表可以看到，年鉴类文献样本各年的年平均得分波动相当剧烈，单纯从数据来看，进行简单描述都不那么容易，然而用曲线图补绘趋

势线后就可以清楚地看到，在 34 年的整个时期中，年度平均得分呈现的是逐渐增加的趋势。不过，和期刊、成果类样本相比，年鉴类样本的平均得分相对较低，34 年中只有五年达到或超过了 3 分的界限，占 14%，而在 2 分或 2 分以内的却有 14 年，占 41%。当然，在对被抽中样本进行评价的过程中，我们也注意到了年鉴文献的一些特点，那就是多数年鉴文献的篇幅比较短小，学术色彩不是那么特别鲜明，95 篇年鉴文献被抽中样本说明的更多只是有关专业年鉴内刊载的中医（中医药）文献情况。

如果我们把 20 世纪和 21 世纪的年份分别作为两个阶段来比较，则 1999 年及以前的有 21 年，被抽中的样本有 35 个，占 37%，2000 年及以后的有 13 年，被抽中的样本有 59 个，占 63%。从这一数据对比我们是否可以推论：进入 21 世纪以后，年鉴刊载的中医（中医药）文献数量有了比较明显的增加。

按照这两个阶段的区分方法，对不同时期内专业年鉴刊载的中医（中医药）文献的五类评价得分情况进行比较，1999 年及以前的年鉴样本平均得分为 2.28 分，2000 年及之后的年鉴样本平均得分为 2.11 分。从这两个阶段的平均得分看，首先是得分都在 2 分以上 2.5 分以下，说明两个时期的年鉴文献基本上是用偏重于整体论的思维模式指导写作的；其次，两个时期的平均得分有一个轻微的下降。以下对两个时期的得分结构做一个对比分析。

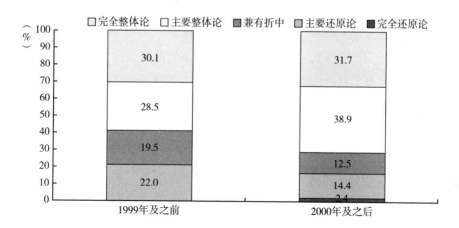

图 19　专业年鉴文献区分两个阶段得到的五类评价结构比较

图 19 显示：1999 年及以前的年鉴样本评价数中，"完全整体论"最多，有 37 个，占此时间段全部年鉴样本评价数量的 30.1%，其次是"主要整体论"，占 28.5%，两项合计占 58.6%；而两类还原论合计占比 22%，还不到两类整体论的一半；最少的是兼有折中，仅有 24 个，占比 19.5%。2000 年及之后的年鉴样本评价数中，最多的是"主要整体论"，有 81 个，占此时间段内所有年鉴样本评价数量的 38.9%，其次是"完全整体论"，数量有 66 个，占 31.7%，整体论的两类合计占比高达 70.6%，占了绝对多数；"主要还原论"占比 14.4%，和"完全还原论"的 5 个，占比 2.4% 合并占 16.8%，只有两类整体论合计占比的四分之一！

三 按照年鉴文献的类别不同的统计分析

年鉴文献样本的分类，同样可以分成科研文献类、综述总结类、战略规划类和其他类。具体四类的构成：科研 8 个样本，占 9%；综述 29 个，占 31%；战略 5 个，占 5%；其他类最多，52 个，占 55%。

把年鉴文献按照四个不同类别区分后，分别对四个类别的样本评价平均得分进行对比，可见：战略类的年鉴样本平均得分最高，为 2.49 分，其次是科研类年鉴，2.47 分，再其次是综述总结类，2.25 分，最少的是其他类年鉴样本，2.05 分。从得分情况看，科研类和战略类的年鉴样本所采用的思维模式是基本相似的，都是处于"主要整体论"和"兼有折中"两种评价中间的位置（2.5 分），而综述总结类和其他类的更偏向整体论一点。

如果把四类不同的年鉴文献按照所得到的五类评价的结构来做一个比较。

科研文献类的年鉴样本评价中，数量最多的是"主要还原论"和"完全整体论"，数量均为 9 个，各占 32.14%，其次是"主要整体论"，数量为 7 个，占 25%，最少的是"完全还原论"，占 3.57%。

综述总结类的年鉴样本评价中，数量最多的是"主要整体论"，占所有综述类年鉴样本评价数量的 29.7%，其次是"完全整体论"，数量为 29 个，占 28.71%，最少的是"完全还原论"，数量为 0。

战略类的年鉴样本评价，数量最多的是"主要整体论"，数量为 9 个，占 52.94%，其次是"兼有折中"和"主要还原论"，数量均为 3，各占 17.65%，数量最少的是"完全还原论"，数量为 0。

其他类的年鉴样本评价中，数量最多的是"主要整体论"，数量为 70，占 37.84%，其次是"完全整体论"，63 个，占 34.05%，最少的是"完全还原论"，数量为 4，占 2.16%。

为了更清楚地表达四类年鉴文献所得到的五类评价的结构的区别，再做如下归纳。

科研文献，两类整体论评价的合计占比是 57.14%，两类还原论评价的合计占比是 35.71%；综述总结，两类整体论评价的合计占比是 59.41%，只得到"主要还原论"一类评价，占比是 22.77%；战略规划，两类整体论评价的合计占比是 64.70%，和综述总结类一样，也只得到主要还原论一个类别的评价，占比 17.65%；其他，两类整体论评价的合计占比是 71.89%，具有明显的多数，而两类还原论评价的占比合计是 25.94%。

四 按照年鉴文献的内容来源分组

从整体来看，在三类年鉴文献内容来源当中，以观察类的为最多，具体结构是：观察类 67 个，占 71%；实验类 14 个，占 15%；理论类 14 个，占 15%。

专家对年鉴样本评价的结果是：实验类的年鉴样本平均得分最高，为 3.26 分，其次是理论类的年鉴样本，平均得分为 2.27 分，得分最少的是观察类的年鉴样本得分，为 1.93 分。

再进一步分析三类不同内容来源的年鉴文献的五类评价得分结构的区别，见图 20。

不同内容来源的年鉴样本评价情况如下。

观察类的年鉴样本评价数量中"主要整体论"得数最多，89 个，占所有观察类年鉴样本评价数量的 37.24%，"完全整体论"占 36.82%，两者合计整体论占 74.06%，具有绝对多数；"兼有折中"38 个，占比为 15.90%；"主要还原论"占 8.37%，最少的是"完全还原论"，4 个，占 1.67%，合计还原论占 10.04%，相比之下，在观察类样本中整体论的思维模式应用明显多于还原论。

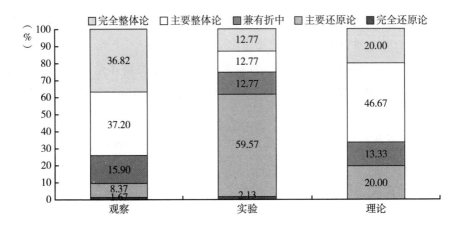

图20　年鉴文献按内容来源区分的五类评价结构比较

实验类的年鉴样本评价中数量最多的是"主要还原论"，28个，占所有实验类的年鉴样本评价数量的59.57%，"完全还原论"的占2.13%，两者合计还原论占61.7%，占据多数；而"完全整体论"和"主要整体论"合计仅占25.54%；"兼有折中"，数量为6个，占比为12.77%，由此可见，在实验类样本中的情况和观察类的样本正好相反，还原论的思维模式占据了明显多数。

理论类的年鉴样本评价中，数量最多的是"主要整体论"，有21个，占46.67%，"完全整体论"占20%，两项合计占66.67%，具有多数地位；"主要还原论"有9个，占比20%，没有"完全还原论"，"兼有折中"的占13.33%。

五　年鉴样本总体的概要分析

所有年鉴样本的评价得数中，"主要整体论"占大多数，有116个，占所有年鉴样本评价数量的35%，"完全整体论"占31%，两者合计占66%，"主要还原论"，数量为57个，占比17%，"完全还原论"数量为5个，占2%，两者合计占19%；"兼有折中"的占15%。所以，虽然整体论的思维模式占比多于还原论，但其中得到"完全整体论"的评价人次数只有103个，占全部评价人次数的不足1/3。

六 为读者提供的进行更多角度的统计组合数据分析

按照文献领域性质和内容来源组合的统计分析（表24）。

表24 年鉴文献按照领域性质和内容来源组合

文献性质	文献数量	比例	观察				实验				理论			
			样本数量	评价次数	总分	平均分	样本数量	评价次数	总分	平均分	样本数量	评价次数	总分	平均分
科研	8	8.51	3	12	22	1.83	5	16	46	2.88				
综述	29	30.85	19	66	131	1.98	7	25	83	3.32	3	10	14	1.40
战略	5	5.32									5	17	41	2.41
其他	52	55.32	45	161	303	1.88	2	6	24	4.00	5	18	48	2.67
合计	94	100.0	67	239	456	1.91	14	47	153	3.26	13	45	103	2.29

第五部分 硕博士学位论文的统计分析

在 CNKI 数据库中，硕博士学位论文共 55180 篇，被抽中的硕博士论文样本 166 个，经专家评价后确认合格样本 163 个。由于 CNKI 没有库存 1978 年以前的硕博士论文，1979～2000 年也只有 295 篇，因此按照本课题的抽样方案，在 2000 年以前只抽到了 1 篇学位论文。

一 按照学位论文完成的年份、学习单位属性和学位论文内容来源综合统计分析（表25）

表25

完成年份	文献数量	比例	学习单位属性			内容来源分类			评价次数	总分	均值
			教育	科研	临床	观察	实验	理论			
2000	1	0.61	1	0	0	0	1	0	3	15	5.00
2001	2	1.23	2	0	0	1	1	0	6	15	2.50
2002	2	1.23	2	0	0	0	2	0	6	23	3.83
2003	5	3.07	4	0	1	0	5	0	15	65	4.33

续表

完成年份	文献数量	比例	学习单位属性			内容来源分类			评价次数	总分	均值
			教育	科研	临床	观察	实验	理论			
2004	2	1.23	2	0	0	0	2	0	6	26	4.33
2005	8	4.91	5	1	1	1	6	0	25	104	4.16
2006	19	11.66	15	2	2	2	14	3	57	225	3.95
2007	16	9.82	14	0	1	6	7	2	48	179	3.73
2008	17	10.43	16	0	1	7	8	2	51	167	3.27
2009	19	11.66	15	1	1	7	10	0	56	201	3.59
2010	30	18.40	29	1	0	11	18	1	90	363	4.03
2011	17	10.43	16	0	1	8	7	2	51	166	3.25
2012	25	15.34	25	0	0	7	13	5	79	254	3.22
合计	163	100.00	146	5	8	50	94	15	493	1803	3.66

由于表25综合了三个方面的因素，对于做直观判断不太便利，为此，我们以下进行分项的统计分析。

在图21添加了预测趋势线，从而可以比较清楚地看到，从整个13年的时期看，学位论文的年平均评价得分呈现的是缓慢下行的趋势。然而，即便有下行的趋势，但年度平均得分除了2001年一年在3分以下，其余12年都在3分以上甚至4分以上的区间，13年的整体平均得分也达到了3.66分。

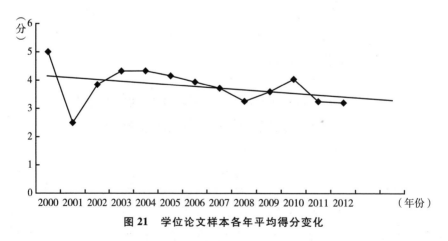

图21　学位论文样本各年平均得分变化

从各年的年度平均得分变化来看，2000年因只有一个样本被抽中，比较特殊。除了2001年的得分是2.5分以外，其他各年都在3分以上，平均得分均在 3.3~4.3 分的区间上下波动，但从总体而言，2005 年开始有下降的趋势，逐渐滑落到 4 分以下为主的区域。这就意味着尽管整体上还是处在以"还原论"的思维模式为主的情况，但"还原论"的思维模式应用有轻微的减弱趋势。

二 硕博士学位论文作为整体在不同年份的年度评价得分和得分结构变化

1. 不同年份硕博论文整体所得到的不同评价的数量构成（表 26）

表 26

年份	完全还原论	主要还原论	还原论小计	兼有折中	主要整体论	完全整体论	整体论小计
2000	3	0	3	0	0	0	0
2001	0	0	0	3	3	0	3
2002	3	1	4	0	2	0	2
2003	10	0	10	5	0	0	0
2004	4	0	4	2	0	0	0
2005	16	2	18	2	5	0	5
2006	33	5	38	6	11	2	13
2007	19	7	26	16	2	4	6
2008	21	2	23	5	16	7	23
2009	19	12	31	13	7	5	12
2010	46	15	61	15	14	0	14
2011	15	7	22	9	17	3	20
2012	31	6	37	6	24	12	36

2. 不同年份硕博论文整体所得到的不同评价的百分比构成（表 27）

表 27

年份	完全还原论	主要还原论（%）	还原论小计（%）	兼有折中（%）	主要整体论（%）	完全整体论（%）	整体论小计（%）
2000	100.0	0.0	100.0	0.0	0.0	0.0	0.0
2001	0.0	0.0	0.0	50.0	50.0	0.0	50.0
2002	50.0	16.7	66.7	0.0	33.3	0.0	33.3

续表

年份	完全还原论	主要还原论（%）	还原论小计（%）	兼有折中（%）	主要整体论（%）	完全整体论（%）	整体论小计（%）
2003	66.7	0.0	66.7	33.3	0.0	0.0	0.0
2004	66.7	0.0	66.7	33.3	0.0	0.0	0.0
2005	64.0	8.0	72.0	8.0	20.0	0.0	20.0
2006	57.9	8.8	66.7	10.5	19.3	3.5	22.8
2007	39.6	14.6	54.2	33.3	4.2	8.3	12.5
2008	41.2	3.9	45.1	9.8	31.4	13.7	45.1
2009	33.9	21.4	55.4	23.2	12.5	8.9	21.4
2010	51.1	16.7	67.8	16.7	15.6	0.0	15.6
2011	29.4	13.7	43.1	17.6	33.3	5.9	39.2
2012	39.2	7.6	46.8	7.6	30.4	15.2	45.6
合计	44.62	11.56	56.19	16.63	20.49	6.69	27.18

从表26、表27可以看出："完全还原论"中，2010年的数量最多，占了当年硕博论文评价数量中的51.1%，2001年的数量最少，为0；"主要还原论"中，同样2010年的数量最多，占了16.7%，2000年、2001年、2003年和2004年的"主要还原论"数量均为0；"兼有折中"的评价中，2007年的数量最多，16个，占了33.3%，2000年和2002年的数量均为0；"主要整体论"的评价中，2012年数量最多，占30.4%，2001年"主要整体论"评价虽然只有3个，但占当年所有硕博论文评价数量的一半；"完全整体论"的评价中，占比最高的是2012年的15.2%，最少的是2000~2005年，数量均为0。

从五类评价在各年所得的百分比结构看，"完全还原论"的占比有逐年下降的趋势，带动了两类还原论评价合计占比的下降趋势出现；"兼有折中"也是下降趋势，但不稳定；而由于"完全整体论"的占比始终不大，因此受"主要整体论"的影响，两类整体论的合计占比也表现波动较大的特点，至少未能显示清晰的下降趋势。

三 按照硕士研究生学位论文和博士研究生学位论文 两类进行分类的统计分析

1. 学位论文按硕士和博士分别的数量和占比（其中有 4 个样本无法断定，因为封页上只使用了"研究生学位论文"的字样）。硕士学位论文 132 篇，占 81%；博士学位论文 27 篇，占 17%；未分类 4 篇，占 2%。

2. 硕士学位论文和博士学位论文两类的平均评价得分对比情况是，各年合计，硕士学位论文的评价平均得分为 3.58 分，在"兼有折中"和"主要还原论"之间，而博士学位论文为 4.13 分，明显更偏向还原论方向，超过了"主要还原论"的标准值。

3. 硕士学位论文和博士学位论文所得到的五类评价结果的构成对比（图 22）。

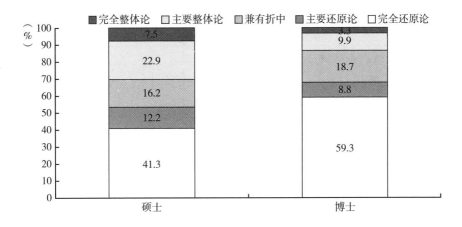

图 22 硕博士学位论文样本评价类别的结构百分比

从图 22 可见：博士学位论文所得到的评价中，"完全还原论"占 59.3%，明显多于硕士学位论文的 41.3%，高出 18 个百分点；两类还原论评价的合计占比，博士学位论文占 69.1%，比硕士学位论文的 53.5% 高出近 15.6 个百分点。而"完全整体论"，博士学位论文的占比只有 3.3%，连硕士学位论文 7.5% 的一半都不到，两类整体论评价的合计占比，博士学位论文为 13.2%，硕士学位论文则为 30.4%，是博士学位论文的两倍多！

从以上统计数据我们可以看出，中医药院校的研究生教育，引导学生用还原论的思想认识方法从事学术研究已经明显地占据了主导地位，而且越是高学位，还原论的倾向就越明显。虽然被抽中且合格的博士学位论文样本只有 27 篇，但这 27 篇，同样是按照"可靠程度为 95.45%，估计误差为均值的 2%"的标准从近百所高等教育机构的 55423 篇硕博士学位论文中随机抽取出来的。

四 按照硕博士学位论文完成单位不同属性的统计分析

1. 按照年份和作者单位类别的分组组合统计分析（表 28）

表 28 年份和作者单位类别的分组组合统计

完成年份	文献数量	比例	教育				科研				临床			
			样本数	评价次数	总分	均值	样本数	评价次数	总分	均值	样本数	评价次数	总分	均值
2000	1	0.63	1	3	15	5.00								
2001	2	1.26	2	6	15	2.50								
2002	2	1.26	2	6	23	3.83								
2003	5	3.14	4	12	56	4.67					1	3	9	3
2004	2	1.26	2	6	26	4.33								
2005	7	4.40	5	16	59	3.69	1	3	15	5.00	1	4	20	5.00
2006	19	11.95	15	46	176	3.83	2	5	25	5.00	2	6	24	4.00
2007	15	9.43	14	42	149	3.55					1	3	15	5.00
2008	17	10.69	16	48	152	3.17					1	3	15	5.00
2009	17	10.69	15	45	164	3.64	1	3	15	5.00	1	3	9	3.00
2010	30	18.87	29	87	354	4.07	1	3	9	3.00				
2011	17	10.69	16	48	162	3.38					1	3	4	1.33
2012	25	15.72	25	79	254	3.22								
合计	159	100	146	444	1605	3.61	5	14	64	4.57	8	25	96	3.84

从表 28 来看，科研单位的学位论文被抽中数量虽然最少，但得分最高，整体的平均得分居然达到 4.7 分，已经在介于"完全还原论"和"主要还原论"之间的位置了！临床单位的次之，3.84 分，超过了"兼有折中"的

位置，更接近于"主要还原论"了。再次是教育单位，3.61 分，和临床单位的区别不大。

2. 依照硕博士学位论文完成单位的属性不同来区分的统计分析

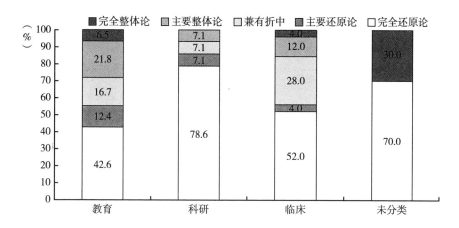

图 23　不同属性单位的学位论文五类评价得分的百分比结构对比

从图 23 可见，在根据学位论文完成单位的属性进行评价结构统计时，有以下几种分类。

作者单位为教育单位的硕博论文评价总人次中，有 189 个"完全还原论"，占总评价得分 42.6%，五类中占比最大；加上"主要还原论"的 12.4%，两类还原论评价合计占比 55%；97 个"主要整体论"，占比 21.8%，最少的是"完全整体论"，仅有 29 个，占 6.5%，两类整体论评价合计占比为 28.3%，还原论的评价结论占比几乎是整体论的两倍。

科研单位的硕博士论文评价中，有 11 个"完全还原论"，占总评价数量的 78.6%，加上"主要还原论"的 7.1%，两类还原论评价的合计占比 85.7%，占据绝对多数；"兼有折中"和"主要整体论"各占 7.1%，而"完全整体论"的评价一个都没有。

临床性质单位的硕博士论文评价中，有 13 个"完全还原论"，占总评价数量 52%，"主要还原论"占比 4%，两项还原论评价合计占比 56%，而两项整体论评价合计占比只有 16%，还原论是整体论的三倍还多。倒是"兼有折中"的占比在三类机构属性中占比最高，居然达到 28%。

五 按照学位论文内容来源分组组合的统计分析

1. 按照年份和学位论文内容来源组合的统计分析（表29）

表29 学位论文按照年份和论文内容来源的组合统计

完成年份	文献数量	比例	观察				实验				理论			
			样本数	评价次数	总分	均值	样本数	评价次数	总分	均值	样本数	评价次数	总分	均值
2000	1	0.63					1	3	15	5				
2001	2	1.26	1	3	8	2.67	1	3	7	2.33				
2002	2	1.26					2	6	23	3.83				
2003	5	3.14					5	15	65	4.33				
2004	2	1.26					2	6	26	4.33				
2005	7	4.40	1	3	6	2.00	6	18	78	4.33				
2006	19	11.95	2	6	13	2.17	14	41	191	4.66	3	10	21	2.10
2007	15	9.43	6	18	54	3.00	7	21	92	4.38	2	6	18	3.00
2008	17	10.69	7	21	49	2.33	8	24	111	4.63	2	6	7	1.17
2009	17	10.69	7	21	58	2.76	10	30	130	4.33				
2010	30	18.87	11	33	108	3.27	18	54	249	4.61	1	3	6	2.00
2011	17	10.69	8	25	61	2.44	7	20	91	4.55	2	6	14	2.33
2012	25	15.72	7	24	44	1.83	13	40	188	4.70	5	15	22	1.47
合计	159	100.00	50	154	401	2.60	94	281	1266	4.51	15	46	88	1.91

从表29看，学位论文内容来源于实验的，每年都有被抽中样本，平均年度得分只有2年低于4分，其余10年都在4分以上且有不明显的升高趋势，有一年为5分，整体平均得分为4.51分，介于"主要还原论"和"完全还原论"之间。

来源于观察的，有被抽中样本的9年，其中2年达到或超过3分，其余7年都在3分以下，甚至是2分或2分以下，整体平均得分2.6分，和内容来源于实验的整体平均得分4.51分之间差距为1.91分。

来源于理论的，被抽中年份只有6年，但除了一年是3分，其余3年为2分略多，还有2年只有1分多，整体平均得分只有1.91分，是三个类别的内容来源中得分最低的。

2. 按照作者学习单位和文献内容来源分组（表 30）

表 30　学位论文按照年份和论文内容来源的组合统计

学习单位	文献数量	比例	观察				实验				理论			
			样本数量	评价次数	总分	平均分	样本数量	评价次数	总分	平均分	样本数量	评价次数	总分	平均分
教育	145	91.77	48	148	388	2.62	83	249	1118	4.49	14	43	79	1.84
科研	5	3.16	1	3	9	3.00	4	11	55	5.00				
临床	8	5.06	1	3	4	1.33	6	19	83	4.37	1	3	9	3.00
合计	158	100.0	50	154	401	2.60	93	279	1256	4.50	15	46	88	1.91

从表 30 可见，三类不同属性的单位的学位论文样本都以内容来源于实验的最多，且得分较高，以科研单位最高；来源于观察的数量其次，得分也较实验低，但科研单位仍是最高；理论的数量最少，且总体上平均得分最低（临床单位只有一个样本，得分高于观察的那个样本，但需考虑个别偏差）。

3. 硕博士学位论文总体按照不同内容来源的学位论文五类评价得分的结构比较（图 24）

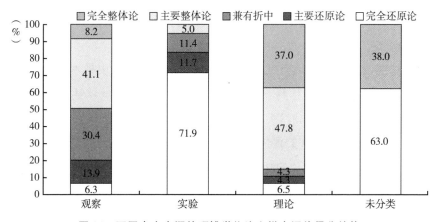

图 24　不同内容来源的硕博学位论文样本评价得分结构

在不同内容来源的硕博论文评价总人次中，观察类的硕博论文评价内以"主要整体论"最多，有 65 个，占所有观察类硕博士论文评价数量 41.1%，其次是"兼有折中"，有 48 个，占比 30.4%。

而实验类的硕博士论文评价以"完全还原论"最多，有 202 个，占 71.9%，其次是"主要还原论"，有 33 个，占比 11.7%，两者合计占据总数的 83.6%，"兼有折中"的 32 个，占 11.4%，"主要整体论"的 14 个，仅占 5%，而"完全整体论"竟然一个都没有！从这些数据看，在实验类的硕博士学位论文工作中，绝大多数是以还原论的思维模式为指导的。

理论类的硕博论文评价中"主要整体论"最多，有 22 个，占 47.8%，加上"完全整体论"的 37%，两者合计为 84.8%，情况和"实验类"的硕博士论文几乎倒换了一下，整体论的思维模式占据了主导地位。

未区分内容来源的三篇硕博论文评价有 5 个"完全还原论"和 3 个"完全整体论"。

如果把两类整体论的评价合计占比按照从高到低排列，则占比最高的是理论类 84.8 分，其次是观察类 49.3 分，最低的是实验类，合计占比仅有主要整体论一项 5%！而两类还原论的评价合计占比正好相反，实验类得分高达 83.6 分，观察类 20.2 分，理论类仅有 10.8 分。我们的研究生教育中，至少是在学位论文写作中的指导思想模式的情况从这些数据中应该是看得很清楚了！

六　硕博士学位论文按照论文领域类别进行的统计分析

1. 按照四种文献领域类别，在硕博士学位论文被抽中样本内没有战略规划类和其他类的样本：科研类 150 篇，占 92%；文献综述类 9 篇，占 6%；难以分类的 4 篇，占 2%。

2. 科研类的学位论文的评价平均得分为 3.81 分，而文献综述类为 1.4 分。前者偏向于"主要还原论"的分值，后者偏向于"完全整体论"的分值位置。

3. 硕博士学位论文按照文献领域的五类评价百分比结构（图 25）。

图 25 清晰地显示：科技研究领域的硕博士学位论文"完全还原论"的占比达到 46.8%，加上"主要还原论"的，合计占比 59.3%，"完全整体论"的占比为 3.5%，"主要整体论"的占 19.1%，合计占比 22.6%，相形之下，两类还原论的占比约相当于两类整体论的三倍。

而在文献综述领域的学位论文，"完全整体论"和"主要整体论"各占

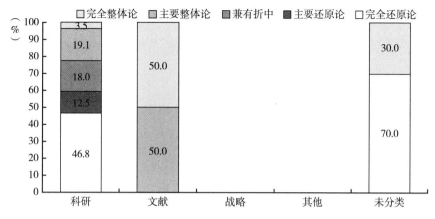

图25　不同领域的硕博学位论文样本五类评价结构

50%，也就是说，整体论在文献综述一类的硕博士论文写作中的指导思想模式方面全胜。

七　全部硕博士学位论文五类评价的数量和占比结构（图26）

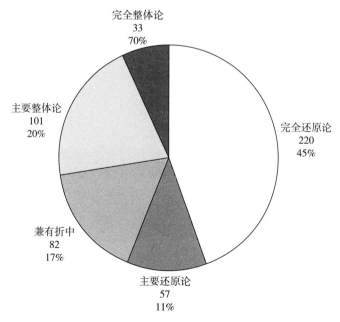

图26　硕博士论文全部样本的评价结构分类结构

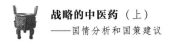

第六部分　对四类文献全部样本的汇总统计分析

本次抽样并经专家评价后共获取有效样本 3392 个，其中有个别评价专家对 19 个样本有异议，不包括这 19 个，有效样本为 3373 个。其中：期刊 3050 篇，其中评价专家有异议的 19 篇，无异议的 3031 篇，科研成果 85 项，统计年鉴 94 篇，硕博士论文 163 篇。

一　按照年份的汇总统计

表 31　按照年份汇总的统计结果

完成年份	文献数量	评价次数	总分	均值
1954	1	3	3	1
1955	1	3	4	1.333333
1956	4	12	14	1.166667
1957	1	3	4	1.333333
1958	5	16	25	1.5625
1959	11	32	49	1.53125
1960	6	18	35	1.944444
1961	3	9	10	1.111111
1962	5	15	22	1.466667
1963	4	11	11	1
1964	2	6	9	1.5
1965	3	9	16	1.777778
1966	2	6	7	1.166667
1973	3	9	11	1.222222
1976	3	9	11	1.222222
1977	3	9	21	2.333333
1978	11	33	106	3.212121
1979	9	27	50	1.851852
1980	10	30	80	2.666667
1981	15	44	69	1.568182

续表

完成年份	文献数量	评价次数	总分	均值
1982	20	62	125	2.016129
1983	22	68	104	1.529412
1984	26	79	127	1.607595
1985	38	116	240	2.068966
1986	26	78	157	2.012821
1987	41	127	314	2.472441
1988	43	129	284	2.20155
1989	57	171	385	2.251462
1990	37	108	252	2.333333
1991	41	123	299	2.430894
1992	62	187	418	2.235294
1993	38	115	229	1.991304
1994	73	224	531	2.370536
1995	68	202	510	2.524752
1996	81	242	619	2.557851
1997	99	292	773	2.64726
1998	109	325	934	2.873846
1999	123	362	1005	2.776243
2000	128	387	1080	2.790698
2001	124	374	1008	2.695187
2002	113	338	969	2.866864
2003	117	352	1016	2.886364
2004	153	457	1307	2.859956
2005	151	459	1445	3.148148
2006	174	523	1682	3.216061
2007	166	503	1617	3.214712
2008	203	612	1990	3.251634
2009	233	700	2287	3.267143
2010	243	732	2405	3.285519
2011	226	681	2169	3.185022
2012	236	713	2266	3.178121
合计	3373	10145	29104	2.868802

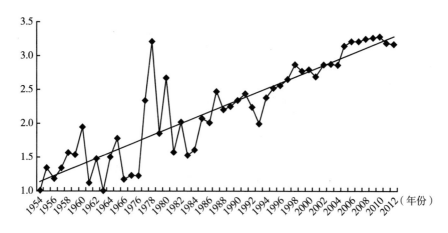

图 27　四类文献样本总计各年平均得分

图 27 清晰地表明了中医（中医药）学术科研文献在近 60 年的时期中的指导思维模式的变化。

二　按照四个时期阶段区分的评价得分变化

结合有关中医药的一些重大事件或环境变化，如 1966 年发生的"文化大革命"，1978 年全国科学大会的召开、中共中央转发《关于认真贯彻党的中医政策，解决中医队伍后继乏人问题的报告》和卫生部恢复中医局建制，1979 年中国中医学会（现中华中医药学会）成立，20 世纪和 21 世纪之交，如果以此来划分为四个大的时期，则汇总结果如表 32 所示。

表 32　按照四个时期阶段区分的评价得分变化

完成年份	文献数量	评价次数	总分	均值
1954～1965	46	137	202	1.474453
1966～1978	22	66	156	2.363636
1979～1999	1038	3111	7505	2.412408
2000～2012	2267	6831	21241	3.109501
合计	3373	10145	29104	2.868802

三 四个时期里对于不同性质的第一作者单位的文献数量
和评价得分的统计分析（表33）

表 33

	各阶段样本数量				各阶段平均得分			
	教育	科研	临床	总体	教育	科研	临床	总体
1965 年及以前	5	9	28	42	1.8	1.64	1.43	1.52
1966～1978 年	9	5	8	22	2.41	3.4	1.67	2.36
1979～1999 年	224	161	599	984	2.55	2.8	2.28	2.43
2000 年以后	670	241	1273	2184	3.37	3.41	3.00	3.16

从表33看，从样本数量看，在三类不同性质的第一作者单位分组对比中，在各个时期阶段中，都是临床单位占据多数，教育单位常常位居第二，科研单位的样本量较少。

从平均得分来看，四个阶段都是临床单位的得分最低，科研单位在四个阶段中有 3 个占据最高分。而从四个时期阶段的对比看，除了科研单位中间略有波动外，教育单位、临床单位和三类单位合计的平均评价得分都是逐个阶段上升的。到了 2000 年以后，四个平均评价得分都在 3 分或 3 分以上，说明以各个时期阶段为整体来考察，在中医（中医药）文献写作过程中，还原论的思维方法所占比重在增加。

四 四个时期里对不同领域的文献样本的数量
和评价得分的统计分析

1. 文献样本数量按不同领域和不同时期阶段的组合统计（表34）

表 34

阶段	科研	综述	战略	其他	总体
1965 年以前	28	14	2	1	45
1966～1978 年	14	7	1	0	22
1979～1999 年	748	235	17	39	1039
2000 年以后	1781	368	43	75	2267

2. 文献样本评价得分按不同领域和不同时期阶段的组合统计（表35）

表 35

	科研	综述	战略	其他	总体
1965 年及以前	1.58	1.15	1.17	4	1.49
1966～1978 年	2.33	2.05	5		2.36
1979～1999 年	2.62	1.74	2.43	2.27	2.41
2000 年以后	3.37	2.11	2.64	2.14	3.11

在按照文献领域来区分时，从样本数量上，科研领域的文献一直占多数，其次是综述领域的，战略规划领域的最少。

从平均得分情况看，可以说科研领域的文献得分持续处在高位，而综述领域的文献则始终处在低位。

五 不同内容来源的文献结合不同时期阶段的组合统计分析

1. 不同内容来源的文献在各个不同时期阶段的样本数量结构（表36）

表 36

	内容来源不同的样本数量			
	观察	实验	理论	总体
1965 年及以前	25		19	44
1966～1978 年	11	4	7	22
1979～1999 年	654	154	230	1038
2000 年以后	1332	513	420	2265

从表36看，把观察作为文献内容来源的在各个时期阶段都是多数，但从增长速度来比较，是把实验当作文献内容来源的类别增长得最快，尤其是

在最后两个阶段中。

2. 不同内容来源的文献在各个不同时期阶段的平均评价得分的变化（表 37）

表 37

	平均得分			
	观察	实验	理论	总体
1965 年以前	1. 67		1. 11	1. 43
1966 ~ 1978 年	1. 30	4. 83	2. 62	2. 36
1979 ~ 1999 年	2. 16	4. 43	1. 73	2. 40
2000 年以后	2. 84	4. 59	2. 12	3. 11

从表 37 看，二种被用来作为文献内容来源的主要类型里，理论推导、概括、分析这一个类别的得分在多数时期阶段中都是处在低位的（第二阶段除外），以得分而论，最高 2.62 分，低于 2 分的有两个阶段，分别是 1.11 分和 1.73 分，另有一个 2.12 分，所以说，基本处在整体论的一侧。

把客观的观察作为内容来源的类别处于中间位置，但基本上还是偏向整体论的一边。

只有实验类的文献，得分始终高于 4 分，甚至有两个阶段超过 4.5 分，亦即超过了主要还原论的位置，更接近于完全还原论了。

六 对中医（中医药）全部文献样本总体的推断

表 38

样本容量	样本均值	样本标准差	概率度（%）	抽样估计误差	极限误差 Δ	区间估计下限	区间估计上限	估计精度
n	$\bar{x}$	σ	$F_{(t)}$	$\mu = \sigma / \sqrt{n}$	$= t \times \sigma / \sqrt{n}$	$= \bar{x} - \Delta$	$= \bar{x} + \Delta$	$\dfrac{\Delta}{\bar{x}}$
3373	2. 87056	1. 477848	95. 45%（2）	0. 025446	0. 050892	2. 819668	2. 921453	0. 017729

由计算可见，1954～2012 年期间，我国的中医文献原创思维模式应用程度的平均得分区间为：2.82～2.92，可靠性为 95.45%。

2015 年 8 月报送稿

2017 年 6 月修订稿

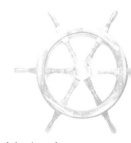

第九章
中药存在问题及将其作为战略资源管理的必要性

中药现实状况、存在问题、利弊影响和对策建议应是中医药国情调研工作的一个关注重点。但调研工作 2008 年启动时首先涉及的是全社会迫切需要面对的医改问题，因此将主要精力更多地投入"医"的方面；而对"药"的关注，投入时间要少一些。因此，中药问题迄今依然是调研组需要继续关注的重要领域。

本章在广泛搜集、整理有关资料的基础上主要反映了调研组对我国中药资源和生产安全、质量保障等问题成因的分析及应将中药提升至国家安全战略资源来认识的建议。其中部分内容已由全国人大常委、中国社会科学院原副院长李慎明研究员作为"两会"提案资料呈报，公共媒体也有刊发。①

中药和西药的区别、中医和中药的关系、中药在当代社会进行创新的正确方向等，虽然都是分析中药问题难以回避的关键问题，但因观察角度、资料积累和章节篇幅等多方面的原因，在本章中未做专门讨论，然而在本书的其他章节和附录中都有所涉及。

---

① 李慎明，2010 年全国"两会"代表、委员提案（工作简报）。李慎明：《关于积极推动中医药产业化发展的提案》等四篇，载《观察与交流》第 75 期；2011 年 3 月 15 日北京大学中国与世界研究中心主办，豆丁网，http://www.docin.com/p–494018443.html；等等。

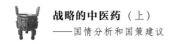

"手中有粮，遇事不慌"；"手中有药，安稳睡觉"①

21世纪，生命科学的发展成为未来重要的探索领域之一。在生命科学领域，全球形成了两个分支②；一个以分析还原论为基础、在现代化口号指引下不断创新的遗传基因工程；另一个是由一度失忆、当代又唤醒回忆的，在"天人合一"的整体、系统论指导下，以悠久历史、丰厚内涵的中医药体系为主的再生发展。21世纪最初十年，中国人民历经了三次大疫情考验："非典"、禽流感、猪流感（甲型H1N1）。抗击这三次重大疫情，中医药方显其有效作用，使人们再次通过事实，在当代社会以寻求良好生态环境、回归自然、可持续发展过程，用中国文化和中医药学说知识体系作为生命健康保障的指南，已成为自觉的意识③。2009年《国务院关于扶持和促进中医药事业发展的若干意见》（国发〔2009〕22号）颁布，为我国医改，让中医能按照我国《宪法》第二十一条规定，逐步改善境遇和争取得到平等待遇创造了有利政策环境，也使中药第一产业（采集、种植）、第二产业（炮制、加工）和第三产业（药品流通、社会服务供给）进入了快速发展的时代④。我们看到了我国中医药事业发展在当前的较好形势的一面，也必须面对中药陷入市场需求旺盛、供给不足及资源濒临危险境地的一面⑤。造成这种局面的原因是多方面的，既有历史累积形成的各种因素，也有当代出现的新情况。我们需要根据各方面信息进行综合研究，找出危机的成因，提出对策建议。

---

① 这个专题报告由张南汇集各类资料编写而成，所引用的资料出处见脚注。
② 罗希文：《向世界宣传中医哲学是我们的责任》，《中医哲学时代的使命》，中国中医药出版社，2009。
③ 潘桂娟：《"文化自觉"与中医基础理论研究》，《中医哲学时代的使命》，中国中医药出版社，2009。
④ （记者）曾利明：《中国中药产业进入快速增长期去年出口超41亿元》，中新社北京10月12日电。
⑤ 骆诗文：《有效保护中草药资源要从源头抓起》中草药公益网，http://www.cyao.org/1/c/012.htm）（来源：中国中医药报）；丁立威：《保护中药资源迫在眉睫》，中国药材市场网，http://www.zgycsc.com2010-03-2214：20。

一　中药使用数量不断增长，使用范围不断扩大

中药资源是我国传统特产资源之一，也是可再生和可持续发展利用的资源。从神农尝百草至今几千年，中药资源在传统中医药理论的指导下得到了充分利用，为中华民族繁衍生息、为当代中国人民的卫生健康事业做出了巨大贡献，特别是通过抗击重大疫情，如"非典""甲型H1N1"等，再一次向世人展示，历经数千年后的中医药，在人类的生命健康保障中仍可以发挥主导作用。

中药资源是我国中医药事业健康发展的物质基础，是自然生态系统和生物多样性的重要组成部分，在维护生态平衡、改善生态环境方面具有重要作用。中药资源作为一种再生性资源，具有周期长、分布地域广，动态性很强的特点。它易受人为因素及自然力的影响，蕴藏量也易发生变化。中华人民共和国成立以来，我国于20世纪60年代、70年代、80年代先后进行过三次大规模中药资源普查。自1983年第三次全国中药资源普查后到2010年已逾26年，这期间中药行业也同其他行业一样，由计划经济向市场经济过渡、中药材市场由封闭走向开放，中药材的需求量、资源蕴藏量以及主产区分布等与以前相比均发生了巨大变化[1]。特别是十一届三中全会以来中成药工业的迅猛发展，所需中药材原料越来越多，中药材供应紧缺问题越来越突出[2]。

中药产业是资源依赖型产业，我国现有中药药材12807种，其中药用植物11146种，野生药材总储藏量为850万吨，人工种植药材年产量为30多万吨。但是，现在中成药、保健品、中药提取物、中药饮片等每年要消耗数十万吨甚至上百万吨药材。在2006年前7个月，仅中成药生产即用去药材51.29万吨。药材资源的透支可想而知[3]。中医药服务对象不仅涵盖我国人

---

① 刘大会：《我国将开展第四次全国中药资源普查》，云南省农业科学院药植所，更新时间：2009年6月10日。

② 骆诗文：《有效保护中草药资源要从源头抓起》，中草药公益网，《中国中医药报》。

③ 参见《中药资源透支现状亟待改变》，http://www.100md.com，2007年8月23日，《当代健康报》2007年8月23日。

口，国外的中华文化圈民众也对中药有依赖和需求。全国有 3800 多个县级以上中医机构，中医年平均诊疗人次高达 2.34 亿。40 万左右与中医药有关人员在用中药，甚至综合医院的西医也在用中药。销售中药和中药保健品的渠道，遍布城乡的数十万家中药店和超市、商店；我国从事中药生产、保健品厂和中药饮片厂有五六千个厂家。据不完全统计，每年仅在国内十多个合法的药材交易市场进行交易的药材，即以千万吨计，同时每年中药饮片的出口规模之大，在全世界绝无仅有①。

对中药的需求，不只限于人类防治疾病，近年来，为保障食品安全，在畜牧养殖行业有越来越多的企业和养殖户也开始用中药替代化学合成的抗生素；减少化学药品和化学添加剂的过量使用，减轻和改善由于规模化养殖带来食品安全隐患程度。回归自然的理念影响，导致化妆、护肤等日用品采用中药原料也呈上升趋势。加之中医治未病与保健养生食品——中国文化中的药食同源的餐饮文化需求，尽管这些行业对中药的需求无法准确统计，但也不可忽略其对中药资源消耗的影响。中药用量剧增、中药资源大为减少已成不可否认的现实。

二　加剧中药资源供给危机和中药质量下降危机的原因

如上所述，随着社会发展和人口增长，对中药的需求不断加大。为解决中药资源急剧减少、某些品种濒危甚至枯竭的问题，维持中药产业可持续发展，我国政府采取了许多有益的措施。据 2007 年的信息②，我国已建有 448 个中药材规范化种植基地，种植面积达 2000 余万亩。目前我国常用中药材约有 1200 种，其中野生品种约 800 种，产量约占中药材总量的 30%；人工栽培品种约 400 种，产量约占中药材总量的 70%，人工栽培药材已成临床和工业生产不可或缺的重要组成部分。但人工栽培中药在数量和质量方面，目前尚不可能完全取代野生药材。我国对野生中药资源的需求仍然缺口较大。

---

① 参见《中药资料源透支严重，还能撑多久?》，《健康报》2007 年 7 月 31 日。
② 参见《中药资料源透支严重，还能撑多久?》，《健康报》2007 年 7 月 31 日。

从 1983 年进行第三次全国中药资源普查至今，体制变革，市场机制灵活，使中药材的需求量、资源蕴藏量以及主产区分布等与改革开放前相比，均发生了巨大变化。由于对中药材的需求激增，野生中药资源锐减，药材质量普遍下降以及由于各地产业结构的调整导致传统药材主产区的变迁等，出现诸多问题，归纳如下①。

1. 过度开采

20 世纪 80 年代，由于中药材经营渠道放宽，激发了中药产地经营者前所未有的积极性，甚至提出"要发财，搞药材"。在此背景下，过度开采野生中药材屡见不鲜。片面强调眼前经济效益让一些企业忽视了长远的生态效益、社会效益，对用途广泛、经济价值较高的药材往往是在高价刺激下过度采挖，严重破坏了资源再生能力，致使一些品种衰退甚至濒临灭绝。

2. 环境变化

长期以来，人们缺乏对保护资源与环境的重要性的认识，砍伐森林、围湖造田。加上农村不断城市化，中药植物赖以生存的面积越来越小，药用野生植物的适生环境遭到破坏，生态平衡失调危及了药用植物生存。

3. 规划失调

中药产业快速发展，一方面顺应时代发展，振兴了民族医药产业；另一方面给中药产业可持续发展带来了难题：我国中成药生产企业，经多年发展，由 1989 年的 684 家，发展成逾千家。随着中药工商业发展，对野生药材（尤其是对濒危野生药材）需求急剧上升，导致野生药材蕴藏量不断减少，资源受到破坏，有的物种已濒临灭绝。

4. 成分开发

片面强调中药现代化和规模化的大工业生产，中药药材用量激增。在"现代化"口号下，不考虑中药材成分复杂多样，用西药方式从中药材中提取自认为关键的一种物质，却冠名中药；摄取单一物质成分后，将提取后的原料废弃或伪装成正常药材再进入市场，也造成了中药资源的巨大浪费和新的污染。

---

① 参见《别让中医毁于药材缺失》，《中国妇女报》2007 年 10 月 8 日。

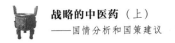

5. 过度市场

目前我国中药生产和流通处在市场调控为主的状态。国家对中药资源的管理涉及如农业部、国家林业局、国家中医药管理局、国家食品药品监督管理局多个部门。由于管理主体不清晰，原国家食品药品监督管理局市场司司长骆诗文总结中药资源的生产和流通过程中的突出问题有如下几个。

（1）中药种植违反客观规律，不再以地道产地为依据，而以资本投向为依据（包括以政绩为动力，套用国家建设基金），随意建设中药材种植基地，使中药材质量从根上衰落。

（2）为追求经济效益，中药炮制、加工等方面违背规范，采摘不按时令，加工不守规矩，随意减少加工工序。

（3）市场、流通领域管理混乱，一是盲目按"现代化"理化成分鉴别，根本不遵守中药自身的知识体系法则，忽视我国自宋代以来一直沿用对药典经验鉴别，并有药典文献标准的传统做法。用理化标准鉴别中药材的质量，事实上弱化了对中药材产品的鉴别质量。二是用公司化管理中药材市场和作为导向，导致利益驱动下唯利是图，对经营者是否具备中医药知识素质和能力，缺乏市场准入的制度，造成因经营者本人无知，假药时有出现。三是中药材市场混乱，农副产品经常与中药材在同一市场混合销售，对假冒伪劣药材可控度弱化。

（4）在前述中药"现代化"口号下，用西药制剂方式工业化生产，使中药材出现了新的危害。那些被提取过"有效物质成分"后的中药残渣，一般人从外观分辨不出区别，很容易回流到中药市场。这对中药发展是毁灭性的打击。

（5）优质中药材大量出口严重消耗中药资源，对中国中药发展和扩大中药高附加值产品出口造成威胁；同时助长了国外发展植化药和中成药，并以各种方式返销我国，今后将出现中药资源利用被他人掌控的局面，严重威胁到中国卫生健康安全保障。

规模化中药工业生产带来资源供求矛盾凸显。据 2008 年信息，虽然中国目前可以人工栽培的药材近 200 种，但中药日益增加的巨大需求与中药产品规模化生产的缺口造成了中药热销，供需矛盾加剧。相关信息表明，每年中药单品种的数量消耗平均在数千吨左右，有的可达上万吨。随着国际市场上大量药用植物提取物贸易和人类的工业化活动加速，导致我国野生动植物资源被过度采挖和利用，造成大量的动植物种类生境破坏、濒临灭绝，致使我国野生药用资源逐步匮乏。药用濒危资源的供求矛盾已严重制约了中医药产业的发展①。

有关专家指出，一个基因可以影响一个国家的兴衰，一个物种可以左右一个国家的经济命脉。往往是一种野生药材被用于工业化大生产，就导致了这种野生药材的资源灾难。这样的例子不胜枚举。

缓解中药资源短缺，人工种植中草药是一种措施，但人工栽培药材不能完全取代野生药材。一是人工栽培药材的药性与野生药材不可比，二是人工栽培药材的种类和数量难以满足社会需求。中国中药协会会长房书亭指出：由于环境、地域、技术、生长周期过长等原因，至今还有大部分常用药材未能解决或完全解决野生变人工种植问题，人工栽培药材要想完全取代野生药材，还有极为漫长的路要走。从另一角度来说，人工栽培药材由于缺少成熟的种植、管理等经验，质量有待提高，药效也有待研究。中华中医药学会秘书长李俊德认为，古代名医对中药的人工种植早有认识，并提出了许多重要观点，如"诸药所生，皆有境界"，"地产南北相殊，药力大小悬隔"，等等。现代药理研究也证实，药材栽培的地理、气候、水土、特有的微量元素等，是决定药材特质的最重要因素，即中医所谓的"道地药材"，也是现代优质药材的代名词。但是，大面积人工种植往往会突破原有地域范围，而药材失去了"道地性"，则难免像《本草纲目》所说："性从地变，质与物迁。"

三　国外对中药资源的需求和国际资本介入中药开发问题　　不容轻视，更不能忽视

尽管国外企业所用中药原料八成出自我国，但在某些方面对中医药认知和研发的重视与投入，一些发达国家甚至超过了作为中医药发源地的我国。

---

①　参见张东风《中药资源发出红色警告》，《中国中医药报》2008 年 11 月 11 日。

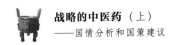

日本因人口老龄化日益严重，传统药需求不断扩大，而原料70%购自我国。2007年中国出口日本的中药材超2万吨。调查表明20世纪末已有近80%的日本医生使用"汉方药"①。日本传统制药的垄断企业已在我国建成从药材栽培、加工制造、仓储物流到药品零售的完整产业链，把我国作为其原料生产和成品销售的重点。

美国总统尼克松访华后，中医逐渐被美国民众广泛接受。美国国立卫生研究院（NIH）、食品与药品管理局（FDA）等先后召开中药研讨会。斯坦福大学、加利福尼亚大学等知名院校设立中药研究机构。大型制药公司不但向大量购买我国药材提取粗品，在美国精细加工，而且陆续在我国建立中药研发机构。虽然FDA对中药严加限制，但据美方调查，约6000万美国人服用中药。

中药及其制剂遍布欧盟，年销售额达22亿美元。德国占欧盟70%的传统药物市场，服用中草药的德国人超过58%。英国社区医院往往采用草药制药治疗感冒、湿症、消化不良、关节炎等常见病。在法国，中草药开始列入国家医保。荷兰、意大利、挪威、西班牙也积极开发中药。

化学合成药物毒副作用大，易产生抗药性，而天然药物在此具有相对优势。世界卫生组织统计，全球40亿人用天然药物治病，占总人口的80%。今后5~10年，全球天然药物销售将达2000亿~3000亿美元，中医药将成为发展空间巨大的战略性产业。目前世界范围内，医药行业利润率17.2%，超过电信业，居各行业之首。

我国中药生产规模最大却并非产业强国。中国科学院2008年报告，世界上有25万种已知药用植物，但仅1%经过西方医学研究，从天然药物中寻找新药已成西药创新希望所在。发达国家开发植物药的支出年均增幅达15%，15家世界最大医药公司支出增幅更高达22.5%。全球植物药及草药制剂市场以每年10%~12%速度成长。大好的发展契机意味着跨国公司对中药资源的争夺战拉开帷幕，并有愈演愈烈之势。我国的中药具有悠久的历史和丰富的资源，作为中医药的发源地，现已成为国际主战场。

---

① http://club.china.com/data/thread/1011/2583/00/40/9_1.html.

葛兰素史克（英美）早已对近万种中草药进行筛选开发；施维雅（法国）在北京成立了中药新药研发中心；美国国立卫生研究院和艾滋病防治中心已对 300 余种中草药进行成分研究；诺华则在中国设立其全球第八大研发中心，将中草药作为主要研发项目。在此之前，诺华对作为"传统中药分离天然化合物"研究阶段成果的 500 个新化合物进行了专利申请；占日本"汉方药"70% 市场的日本津村药业更是在参与药材种植后又在上海兴建其控股的第一家合资中药企业，标志了津村药业新的中国战略实施。

中医药走向国际是我们的期盼，然而所造成的中药资源需求剧增，既使资源合理保护和开发雪上加霜，又增大了国内中药产业的竞争压力，反而压缩了我国中医药产业的生存空间和发展空间。

四　中药资源争夺的恶果直接显象：中药价格飞涨和中药生态危机

对 2009 年中药材专业市场药材价格走势的一项调查显示①，500 个常用中药材中有约 80% 的品种价格上涨，涨幅最高的达到 2～3 倍，涨幅最小的为 10%，药材价格普遍上涨，与 2008 年相比涨幅超过 40%。药材价格大幅上涨是多种因素拉动的结果。药材短缺，市场求大于供在其中起到了绝对作用。野生药材连年枯竭，珍稀药材面临濒危，人工种植药材不断调减，种植面积持续下滑，产量大幅减少，库存大幅下降，后继供给乏力。药材市场由供大于求转向求大于供，市场格局由买方市场转向卖方市场，这是当前药材市场的真实写照。中医药企业和我国中药出口正面临着"无米之炊"的窘境。市场经济"盈贱缺贵"，拉升价格上涨是不可抗拒的。据专业人士透露：

1. 国际市场需求快速增长

全球经济一体化，人类医药保健事业迅猛发展，回归自然，崇尚天然药物的热潮此起彼伏。据媒体报道，全球对保健品和医疗所用动植物药材的需

---

① 丁立威：《保护中药资源迫在眉睫》，中国药材市场网，2010 年 3 月 22 日，http://www.zgycsc.com。

求每年以15%的速度递增，所用动植物药材的价值由20世纪50年代的200多亿美元增长至21世纪初叶的2000多亿美元，近几年还会再增长至3000亿美元左右，半个世纪骤增15倍之多。我国是中药材（含植物提取物，下同）和中成药出口大国，也是创汇大国，特别是我国加入世界贸易组织后，出口范围扩大，销售渠道拓宽，市场份额增加，出口国已由30个国家和地区增加至130多个，2009年中药材出口量较1995年上升10倍，出口创汇额由1995年的1.21亿美元增长至2009年1~6月的4.3亿美元；我国中成药出口创汇额已由1989年的3.6亿美元增长至2008年的13.1亿美元，2009年1~6月中药进出口额达到9.1亿美元，创下历史新高①。

2. 国内市场需求连年升温

有资料显示，我国对中药材的需求量从1995~2009年的15年间增长了15倍，每年消耗中药材40万~50万吨，近年已攀升至80万~90万吨。有专家预测，到2015年，我国对中药材的需求量将突破百万吨大关②。

中医药事业的发展，让中药资源在如此较短的时间内承载的需求之大，而中药资源供给却不能够更多给予，自身的蕴藏与再生的能量也随之快速递减。中药资源产业发展的供需之间已超出目前市场能调节平衡的程度。野生中药资源的短缺，就更容易使中药加快灭绝的速度。根据丁立威提供的调查显示，我国野生药材的蕴藏量呈逐年减少之势，从2000年起每年递减30%以上，药材总产量年均递减20%左右，但2008~2009年，产量下降30%以上。市场急需的部分重要品种产量已下降80%左右，一些珍稀贵重药材已减少90%左右，敲响濒危警钟。稀有药材都呈现严重不足、濒危绝迹或难以保证商品需求的态势。中药资源枯竭、濒危。

3. 野生中药材资源严重不足

一是在利益驱动下，野生中药资源地区产区遭受大规模掠夺式乱采滥挖，日复一日，年复一年，循环不已。二是大面积植被被毁，生态环境恶

① 丁立威：《保护中药资源迫在眉睫》，中国药材市场网，2010年3月22日，http://www.zgycsc.com。
② 丁立威：《保护中药资源迫在眉睫》，中国药材市场网，2010年3月22日，http://www.zgycsc.com。

化，不但导致产量锐减，更为严重的是造成泥石流、沙尘暴、草原沙化等人为灾害屡屡发生。三是主产地持续不断地开荒种田、修路、开矿、伐竹伐林、建厂建房、开发旅游区等多种人类活动，极大地破坏了野生药材依赖以生存的环境，破坏了生态平衡，减少了野生药材的生存地。四是产地连年发生飓风、旱、涝、地震、虫害等多种自然灾害，每年减少产量幅度在 10% 以上。在正常情况下，野生药材产量不足，满足不了日益增长的市场需求，人工种植药材作为替代或成为主流原料。但近几年导致人工种植药材产量减少，原因是多方面的，例如，青壮年劳力去城市务工，药材生产缺少主要劳动力；药价低、成本高、效益差、种药材得不偿失，农村很少人去种；加上药材生产有许多不确定因素增加（风险大、价格低、卖药难），药农难以抵御；不如种粮食，国家免税、发补贴、全产全销、提高粮价等多种优惠，极大地调动了农户种粮的积极性；等等①，药农变成了粮农。有资深专家估算，2008～2009 年全国药材种植面积较最高时期的 2002～2005 年减少 40% 以上，其中黑龙江、吉林、辽宁三省减幅高达 60%，药材总产量同步减少 60% 左右，创下历史新低。人工种植药材产量连年减少，减幅连年加大，供应出现缺口，加之野生药材产量不足需，双重压力导致供需缺口扩大，一些重点品种供给已出现 50% 以上的缺口，市场由供大于求转向求大于供，买方市场转化为卖方市场，结果造成药厂、药企、药店及医疗单位"无米下锅"，不少药厂因缺少原料只得停产、半停产或转产，一些医疗单位缺少配方药材，只得寻找使用替代品，降低了疗效②。

4. 破解中药材供需短缺的困境

为了应对中药材供需短缺的困境，确保获得高质量的中药材，一些实力雄厚的制药大企业纷纷投入资金建立自己的中药材种植基地，保证企业的可持续发展，如云南白药公司、广州白云山和记黄埔集团、重庆太极集团。这种行为只是个别大企业的自保手段，在整体上不可能逆转中药资源递减速度

① 参见《中国近 500 种常用中药材持续涨价金银花翻近 4 倍》，中国广播网，2011 年 1 月 2 日，http://news.hexun.com/2011-01-02/126548727.htm/。

② 丁立威：《保护中药资源迫在眉睫》，中国药材市场网，2010 年 3 月 22 日，http://www.zgycsc.com。

加快的局面，更多各地中药中小企业无力建立自己的种植基地，竞争加剧，使中药资源的毁灭速度照常进行。大企业自建中药材种植基地，延长企业资金链周转时间，成本必然加大，最终转嫁到患者和消费者身上，导致中药的价格持续上升，对我国需要长时间进行的医疗体制改革危害极大。

面对中药价格持续高涨和资源的濒临灭绝情况，企业建立自己的中药材种植供给地也波及了海外。日本最大的中药制造商"津村药业"和其他中商社 2010 年开始在本土的北海道建立自己的"中草药栽培和加工据点"。但是，虽然这些栽培活动都耗费了巨大的人力、物力，也不能改变日本对中国中草药进口的依赖。近年来，随着老龄化趋势更加严重，日本国内对中医（药）的需要不断扩大。日本三菱树脂资材部长说"和稀土一样，（中草药）可能也会导致国际争夺战"①。

德国早于日本——于 2006 年开始发展中草药种植业，最初的动因是确保中药材的质量，防止因从中国进口的中药材，重金属、农药、杀虫剂残留超标；但更主要的是德国是欧盟中使用中草药最大的国家，占欧盟市场的70%，超过 58% 的德国人服用过中草药。随着需求的增加，种植中草药将越来越受欢迎。"如果收成达到预期目标，我们（德国）将全面展开种植"。"德国华人纷纷指出，这非常值得中国草药业关注"②。

5. 人工转基因植种技术使用推向市场是中药生态面临又一潜在威胁

科学的研究表明，一个物种的破坏和消失将影响十多个物种的生存，中药资源物种破坏带来的生物多样性方面的影响难以估量③。

为化解中药资源告急与中药产业发展面临瓶颈以及国际竞争压力，个别企业和科研机构把目标转向中药转基因种植技术，企图以此路径弥补逐渐稀缺的中药资源。然而这种方式风险极大，甚至有可能成为对中药资源破坏的"自杀行为"。基因的研究，从微观层面的角度，固然重要，但是人类在没

① 参见驻日本特约记者李珍《中草药将成为"中国的第二个稀土"？》，《环球时报》2010 年11 月 5 日。

② 参见青木《德农民开发中草药种植业华人吁中国草药业关注》，2006 年 8 月 21 日，中国经济网，http：//www.ce.cn/cysc/cysczh/200608/21/t20060821_ 8218748.shtml。

③ 参见张东风《中药资源发出红色警告》，《中国中医药报》2008 年 11 月 11 日。

有完全了解自身的情况下就匆忙地行事，"而且认定其唯一性，把基因看作全世界科学发展的唯一重点是很有问题的"。"在这种情况下，如果我们中国人不正视这个问题，让这样一种片面观点影响全世界，是有着重大负面影响的灾难，可能让全世界走上歧途。"[1] 产生于 20 世纪 70 年代的基因工程学科技术是人类在科学探索的一项工作。但是近十多年来有关农作物转基因商业种植推广暴露的问题越来越多，反映基因学科探索和技术手段的研究远不是一些科学家所述描述的美好前景。转基因食品对人类生命健康负面的影响和生态环境被新的因素破坏，近年来被曝光的国内外事例层出不穷，已上升到社会、政治及国与国之间的问题。作为转基因发展的世界第一大国的美国，已开始全面反思转基因技术给生态环境和人类的健康带来的危害[2]，甚至美国联邦法院裁定美农业部允许种植转基因作物违法[3]。

虽然我国一些科研人员认为转基因中药对人体的影响不同于转基因食品；食品是要天天吃的，转基因食品的毒性不能不考虑；药材只是治病时才用到人体，"是药三分毒"，因此原生中药与转基因中药同质，吃转基因中药的风险相对转基因食品还是要低得多[4]。这种观点恰恰忘记了，中医药知识体系中对生命的健康维护有"医食同源"的系统，一些既是食物又是药材，一旦"被转基因"，后果同样令人毛骨悚然。

转基因作物目前在全世界还有一个无法可控的难题——基因漂移，对自然界其他物种的侵害。一些科研人员认为转基因中药是否会造成生态破坏，其危险性低于转基因食品。所述的道理是：中药的种植面积要远远小于粮食作物，即便将来转基因技术成熟，也未必会给所有中药都转基因。而且中药讲究一个道地性，药材对水土、气候、日照有严格要求，中药材的覆盖地域

---

① 《转基因植物可保障我国中药的可持续发展》，2009 年 7 月 16 日，中国经济网综合频道，http：//finance.ce.cn/stock/gsgdbd/200907/16/120090716_ 14777209.shtml/。

② 参见《美国全面反思转基因技术》，新华网，2010 年 7 月 6 日，http：//news.china.com/zh－cn/international/1000/20100706/16012555_ 2.html。

③ 参见杨芳洲《美国联邦法院裁定美农业部允许种植转基因作物违法》，聚友网，http：//blog.myspace.cn/e/408574950.htm？block = latestleftMySpace。

④ 张聪：《转基因中药来临，是喜是忧》，《中国中医药报》2010 年 9 月 10 日。

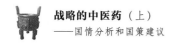

有限，出现"超级杂草"等生态危害的概率也较转基因食品小了不少[1]。但全世界各国政府和科学界都高度重视不可控而进入本地的外来物种（植物、动物）带来的生态危害。转基因物种，非自然界的生成物种，把它强加给不属于自己的领地，这需要生态重新平衡。新的平衡带来的情况往往是不确定的，需要长时间，才能完成自然界的平衡调整。在这个过程，究竟能会生什么样的意外的情况，谁也不得而知。

五 不可忽略与回避的问题

从上述的一、二部分内容的情况看，在党中央、国务院的正确领导下，特别是党的十八大以来，在国家有关部门的大力支持下，中药产业得到快速发展，中药材资源保护和利用得到加强。根据全国中药资源普查（试点）数据显示，我国传统中药资源总数多达 1.3 万种，其中商品中药材 1200 种，50 余种濒危野生中药材实现了部分人工种植养殖或替代，200 余种常用大宗中药材实现了规模化种植养殖。2015 年中药产业规模占医药产业规模近 30%[2]，在一定程度上缓解了中药资源面临最终消失的危机。在发展中药材路径方向，充分考虑实施野生中药材资源保护，实施优质中药材生产，实施中药材技术创新，实施中药材生产组织

创新，构建中药材质量保障体系，构建中药材生产服务体系，构建中药材现代流通体系等系列措施。上述这些措施，如果是按照华夏原创性科学体系的方法运行，走钱学森复杂系统整体论集群化之路，而不是继续以地中海方法的路径，单一靶点式的集约规模化方法，这还有可能是中药材事业发展的化险的机遇。

第一，目前对中药材事业（产业）发展的指导思想，仍然是以工业化机械唯物论的思维为主体，虽然已经承认对中药材，特别是中药材资源的产地要充分尊重原生态，对"中药材往往强调的就是道地药材。这个道地药

---

① 张聪：《转基因中药来临，是喜是忧》，《中国中医药报》2010 年 9 月 10 日。
② 闫树江：《在中国中药协会中药职业技能培训中心在京成立讲话》，中国中药协会网，http：//www.catcm.org.cn/newsmain.asp？id = 7953 = 。

材是由中医长期临床实践获得的。虽然它的内涵用现代科学方法还不能完全揭示，但道地药材确实是控制中药材质量的一种模式，运用中药材全过程质量管理，结合检测与道地药材认证是中药安全有效的保障手段"。[①] 但是在中药资源市场供给需求直接影响下，强调规模化的种植养殖中药材，特别是单一品种的专业化，并以现代科技的多种工具手段的使用，不可避免地会多施用农药化肥、加剧土壤污染。即使以建设全国中药资源动态监测网络为支撑，以构建全国中药种质资源保护体系为重点，花大力气加强对全国中药材主要产区的资源监测与保护，来达到提升中药材资源保护的能力和水平的努力，难度可想而知。现在中药材需求量越来越大，随之而来的是野生中药材减少，渐渐变为人工种养中药材的主体。如果不以物种多样性在同一空间配套的种养结合，单一专业化的种养生产方式，农药化肥用得多，土壤污染不可避免。在种植周期长情况下，为尽早获利，又存在采集时间违背科学规律等问题，后果是药材的药效降低，药材的质量和安全性得不到保证。从道地产地特性，科学技术手段提升，严格监控化学工业品在中药材的发展使用过程，是保障中药材源头的质量和安全的第一步。

第二，"有人说中医可能毁在中药上，这不是危言耸听。我着急的是，再好的大夫，即便是国医大师，你开的方子再好，但抓的药不行，百姓吃了没效果，那就会毁掉中医。"这是国家卫生计生委副主任、国家中医药管理局局长王国强在昆明举行的"全国中药材资源与生态种植研讨会"上的讲话内容。

在促进优质中药材生态种植，满足社会的需求，建设常用、大宗、优质的中药材生产基地，鼓励野生抚育和利用山地、林地、荒地、沙漠，建设中药材种植、养殖生产基地，保障临床和生产的原料供应。坚持以道地药材生产技术的集成创新为支撑，加大中药材种质、种苗、繁育的力度，从源头上保证优质中药材的生产，同时要高度重视因旅游业带来破坏野生抚育中药材生态地域的负面影响。

[①] 《12部门联合发布〈中药材保护和发展规划（2015—2020年）〉》，http：//www.bucm. edu.cn/tbgz/xrzs/26715_htm。

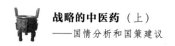

位于河北省的小五台山就是一个典型案例。

小五台山既是一个生态保护地，也是驴友户外旅行的良好野外露营之地。由于小五台山位于太行山北段，东台海拔 2882 米，为太行主峰。当地已经查明的高等植物有 1393 种（其中药用植物多达 713 种）。生态系统完整的黑龙江省珲春东北虎国家级自然保护区的植物的种类是 537 种，仅相当于小五台山的 38.5%。由于露营驴友（旅游者）多来自周边大城市，并络绎不绝，致使山地植被与水土保持被破坏，利用山地野生抚育中药材被人为地带来损失，使得该地由过去封山到开放，又不得不重新封山。

第三，对中药材的质量与安全，不得不面对转基因中药材潜在威胁的事实。

当今转基因的粮食等食品安全的危害性越来越显现，大量的事实证明，转基因中药材完全是生物化学产物，其药效和对人体安全到今天仍是未知数。2010 年，人们在对转基因粮食安全高度防范的同时，呼吁严禁转基因中药材的防范扩散提高警惕。但时至今日，目前列为转基因研究项目和扩散的中药包括：金银花、忍冬藤、连翘、板蓝根、鱼腥草、人参、太子参、大枣、枸杞、核桃仁、丹参、绿豆、黄芪、百合、青蒿、何首乌、龙眼肉、杜仲、甘草、半夏、桔梗、银杏、麻黄、防风、芦根、地骨皮、竹叶、菊花、广藿香、巴戟天、枳壳、夏枯草，达 32 种[①]。这种风险不能视而不见。

第四，中药材事业（产业）继续面临着国际博弈和挑战。

近年来，我国中药在海外发展也取得长足进步，2015 年中药出口达 23.32 亿美元，已在新加坡、古巴、越南、阿拉伯联合酋长国、俄罗斯等国以药品形式注册。但是 2010 年前，国际十大医药集团已开始大规模投入中药材的研究，国际博弈早已拉开帷幕。

在世界中药市场，日本、韩国所占份额高达 80%～90%，日本中药制剂的生产原料 75% 从我国进口。有数据统计，目前日本是除中国以外最大的中药生产国与消费国。如今日本有汉方药厂 200 多家，处方用汉方药每年以 15% 的速度增长，年销售额高达 15 亿美元，被日本政府批准适用"国民健康保险制度"的中药大约有 148 种。

---

① 张耐心：《中医亡于中药》，《新民周刊》第 45 期，2013 年 9 月 7 日。

对于日本的津村药业，国内中药企业并不陌生，其汉方药中的草药，大约80%需从我国进口，津村药业已先后在我国建立了70多个①药材种植基地（GAP）。在基础研究方面，津村药业也投入大量人力物力在药理、毒理、剂型成分分析的标准化、规范化等方面的研究，津村药业在全面传承了中医药的精髓之后，又科学化地将其与西方医药学接轨。反观国内中药企业，首先在中药材基地的源头方面，就远不如津村药业的布局。同仁堂十几年前进行了药材种植基地的布局，目前同仁堂在国内拥有8个（GAP）基地，是我国拥有GAP基地最多的中药企业，但较之于津村药业70多个基地，可谓相差悬殊。

中药行业由于迎合了国际上绿色消费的热潮，而且在产业化和规模化上找到了正确的方向，实现了超过其他行业的发展速度和效益水平，但也存在着知识产权流失严重、国际市场份额下降、科技研发力量薄弱、相关国家政策法规不完善等问题，不断变化的产业环境促成了中药行业挑战与机遇并存的局面。

中国是中医药原创大国，并有千年的发展史，至今也是中药资源在全球中的原产大国。作为原创和原产的国家，在当今国际中医药市场却不是强国，中医药产业的巨大利润，中国仅占15%～30%，其余主要被欧美和日韩分割。在中国人梦寐以求、希望早日中医药国际化的今天，国际资本集团早已投入巨资，按其自身需要，研制开放"中药"产品，同时这些资本集团所属的国家，纷纷出台保护"本土化"的中医药市场，以"有毒害作用""重金属超标""动物保护"等各种理由，阻碍中国在世界的中医药贸易；另外，以创新和专利保护为由，将中国原创的知识权益，设法转变成自身的利益，甚至不惜发动文化围剿方式消解中国本土的中药发展，其中"归真堂"事件即为典型案例之一。

2011年底至2012年2月，以欧洲和中国香港为主要背景的某非政府组织，以动物保护为名，对我国养殖黑熊、抽取体液作为药材原料的合法企业——福建归真堂，采用"转换概念""穿越时空""张冠李戴""混淆黑

---

① GAP是"良好农业实践（标准）"的英文缩写，在这里专指"中药材生产质量管理规范"。

白""模糊界限""文不对题"的方式，恶意攻击，在全国各地煽动不明真相的民众干扰药店正常经营，甚至在活动现场故意破坏归真堂中药产品，实质是为境外相关化学药品铺垫市场。口口声声要极端保护动物福利的这个组织对其他国家猎杀野生动物的行为并不那么起劲，唯独对中药动物原料药有关动物甚是上心，客观上明显在于围剿中医文化和打压中国的中药市场。自命不凡地以动物权利保护和生态环保天使自居，起的却是为破坏生态环保的化学药企占位作用。

中药材事业（产业）发展，要想强化让中药材按照中医药原创性科学体系进行生产和管理，需要转变发展观和指导思想，这也需要有一个组织与体制建设的过渡时期。

六 将中药纳入国家安全战略资源管理与运行

和谐的整体论和系统论完全符合人类现代文明生活的价值标准。它不仅会在中国而且会在全球逐渐回归到主流医学的地位，同时它也是我国在国民生命健康保障及国家安全战略体系中的重要组成部分。上述研究表明，把中医药中的中药发展不仅看作一个学科、一个行业的发展，而且应该视为像石油、黄金、稀土、粮食一样，将其纳入国家安全战略资源运行与管理，是我国在 21 世纪发展的不可或缺的条件之一。

我国国民经济的迅速发展，庞大人口数量和提前进入老龄化社会，在医疗、保健等方面对中药的用药需求量猛增，医疗使用中药药材（野生与种植）资源的可持续利用已经面临极大的压力。长期以来我国对中药资源可持续发展重视不够、投入严重不足、过度市场化的状态，中药种质资源保护工作几乎处于空白状态，与当前中药产业的飞速发展极不适应。中药行业是典型的药材资源依赖型产业。中药资源的可持续利用是中药产业可持续发展的前提，对中药资源的科学保护、合理开发和持续利用是关键①。

---

① 周成明：《转基因中药是福是祸？》，2010 - 10 - 4，北京时珍中草药集团，http：//blog.
sina. com. cn/s/blog_ 5df509910100lfyk. html。

世界卫生组织预测的 5~10 年的全球中药销售额将达 2000 亿~3000 亿美元，中医药将成为发展空间巨大的战略性产业。国家发改委统计资料也显示，中国医药市场今后 5 年内将以 15%~20% 的速度发展，到 2020 年将达到 1200 亿美元，有可能超过美国，成为全球第一大医药市场[①]。面对历史的机遇与中药资源的危机状态，我们唯有迎接挑战，才有生存空间。

如何实施对中药资源的保护和中药产业的可持续发展，《国务院关于扶持和促进中医药事业发展的若干意见》中在"提升中药产业发展水平"中指出："促进中药资源可持续发展。加强对中药资源的保护、研究开发和合理利用。开展全国中药资源普查，加强中药资源监测和信息网络建设。保护药用野生动植物资源，加快种质资源库建设，在药用野生动植物资源集中分布区建设保护区，建立一批繁育基地，加强珍稀濒危品种保护、繁育和替代品研究，促进资源恢复与增长。结合农业结构调整，建设道地药材良种繁育体系和中药材种植规范化、规模化生产基地，开展技术培训和示范推广。合理调控、依法监管中药原材料出口"。"推进实施中药材生产质量管理规范，加强对中药饮片生产质量和中药材、中药饮片流通监管。加强对医疗机构使用中药饮片和配制中药制剂的管理，鼓励和支持医疗机构研制和应用特色中药制剂。"这里清晰地阐述了中药作为中医药事业中的组成部分，在各领域中今后发展的方向，也提出了具体的实施步骤。作为中药发展的学科指导和理论构架，应该以原创的中医药学说体系为主要标准，彻底改变以现代化口号多名义，用理化成分分析还原论为第一标准，回归到中药学科研究的理性之中。特别是在中药种植技术方面，对转基因方式的推广要极其慎重[②]。

在种植中药栽培技术上，周成明指出："我国劳动人民几千年传承下来的传统道地中药材栽培技术是我国中医药体系中的精华，是最先进的技术，只有用这种道地药材栽培技术生产的中药材产品才可以使用，才安全有效，中国人民才可以吃；用任何其他的技术生产的产品都需要经过漫长的时间检

---

① 周成明：《转基因中药是福是祸？》，2010-10-4，北京时珍中草药集团，http://blog.sina.com.cn/s/blog_5df509910100lfyk.html。

② 《中药资源发出红色警告》，《中国中医药报》2008 年 11 月 11 日。

验，即使安全有效也不一定有大众市场"，只能是"精英市场"①。这一技术资源与人力资源是承担振兴中药事业发展的主力军，不可用各种名义和手段将其边缘化和消解。

把中药作为国家安全战略资源，我们应对危机和求得发展，能够"手中有粮，遇事不慌"；"手中有药，安稳睡觉"。

人类社会发展进入了 21 世纪，中医药应对人类重大疫情、疾病治疗和健康保障发挥的重要作用，已逐渐在全球形成共识。中药资源，也逐渐同石油、矿产、粮食一样，成为全球性需求的资源，已不可能成为我国独家经营，甚至可能出现如大豆原产地在中国但最后贸易经营主导权和定价权却掌控在国际资本手中的局面类似的情况，中药资源在我国也会出现自身失控，这对我国的安全体系是严重的威胁。纵观全球，凡是石油、矿产品、粮食等战略资源，都成为国际资本争夺的对象，资本的身影无处不在。美国前国务卿基辛格说过，"谁控制了粮食，谁就控制了全人类"。我国老一辈革命家陈云同志也有同样的精彩话语，"手中有粮，遇事不慌"。当饥荒于温饱的危机已过，但粮食仍然是国家的基础和战略资源，切不可松懈。当饮食和营养问题已度过，维护身体健康，提高生活质量，医疗和保健用药也成为必不可少的资源之一。在化学合成药品带来的负面效应和转基因潜在的危机不可知的情况下，由我们祖先创立的农学和医药学，伴随着农耕文明共同成长了千年，在 21 世纪成为再生发展的事业，对华夏儿女和全人类是一个福音。

因此我国的中药产业水平发展提升，面临国际资本的博弈，离不开国内金融系统的合作与支撑。选择中国国家开发银行，中国投资有限责任公司这样的实力雄厚，国际经验丰富的金融业机构成为中药监管与储备工作的一员，有利于中药作为我国战略资源的发展，防止出现国际资本在这个领域拥有绝对控制权。同时，随着选择中药的国内外人数逐渐增大，中药在全球流通，中药将由农耕文明时代的集贸市场交易，最终要过渡到与现代期货市场交易相伴。随着《国务院关于扶持和促进中医药事业发展的若干意见》的

---

① 《中药研发存在三大致命伤本土中药突围之路依然艰难》，http://www.people.com.cn/GB/14739/30830/30878/3067035.html。

实施，提升中药事业（产业）发展水平过程，我国不仅很有必要对中药作为战略资源进行重组，让我国在金融市场衍生出新型产品——中药期货交易，中国理应在自己的民族文化传统的基础上，在金融领域创新发展先行一步。

我们不能允许出现中药资源被他人掌控的局面，以致严重威胁我国卫生健康的安全保障。中药资源列入国家安全战略资源系列，是国计民生大事，如何重新构建中药的发展和运行机制，是社会科学工作者应尽的职责。这项重要工作需要花费一定时间才能做好，社会科学工作者应与中医药学界、自然科学界、相关部门共同努力。

中药材事业（产业），这种历史悠久、丰厚积淀、全球少有的民族经济产业，因体制变迁，没有了自身行业的主体，管理的部门政出多头，九龙治水，缺乏准确尺度把握的市场化，造成了前面所述的中药材行业发展的混乱，质量与安全和自身生存出现了多方位的危机，特别是以现代化之名，放弃和消解中药自身的原创性科学体系，违背科学的实事求是精神，耗费了大量的社会资金和人力、物力资源，更加重了中药材行业（产业）发展的生存风险。国内外任何行业中过剩的资本和产能，都可以借中药事业（产业）的混乱局面轻易切入，并敢于冒险，能够占有一席之地，甚至某种程度上掌控一部分中药事业（企业）的主导权，使得中药事业（产业）的发展更加脆弱。

七　保障中药资源健康安全生存和发展的组织、体制建设

中药事业（产业）发展，是一个系统多方位运行工程。除中药自身发展和学科研究外，还涉及农（林）业、地理、气象、生态、生物、技术（炮制加工）、流通与储备等多个领域和不同部门的管理。如何保障中药资源和药材生产与流通及储备质量的健康安全，在科学观或指导思想方面，必须遵循华夏原创性科学体系为主要路径，同时根据我国历史与目前国情的现状，强化中药资源与药材生产和流通的组织、体制建设，是其关键。为此有如下建议。

第一，中药是我国特有的资源，国外在中药加工产业领域与我国竞争激烈，每年从我国大量进口中药材，这种状态也使中药成为像稀土一样的稀缺资源。要像储备粮食一样，储备一定的中药药材和中药饮片等，用于应对市场出现的危机和抗击自然灾害和人为的突发事件。把中药作为国家掌控的战略资源，成立国家中药监管与储备局，与国家能源局、国家粮食局等同时成为国家战略资源与储备管理的职能部门，是十分必要的。

第二，新组建的国家中药监管与储备局在贯彻执行党中央、国务院有关中医药发展系列政策的精神时，应遵循中药自身发展的客观规律及标准监管中药的质量安全，彻底改变近十多年来，用理化成分分析中药，作为检验中药质量的唯一标准的做法，保障中药产业真正做到良性的、可持续发展。在提升中药产业发展水平方面具体要做到以下几点。

一是对中药材不急于用所谓"现代化"的理化分析手段和资金大投入等的外包装的"创新"。按照党中央、国务院系列的政策精神要求，在资源方面，重点放在中药资源普查，野生中药资源的保护，中药种子库的建设，道地药材生产基地的建设等，严格强制监管转基因中药种子的研发或药材流向社会，并使之成为国家安全的组成部分。

二是在中药材质量鉴别方面，以我国历代"本草典籍"为基础，结合当代的实际国情，精心设计、强化执行道地产地药材的标准，采收药材的时令标准，炮制加工程序的标准，非道地药材的识别标准，中药入市的等级标准。由于以往中医药事业发展过程出现的危机，特别是中药人才匮乏比中医人才的问题更严重、更加突出，为确保对中药质量鉴别的准确和安全，充分发挥我国已有的百年老字号如同仁堂等企业的作用，亟须启用近期退下来的真正按中医药原创学说行事，并热爱中医药事业发展的老药工、老技师，继续发挥他们的余热，大规模培养年青一代的中药生产和鉴别的人才队伍。同时强化从事种植养殖中药材第一线农民在自身已有的传承基础上，提升华夏原创性科学知识体系的掌握度，改变单一的"现代科学技术"科普一面的局限性。

三是在中药材管理方面，严格按照《国务院关于扶持和促进中医药事业发展的若干意见》有关的规定，推进实施中药材生产质量管理规范，加强对中药饮片生产质量和中药材、中药饮片流通监管。加强和保护对医疗机构自身使用中药饮片和配制中药制剂的管理，鼓励和支持医疗机构自身研制和应用特色中药制剂。除加强对中药材集市的管理外，还要重点防范和消除一些企业用中药作为提取物的原料，进行非中药生产后处理的废料，再回流到中药市场的漏洞和死角。

四是组织结构方面，对中药监管与储备的职能部门，从中央到地方各级政府，应设在发展与改革委员会或工业与信息部门系统，在监管已有的中药生产与种植企业、集贸市场、商贸公司，公共医疗卫生系统，民营医疗机构和个体从医人员的工作外，还要发挥县以下供销合作社在中药材的产品初级加工和储运的功能作用，加强和扶持农村的中药采集种植养殖基层组织作用，从源头把握中药药材质量安全，建立国家中药储备仓库和系统。

五是中药监管与储备部门，在中药的生产监管和质量鉴别与储备运转工作同时，还要担负起与相关的农业部、国家林业局、环境保护部、卫生与计生委、国家中医药管理局等部局之间协调的工作。成立像中国人民银行的货币政策专家委员会那样、成立由相关部门、科研和社科单位、高等院校、行业协会等有关人员，组成专家委员会，对中药产业发展，进行宏观层面调控和出台政策法规的研究，提出可行性的咨询意见。

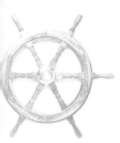

第十章
民间中医药是复兴中医药的
重要根据地和生力军

2010 年，也就是从事中医药国情调研的第三年后，笔者私下遭受中医药有关界别的人士的批评开始多起来。笔者理解这些批评的缘由，因而并不为此感到吃惊或沮丧。如同本书关于中医药国情调研工作的简介所言，调研组的立足点是国家、民族的整体利益和长远利益，而这些批评有不少是从不同视角和利益关系来看待中医药的成绩和问题的结果。换句话说，调研组的观点和对策建议让一些希望调研组"多帮忙少批评"的体制内人士有点失望。而业界内（特别是公立机构人士）对笔者意见较大的一个问题就是认为笔者把民间中医药问题说得多了、重了。

说笔者谈民间中医药问题多了、重了，根本原因是对为什么要把民间中医药作为中医药工作的一个重大问题来看待缺乏了解和认可。其实，宏观角度，无论从我国经济改革取得的成功经验来看，还是从党和国家一贯的方针政策、从党的十八大、十九大会议文件来看，肯定民营、民间资源的积极作用都是必然的。改革开放 30 多年了，如今回想，当年如果没有民营经济的兴起，就推不动国有经济的改革，也就没有国家整体经济的持续发展和民众生活水平的不断提高。

对于民间中医药所面临的困难和问题，国家主管部门并非完全没有认识。国家中医药管理局《关于加强民间医药工作的意见》（国中医药·医政发〔2011〕35 号）里就讲到"当前民间医药工作仍面临着一些困难和问题，主要表现在对民间医药的挖掘整理、筛选评价重视不够，民间医药知识产权持有人的知识产权没有得到很好的保护，民间医药捐献相关政策不到位、渠道不够畅通。不及时解决这些困难和问题，民间医药将面临失传的危险"。可是，在法规和体制造成大量民间中医药人才不能合法行医用药的情况下，让公立中医药机构、体制内的中医药从业人员，或政府部门指定、委托的机构，去民间挖宝纾困，真的是解决民间中医药困难和问题的最紧迫、最正确和最有效方法吗?! 和当年经济体制改革一样，如今要复兴中医药、振兴中医药，同样离不开民营、民间中医药资源的积极性的合理利用和发挥!

一　民间中医药的定义和类别

在讨论中医药蓝皮书写作问题时，曾有一位同志提出：不要讲"民间中医药"这个概念，而要用"传统中医药"这个概念来取代。然而，当时在座的多数同志认为，民间中医药是客观存在，不能用否认它的称谓的方法来否定问题的存在。

什么是民间中医药？尽管法规里似乎从来就没有明确定义，但并不妨碍我们来探讨。比如，从语义学角度讲，"民间"肯定是相对"官方"而言的，所以"民间中医药"就不是官方的中医药。这个界定从语义学角度看非常清晰了，然而要准确理解当前我国民间中医药所面对的问题还很不够。因为讲"官方中医药"，具体还有两种情况要区分：一种是根据从业机构和人员的隶属关系来讲的，即所就业的中医药服务机构是政府设立，人员是国家机关或事业单位编制以内、由财政资金供养的（即便不是完全由财政资金供养的，但至少合法收入中的主要部分是财政资金支付的）；另一种是从所使用的中医药技术和产品的合法性来讲的，只有经过政府行政管理部门按照法规审批核准的中医药技术和产品，才是合法的，才会得到官方认可。这是"官方中医药"不为多数人所关注的另一层含义。

因此，讲什么是民间中医药，首先把什么是官方的中医药解释清楚也可以，因为在官方的中医药之外的中医药就应该是民间中医药了。而讲官方的中医药就应该把上述两种情况都考虑在内。虽然当前民间中医药的问题主要存在于机构和人员方面，但讨论民间中医药问题只关注机构和人员的问题，把医疗技术和药物忽略了，也是不完整的。

说到药的合法性，因为调研中先后涉及一些民间中医药的司法案件问题，笔者发现了一个很值得思考的现象：没有按照现行《药品管理法》经过行政主管部门审核批准的药品，不但不合法，而且即便是治病确有疗效，法院也会作为"假药"来判罪定罚。法律语言本来应该很严谨，法律的基础是法理，法理当然是道理的一种，而绝大多数道理也应该是符合常理和情理的。如果说合法是与非法对应的，守法是和违法对应的，那么真药就应该是与假药对应的。把真能治病、确有疗效的药说成假药，那什么是真药?！依照法规，对有疗效但不合法的药品用"非法"甚至"违法"来定罪判罚，没有问题，可是，由法律规定来确定是真药还是假药，把本来应该由医药技术部门来做的裁定让司法部门来做，药品的真假完全与疗效无关了，是否与常理或情理的距离太大了?！法理如果不符合绝大多数人所理解和接受的道理、常理和情理，实施法律的效果能不受影响吗?！

笔者之所以提出这个问题，是希望行政管理部门要了解和承认有不少民间中医药的方法技能和药品在诊治疾病中是有确切疗效的，没有办理相关审批手续就使用，固然不符合现行法规，行政和司法管理部门坚持按这些现行法规，用"非法"甚至"违法"来处理，从履职角度讲并非不可。但如果真正把有利于民众诊治疾病作为医药立法施政的出发点，面对这类客观存在的情况，就不应该考虑对现行法规、体制加以改进完善吗?！

"药为医用。"在现实生活中，西医是程式化诊治、西药是标准化生产和应用，两者之间的关系往往也是程式化、标准化了的。但在中医药领域，中医和中药之间的关系与西医和西药之间的关系非常不一样，中医和中药在诊治过程中具有明显的甚至是紧密的个性化的关联关系。因此，尽管在绝大多数情况下，官方的中医药机构和人员不会使用上述第二种情况所说的非官方认可的医药技术和产品，而民间的中医药机构和人员多数情况下也是以使用官方认可的医药技术和产品为主，但总是有一些医者在某些情况下，诸如对待疑难杂症和恶性肿瘤一类疾病时，会尝试使用一些官方不知晓、不认可的医药技术和产品。

当然，医和药的问题，某种程度上是人和物的关系。不论讲"以人为本"，还是讲抓主要矛盾，我们都可以把对民间中医药问题研究的重点放在民间中医问题上。

对民间中医问题，首先，要肯定民间中医是一个绝对真实的客观存在的群体；其次，要根据实际情况，尽可能全面而又准确地来界定它。对于具体如何认定民间中医，笔者汇集了几种或多或少已经被人们使用的不同视角。

第一种，是从学成途径来讲的：正规医药院校科班毕业的不是民间中医，跟师的、家传的、自学的，都是民间中医。这种界定方法是有问题的，至少单独用这个做标准不对。从作为我国目前中医药研究的最高机构、早先的中国中医研究院，到正规的中医药大学，其中不少创始人、名家教授都不是正规医药院校科班毕业的。如果只是从学成途径而论，我们岂不是该说民间中医占据了中医科学院和中医药大学的学术领军地位了？

第二种，是用有无合乎《执业医师法》的医师执业资格来界定：只要有本、有照，你是执业助理医师或者执业医师，你就不是民间中医，这个也不全对，至少不能单独以这个为准：不少持有此类证照的中医，既不在公立医疗机构从业，也不从财政渠道获得一分钱的收入，把他们说成官方中医，似乎不太合适。

第三种，是从行医用药的经济收入来源分：如果你的收入是国家给的，你就不是民间中医；如果你不拿国家的钱，你就是民间中医。不过现在的情况很复杂，比如说山西运城这样中医药工作做得比较好的地方，有的公立医院因为本院没有某个专科或领域的好医生，或不掌握某项医药技术方法，就把一些民间中医招聘到公立医院来出诊。这样做，他不就拿了政府的钱，至少拿了"公家医院"的钱了吧？但是他应该算民间医生还是官方医生？有些情况下，国家对民间机构还有一些专项资助，如科研项目经费等。因此，也不能单独从经济收入来源区分。

第四种，是用有无专业技术职称来分：有的民间中医，是有技术职称的，比如山西运城有位专治骨髓病的著名老中医，自学成才，因为被有关领导人发现和认可了，不但当了全国劳动模范，还被山西中医学院聘为教授。所以单从有无技术职称来判定也不对。

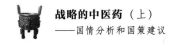

笔者认为，确定是不是民间中医，前提条件是两个：第一，必须是真正具有合格专业知识技能的中医，他的医药知识技能是可以给人看病，有确切疗效的，是个真中医；第二，他有比较明显的不同于公立机构医药人员的一些特征。

在多年的调研实践过程中，我们认识到，现实中存在的民间中医类别，关键是要从两个方面来区分。

首先，从与公立医药机构的关系来区别：第一，不是公立医药机构正式编制内的人员，这是基本前提。除了退休的有讨论余地，民间中医绝大多数是非体制内编制人员；第二，行医用药得到的主要收入，既不是国家财政资金，也不是村镇集体的钱。这里讲"主要"很关键，也就是说，哪怕财政和集体对他有所补贴，只要不是医药服务的主要收入来源就可以。笔者认为，从与机构的关系来讲，这两条是必须坚持的，这两条符合了，民间中医的身份就基本确定了。当然，情况变化有时很突然，比如，在一些医改问题研究者的强烈主张和公立医药机构经营机制问题长期难以解决的背景下，近年来国家开始逐步取消医药和教育领域公立机构人员的"事业单位人员"编制身份。这个举措从表面看，对笔者的上述界定标准是有影响的，但笔者认为，只要不改变就业所在机构的公立性质，这个界定标准并不应该受影响。

其次，从有关人员的个人情况、个人身份来区分，具体又可以区分为五类民间中医。

第一类是彻底的草根民间中医，也就是所谓"无校、无照、无庙"的"三无中医"。无校，就是没有在正规医药院校接受过学历教育并正式毕业；无照，没有政府法规正式审查合格后颁发的证照，如"执业（助理）医师"、"中医师"甚至"乡村医生"；无庙，就是没有一座"庙堂""庙宇"容他在内行医。这个庙，指的是公立机构的官庙，不是民间私人的野庙。校、照和庙三个条件无一具备，是最彻底的草根民间中医。

第二类，是游走边缘的民间中医，尽管他也许有"乡村医生"甚至通过"老人老办法"换来的"中医师"资格，但并没有在公立机构工作，是个人行医的。他不但在民间，还是独立经营的经济实体。

第三类，是"先官后民"的民间中医，公立医药机构里的中医下海了，或退休了，自己开一个诊所。这时他的医药活动跟政府已经没有直接隶属关系了，是纯粹的民间活动，民营的性质。

第四类，是"半官半民"的民间中医，一身二任。主要指公立机构里的中医利用业余时间或者私下里在民间中医机构里出诊，即"多点执业"到了民营医药机构。当他在民间机构行医用药时，他的身份不能作为单纯的官方身份来认定。万一他在那个期间出问题，不会由所在公立医院承担责任，而是他个人或（和）所在的民间中医机构承担责任。因为这是民间的医药服务，在那个场合，在那个时间，他的行为是个人行为、民间行为。

第五类，是海外生存的民间中医。改革开放政策实行以来，有很多中医药人才，因为这样那样的原因跑到国外去，在国外行医用药。他去那里不是受政府或所在机构的派遣，要自谋生路，只要他没有改变国籍，他就是在海外的中国民间中医。

在这五类民间中医里，前两类是主要的，后三类不仅人数较少，而且情况比较复杂，有的甚至是隐蔽的，几乎没法把握。

二　我国"民间中医"的人数推算

我国到底有多少名民间中医？这个问题，官方从无明确统计数据。从网上搜索可能有一些数据，但是笔者可以负责任地讲，到目前为止，没有一个数据是绝对准确的。

笔者参考一些数据资料，尝试做了五种方法的推算。即便如此，笔者也不认为它就是准确的。但是在没有最基础的统计数据和统计网络支持的情况下，过分追求精确，结果可能背离事实更远。所以笔者认为用统计学的一些推算方法，确定一个大概的数值范围，比较可行。

要推算民间中医的总数，先要找到推算的依据。首先肯定，国家从来没有对民间中医单独做过调查，没有发布或认可的准确数字；其次，政府的中医（实际上是官方认可的体制内中医）人数统计，有两类数据：第一类是国家统计局统计年鉴的数据，第二类是卫生部和（或）国家中医药管理局的行业统计年鉴（资料）的数据（见图 10-1）。

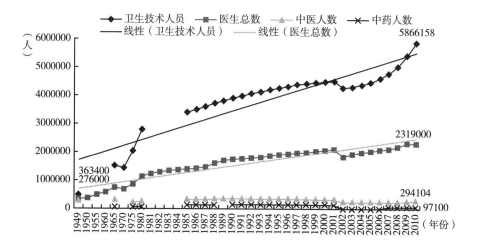

图 10 - 1　1949～2010 年我国医疗卫生技术人员、中医中药人员变化

图 10 - 1 就是根据国家统计局和国家卫生部的有关数据绘制的。从图 10 - 1 可见，全国的卫生技术人员总数，虽然从 1975 年到 1985 年期间没有数据，2001 年到 2002 年间又有一次明显下跌，到 2006 年恢复到 2002 年的数量后又继续增长，但从趋势线走向可以看出总体的基本趋势是持续增长。全国医生（不分中西）总数，也是持续增长的趋势。但以上这两条线之间呈现喇叭口状，说明医生以外的卫生技术人员数量增加的速度快于医生的增加速度。而图中最下方的两条线，"▲" 标志的线是中医人数的官方统计数据，"×" 字标志的线是中药人数的统计数据。和全国卫生技术人员的数据线比较，喇叭口开得更大了。另外，中医人数和医生总数之间的差距，也是在不断扩大。

上述数据说明：从 1949 年到 2001 年的 50 余年间，中医人数在医生总数中的比率从 75% 以上下降到 15% 左右，特别是 1999 年颁行《执业医师法》以后，中医人数一下被减少了近 25%。尤其是 2002 年的数据出现急剧下降，就是因为 2000 年到 2002 年间，正式使用有无 "执业（助理）医师" 资质作为统计医生数量的范围。中医药的情况直到党的十七大以后，才开始出现转机，但相对的颓势尚未得到明显改观。2009 年国家统计的中医人数，和 1949 年基本上是一样的，没有明显差别，这就是说，经历了 60 年的时间又回到了中华人民共和国成立初的原点！至于中医人数和西医人数的比例关系，可以从统计上看，1949 年，是 100 个中医比 31 个西医，2010 年，是12.7 个中医比 100 个西医，这是国家统计局和卫生部的数据分析情况。如果看国家中医药局的统计数据，更不乐观。中华人民共和国成立初期中西医比是 100∶6.7，到 2006 年这一比例为 14.3∶100！

以下就按照有关数据，分别用五种方法来对全国民间中医总数进行一个推算。

第一种方法，按照中华人民共和国成立初期的数据用等比率的原则来推断。

因为中医人数几十年都没有明显增加，假设目前中医占全国人口的比率和中华人民共和国成立初期的比率是一样的，那么比较普遍的一个说法是，1949 年时，全国人口 5.4 亿，可能有 50 万名中医[①]（万分之九），但其中纳入官方统计有 27.6 万，另外 22.4 万就是没有被官方统计的民间中医。按照这个比率算，那么 2005 年全国人口达到 13 亿（13.08 亿）的时候，应该有54 万名左右的民间中医，这是第一种方法，按等比率。但是，显然，这个推算结果过于乐观了，因为中医药的传承工作长期没有得到真正重视，民间老中医不断辞世失传，而且民间中医药也不断地或多或少受到"西化"的挤压和影响，所以，54 万这个数可能有所夸大。

第二种方法，用典型地区的数据为参照来推算。

相较而言，山西运城地区是我国地市一级中医药历史渊源相当深、中医药文化积淀相当厚、群众应用中医药的基础相当牢的一个典型。按照当地卫生局在接受国情调研过程中，根据多年医政管理工作中所了解的基层情况提供的数据，全市总人口 500 万，有中医药行医能力的民间中医不少于 3000人，占比万分之六。笔者用的统计学方法，是把运城作为全国各地之中民间中医占总人口比率最高（高极限值）的地区，然后把 2012 年全国的总人口分成各占总人口 20% 的五个等份（五个板块），将民间中医占总人口的比率在五个等份中从最高值（运城的比率）依次分别降低 15% 和 20% 两个比率。就是说，五个同等人口数量的板块之间，每下一个板块，民间中医的占

---

① 贾谦等著《中医战略》，中医古籍出版社，2007，第 181 页。

比就按照减少 15% 和 20% 两个口径来计算，按照这样两个比率降次推算，如果等比下降 15%，全国大概有 56.32 万名民间中医；下降 20%，全国大概有 48.26 万名民间中医（参见表 10 – 1）。两个推算结果用算术平均得到52 万。这是第二种推算方法。

表 10 – 1

	民间中医/总人口	估计民间中医数	民间中医/总人口	估计民间中医数
第一等份	0.0006	16.09	0.0006	16.09
第二等份	0.00051	13.68	0.00048	12.87
第三等份	0.00042	11.26	0.00036	9.65
第四等份	0.00033	8.85	0.00024	6.43
第五等份	0.00024	6.44	0.00012	3.22
合计	（依次降 15%）	56.32 万	（依次降 20%）	48.26 万

第三种方法，用赤脚医生的数据作为推算基础。

为什么以赤脚医生来推算？因为"文化大革命"时期基本上处于无政府状态。那个时期，对于民间中医药的管理是相当松弛的。所以那个时候有能力行医的，不管是医学世家子弟、下乡知识青年还是本地知识青年，只要有志学医从医，都有可能利用"打倒城市老爷卫生部"、鼓励发展"赤脚医生"的机会，得到合法行医的机会。当时全国有赤脚医生 146 万名，虽然对中西医药的使用没有明确规定，但从把"一根银针一把草（药）"作为赤脚医生的形象描述来讲，有不少赤脚医生是使用了传统中医药的方法技能的。可是，这样庞大的一支基层医药卫生工作队伍，在受到世界卫生组织高度好评，甚至被邻近国家作为楷模的情况下，遭遇到了 20 世纪末的《执业医师法》的寒风冰霜，几十万人随即失去了行医资格[①]。据网文所述，直到2007 年，还有 86 万名赤脚医生没有取得如"医师""中医师""乡村医生"等一类的合法行医身份。可以判定的是，在此 86 万人中，多数是因为没有

---

① 百度百科关于"赤脚医生"的词条介绍说《人民日报》1985 年 1 月 25 日发表《不再使用"赤脚医生"名称，巩固发展乡村医生队伍》文章，这应该是名称改变的日期，但从法律上采取措施应该是《执业医师法》为始。

学习和掌握西医西药知识而无法通过考试跨"龙门"的，假设有 60% 是能够运用中医药知识技能行医的人员，那样推算下来，有 50 万人左右。这是第三种推算结果。

第四种方法，按行医的行政区划单位数量推算。

目前全国大概有 2 万个城市社区、60 万个行政村，这是最基层的行政单位。在总计 62 万个单位中，城市的比重不但小，而且城市中有本地民间中医存在的可能性也较小。民间中医多数在乡村，而且农村并非村村有民间中医，多的地方（像运城）甚至一个村里有三个，而少的地方可能一个村都没有一个。那么如果我们以 62 万个行政村或社区中，80% 有一个民间中医计算的话，那么总数也在 50 万人左右。这是第四种推算方法的结果。

第五种，根据科技部已故贾谦老师使用过的数据做推算。

据贾老师的报告引用，在 21 世纪初四川省一个副省长曾指派机关人员调查民间中医，得到的结果有 9228 人，四川全省人口当时是 8212 万。按这个比率推算，全国应有不少于 15 万名无证民间中医。而山西运城 500 万人口中有 3000 名无证中医。按照运城的比率推算，全国应有 80 万名民间中医。这两个推算结果之间差距很大。把这两个数据用简单算术平均方法处理，是 47 万余名民间中医，和以上四种推算结果都在 50 万名左右相当接近。然而，从上述第二种推算方法来看，四川省无证民间中医占总人口的比重是 0.0001，山西运城是 0.0006，四川民间中医占总人口的比率，仅属于第五等份。这样从常识判断就出问题了：云贵川地区是中医药比较发达的地区，尤其是药材资源比较丰富的地区，如果说四川省只有占总人口万分之一的民间中医，那么我国其他基础较差的地区不是更少了吗？

分析这个问题，有一个情况应该考虑：因为四川的那次调查是副省长组织的，多半是通过各地医政部门去调查，这就可能有问题。在《执业医师法》已经颁行的情况下，无证民间中医行医是非法的，很怕被查究。所以只要是政府去查，他们就会躲起来，或者想办法否认自己的中医身份，在这样的情况下，四川的这个比率被低估的可能是非常大的。如此解释四川这次的调查结果应该有一定的道理。

同样位于云贵川地区，由于贵州省黔东南苗族侗族自治州当地卫生主管领导对民间中医、民间民族医明确采取重视和帮扶的政策，局面就大不一样。黔东南州不仅民族药材资源丰富，而且民族医药人才众多。据 1982 年对全州剑河、天柱等 11 个县 56 个区 358 个公社的苗族侗族医药调查，11 个县内仅苗侗等兄弟民族医生就有 3960 余人。其中，专业行医 2020 余人，业余行医 1940 余人。3960 名民族医生，由于通不过西医式样的考试，绝大多数是民间医生。这个数字，超过了 1982 年黔东南州西医医疗机构里县、区级单位人员的总和（分别为 1624、1784，二者相加为 3408）。[①] 据知情的专业人士估计，2013 年前后黔东南全州 460 万人口中，有一技之长的民族医人数就有近 6000 人，[②] 达到了 0.0013（万分之十三）！是山西运城地区民间中医（民族医）占总人口比率的 2 倍多。黔东南的情况让笔者颇感欣慰：看来以上五种推算办法并不都有高估民间中医人数的可能。同时期贵州省的有关文件也记载，全省有 25000 多名业余民族医、草药医，每年治病 300 多万人次[③]。"业余"当然是民间的了，而当年贵州省人口总数为 2875 万人，据此计算，则该省的民间中医、民族医生占总人口的 0.00087，也高于山西运城的 0.0006！由此看来，说云贵川地区的传统医药（包括中医药和民族医药）比较发达，实非虚传！

第六种，除了以上五种通过推算方法来了解全国民间中医的可能人数之外，还有某些特殊时期内的特殊情况也要考虑

从 20 世纪 80 年代人民公社解体后到 2010 年以前，大多数村卫生室不但没有财政支付的资金支持，有不少甚至没有乡（镇）、村级集体资金支付的固定工薪或经常性补助，担当村卫生室的工作属于自谋生路、自负盈亏的选择。所以在此种情况存在时期，至少是有一定理由将此部分人员在此时期

---

① 黔东南苗族侗族自治州地方志编纂委员会：《黔东南州西医医疗机构床位人员统计表（1949~1991）》，《黔东南苗族侗族自治州志卫生志》，贵州人民出版社，1993，第 29 页。

② 《贵州省名医，原黔东南州民族医药研究所所长龙运光访谈》，访谈时间：2013 年 8 月 21日，访谈地点：凯里市便民民族医院门诊。访谈人：中国社会科学院民族研究所张小敏。

③ 贵州省卫生厅：《民族医、草药医是一支不可忽视的力量》，1982 年 6 月 23 日。转引自张小敏《民族医药的制度创业：贵州苗侗医案例及其理论探讨》，王延中主编《中国民族地区经济社会调查报告·凯里市卷》，中国社会科学出版社，2015。

内纳入"民间"的范围。按照 2009 年政府主管部门实施的普查，全国近 60 万个村卫生室共有乡村医生 91.33 万人，其中以中医药知识为主者 10.75 万人，"能中会西"的有 32.99 万人（其中能开具中药饮片处方的 18.51 万人，占 56.11%)①具有一技之长和实际本领的中医药及民族医药人员 2.56 万人。若以必须具备开饮片方作为民间中医（民族医）的起码条件，以上三项可视为中医药人员的人数合计为 31.82（10.75 + 18.51 + 2.56）万人，占到乡村医生总数的 34.84%。31.82 万人这个数字显然不包括不在村卫生室工作，但实际具备一定中医药知识技能的民间中医药人员。

阶段小结

考虑到中华人民共和国成立后几十年来中医药形势的起起伏伏，特别是 20 世纪末颁行《执业医师法》《药品管理法》等西化了的医药制度之后的管理方法、医药卫生领域不当市场化环境下中医药所处的不利经济地位以及中老年民间中医后继乏人等情况，根据以上前五种推算方法的平均数估计，并采用比较保守的表达方法，笔者认为，中华人民共和国成立后实际存在的真正意义上的民间中医数量最多时应在 50 万人左右，加上特殊时期在村卫生室工作、没有财政或集体固定工薪或经常性补贴的乡村医生中的中医药人员，短期内可能出现过近 80 万人左右的情况。也许政府管理部门和大多数体制内中医药机构的人士，会认为这是一个惊人的数字而怀疑它的真实性，会觉得从感情上难以接受。因为在笔者写到此处时，历史已进入 2016 年，而官方统计的 2014 年全国中医（应该说是按照《执业医师法》标准合格的中医和民族医生，包括所谓的"中西医结合医"三者合计）也不过 41 万人左右。如果有关人士非要对笔者推算结果的数字之大表示怀疑，不妨请这些人士再去看看本书的民族医药那一章（第十二章）。多年从事民族医药工作的人士认为：20 世纪 80 年代，仅在我国各少数民族中，属于民间医疗体系"业余行医"、半农半医的民族医生就有十几万人，是"民族医"专业队伍的十多倍，加上"一技之长者"，全国民

---

① 虽然引用了此次普查的数据，但笔者心中有一问题："能中会西"的乡村医生中有 43.89% 不会开中药饮片处方，那么，确定他们"能中会西"是因为能进行中医的非药物疗法吗？

族医、草药医队伍估计就不下 100 万人！笔者以上所做的推算已经是相当谨慎的了！

中医药知识技能和临床经验达到可以专业行医程度的民间中医药人才数量推算。

上一部分推算的是具备中医药知识技能且有实际行医用药行为的民间中医人数。那么，是否有可能推算中医药知识技能尤其是临床实际经验积累较多较好，可以将行医用药为专业谋生手段的民间中医人数？

根据国情调研组目前了解的、比较有把握的情况，仍以山西运城地区为参照。当地卫生部门——特别是分管中医药的那位局领导具有大局意识、决策勇气和统筹能力，在当地开山搭桥、开路拆墙，试用自愿报名、严格考核且以临床实际应用知识和方法为主要考核内容的办法，给民间中医药人才，特别是 45 岁以上、实际临床行医 15 年以上的人员，考核合格者给予限在当地的行医资格。2014 年以前，运城已经举办了两次考核，笔试成绩占 40%，面试占 60%。两次共计考核 2181 人，考核及格而获得"地方粮票"者 535 人，占 24.53%。据调研组所知，在 2014 年底以前采取了类似办法为民间中医合法行医修桥铺路的还有甘肃省、贵州黔东南自治州等少数几个地区。

国情调研组认为，运城等地卫生部门为民间中医组织考核，合格者颁发地方性行医资质的方法比较合理，为在全国范围内解决民间中医合法规范行医问题乃至建设真正具有中国特色的国民健康保障体系进行了极为有益的探索。从运城的颁证比例看，考核的标准还是比较严格，态度还是相当严谨的。故此不妨以运城作为参照，来推算在全国民间中医总量内中医药传统知识技能和临床实践经验达到可以专业行医程度的人数。这样的推算方法应该说是一个比较稳妥的推算方法。以此为据推算，全国民间中医内此类人员的数量应不少于（50 万 ×24.53%）12.27 万人，再加上在村卫生室工作的乡村医生中，以中医药为主、会使用中药饮片开方和一技之长、有实际本领的三项合计的 31.82 万人，共有 44 万余人。这个人群，笔者将之定义为：虽然未能按照现行《执业医师法》得到考试机会和（或）通过考核得到执业（助理）医师的独立行医资格，但具有较为扎实的中医药传统知识技能和较多临床实践经验的民间中医药人才。而即便到 2014 年，全国中医类执业医师（包括中医、民族医和"中西医结合医"三种）35.497万，中医类执业助理医师6.36万人，两项合计也只有41.857万人，总体上还少于上述民间中医内中医药传统知识技能和临床实践经验达到可以专业行医程度的44万余人。何况可能是因为所谓的"中西医结合医"问题近年来经常受到质疑或其他敏感原因，主管部门正式发布的统计数据中竟然无法找到三种中医类执业（助理）医师各自的准确人数。

从以上数据可见，至少到2014年，全国范围内，具有较为扎实的中医药传统知识技能和较多临床实践经验，但未能参加中医、民族医执业（助理）医师考试和（或）取得中医类执业资格的人数相比于取得了执业（助理）医师资格的人数可能更多，因此说现行《执业医师法》把一半左右的合格中医药人才关在了完全合法行医大门外并不为过。

也许有人会反驳说，这44万余人中的一部分人可以用乡村医生的名义从事医药工作，那就是合法了。但这个"合法"的资格是有折扣的，国家有关制度曾对乡村医生的资格取得以及执业行为有明确限定。第一，只能在村一级卫生机构工作，连乡镇一级似乎都不可以。第二，如果要在"村医疗卫生机构承担预防、保健和一般医疗服务"，除了在2003年以前就已经取得县政府的乡村医生证书之外，还必须具备"中等以上医学专业学历"、"在村医疗卫生机构连续工作20年以上"或"按照省、自治区、直辖市人民政府卫生行政主管部门制定的培训规划，接受培训取得合格证书"三项条件中的一项，才可以申请乡村医生执业注册。这三项中的"学历"、"连续20年"和"省级培训规划"，到底有多少民间中医——特别是熟练掌握了中医药知识技能但年龄偏大的民间中医——能达到的？何况还只是得到"申请注册"的资格，批不批准还另说。第三，"一般医疗服务"具体指什么？与之相对的"特殊医疗服务"又是什么？连"百度"都搜寻不到！不管怎么说，就是肯定有那么一些医疗服务，即便是有了乡村医生资格也是不让干的！这样的乡村医生不就是"半拉子"合法的医生资格吗?！第四，和技术职称的评定无关。而没有技术职称，收入就必然受到影响。一位在南方某县中医院工作了近50年的乡村医生，遇到笔者去当地调研，一个晚上五六个小时都在找机会反反复复地向笔者反映他因即将退休所面临的生活困

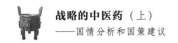

难，此后又给笔者多次写信、打长途，让笔者深切地体会到了爱莫能助的心灵困境。尽管乡村医生不能满足上述关于资格和执业规定的不在少数，但"生活总还得继续"，所以在基层有不少乡村医生只能"黑不提白不提"地委曲求全，千方百计地求一份可以谋生的稳定工作。而那些连"乡村医生"资格都没有的，只能非法行医。

为了表达得更妥帖些，避免给一些对民间中医药采取歧视、排斥态度的人士造成过大的精神刺激，笔者近些年来在多数公开场合，往往采用"至少有25万民间中医被排斥在合法行医的大门之外"的说法。就是把以上五种推算方法得到的数字再打一个"对折"！

三 民间中医面临的制度环境问题

客观地讲，民间中医所面临的问题有内外两个方面。先分析一下外部制度环境方面的问题。

"进门难"。最大的问题，当然是取得合法行医用药的资格。目前我国中医的医疗机构大约有14个细类：中医医院、中医专科医院、中医综合门诊部、中医专科门诊部、综合医院（妇幼保健、疗养机构）内的中医科、街道（行政级别）或乡镇卫生院的中医科、社区卫生服务中心（院、站）、中医诊所、村或社区卫生室①等。

而要想能合法开方用药做手法对患者进行治疗的中医，个人的行医资质有以下几种。

第一种是按照《执业医师法》考取执业医师资格或执业助理医师的资格，其中中医类的再分中医、中西医结合医和民族医三种。在真正的民间中医群体里，持有此类资质的是极少数。

第二种是乡村医生。如同上文所述，对乡村医生既有年代限制又要求必须具备三项条件之中一项，才可以有申请注册的资格。

---

① 据《2009年全国中医基本现状调查报告》，第11页。全国此次调查了739583个机构，提供中医医疗服务的上述14个类别的机构有440700个，占59.59%。

第三种是用"师承"或"一技之长""确有专长"等名义来做"上马石"考获的行医资格。原卫生部有关的基本规定即 2006 年底的 52 号令《传统医学师承和确有专长人员医师资格考核考试办法》，规定 1989 年底（推断：如以"文化大革命"中赤脚医生的年龄 1970 年时 15 岁推断，至少是 1955 年以前出生，52 号令颁行时已经是 50 岁往上的人了）以前取得县级以上卫生、中医药部门批准有效行医资格（主要是：《医疗机构执业许可证》《个体行医许可证》一类的，不包括赤脚医生和乡村医生）但未考获执业资格的师承或一技之长、确有专长的从业人员，规定参加省一级组织的出师或确有专长考核合格后，实习一年再考核合格，即两次考核后可以再考第三次——考执业助理医师，但同时要求"应当具有高中以上文化程度或同等学力"，而执业助理医师资格考试要求的则是"高等学校医学专科学历或中等专业学校医学专业学历后试用满一年"，所以该项政策对学历高度要求没有明显的实质变化，主要解决的只是"不具备医学专业学历的"的问题（文件原话）。

笔者把原卫生部上述第二种、第三种行医资质的管理方法形容为"只扶老树不栽新苗"。因为这两种办法都有一个严格的时间前提，乡村医生必须是 2003 年以前，"师承"、"一技之长"和"确有专长"则必须是在 1989 年底以前就取得了执业（助理）医师之外的某种"有效行医资格"。实质等于规定把那个日期之前的"遗留问题"处理了就"毕其功于一役"了，"过了这个村"肯定就不能再有"那个店"了，今后不再发展乡村医生了，要想行医用药就必须去考执业（助理）医师！但是，笔者也看到另外一种可能，因为国家中医药局 2008 年 4 月 1 日在解答政策过程中，表明要试点通过考核、培训及农民评议的方式使"农村具有一技之长和确有实际本领中医人员"成为乡村医生。即还可以通过设定制度和规范，持续发展乡村医生队伍，不但要让老树有发新枝长嫩叶的机会，还要培植新苗新树的发育成长。不知对这两种政策倾向是否可以解读成"清场关门"和"把门进人"的区别？

试图把在我国中医药的行医用药知识和技能资质要求限制在以西医药为标准的《执业医师法》华山一条道上，是因为认为唯有西方现代医药才是真正的医药科学，却根本忘记了医药学是应用科学，有无疗效才是最基本的检验标准。因而执业资格的考试重理论轻实践，"中西汇通"式的中医执业（助理）医师考试内容，不仅在技能考试里中医操作和西医操作是同等分数标准，而且西医诊断学基础、传染病学、内科学、医学伦理学等都是笔试内容。可是，山西运城考试民间中医的方法就很强调临床实践的知识和技能，对基层医药卫生工作性质和任务的认识把握较准。

至于学历要求就更不切实际了：中等卫生学校自 1997 年起，由国家卫生部和教委规定为由省一级或卫生部批准，并报国家计委和教育部备案方能开立运作，严重限制了中医药中等职业教育的发展，造成各地原有中等卫生职业学校在此项规定和院校"升格潮"中纷纷关张。虽然目前已有若干地区被允许作为试点在探讨适当放宽的办法，但离有效解决中等专业人才队伍的现实需要还差甚远！希望在人大审议的《中华人民共和国中医药法（草案）》内关于开展中医药中等职业教育的规定能早日普遍落实。

"开张难"。就算有了行医的资格，还要有行医的合法机构和场所。在这方面，各地的具体规定有所不同，但基本条件都需要满足"人、照、房、钱、章和规划"六个方面。

人：要求取得医师资格后从事五年以上临床工作，有的地区还有"非在职或退休经原单位同意"的附加条件；如果批准设置饮片和成药柜的，还需配中药士以上职称人员共同执业。

照：医疗机构执业许可证、药品经营许可证、其他一般商业场所所需的证照（工商、税务、物价、技术监督企业代码等）。

房：国家规定是建筑面积不小于 40 平方米，但个别地区有增加到 50 平方米的，而北京的具体规定是满足不小于 40 平方米的前提下要包括有一间建筑面积 15 平方米及以上的独立诊室。

钱：注册资金到位，具体的最低限额由省一级主管部门规定。

章：章法，各项规章制度成册可用。

规划：虽然这一条在国家开办中医诊所的文件中是找不到的，但限制民间中医开诊所甚至进入医保体系却是最有效的。这个规划指的是要符合"区域卫生规划"对医疗机构数量和分布结构的安排。因为规划是由各地的医药卫生主管部门（有些地方还有社保部门的参与）制定的，对民间中医个人来说，要知道自己想开的诊所到底符不符合规划，只能听卫生局的回答。如果你想开诊所却不符合规划布局的诊所数量和分布，那是绝对开不成的。甚至连民营中医机构能不能进医保体系，有的地方都拿"区域卫生规划"说事。《中华人民共和国中医药法》对此也提出了松绑的要求，明确传统中医药方法的诊所可以采用备案制开业。

看看这六个方面的要求，是很容易就可以达到的吗？

"生存难"。 如今我国的各类医保体系从数量上看，已经基本做到覆盖全民了：根据国家统计局数据，2013 年全国城镇基本医疗保险参保人数 5.70 亿[①]。其中，离退休人员 0.69 万，在职职工人数 2.05 亿，居民 2.96 亿。另有农村参加新型农村合作医疗人数 8.02 亿。城乡参保人数（人次）合计为 13.72 亿[②]。除此之外，还有至少 3000 万的享受公费医疗的党政干部以及国家事业单位人员。可能是存在一人参加两种以上医保的情况，以上数字甚至超过了当年的全国总人口。这就使得能否进入医保体系获取患者资源对民间民营中医机构至关重要，尽管有的省份没有设置任何对民间合法医疗机构进入医保的门槛，但有的地方还是以这样那样的理由，比如"区域卫生规划"等，或规定诸如必须是非营利的，或者必须是医院而不是门诊部、诊所，等等，把一部分民间中医药机构隔离在医保体系之外，使公立机构在医疗资源的分割中无疑占据了极为有利甚至带有垄断性的地位。笔者曾陪同一位民营医院院长去和当地社保部门沟通进医保的问题。一位社保工作负责人说，我们的医保定点机构已经完全能够满足"区域卫生规划"和民众看医保的需要了，而我们这个部门只有那么几个人，再多也管不过来。他说的可能是实际情况，但怎么体现党和国家对公立医疗机构和民间医疗机构在进入医保体系方面一视同仁的精神呢？

"传后难"。 这是地道传统中医药的普遍问题，但相形之下，民间中医

---

① 中国医疗保险研究会 2015 年 5 月 4 日发布的基本医疗保险评估报告显示 2014 年城镇参保 5.98 亿人。

② 2013 年国家统计局数据，但同年全国总人口为 13.6072 亿，城镇人口为 7.311 亿，乡村人口为 6.296 亿。而参保人数超过人口，特别是参加新农合的人数明显超过乡村总人口。

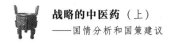

带徒授业更难。

在行医用药的资格存在严格法律规定的情况下，带徒为师也是有资格要求的。

近年卫生部门虽表态支持中医药"师带徒"传承方法，但规定为师者至少必须同时具备"执业医师资格"以及"副主任医师以上专业技术职务或从事临床工作 15 年以上"两项条件。而且在院校教授可以同时带一个"班"甚至一个"排"的研究生的同时，却规定中医师傅同时只能带 4 名徒弟。不符合这些标准，为师属非法带徒，为徒不能参加执业助理医师资格考试。

和民间中医相比，公立中医药机构的医务人员不仅有执业资格，而且能评定、晋升专业技术职称，达到一定职称后也就有了教书育人的资格。民间中医却极不相同：历史上就以家传、师承和自学为主要的学成途径。因为绝大多数未曾受过"正规教育"，不具备"医学专业学历"，自然难以通过"中医类"执业医师"中西合璧"的考试。因此，直至《执业医师法》颁行十年后的 2009 年，在全国调查的近 60 万个村卫生室中，有中医类执业医师资格的仅 2.4 万人，助理资格 2.3 万人，中药类竟无一人！他们连考获执业（助理）医师资格的条件都难以具备，评专业技术职称就更无门可入了。如此，就给民间中医里的真才实学者，给靠患者口碑相传、积累而成的民间"名老中医"的传承形成了难以逾越的障碍。在实际执行中，本来"从事临床工作十五年以上"尚可接受，但有些地方主管部门要求申请者自证"十五年临床工作"的可靠履历，甚至有改变成以"连续十五年"为合格条件的。

那么，这些"硬杠杠"在民间传统中医里对应的情况如何呢？运城地区因疗效明显而在省内、国内享有较高声誉的民间传统中医，大致有三类情况。一是从公立医院甚至从医药管理部门"下海"或退休后自立门户变成为"民间中医"的，有执业医师资格和高级专业技术职称，因为这是自立门户的先决有利条件。其中个别医术高超者甚至被国家管理部门认可和推荐，承担了中医药走向世界的重任。二是完全依靠家传、师承或自学成才，医术高超又有各种机缘（如特殊时期给下放领导干部看过病、经人辗转推荐给重要人物看过病），虽在穷乡僻壤但能碰上伯乐，有幸以特殊方式获得某种相关资格、荣誉的。三是完全依靠家传、师承或自学成才，医术良好但无缘碰到伯乐的，至多只有一个"乡村医生"头衔，甚至在赤脚医生消亡后连最起码的合法行医资格都没有。但就是在后两类中，不但有人在专科领域处于全国乃至世界领先地位，先后治愈 20 多万例被城市大医院无法治愈的骨髓病，当选全国劳动模范、直接成为正规院校的教授，还有人专攻肿瘤，接诊 8 万余名癌症患者，除血癌和骨癌外，大多数有一定疗效，并较规范地保存有 23000 余名患者病案记录。此外，还主持过省、市两级科研项目，国家管理部门组织的国内著名专家小组（包括董建华、刘渡舟等国家级名老中医）对其工作所给予的评价是"取得了丰富的临床经验和满意疗效，是目前治疗中晚期癌症的临床用药较为理想的一种，具有开发前景。建议在已有的科技成果基础上，选择部分癌症进行前瞻性严格的科研设计随机对照的临床研究，提高疗效置信度，进一步深化课题研究。并建议按新药评审要求，准备申报材料，开发新中成药"。另外，还有的民间中医用所继承的最传统、最原始的炼丹方法制成专治久不愈合溃烂伤口的特效药，"先治病后付款、治不好不要钱"，以疗效和诚信服务患者，也有专治"难治结核病"，一心钻研医药方法却不顾医院经营和方药保密问题，网传被外国人千里迢迢以治病住院为名来偷学治愈"难治结核病"的秘诀的，等等。

然而，即便是后两类已被事实证明确有真才实学的民间传统中医，即便现有"师带徒"规定已经是近几年才改进过的，可是这些人却依然无法符合带徒的规定：特聘了中医学院教授的，因不是国家干部没有人事档案，即便按老人老办法也拿不到执业医师资格；而特办了执业医师资格的，又被管理部门告知：从来就没有给农民评过职称，也拿不到副高职称；至于没有执业资格又没有专业技术职称的就连把脚放到起跑线上的事都不让想。

上述几位民间传统中医的行医年限都在 50 年左右，多数是带自家子孙为徒的（外部中青年为保障就业生计也不敢拜这类"体制外"的师傅）。而按照现行师带徒规定，没有学历的或同时超过 4 人的哪怕就是带的是自家子孙也不能考执业资格。这样就几乎断了民间传统中医传承的路！

造成民间、民营中医药传承困难的因素还有其他一些。一是心有余而力不足：近几年各级政府根据"扶持和促进中医药事业发展"的方针政策，从制度、资金和人员方面为传承工作提供了一定条件，但政府提供的主要资源都落实在公立中医药机构。民间中医药机构多数分布在农村及城市边缘，又以个体诊所最多，连门诊部都稀少，对政府资源基本无望。自身规模有限、经费困难，往往对传承问题无力顾及。二是医药领域管理体制和利益分配机制方面的负面示范效应影响后学者：中医药人才的学成过程本来就比西医药长，要求的悟性也比西医药高，但社会人心浮躁、物价见涨，年轻人生活的精神压力和物质压力的确比较大。加以在找工作、评职称和拼收入等方面和西医药相比，中青年的中医药从业者更像是一个弱势群体，从而严重影响了中青年中医药从业者学习地道传统中医药的积极性。三是封闭守旧的习惯限制了传承：多数民间中医受独门绝技不外传的旧习俗影响，甚至宁可失传也不外传，这是限制了传统中医药发展的主观因素和严重问题。

四　民间中医药队伍自身存在的问题

不但不少公立中医药机构和体制内的中医药从业人员对民间中医药抱歧视、排斥态度，社会民众里对民间中医药持批评意见的也不少，西医西药界恐怕多数人对民间中医药是不屑一顾的。实事求是地说，"人无完人"，民间中医药队伍确实有这样那样的缺点和不足，但我们一是不能"一叶障目"，单方面地全盘否定民间中医药；二是要客观分析这些缺点和不足产生的原因，尤其是分析来自外部环境方面的原因，提出改进、完善的方法来，帮助民间中医药提高和进步；三是要知人善任、扬长避短，发挥民间中医药在建立、完善中国特色的医药卫生体系，实现世界医改的"中国式"突破中的根据地和生力军作用。

结合社会上对民间中医药队伍的一些负面评价，笔者归纳了以下几个方面。

一是"民间中医药内部鱼龙混杂"，如果能够在医药业界内——特别是西医药业界内——得到这样的评价，笔者觉得已经相当不错了！君不闻那些反对中医药的小丑们说"中医都是骗人的""中药不过是安慰剂"吗?! 不过，除了承认民间中医药队伍不那么单一、不那么纯洁之外，笔者更愿意探究一下，为什么我国的民间中医药队伍内部会这么鱼龙混杂? 由于《执业医师法》和《药品管理法》没有充分考虑中医药和西医药从哲学基点到认识论、方法论直至技术路线的不同，简单地采取了全国医药"一刀切"的管理方法，不但给中医药的健康生存和可持续发展造成了不利影响，而且把大量确有专长和一技之长的民间中医药人才隔绝在合法行医用药的高墙之外，这也是造成民间中医药内部鱼龙混杂的原因之一，而且是最重要的一个制度环境原因。长期实行这种对待民间中医药的管理方法，即便是条龙也只好长期和鱼虾、泥鳅一起困在小泥塘里。管理部门和民众也就都难以区分谁是龙、谁是鱼了。但并不是只有民间中医药的队伍如此鱼龙混杂，城市乡村那些电线杆上小广告里的黑诊所，不但有中医，还有不少是牙医、全科西医、性病医，他们的问题或许更严重，只不过他们的群体相对较小，社会影响也小得多，不容易为媒体和政府所关注罢了。

二是"文化和专业素养参差不齐"。有一部分民间中医——尤其是没上过"官学"或只上过小学、初中而"文化自觉"又不那么够的——对中医药经典理论的掌握确实有所欠缺，但是，笔者比较了当前中医药从业人员的一众生相，把对中医药本领的评价形象地归纳成"说"（分析和原理讲得清楚）和"治"（诊治得对证、有疗效）两项，且发表了如下观点：医药学本质上是应用学科，评价的第一标准应该是应用效果，就是疗效。患者去看病，医生能说也能治的固然最好，如若"鱼与熊掌不可兼得"，那只能治不能说的也还算好，但是如果只能说不能治，那就不好了。以此来衡量，现在不少院校毕业的医生能说不能治，而不少民间中医则是能治不能说。几年下来，调研组接触了一些民间中医药人士，他们中有的就是靠祖传、师承或自学"一招鲜吃遍天"的，而且这一招甚至是独门绝技。但要细问理法方药，他们可能就说不太清楚了。这样的医术医技如果只在当地为当地民众治疗不会有什么问题，但因患者资源不足，医生要以此为生也不易。而依靠广告或口碑延揽外地患者，非但容易触犯相关管理法规（如非法广告、制剂邮寄），而且对患者及时就近得到有性价比优势的治疗不便，因此总体来说对

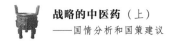
基本生存和长远发展有一定不利影响。

三是"话说得太满，夸海口吹牛皮的情况比较多"。人们很少看到公立医院做广告，那是因为公立医疗机构统揽了各类医保患者，可以"守株待兔"。民间、民营中医药机构有不少没有进入医保体系，很难吸引需要由医保来付费的患者前来就诊。由于要靠市场"讨生活"，一部分民间中医机构在市场营销方面就采取了夸海口吹牛皮的错误做法。有记者曾直截了当地问笔者，为什么那么多民间中医机构做广告时夸大其词，甚至编造谎言？笔者的回答是：不能单纯用"主观恶意"来做结论，我们既要看到民间中医人士可能在体制外存在久了，缺乏足够的依法遵章意识的一面，同时也要看到客观上他们不能通过进入医保体系获得稳定的患者资源的生存状态，他们不得不通过市场营销的手段来获取资源。商业广告中夸大其词、编造谎言的绝不都是民间、民营机构，但民间中医药机构的广告做得多，所以就显得更突出。再则，由于受压制、打击，有自卑心态，结果反而容易在公众场合争强好胜，"说过头话，做出格事"。

四是"落后、保守、封建"，在传承问题上民间中医的确存在比较保守的态度，以致有的"独门绝技"真的因此而湮灭失传了。一方面是不外传、不传女；另一方面又是社会风气急功近利，而中医药人才成才难成才慢，中青年的工作和生活压力都大，等等，甚至就是名老中医的子女不愿意学中医药的都不少。北京有一个以汇集京城诸多传统中医世家而著名的中医门诊部，那里的负责人既钟情于地道传统中医药，又善于经营管理，他不无忧虑地向调研组反映，有好几个中医药世家现在已经出现后继乏人的情况了。

五是"互相贬低，互相攻击，一盘散沙"。不可否认的是，由于存在流派之别，再加上可能还有利益竞争的因素，中医药圈子确实是不容易团结。国人"窝里斗"的问题甚至表现在海外中医药行业中，非但不容易凝聚正能量，形成共识，而且容易授人以柄。在此方面，海外传统医药市场里，特别是在传统医药受到现代医药的挤压比较厉害的欧美发达国家，日本、韩国的行业"抱团"精神就占了便宜。

五　瑕不掩瑜，民间中医药是坚持中医药基本原理和
自身创新发展规律，复兴中医药
事业的根据地和生力军

　　当前中医药"西化"的现象相当普遍、相当严重，不少中医药界有识之士为此痛心疾首。此种趋势若不尽快根本扭转，中医药确实有被解构被灭绝的可能！从哲学社会科学角度看主要应重视以下三方面原因。一是思想意识、文化变迁。近代中国饱受西方列强欺侮凌辱，一些先行者希望借用西方思想和文化来改造甚至替代中国传统社会意识和文化，汉字、中医药都被列入其中。然而，矫枉过正导致了"唯科学主义"特别是机械唯物主义的思维方式盛行。进入现代，传统道德和传统文化教育没有得到足够重视，年青一代理解和接受中医药学说的意愿和能力都衰减了。与此同时，价值观甚至人生观都出现了向西方靠拢的倾向。二是管理体制。尽管国家大法《宪法》规定要"发展现代医药和我国传统医药"，政策方针也明确要"中西医并重"，但从管理体制和机制上至今没有得到真正落实。舶来品西医药已经"反客为主"，中医药被按照西医药的标准来要求来管理。三是经济利益，这是最直接的"西化"推动力。西医药是工业化的产物，有规模优势。医药机构和人员充分利用医患之间信息的严重不对称，采用过度检查、过度用药和过度手术，从中获得巨大利益，使广大群众陷入"看病贵、看病难"的困境。然而，目前的医疗收费体制下，中医药对患者"简、便、验、廉"的优点却反而变成了影响中医药从业人员增加收入、改善生活的不利因素。中医药人员不愿意"捧着金饭碗讨饭吃"，就"照猫画虎"地模仿西医药，中医药的特色和优势因此而得不到继承和发扬。这三个因素，笔者在本书第六章有专章分析，在此只是做一个简单说明。

　　笔者坚定地认为，复兴中医药的正确道路应该是"以继承保基础、用创新谋发展"，因为继承是创新的基础，创新是继承的发展，离开了传承的创新无异于无本之木、无源之水。而在继承和创新两个方面，民间中医药都有明显的比较优势。

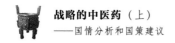

第一，追根溯源，中医药发端于民间，以临床应用为纽带，理论和实践密切结合，医学和药学协同发展。

第二，对一些地区的典型调查表明，规模越大、越"正规"的中医医疗机构使用西药，动西医手术的比重越大①。而民间中医药受客观环境和条件所限，相对较少受到"唯科学主义"的思想影响，同时也缺乏拿检查仪器当提款机、动辄手术切割人体放置金属元件的技术和物质条件，因此相当一部分民间中医药人员还能较好地坚持用传统中医药的基本原理和方法诊病用药，体现中医药的特色和优势。

第三，由于把人看成批量化生产的精密仪器，医药院校和机构出现了专业分类越分越细的倾向，受此影响，相关中医药人员的专业视野、知识、技能的学习和实践，甚至连中医药的基本哲学观和诊疗方法——整体观、生成论、辨证施治等的学习和运用都受到局限。而民间中医散居民间，尤其在边远和贫困地区，求诊对象的应急性和随机性较强，除了少数专科之外，大多数民间中医必须学习和掌握一定程度的"全科"知识和技能，这种情况客观上更有利于中医整体和辩证思维的把握、应用。

第四，在"唯科学主义"思想和急功近利的社会习俗盛行的情况下，大医疗机构的硬件条件越来越丰富完备，吸引大量病患甚至不顾自身病情客观需要和经济支付能力，争先恐后的集中到大医院求诊。民间中医的生存空间受到严重挤压。但是，民间中医也因此有了被"置之死地而后生"的机会，在对付慢性病、老年病、疑难杂症等方面所受到的挑战，反而成为民间中医药坚守基本原理、展示特色和优势的机遇。

第五，在创新方面，从汤药到制剂再到成药曾经是传统中药的创新之路。但不合理的中药院内制剂管理制度实际在阻断这条创新之路。尽管如此，和"主流"机构、人员模仿西药植物化学药、生物制剂的研发方式，搞大流水线生产全民适用的某些现代中药不同，许多民间中医药人员依然坚持研制丰富多样的中药制剂为小规模适应疾患提供有效治疗，甚至自采自种自制自用。

---

① 以山西运城的实际情况为例，民间中医诊所提供的中医药服务量的比例都在95%以上，民营中医专科医院提供的中医药服务比例也在90%以上，而公立中医医疗机构提供中医药服务的比例占不到40%，其中有的几乎不用中药——特别是汤药。

第六，人才培养方面，除却中西混杂的内容不说，目前的"中医药的主流教育模式"还是批量化、标准化、系统化的西方普通人才教育方式，忽略了中医药的个性化诊治方法所需要的、医药理论学习与临床技能掌握持续、交互、递进的典型实用人才教育模式的优点和必要性。但是，在国家有关鼓励办法出台之前，民间中医药人才的培养就较好地坚持了师徒传承、家学自学、以临床实践为主课堂等方式，尽管在名分和行业准入方面得不到认可。

第七，我国各类各级民间中医医疗机构约占全国医疗机构总数的15%以上[1]。在中医药历史积淀比较丰厚的地区，民间中医药人员的数量甚至超过公立中医药机构的从业人数。正因为有民间中医药的存在，才使得部分被西医药宣布得了"绝症"的患者仍然有康复存活的希望，才使得贫困群众在高昂的医药手术费用面前还有规避腾挪的余地。民间中医药对以大量"高""新"设备武装起来的大医疗机构虽不构成直接竞争关系，但或多或少加入了竞争的活力，牵制了医药卫生事业向西医药"一面倒"的倾向，减缓了医疗特别是手术费用不断膨胀的速度。

六　充分发挥民间中医药的根据地和生力军作用需要端正认识、内外配合、共同努力

以上两个部分分别剖析了民间中医药队伍存在的问题和优势。民间中医药队伍要真正发挥根据地和生力军作用，前提是对自身有一个客观的清醒的认识，在这个基础上，从内部努力、向外部争取两个方面做出努力。在谈到党和国家的"中西医并重"方针时，一位很受笔者尊重的省部级领导干部曾一针见血地指出，并重的前提是并存：中医药和西医药并存。笔者在此基础上，发表了如下见解："并重"两字各有其关键所在，如果说"并"的关键首先要强调的是"并存"，那么确实需要主要依靠党和国家的方针政策、法规体制来实现，而"重"字的关键首先要强调的是"自重"，就是主要通过中医药界自身的认识和努力，实现了自觉、自信、自爱、自强才能做到。假如您本

---

① 据中国民间医药协会《民营中医医疗机构发展现状及对策研究报告（2009）》。

人不自重，别人会看重您、尊重您吗?! 自重的问题，不仅民间中医药机构和人员需要高度重视，公立的、体制内的中医药机构和人员更需要高度重视！

一是"从内部努力"。

在诸多有关工作中，首先，民间中医药队伍确实需要"从我自己开始做起"，努力提倡和培养开放包容、学习进取的精神。许多关心、支持、热爱中医药的民众——特别是年轻人——表达了对中医药能够在新的时代背景和社会环境下创新发展的希望。而在确保以传承为基础、为重点的前提下，遵循中医药基本原理和自身发展规律，认真、谨慎地开展自主原始创新，也是中医药从业人员所面临的光荣而艰巨的历史使命之一。因此，中医药从业人员必须有开放包容、不断学习进取的态度和胸怀。在坚持正确运用地道传统中医药理论和技能的同时，勇于和善于结合中医药的临床实践谨慎创新，让中医药在新的时代环境下，切实有效地满足民众对养生和医药服务的需要。不仅如此，还要在做好医药服务实践的同时，进一步学习中医药经典著作。不断提高自身理论素养，发掘和蓄积民间中医药的发展潜力，形成良性循环。

其次，还要提倡在善于学习他人长处包括西医西药长处的同时舍得传授、传播自己的经验、教训和心得体会，要相信中医药有足够广阔的天地为我们提供用武之地。笔者积极地全程参与了北京市第一个"传统、传承、传播"中医名家收徒班（试点班）的筹划、运转和结业考核工作，就是希望能从中归纳出一些具有普遍推广价值的经验。

再次，更多、更有效地发挥中医药相关专业协会、学会等民间团体的作用也很重要。一方面，让这些协会和学会能够把对内的功能变虚为实，在执法机构依法实行外部监管的同时，特别是在管理部门改进对中医药人员从业资格认定和民营中医药机构市场准入条件管理的情况下，通过各级协会、学会大力提倡、鼓励和组织行业内部自律工作，表彰先进、带动后进，升腾行业正气。另一方面，对外更好地承担起在和社会各界交流沟通中的桥梁作用、窗口作用，从行业整体和长远利益出发，实事求是地介绍和宣传民间中医药，增强民间中医药行业的健康程度、洁净程度和透明程度，提高社会各界对民间中医药队伍的信任度。

二是"向外部争取"。

当然，为了中医药的复兴，在民间中医药的管理体制和运行机制方面也需要继续做出改进，重点领域可以考虑以下做法。

第一，人员的执业资格管理：国家增设"传统中医师""传统中药师"作为执业资格类别，由省、市、县三级分别组织实施考核，三级中医药主管部门分级考核授证、分级登记注册、分级监督管理（责权利对等）。允许传统中医师、传统中药师按照不同等级的考核机构管辖的行政区划行医用药。需要流动的必须向流入目的地中医药主管部门申请考核并获得批准。在实行此项改革制度若干年后，还可将"传统中医师""传统中药师"发展成同时又是专业技术职称系列。专业技术职称的高、中、初三级分别实行高一级审核，即分别由国家、省、市中医药主管部门审定。同时保留"乡村医生"。

国情调研组建议将此工作作为《中医药法》的立法和执法重点。不但要鼓励民间中医积极申请，也要鼓励公立机构有志于继承光大传统中医药的人员申请。"国医大师"就可以考虑作为首批"传统中医师"资格的授予者。

应以"以疏为先，以舒为重，疏堵并举"为近一个时期的工作方针。由于《执业医师法》和《药品管理法》中存在的问题，民间中医药长期处于相当不利的生存和发展环境中。以实施《中医药法》为重要契机，切实改进管理法规和制度。强化激励机制，改善约束机制，疏通出路，舒缓矛盾，扶持合法、规范行医，打击假冒伪劣、坑蒙拐骗。

第二，鼓励和支持民间中医开展师带徒工作。强化临床实践。制定制度认可、认定师承教育的成果和人员。因此，必须放宽传统中医带徒人数规定，并参照甘肃做法——五级培养、资金补助。参照大学生村官制度对待到乡镇、街道、社区、村等基层中医药机构工作的正规院校中医药专业毕业生（包括政治、经济待遇和再就业优先）。

第三，注重中医药的应用学科性质特点，改变片面强调学历、职称等资历"硬杠杠"，不重实际才干的人才考核和使用方法，为民间中医药机构、人员创造与公立机构、人员平等竞争的机会。对人员的发掘、利用，重点放在基层村镇、社区卫生院、村卫生室就业岗位的竞聘方面；对机构的生存、发展，着重解决城镇职工、城镇居民和新农合基本医疗保障体系中的进入许

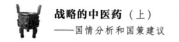

可和应用优惠方面；对各级社保管理部门应规定民间民营医药机构服务所占比例底线，作为地区社保和卫生行政管理部门的绩效考核的主要指标。

第四，在国务院和有关主管部门的文件中都有"挖掘整理民间医药知识和技术，加以总结和利用"的内容。但是，这些"知识和技术"，有可能都让公立医院、体制内中医药从业人员作为"二手资料"来"总结和利用"吗?！公立医院、体制内从业人员有多少意愿、多大能力来做此项工作首先就是问题。中华人民共和国成立以来，不止一次地动员民间献方，可是在这类"献方"中，有多大比例得到了整理和应用?！另外，这些"知识和技术"是否还应该考虑所有者的权益问题?！"解铃还须系铃人"，"挖掘整理民间医药知识和技术，加以总结和利用"的工作主力还是民间中医！

第五，利用适量政府资源对民间中医药从业人员开展继续教育，促进公立机构、人员和民间民营机构、人员之间的交流沟通。

第六，中药院内制剂管理：要彻底改变"中药西治"的管理思路，把政府监管的目的明确为求得中药——尤其是地道传统中药——的更好发展而非限制其发展，在法律责任清晰的前提下，对部分条件成熟、潜在危害小的，用备案制取代注册制，并适度放宽院内制剂调剂使用的范围。

第七，政府应精神和物质措施双管齐下，扶持和鼓励民间中医药开展科研和自主原始创新活动。从民间中医药科研做起，改变当前中医药科研多数项目只是追随模仿西医药科研方式的被动局面，将倒逼压力转化为自觉动力。

当前，在党中央、国务院的正确方针指引下，我国的中医药形势已经出现了重大转机，并且显露出更加光明的前景。虽然在国情调研中，我们听到了"民间中医药是中医药事业复兴的希望所在，民间中医药是复兴中医药事业的主力军"的说法，我们也的确希望民间中医药队伍中不断涌现出更多的苍生大医、精诚大医，承担起复兴中医药的根据地和生力军作用甚至主力军作用，但是，从根本上讲，复兴中医药、复兴中华优秀传统文化与文明，是中华民族全体民众的共同目标和神圣职责。只要民间中医药界能够在自觉、自信、自爱、自强和自重的基础上，精诚服务广大民众，广泛团结社会各界有识之士，同心同德、持之以恒地努力，我们就一定能实现复兴中医药的伟大目标，就一定能为世界人民的生命健康事业做出创造性的贡献！

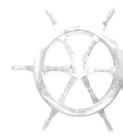

第十一章
中医药权益不能没有法制保护

写作本书既是一份责任更是一项挑战。虽说"学无止境",但毕竟"术业有专攻"。在国情调研组所归纳的中医药有关 16 个领域问题之中,有一些是属于笔者甚至调研组所有同人所熟悉的专业之外的。本章主要涉及的法学、法律(法规)问题,就是其中一个。

以往在此领域听到得较多的,包括一些笔者认为还比较在行的人士所提出的,主要是"中医药知识产权保护问题很严重"。然而,对如何命名本章标题笔者却很犯难。因为调研组曾和有关管理部门专门沟通过。据介绍,中医药的知识技能——尤其是地道传统的中医药知识技能——是不可能单纯用现代知识产权制度来保护的。那么,中医药的权益还应不应该得到法律保护?还有没有可能得到法律保护?如果肯定不能单纯用"现代知识产权制度"来保护,那又该用什么法制手段才能保护呢?这些问题究竟有解还是无解?!自从和知识产权管理部门沟通以后,经过再三思考,笔者现在更强调的是,在讨论中医药的知识产权保护问题之前非常有必要准确地了解和把握一些相关概念。首先,笼统地讲"中医药"并不准确,一些所谓"现代中药"基本上是按照西药模式研制的,故此选择仿照西药的方法来保护也未尝不可,而当前迫切需要解决的主要是地道传统中医药的保护问题。其次,只讲"知识产权"也很不够。因为法律术语中的"知识产权"强调的只是知识成果的财产权利,在涉及经济利益的相关领域应用较多,譬如,专利保护"三板斧"中的著作权保护就是主要用在经济利益纠纷处理中。而地道传统中医药实际涉及的权益不仅和经济利益有关，还涉及一些不一定与经济利益直接相关或相关程度不那么密切的领域，从小处说，比如师承关系的确认；从大处讲，比如和中医药密切相关的民族文化、生活习俗的维护和应用等。我们不应该仅仅关注和强调现代知识产权保护一种制度。因而，除了特定情况，笔者就不再使用"知识产权"，而使用"权益"的表达方式，比如"中医药权益保护"。作为一个法学的外行，笔者觉得"权益"的涵盖面至少应该比"知识产权"更宽泛。再次，讲法律、法规就已经不是一个狭小范围了，但法规通常只是指国家机关制定的规范性文件；如国务院制定的行政法规、地方人大和政府制定的地方性法规。可是通过和非物质文化遗产专家等专业人士的接触，认识到可以保护中医药权益的除了国内法律、法规外，还有其他具有国际法含义的方法手段，尤其是诸如国际条约、协议和公约等。因此，就中医药权益保护问题，我们应该尽最大努力，尽可能全面地来分析、探讨和认识有关问题，于是就有了本章现在的标题。

写至此处，有必要声明：作为一个非法学专业人士的写作成果，本章内容中极可能出现一些被法学专业人士认为不规范、不严谨甚至是错误的表述，笔者愿以此为机会，认真听取有关人士批评建议，使自己对法学有关问题的认识、分析水平和判断能力得到改进。笔者在本章中着重表达的是中医药到底有哪些领域、哪些事物的权益是应该受到法制保护的，至于具体用什么方法——特别是技术化的手段——来保护，还是留给相关领域的专家来解决更合理。

一　对我国中医药权益保护制度变化的时期（阶段）划分

或许有人会说，从1949年中华人民共和国成立以后，无论哪个阶段、时期，可以说中医药一直都是受到保护的，只不过各个时期的保护方式有所不同而已。那笔者就来尝试识别一下各个时期的大致划分方法和主要特点。

有一种说法，全国人大正式将"依法治国"确定为治国方针是在1996年，所以应该把这个时点作为"依法治国"时期的真正起点。既然本章以"中医药权益不能没有法制保护"为题，那么可以说从中华人民共和国成立后直到 1996 年这一期间，保护中医药的最主要形式就是党和国家高层领导人做出的肯定中医药积极作用、鼓励中医药发展的表态，以及以这些领导人的明确表态为依据所制定的方针政策和采取的组织措施。比较典型的如：毛泽东解除两位要把中医当作"封建医"来消灭的老红军卫生部副部长职务，1955年根据毛泽东的指示成立了国家级的中医研究院，等等。尽管在这一相当不短（47 年）的时期内，也出台过一些法规性质的制度，甚至是用"国家根本大法"《宪法》的形式肯定了要保护和发展"我国传统医药"，但有一些法规制度因为受到高层领导人的批评而后被废除，如：1951 年以余云岫的主张为基础制定的《中医师暂行条例》《中医诊所管理暂行条例》等；有的虽然直接以"法"的名义和形式出现，如 1984 年公布的《药品管理法》，但被认为是"药事管理体制走向法制化阶段"① 的初始产品，具有过渡阶段不成熟的性质。至于《宪法》"发展现代医药和我国传统医药"的明确规定，也因为没有真正进入建设法制社会的轨道，而没能得到切实贯彻执行。在体制建设方面，中医药的基本原理决定了应该"中医中药不分家"，可是早在 1986年就成立了的国家中医（药）行政主管机构，至今仍没有落实 1988 年国务院常务会议的决定——对中药行使有效的管理功能——被业界比喻为"偏瘫"了。因此，或许我们把这一时期简称为"以领袖指示、政策和行政管理制度为主要形式和实质手段来保护中医药权益的时期"并不为过。

1996 年以后，医药卫生方面的"大法规"陆续出台，尽管我们也许可以把设立这些法规的初衷假定为是要把中医药和西医药一视同仁地加以对待，制定包括保护合法和打击非法"两手都要硬"的法律规定，但从立法实际所依据的原则、标准和实施后的社会效果看，对中医药，特别是对地道传统中医药所产生的作用显然是消极的比较多，积极的比较少，所以现实结果就不是对中医药的保护，而是某种程度的贬低甚至压制了。其中最典型的就是 1999 年施行的《执业医师法》，以及 1985 年施行、2001 年和 2013 年两次修订的《药品管理法》。一个管医，要把行医的人管住；一个管药，要

---

① 见百度百科"药事管理体制"条目，https://baike.baidu.com/item/药事管理体制/3469245? fr = aladdin。

把行医的物质手段管住。然而，如果把《执业医师法》和已被废止的中华人民共和国成立初期颁布的《中医师暂行条例》稍作比较，就可以看到：两者在指导思想，甚至一些具体操作方法上都是高度相似的。而实施的结果，从国家有关部门的统计数字来看，尽管中医人数从 1949 年的 27.6 万余人到 1990 年发展到最多时有 36.8 万人，而且在 1990~1994 年间始终在 36 万上下波动，但从 1995 年后开始下降，特别是 2000 年后加速下降，到 2002 年居然突然下降到了 25.18 万人！直到 2009 年，也就是新中国成立六十周年的那一年，整整一个甲子过去了，才又恢复到 27.26 万人。对比同时期西医药的发展情况，显而易见，《宪法》"发展现代医药和我国传统医药"的规定，党和国家"中西医并重"的医药卫生工作方针，在此时期内并没有得到认真的贯彻落实。如果还有人试图用这样的数据来说明从 1996 年以后到 21 世纪初之间的时期里中医药仍然是得到政策和法规有效保护的，必定难以令人信服。这个时期，笔者倾向于将其称为"试图建立系统的医药卫生法规，但因在设立法规的目标、标准和管理体制等方面未能正确妥善把握方向和尺度，而使中医药受到较大损失的时期"。

除了以上两个时期之外，有没有第三个时期？有。但这个时期要用一个清晰的、严格排他的年份来做起点是有一定困难的（这同时意味着上一个时期的终点也不是那么容易明确界定）。至于会不会有一个结束的时间，会以哪一个年份作为这一时期的终点，就更无从谈起了。因为如本章开篇所说，可以说中华人民共和国成立后每一个时期内无论是高层领导表态还是所设置的制度甚或是法规所宣称的，都是要保护和发展中医药的，然而，不同阶段里中医药的生存和发展状况却又确实是有明显差异的。基于此种情况，笔者在撰写文稿或讲演授课时所采用的表述方法是把"进入 21 世纪以来，特别是党的十七大以来"作为中医药工作的一个新时期。尽管在世纪之交的那些年中，国家统计的中医人数在下降，而且 2003 年出台的《中医药条例》也没有被业界普遍作为一个新时期的起点来看待，但是，在笔者所说的"进入 21 世纪，特别是党的十七大以来"这一时期中，出现了多个对中医药权益保护至关重要的重大事件，择其要者举出几例。首先，是在党的历届代表大会中，2007 年召开的党的十七大第一次在大会报告中明确提出了要"扶持中医药和民族医药事业发展"①；接着，2009 年国务院正式发文《国务院关于扶持和促进中医药事业发展的若干意见》，全面总结了中医药的意义、价值和存在问题，强调了"中西医并重"的原则和遵循中医药发展规律、保持和发扬中医药特色优势的原则，提出了发展中医药的主要任务和政策措施；2014 年党中央又做出《中共中央关于全面推进依法治国若干重大问题的决定》，其中明确表示要"完善以宪法为核心的中国特色社会主义法律体系，加强宪法实施"，"宪法是党和人民意志的集中体现，是通过科学民主程序形成的根本法。坚持依法治国首先要坚持依宪治国，坚持依法执政首先要坚持以宪执政"。从而使得对《宪法》第二十一条"发展现代医药和我国传统医药"规定的理解和执行现状进行审视和反省的合法性、必要性更加凸显，社会各界对中医药现状的关注有了坚实的法规依据；最近发生的是，2014 年年中，国务院法制办就《中医药法（征求意见稿）》以及 2015 年和 2016 年全国人大常委会法制工作委员会两次就《中医药法（草案）》向社会公开征求意见。前三个事例，都明确地具有加强中医药权益保护的指向，但就《中医药法》对中医药——包括对中医药权益的法制保护——到底会产生何种影响的问题，目前还存在重大争议。中医药业界内外都有部分人士，包括笔者本人和国情调研组的同人在内，认为目前所见到的"草案"的某些内容很可能会产生实质上不利于中医药，特别是不利于《宪法》明确所指的"我国传统医药"的后果。因此，笔者倾向于把这个时期称为"中医药面临大好发展时机，然而对中医药的发展方向，包括中医药权益法制保护的方向和措施，必须审慎进行整体和长远的战略选择的时期"。

二 对中医药权益进行法制保护，当前最关键、紧迫的 应该是给中医——而且首先是给地道传统中医—— 设定合理适当的行医准入条件，让他们 有合法从事中医药工作的权利和机会

从最狭义的角度讲，中医药涉及医和药两个部分。但如略微展开，就可

---

① 在十七大以前，2006 年 10 月召开的党的十六届六中全会提出了"大力扶持中医药和民族医药事业发展"。

以看到：在医的下面还包括医者、医术、医德等，在药的下面还包括药材采集和种养殖、药材加工（炮制）、药品、药方、药材药品流通等。在上述的医和药两类之外，同样不能忽略的还有众多的传统中医的非药物疗法，笔者认为它属于医术的范围，但往往被轻视甚至忽略。可以说，所有这些"一级、二级科目"都存在着中医药权益的法制保护问题。但是，"世间一切事物中，人是第一个可宝贵的"，因为医术、医德、药材采种养、药材加工（炮制）、药品、药方、非药物疗法等一切中医药养生防病的方法手段，都必须被行医用药之人所用才能产生现实效用和价值。一个制度是否公平、高效，主要衡量的就是其实施结果能否实现"人尽其才"和"物尽其用"。故此，对中医药权益实施法制保护，首先并且最关键的就是设定合理的中医药行医用药资格审核条件，让真中医用真的中医药知识理论和方法技能为民众提供真正合格的中医药服务。

近两年来，关于中医和中药关系最有危机感和震惊力的观点是调研组的一位外部指导专家，也是若干年前曾经被中医药界内某权威人士提名为可能成立的中医药部领导的中药专家发表的"中医将亡于中药"论。有的权威媒体也曾专门询问过笔者对此论点的看法。笔者坚信，只要我国的法律法规能够保住地道传统中医的存在和他们行医用药的合理权益，不管中药出现什么样、多大的问题，迟早都能"拨乱反正"得到解决。可是，万一地道传统中医因为没有行医用药的合法权益而消亡了，那么即便有再好的地道传统的中药，也会被弃如敝屣，或被阉割、转制，为他人作嫁衣，中医还是会失传、灭绝的。

作为一国公民，只要不违法，都应该享受其国籍所在国依据该国法律规范所赋予的全部权利，并承担相应的义务，唯有违法了才有可能被剥夺权利。但是，在中医药相关的法学、法规领域，我们需要讨论的不是泛泛而言的公民权利权益问题，而是作为国计民生一个重要领域即医药卫生领域内具有中医药特定的知识技能，能够将这些知识技能有效应用于民众养生、防病和治病需要的公民应有的权利、权益问题。这是一个群体的问题，而不仅是一个个的个人问题；这是一个现实存在的问题，而不是一个虚无缥缈的问题。

通俗地说，有中医药这么一个产业、行业、事业，就需要有人来从事这个产业、行业、事业，为广大民众提供各类中医药服务。为中医药设置法律、法规，首先应该让具备从事这个产业、行业、事业所需要的知识和技能的人能够有从事这些工作的资格，其次应该为从事这些工作的人合理地运用中医药知识技能，为民众养生、防病、治病制定合理的范围和边界。虽说法律、法规是以约束作用为主，但如果范围和边界划分得合理、可行，就有可能对合法、合规行医用药产生一定的激励作用。

或许有人会质疑，让具备从事中医药工作所需知识技能的人员有合法从事中医药工作的权利和机会，怎么能理解为对中医药权益的法制保护呢？笔者认为，有如下几个方面。第一，公民有服务于国家和民族的义务，但是如果某一领域的法规设置门槛限制公民随意进入，那就有"门槛是否有必要设和设置的高度（难度）是否合理"的问题。第二，法律法规允许具备从事中医药工作所需知识技能的人员有合法从事中医药工作的权利和机会，就能起到保护这部分人员服务国家和民族的义务的作用，就能起到保护这部分人员所拥有的中医药知识技能的社会价值的作用。"用进废退"，如果法律法规不允许这部分人员所拥有的中医药知识技能——尤其是一些独具特色和优势的知识技能得到应用，那么，某种程度上就是在贬低、否认和消解这个群体和这个群体所拥有的中医药知识技能的社会价值。一旦这些知识技能的拥有者合法从事中医药工作的权利和机会被彻底否定，那些独具特色和优势的中医药知识技能也就必然随之消失、灭绝。第三，如果法规法律让这些知识技能有合法应用的权利和机会，中医药产业、行业和事业必将得到更好、更多的生存、发展机会，由此，中医药的"权"就会产生更多的"益"，非但有益于中医药从业人员和中医药业界自身，而且更是利国利民。

遗憾的是，在国情调研过程中，我们了解到，在以往时期内存在的有一些情况却是反其道而行的：有一段时期，在"科学至上"、唯西方现代医药马首是瞻的思潮影响下，有的医药法规，从设定目标、标准的初始阶段开始，就有意无意地是为了改造中医中药，存在压制和剥夺民间地道传统中医药人员合法从事中医药工作的权利和机会的考虑。在本书有关民间中医药的一章（第十章）里，笔者用六种不同方法进行数量推算，得到的比较保守的结论是前一时期大约有25万名确实掌握了一定中医药知识和技能的民间中医药人员，而且是能运用这些知识和技能处置一些疾病的防治工作，可以专业从事中医药工作并以此为生的那一部分民间中医药人员。但按照《执业医师法》和《执业中药师资格制度》等一类管理法规，他们却很难得到合法从业的资格。笔者同意"获得行医用药的资格必须通过一定形式的考核是合理的，原则上只要能通过考核就应该可以获得资格"这一说法，但是，有关资格获得的法规偏偏节外生枝地又为考生设定了严格的学历条件等作为参加考核的前提。即便是前不久颁行的《中医药法》，在设置"确有专长"和师承人员通过考核获取行医资格的规定中，也还是有"拉高门槛"的做法。这还不算，在没有西方现代医药的情况下，中医中药几千年都胜任了护佑中华民族生存繁衍的重任，可是现在要考中医中药的执业资格，或多或少必须考一些西医或西药的内容①。再退一步说，就算现代社会环境下，西医西药和中医中药的从业人员对于对方的知识技能有所了解是有益的，就像我们有的邻国那样，考现代西医的执业资格也必须考一些传统医药的内容②，也行。可是偏偏在我国考西医、西药的执业资格并不要求考中医或中药的内容！如此种种限制条件，且不说新生的民间传统中医药人员，至少那25万名已有的民间中医药人员是难以达到的。

要说卫生和中医药行政主管部门完全不把民间中医药人员的问题作为一个问题来处理，并不符合事实。原卫生部2007年颁行的52号令的原意就是要给部分民间师承和确有专长的中医药人员解决参加执业医师考试的资格的问题。务必注意的是：这个文件不是要直接解决执业资格的问题，而是要解决参加执业资格考试的资格问题，也就是仅仅解决执业资格考试所要求的学历前提条件问题。但即便只是这么"一小步"，从2007年到2012年的六年中，几乎没有一个省级卫生主管部门在省一级行政区划内实实在在地全面推动这个部令的落实工作，以至于国家中医药管理局在2013年不得不明令各省中医药管理机构必须在该年年底前启动有关工作。根据媒体的报道来看，

---

① 例如：中药师考试科目有"中药化学"，虽冠以"中药"头衔，但讲化学成分，实质是西药化学的变种。

② 日本已有规定，从2008年开始，即便是考现代医学的职业资格，也必须考试传统医学的一些内容。

似乎甘肃省是第一个响应这个要求的。

在上述情况下，全国几十万名没有取得合法行医资格的民间中医药人员中有相当一个比例，因客观存在着一些对中医药服务的特别需求而长期从事非法行医活动，要么是自己出马"黑着干"，要么是"拉大旗作虎皮"找一个有行医资格的中医师来挂名处方。这里所说的特别需求包括两个方面：一方面，在边远、贫困地区，出于交通不便、可支付经济能力和其他各因素（如个别民间中医世代在当地行医有较好的口碑等）的影响而产生的对可及的中医药服务的需求；另一方面，即便是在城镇地区，甚至是大中城市，因有一些疾病西医西药或规模化的中医中药机构解决不了或解决不好，唯有采用一些地道传统的中医药方法（偏方、秘方、独门绝技）才有可能解决而产生的中医药服务需求，其中以疑难杂症和已被医院否定继续治疗必要的恶性疾病为主。在调研组接触过的民间中医里，有人抱怨说，在党和政府切实开展反腐倡廉工作以前，个别地方的基层卫生、药监甚至工商管理人员拿他们的"非法行医"当摇钱树、小金库。每过一段时间，或者逢年过节，就来查一次"非法行医"，收了罚款不给正规票据，但是缴一次罚款就可以相安无事一段时间。

在全国人民代表大会审议的《中医药法（草案）》过程中，虽然还保留了为那些有真才实学的民间中医药人员开通合法从业道路的取向，但解决办法却从单独为地道传统中医药人员设置"传统中医师"（调研组曾提出应该相应设置"传统中药师"，但未被采纳）执业资格改变成资格考核方法不同于《执业医师法》，但考核合格后的从业资格称谓也是"中医师"。最近甚至有人提出通过考核作为决定条件还不行，首先必须有两名中医师推荐才能报名申请参加考核。如此一改，《中医药法（草案）》有关条文得到通过后，就会出现同样是"中医师"的旗号下却分成四支队伍的情况，三支是按照《执业医师法》的标准考核获准的，即："（现代）中医"、"中西医结合医"和"民族医"，另一支是按照出台的《中医药法》的规定考核获准的民间中医药人员，被命名为"（专长）中医"。且不说这样的格局可能给国家中医药主管部门在人员管理上可能带来的不便和问题，就是在当下，也已经引起了体制内按《执业医师法》标准获得"中医师"头衔的人员的强烈不满。

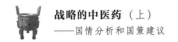

他们典型的表达是："我们上了至少七年甚至十年的学才当上中医师，他们凭什么也能当？难道我们的学就白上了?!"笔者在本书有关章节曾强调，医药学是应用学科，实践效果（主要表现就是疗效）才是检验从业人员知识和能力真实水平的最重要依据。当然，同样的称谓，不同的标准，引起一些争论也可以理解。但为什么就一定不能用"现代中医"和"传统中医"来区别对待呢？何况，笔者认为建设这样两支队伍是用从事中医药实践的不同指导思想、不同技术路线来划分的，"现代中医"可以继续按照《执业医师法》的标准考核，同时并不禁止民间中医药人员依规考入；"传统中医"则必须坚持地道传统的路线，但同样也不禁止院校毕业、持有中医类执业（助理）医师资格却愿意坚守地道传统中医药的基本原理和自身发展规律来行医用药的有识志士依规转入啊！

照说本书是学术专著，而现时微信里的信息五花八门，真假虚实很难辨别，不应过于认真地对待。但恰巧在笔者写作这一章时从微信群里读到了一些对中医药行医资格的观点。有一位在体制内大机构从业的人士说，"民间确实有很多人有一技之长，甚至身怀绝技……对医学而言这些都十分珍贵。但是，如果仅仅有一技之长，没有系统的医学知识还不能算医生，单独开业行医也不太稳妥。因为病人的情况太过复杂……所以，无论是什么专科的医生，首先要是一个合格的医生，也就是我们常说的大内科医生，否则误诊、误治将不可避免"。这位人士随后提出了一些好意的建议。但笔者觉得以上所引的这个观点是有问题的。他把行医资格的准入条件提得太高了，如："系统的""大内科医生"，且不说，"系统"的弹性有多大，照目前我国医疗机构普遍存在的分科越来越细的实际情况，不论中西医，还有多少"合格"的"大内科医生"呢？而且，似乎他认为误诊、误治是有可能避免的，那就更不现实了。据媒体报道，一些在我国医药体系内具有较高学术地位的西医界人士承认，国内的临床诊断的误诊率始终在30%左右，一些肿瘤和结核类疾病的误诊率更是在40%左右[①]。而国内有的行业管理人员认为门诊

---

① 《人民政协报》2014年9月24日。

的误诊一般占到五成①。也有军内的一位医学教授安慰国内民众说，国内的误诊率并不高，美国的平均误诊率是 40％，英国更高达 50％②。可以这么说，承认误诊误治的情况无法根本避免，就是承认人的认知能力在任何历史阶段都有局限的客观事实。只不过虽然如此，我们仍要提倡精益求精、仁心仁术的医学精神，尽量减少误诊误治的情况，少给民众造成精神、经济和肉体的无辜伤害。所以，在这样的背景下，这位人士对确有专长、一技之长人员的从业资格就有点苛求了。建设有效、安全、节约、和谐的中国特色的医药卫生体系和国民健康保障体系要求我们"人尽其才""物尽其用"。因此，准确地识别和判定"确有专长""一技之长"的有效性和适用范围，经过考核对此类人员限定相应的行医用药资格范围，通过组织培训和鼓励跟师等措施，强化在职继续教育，不断提高中医药知识技能水平，严格医药服务监督和医药事故责任追究制度等多项措施并行，才是明智的管理。

三　中医药从业人员依法开展中医药服务的正当权益应该得到有效合理的法制保护

作为普通民众和有时候的一般患者，笔者感觉到对中西医药从业人员的医药服务的法制保护手段和力度是有差别的。

首先，是两个行业在体系内部自我设置的法制保护手段和力度就差别很大。不知道是行业自身的保护意识问题，还是制度环境的问题，看西医时尽管多数患者和家属对"白纸黑字"的各类"知情告知同意书"至多只是一知半解，甚至更多情况下完全是稀里糊涂，却依然不得不在告知同意书上签字，承担因为"被告知"、相当程度上是"被自愿签字"而须承担的相关医药风险。可是中医却几乎没有任何类似的自我保护制度。经由一位热心从事民间中医药工作的人士推荐，笔者自愿接受了一位从事中医手法整脊治疗近60 年的民间老中医诊疗。这位老中医也给很多高层人士——包括医药界人

---

① 《信息时报》2008 年 4 月 10 日，报道某省卫生厅副厅长观点。
② 2013 年 1 月 12 日新浪博客所载武警某医院教授观点。

士做诊疗，口碑相当不错。意识到脊柱（颈椎、胸椎、腰椎、尾椎）作为人的中轴骨骼所具有的重要生理功能和内部所含脊髓神经的敏感性，笔者主动提出尝试帮助他草拟一个类似西医常用的"知情告知同意书"的文件作为自我保护手段。可当笔者参考西医的知情告知文件时才发现，北京一所三甲医院居然有好几百种分门别类的"知情告知同意书"，从检查直到手术的各个重要环节似乎无所不包！由此感到，和现代西医西药相比较，由于中医的诊、断、治三阶段都贯穿着"整体论"的思维模式，中药的"君、臣、佐、使"又各有不同的作用对象和功能，要搞类似西医药的一整套知情告知同意书确实不易。

其次，在行业自我保护制度之外，现有医药相关法规对中西医药服务的保护方式和力度也是不同的。以国家规定的医疗事故责任追究制度为例，虽说是"为了正确处理医疗事故，保护患者和医疗机构及其医务人员的合法权益，维护医疗秩序，保障医疗安全"，应该没有中西之别，但在具体事故处理中往往对病历资料的"书写和妥善保管"要求更多地关注和强调接诊阶段理化生仪器设备的检查结果，而对中医通常的"望、闻、问、切"四诊记录则总有"不全""不详"的质疑。调研组为了找出中医"西化"的原因去调查中医院普遍不惜重金购买理、化、生检查仪器设备的原因，从医院管理方的回答中可以归纳出两个原因：第一是避免在医疗事故责任追究过程中因为没有理化生检查结果的记录而承担责任；第二则是即便不做医学治疗，仪器设备检查也可以名正言顺地收取检查费用，而中医的"四诊"（望闻问切）是分文不取的，理、化、生检查用的仪器设备在医院里某种程度上似乎拥有类似印钞机的功能。

前些年，在作为国家中医药发展综合改革试验区之一的某大城市某城区发生了一桩可以说令全国中医药界普遍震惊的医疗纠纷天价赔偿案。一名患者到某中医门诊部就诊后 20 天再去某大医院看病，被查出了脏器慢性病变。八个月后他以中医门诊部接诊中医为他开具的七日内服用的中药汤剂内有一味饮片超过《药典》所载指导用量为由，向门诊部所在城区法院提出诉讼。对于这样一桩发生在通常城区法院不太可能熟悉的中医药业务领域同时又是在国家中医药发展综合改革试验区发生的案件，该法院既不征询中医药业务主管部门的意见，也不甄别、聘请中医药领域具备权威性的专家作为质询专家，为了躲避当事人对法庭和法院工作人员更多的骚扰和恐吓，以司法独立为由，上来就认定患者到中医门诊部就诊以前并无相关脏器的疾病，还反过来指责门诊部没有对患者进行"必要的体格检查和辅助检查"。显然，法院在这里讲的是理、化、生仪器设备检查（笔者请教律师应该怎样理解本案中"举证倒置"的法律责任，律师认为让原告首先证明在自己去那个门诊部就诊以前自身那个脏器并无疾病的做法，也应在"举证倒置"原则的考虑范围之内）；不管存在患者及家属不遵医嘱自行用药的情况，也不查核患者后续治疗手段对患者脏器疾病有无不利影响，更不管司法鉴定机构对于该饮片和患者脏器疾病之间的因果关系"具体参与度"无法评估的关键说明，竟然简单判决该中医门诊部承担全部责任，罚款数百万元！那位 60 岁的接诊中医说："给病人服务了一辈子，没想到落得这样的下场。法院如此判决，对正在式微的中医药事业简直是灭顶之灾！今后谁还敢救死扶伤?！"被告律师也说这个判决"一是使社会各界对司法的公正性大失所望，二是医务工作者对改善当前尖锐的医患关系看不到希望。三是医务工作者对自身的职业前途看不到希望"。除了质疑当事法官和法院在此案中的作为，笔者在想，是否中医就一定要像西医一样，有一点风险就出一张"知情告知同意书"，把责任都推给患者和家属，以此保护自身呢?！虽然 2010 年生效的《中华人民共和国侵权责任法》第六十四条已经明确规定："医疗机构及其医务人员的合法权益受法律保护。干扰医疗秩序，妨害医务人员工作、生活的，应当依法承担法律责任。"可是为何该城区法院明知原告有上述"医闹"行为，却在判决中丝毫不加考虑呢?！

在以上这个案件中，原告和法院最基本的依据都是所谓"超剂量用药"。可是一则卫生部《医疗机构药事管理办法（2012 年）》第二十八条有"对有配伍禁忌、超剂量的处方，药学专业技术人员应拒绝调配。必要时，经处方医师更正或重新签字，方可调配"的规定，《药典》也有"必要时可根据需要酌情增减"的规定；二则超剂量用药是全球医疗实践一个普遍现象。据《医药经济报》所发表的福建中医药大学第二人民医院药学部陈明的论文，"国外一项对普通成人用药情况进行的调查资料显示，20% 的处方存在超说明书用药情况"。"'超说明书用药'因有一定的合理性，全球有 7 个国家对药品超说明书使用进行立法。除印度全面禁止外，美国、德国、意大利、荷兰、新西兰和日本六个国家均允许合理的超说明书用药。"① 而《中外医疗》杂志 2010 年第 23 期刊载的《超药典中药处方剂量分析》一文，以我国南方某人民医院的处方为对象开展调查分析，结论是："在全部 3901 张处方中……在最常用的 15 种中药用药剂量中，所有药物的用量都有超剂量现象，最高的达 98.89%……"② 所以，在本案判决中"超剂量用药"并不是关键，最关键的是应该证明："为什么服用七天有一味药超过《药典》指导用量的中药汤药，就肯定能使一个就诊前完全健康的人得上脏器慢性病变并不断恶化"？目前我们所能见到的判决对于这个问题的回答都不确定，甚至让人感觉有一点"莫须有"的色彩。

鉴于近年来中医药服务有关的法律纠纷事件时有发生，而部分媒体的报道和个别司法机构的裁决又或多或少存在不了解中医药不同于西医药的特殊性，甚至对中医药采取轻视、否定的主观态度的情况，在向全国人大常委会法工委反映对《中医药法（草案）》的修改建议时，调研组特地增补了一条："国家保障中医药机构和从业人员遵照国家法规开展中医药工作的合法权益，对干扰、破坏中医药合法工作并造成名誉、人身和经济损失的违法行为追究相关法律责任。"希望借此把《侵权责任法》第六十四条的内容落实到中医药工作中来。

四　对中医药权益进行法制保护，尤其在涉外事宜中，需要特别关注医术领域

笔者感觉，我国中医药业界以外的一些人士似乎比业界内的多数人士更为关注中医药"知识产权保护"问题，主要是关注中医医术和中药两大领域。产生此种现象的原因可能在于业界内的人士更倾向于把中医药的医术和

---

① 陈明：《超说明书用药的是非曲直》，《医药经济报》2014 年 2 月 26 日，第 8 版。
② 邱凤邹等：《超药典中药处方剂量分析》，《中外医疗》2010 年第 23 期，第 9~11 页。

中药作为业内人士所拥有的专业知识和工具，认为他们有权决定如何运用这些医术和中药来开展业务活动，包括对外交流。而业界外人士却意识到在数千年中华民族亿万民众生命实践过程中发现、创造、积累、检验和完善所形成的中医药知识理论和方法技能体系，至少其主体部分应该是中华民族共同拥有的原创集体财富，不能统统将之视为业界甚至是从业人员个人的资产。

医术不仅泛指预防和治疗疾病两个领域的技术方法，还可以按照笔者所主张的"诊""断""治"三阶段论细分成对疾病原因、危害、变化过程、防治途径等一系列有关的理论认识和操作技能。由于中医药和西医药是两个在不同哲学基点上延伸发展出来的知识理论和方法技能体系，因此两者对生命、健康和疾病的本质的认识是有很大区别的，进而在对待健康和疾病的有关问题的认识方法、治理思路和操作手段等方面也就存在着明显区别。这种不同的认识方法、治理思路和操作手段对于健康的维护和疾病的防治所产生的作用也就必然存在差异。通常所说的"治标""治本"的区别就往往被一部分人群认为是中西差异的一种表现。因此，从强调"知识就是力量""科技就是生产力"的角度来说，不但依赖现代物理学、化学、生物学的发展而发展的现代医药有采用法制手段来保护其权益的理由，地道传统中医药同样有其应得到法制保护的权益。遗憾的是，我国多数人士讨论中医药权益的法制保护，往往过于偏重对中药的应用方法（炮制、组方等）的保护，对医术重视不够。

在此还应强调一下对中医非药物疗法的法制保护重要性。在实用操作技能中，非药物疗法是中医医术范围内防治疾病的一大类非常有效的方法。非药物疗法，既有一些普遍应用甚至是被民众世代相传、在日常生活中就了解和掌握了的常见疾病防治手段，如刮痧、按摩等，也有一些需要一定专业知识和技能的训练，但仍不必非要进正规医药院校系统学习才能掌握的疾病防治手段，如针灸、拔罐、捏脊、刺血、熏蒸等。调研中笔者曾在西南地区接触过一些兄弟民族的传统医药，除了不同于汉族传统中药药材多数要炮制加工后才运用的方法，他们更多地直接使用草药、生药之外，他们还有不少非药物疗法也是很有特点的（其中一部分被某些人士主观断定为巫术）。这些非药物疗法的知识和技能同样应该有权益保护的问题值得关注。

近期，国际上有中医药医术权益法制保护的一个争议范例，是有关针灸和所谓"干针"的。我国在 2010 年就已经成功地得到了联合国教科文组织的通过，将"针灸"列入"人类非物质文化遗产代表作名录"。在针灸的取穴方法中有一类穴位被称为"阿是穴"，这类穴位是按照"有痛便是穴"的原则，用"以痛为腧"的方法选取的，绝对是中医针灸的一个袭用方法。但是，随着中医针灸在国外的广泛传播，选择针灸治疗的患者群体日益扩大，一些外国政府甚至专门制定了针灸行医资格的法规。在此情况下，一些没有取得针灸合法资格的国外医生、理疗师试图把"用针灸针刺入肌肉筋膜的激痛点"的方法命名为"干针"疗法，声称"干针"是"整合医学"的方法，不断扩大"干针"治疗范围，企图以此绕开针灸法规的限制，抢夺针灸市场，由此引起了针灸业界人士的强烈反对。他们指出，此类做法违背了医疗行业的职业道德，对医学的发展和患者的安全都会造成危害[①]。这就是一场有关针灸的合法权益保护的斗争。

五　对中药相关的权益进行法制保护，是一个比较公认 同时也确实是一个比较重要、紧迫的领域， 关键是对"两个方法"的保护

中药相关的权益迫切需要加强法制保护的重点是"两个方法"：中药药材的炮制加工方法和中药（包括饮片、制剂和中成药）的使用方法。

在国情调研初期，调研组就接到业内人士反映，按照当时国家对外开放经济贸易活动的有关规定，中药炮制加工技术、中药零售贸易业务等一些中医药领域是禁止或限制外商进入的，但是在把"招商引资"作为繁荣经济的主要政绩指标的环境下，我们有的管理部门人员和地方政府官员却把让外商变相进入这些领域当作"友好交往、互通有无"，完全没有意识到，尽管为了提高人类战胜疾病的能力，中外医药业界开展交流沟通活动是有益的，但外国医药界——尤其是发达国家的医药界——对知识产权的保护是非常敏

---

① 参见《探秘"干针"之争，拒绝"废医存针"》，《中国医药报》2015 年 12 月 30 日。

感、保护意识是相当强的，他们绝不会以牺牲应有的知识产权权益的代价来交换我们的中医药知识技能。相反，他们还会处心积虑地利用一切机会来牟取、转换本应属于我们的知识产权权益。青蒿素的发明使中国科学家得到了诺贝尔奖，但发明专利和相应的巨大市场却归了跨国医药垄断企业所有，这是我们应该认真吸取的一个教训。

中药药材的炮制加工是从远古神农时期起源和发展起来的一门非常精深的学问和非常独到的技艺，为了达到"减毒增效"、方便储存和使用的目的，先后发明和采用的炮制方法，在南北朝我国第一部中药炮制专著《雷公炮炙论》中所载的就已经有 300 种药物的炮制方法和技术。笔者从事中医药问题调研八年多，但迄今没有听到、看到有业界权威出面肯定地给出中药炮制方法和技艺到底一共有多少种的确切数字。或许，没有确切的总数，恰恰说明的是其发展历史之绵长，内容之丰富！历朝历代能够准确、熟练掌握中药炮制加工理论和技艺的中医药业者都可被视为其时中医药产业和行业的中坚。在开展中医药调研工作的时期里，一方面是外资医药机构竭力渗透我国中医药核心技术领域，不惜用高收入、高待遇（职务、名誉）挖国内中药企业的墙脚，网罗中药炮制专业人才；另一方面是国内中药产业扩大的同时企业间竞争加剧，价格战成为抢夺市场份额的主要手段之一。业界人士曾向笔者反映两个比较典型的事例：一个是某国有中药企业，因为有的老药师对药材质量"过分强调"，反对使用等级较低的药材，反对"简化"炮制加工流程，使管理层感到成本控制的目标难以实现，在数次和老药师沟通效果不明显的情况下，忍痛割爱，劝退了有关老药师；另一个是如今江浙一带颇有点名气的民营中医机构，在创建初期为了树立品牌和口碑，不仅四处高价延聘地道传统中医，而且专门聘请了所在省份仅存的一位省名中药师为该中医连锁机构的总药师。该机构的领导对笔者说，我们把所有有关中药的问题都交给这位老药师负责，让他对药的问题有一票否决的权利，就连我做总经理的也必须听他的。笔者和这位老中药师面谈时，他拿出省有关部门刚刚下达的关于限制和禁止某些中药使用的目录，说，都用了几百年上千年了，仅仅因为某个生产此种药的企业出了问题，不是明确要求加以改进和严格监管，就简单地把这种药枪毙了了事，这样下去，还有中药可用吗?! 哀痛之情溢于言表。举出上述两个有对比意义的例子，并非说国有企业和民营企业一定会在对待中药传统炮制加工的问题上有何不同。因为从更广泛的角度看，这和所有制没有必然联系，而是企业对发展战略和经营策略的不同选择。中药炮制领域现今仍在世的王孝涛老和金世元老，都是耄耋之年了，看看眼下的中药生产、加工、流通环境和中青年中药从业人员的精神、知识和能力状态，不由得不让人担心中医是否真的要亡于中药！

中药的使用方法也是中药权益法制保护的紧要领域，尤其是一些所谓的偏方和秘方。然而，除了兄弟民族传统医药所使用的一些特殊药材外（以笔者接触到的为例，和汉族传统医药多数药材都需要经过炮制加工不同，南方地区的兄弟民族似乎有较多的植物甚至动物原料是以生药形式直接使用的，其他有的地区的兄弟民族传统药物则更多地使用矿物药材），绝大多数被称为偏方、秘方的中药使用方法，所用药材其实往往就是日常所用的中药药材，不但就在通常所统计的 11146 种植物、1581 种动物和 80 种矿物药材之中，而且主要还就在通常中医所使用的几百种中药药材之内，更有一些甚至是属于药食两用的范围。这些中药使用方法之所以成为偏方、秘方，或是因为各个民族文化、生活习俗互不相同（其中不排除有个别被认为有迷信色彩而受到限制），即便都是传统医药，不同民族之间也缺乏了解；或是因为发明者和持有人选择了严格控制其传播的办法，如"秘不示人""传男不传女"等，因而使得能够了解和准确应用这些药方的医家为数甚少。其中只有极少数如片仔癀、云南白药等因为受到国家保密制度的保护而使得药方没有扩散。

俗话说，"物以稀为贵"，只要疗效确切，这些偏方、秘方就一定会成为"有心人"的猎取目标。在科技部原中医发展战略课题组完成的报告中，在我国情调研组进行民间中医药问题的调研过程中，都涉及国外医药企业在我国搜集、收买中医药民间偏方、秘方的有关问题。固然，由于当事人对这类事件的敏感性以及调研组的工作性质决定了要把相关细节都掌握住是极不容易的。毕竟，在法规对此类行为没有明确规定和限制的背景下，如果强调市场调节的效能、承认个人追求私利的合理性，那么我们就无法杜绝中药使用方法所涉及的权益，甚至是一些应该作为民族集体财富的中医药权益，被侵蚀、被低价出卖的现象。这方面的资料传言的比较多，但人物、情节确切的公开案例很少。唯有一个公开现象是非常值得业界和社会共同关注和深思的，那就是不少跨国的甚至是在全球医药市场上占据了垄断性地位的外国医药集团近年来纷纷在我国设立研发中心，难道它们在我国设立这些研发中心是为了研发现代医药习惯使用的人工化学合成药物吗？如果是，我国在这方面有什么优势可为其利用呢？如果不是，那么它们看中我国的又是什么呢？！对于敏感的商业竞争问题，可怕的不是分析和认识能力不足，而是分析和认识的意愿不够！

六　当前中医药权益法制保护中的一些难点问题

首先，我们必须认识到，专利制度并不是保护中医药权益——尤其是地道传统中医药权益——的有效法律工具，至少不是唯一有效的法律工具。换言之，单有专利并不足以保障中医药的权益！

在本章之首，笔者即已提及调研组和国家知识产权管理部门沟通的情况，在此有必要做进一步的说明和分析。管理部门人士说中医药的权益不能仅用现代知识产权制度来保护，应该说这样的观点有其一定的合理性：第一，现代知识产权制度强调的是保护创新，而不是保护传统，至少地道传统中医药的确不是现代创新的产物；第二，不同的法律法规有不同的管理领域和管理方法，对中药的使用方法而言，有一些确属当代创新的中药，经过专利制度的查重等审核程序后，是有可能获得专利的，但问题在于管理中药使用方法的法规并不是《专利法》，最重要的是《药品管理法》。在现实生活中，我们已经遇到了一些有关专利的案例。民间中医使用获得国家专利的中药为民众防治疾病，却被食品药品监管部门和公安部门抓捕、被法院定罪罚款入狱，理由是非法使用"假药"。因为专利制度只是认可你的发明创造，而这个发明创造能否用来当药，得由食品药品监管部门说了算！在东南某市的一个城区，近年中连续发生不少于两起公安部门抓捕民间中医的案件，其中一起涉及癌症病患的治疗。医者和患者都向法院求情，希望审理期间允许给病患继续用药，因为所用药物有专利且确有疗效，法院却公开回应说，这个药有没有专利、能不能治病不是我们要考虑的问题，只要没有食品药品监管部门的批准文号，你的药就是假药，就不允许使用！

实际上，专利制度对发明创造的保护也绝对不是完美无缺的，即便在知识产权制度起源的发达国家也是如此。有一个近期微信群里讨论较多，笔者也曾直接接触过的事例是：20世纪八九十年代，有一位中医药相关领域的专家通过长期研究，发明了一种治疗烧伤、促使创面再生的有效方法，他曾极力想使这种方法在我国医疗体系得到普遍应用，但在获得一些领导干部的直接支持、相关管理部门也发布了有利于其成果推广应用的政策文件的同时，这种治疗方法依然受到当时个别医药权威人士的质疑和排斥。后来他选择了出国发展，在某发达国家继续进行体细胞转化为干细胞再生组织器官的研究。可是，有一段时期，发达国家的一些医药科学家不断公布被他认为是在他的科研成果基础上继续研究所获得的成果，却"只字未提"他的贡献。他为此愤愤不平，甚至将诺贝尔奖委员会告到法庭。不幸的是在案件审理和协调期间，一次非常意外的事故夺去了他宝贵的生命。而如今，据说他的研究成果已经成为发达国家某个商业机构的"看家法宝"，开始用在我国收费举办培训班的方法返销我国。在笔者看来，这个事例和中医药权益法制保护问题的关联在于：一方面，这位中医药专家（或称中国科学家）虽然获得了包括我国在内的多国专利，但由于这样那样的原因没有坚持在国内发展，却单纯地认为国外一定会更"公平"和"公正"，片面地寄希望于外国法规的保护和国外的市场；另一方面，如果他不是急于将成果扩展到发达国家，而是充分设法利用我国的国家力量来保护自己宝贵的研究成果的原创权益，诸如申请国家保密配方一类的保护，也许有些情况可能就会与目前的不同。

其次，保护中医药——尤其是地道传统中医药——权益的一个关键问题是：这些医术、中药的炮制方法和使用方法的所有权应该归属于谁？最好的保护方法应该是充分调动和利用所有人或持有人的积极性而不是"越俎代庖"。

不能引用现行法规来确认有关医术、中药炮制和使用中的偏方、秘方的所有权归属，正是当前有关医术和中药炮制、使用方法的权益成为法制保护难题的基本原因。在创制和主导现代知识产权保护制度的西方国家看来，中华民族原创的、传承数千年、福泽亿万人的地道传统中医药早就属于"公知公用"的范围了，根本不应该受到法律保护。只是那些医术和偏方、秘方往往掌握在具体的个人和家族手中，不通过利益交换的方式给所有人或持有人（注意：这里还使用了"持有人"的表述而不是只用"所有人"的表述方法）一定的经济补偿，就无法获取而已。

其实，国家也并非没有意识到这些散在民间、历史悠远、疗效确凿的特殊医术、偏方和秘方的价值，希望将之发掘出来并加以利用。20 世纪 50 年代末就有过一次全国范围的"献方运动"，不但主管部门数次发文督促推进，《人民日报》都专门发表了《采集民间验方发掘中医宝藏》的社论，而且即便在当时讲政治、比奉献的社会意识环境下，"社论"也明确表示"凡是献出秘方和医疗特技的人，根据他们对社会主义建设事业的贡献，应该得到各地人民政府在政治上物质上的适当鼓励"。到 1959 年末搜集的民间验方已经"以千万计"，甚至有评价说连一些民间中医"维生保命"的药方都收集上来了[1]。可是，据业内人士透露，由于数量巨大和分科细杂等各种各样的主客观原因，直到如今，其中相当大一部分还没有被检视过。21 世纪中，包括对中医药工作具有历史性意义的 2009 年国务院 22 号文件《国务院关于扶持和促进中医药事业发展的若干意见》在内，政府管理部门也不止一次地关注民间中医药医术、偏方和秘方的问题，国家级的中医科学院还为此专门设置机构。22 号文件明确提出："挖掘整理民间医药知识和技术，加以总结和利用。"但是，实际效果并不明显。近期人大法工委面向社会征求意见的《中医药法（草案）》中也有相关的内容，如："国家保护中医药传统知识。中医药传统知识持有人享有传承使用的权利，并对他人获取和利用传统知识享有知情同意、惠益分享的权利。""国家保护传统中药加工技术和工艺"；等等。笔者知道，这是中医药界内那些专业从事非物质文化遗产保护和传统知识保护问题研究的专家的艰辛努力的结果。但是，由于对该草案的导向和内容存在不小的分歧，结果尚待以时日。除了社会大环境已经从高度集中的指令性计划经济转变为鼓励市场调节尽可能发挥作用的特色社会主义

---

① 张瑞贤、张卫：《20 世纪 50 年代的献方运动》，《中华医史杂志》2009 年第 9 期。

经济，"民间医药知识和技术"已经不可避免地被视为"无形资产"和"知识财富"，没有被双方认可的利益交换就不可能归集到体制内的原因之外，笔者认为还有一些更为深刻的原因值得探讨。

从技术角度的可操作性看，地道传统中医药强调的是"三因"（因时、因地、因人而异），即便是中医里颇有成就的经方派，也并非分毫不差地照抄经方原方，还是要"随证加减"的。可是，"辨证"的过程难免或多或少地会带有医者的主观判断色彩。那些散落民间，往往只是少数甚至只是极个别医者在使用的特殊医术、偏方、秘方，往往具有较强的个人经验特点。把它们收集起来统一交到体制内的研究机构，让少数经过多年"规范""系统"教育的现代中医药人员来专业从事检验、甄别和选择，可以说几乎就是不可能完成的任务。

从经济角度的可操作性看，在指令性计划经济环境下，"献方运动"能有明显成果靠的是民众对国家、民族和对中医药的奉献精神。对献方者的奖励偏重精神层面，物质奖励只是象征性的配角。而在引入市场经济调节的环境中，"等价交换""双赢"几乎成为所有交易成功的前提。可是有些民间医术、偏方和秘方往往是"无价之宝"。之所以言其"无价"，笔者认为有两层含义，而不是只有"价值非常之高"这一层含义，更多的还是讲"无法准确判定其价值"的另一层含义。如果是企业或个人收购民间医术、偏方和秘方，收购的目的是获得更大的商业利益，因此价格的多寡交易双方认可就可以，利益和风险完全由交易双方来承担，属于"周瑜打黄盖"，他人不必置喙。但是，如是政府出面收购，用的是国家财政资金，又不是为了谋取更大商业利益，怎样定价就成了一个大问题：买方认为卖方仍然有贡献的义务和责任，不能唯利是图，而卖方则认为买方是大大的买主，财力无边，况且可能一下就推广到全国使用，不卖个高价就亏了。更何况民间中医药人员还另有一层顾虑，担心基层个别居心不良的官员可能会借机以"非法行医""非法使用假药"的罪名来反制自己。

所以，综合以上两方面的分析，笔者认为如果是真心想让民间确实有效、安全的中医药知识和技术在建设中国特色的医药卫生体系和国民健康保障体系中切实发挥作用，那么，关键的就不是解决如何设计收集民间特殊医术、偏方、秘方的合理制度的问题，而是如何合理地检验、甄别和选择这些民间知识和技术的所有人或持有人，为他们开通合法行医用药的合理通道，这才是真正的"双赢""多赢"，功德无量，利国利民之举！

长期以来，我国中医药权益的法制保护问题可以简单地从两方面来说，一方面，中医药业界对自身权益的保护从意识和方法两个角度都严重不足；另一方面，我国的知识权益保护制度本身创新能力有欠缺，且已有的制度在执行中也还存在一些问题。

从现象看，我国中医药知识产权的案例并不多，最根本的一个原因是目前国际通行的"知识产权保护制度"是由发达国家主导成立的世界知识产权组织设定的。这类制度的核心精神非常明确——鼓励创新、保护创新利益。用逆向思维来理解，也就意味着这类制度不是为了保护传统而设立的。所以，我们应该明确认识到，现代知识产权制度不是我们所能用来保护我国传统中医药的有效制度，至少不是唯一有效的制度。我们所要设计和实施的是一个能够对中医药——特别是对传统中医药——的知识、方法、技术和产品（理、法、术、器），进行有效、全面和持久保护的综合权益保护体系！

专利制度是现代知识产权保护制度的典型，它强调独占性和公开性。传统中医药的许多知识、方法、技术和产品应用往往比较普及，"独占性"的认定难度本来就很大。而"公开性"是换取"独占性"的必要前提条件。其他都不说，在一个无序竞争的市场环境里，在一个法制执行力遭遇严重挑战的环境里，在专利申请的过程里，时时处处都存在还没得到"独占性"认可，更没有完成受保护核定之前就被竞争对手窃取的可能。因此，中医药申请专利的积极性过去一直不高。这是国情调研工作听得比较多的反应。

当然，中医药知识权益的保护制度不止专利一项。云南白药、安宫牛黄丸、片仔癀等少数中成药采用国家保密配方的方法来保护权益。国家保密配方的制度，其他一些国家也有，并不是我国特有的。但是，这种保护制度必须对保护对象有严格的资格要求和数量限制。要求被保护对象属于国家在相关领域中的最高水平成果，而且在国际同业竞争中具有保护国家和民族重要利益的作用。所以这种保护制度保护的对象一定是有限的，不可能在中医药领域普遍推广。正因为这些保护产品具有非常重要的商业价值，我们看到了国际竞争对手处心积虑地想办法，试图迫使我国相关企业透露秘密，或迫使相关产品退出境外市场。可悲的是，国内某些人也随声附和，"为他人作嫁衣"。

虽然从总体上说，民间中医药界对特殊医术、偏方、秘方的态度是比较保守的，这种习俗可能和上古时期业界就有的"秘而不宣"的教示有关。但也并非像有些人士所想所说的那样一贯保守，否则就不可能产生传世的中医药流派了，只不过随着社会环境的变化而有所变化。在市场经济环境下，这些特殊医术、偏方、秘方是他们谋生的利器，是同业竞争中的核心竞争力。如果我们认为专利制度是合理的的话，那么民间中医药人士对这些特殊医术、偏方和秘方的做法也有其合理的一面，现实情况使他们难免有些顾虑。不过，笔者要强调一点，直至今日，我们在调研工作中依然遇到个别民间中医药人士要求把自己的秘方贡献给国家的事例，只不过他们提出的前提条件是真正贡献到国家手里，为国家所有，经行政主管部门合法化，推广应用并保证发明人（所有人和持有者）的一些经济利益。

有的情况可能是业外人士关注不够的：虽然专利领域的专家指出中药申请专利普遍存在的问题之一是申请资料对功效的说明缺乏量化证据，这听起来有点像药品管理部门的说辞。但实际上，受到专利保护的中医药发明并不直接等同于合法的中医药产品。尽管不合常理，然而按照现行药品管理法规，凡是没有获得药品监督管理部门审批的药品，不论有疗效还是没疗效都算"假药"。所以，就算中医药的专利申请人拿到了专利，如果通不过药监部门的批准，又有多大的实际使用价值呢？另外，专利还强调持有主体的"确定性"和保护的"时效性"。不但要证实你确实是发明人，而且专利保护是有期限的。祖祖辈辈传下来的宝，除了申办过程被泄密的风险之外，就算办成能保20年的秘密，过了保护期可就成了"公知公用"的了，值得吗？！还要缴纳有关费用，这些都是秘方持有人要考虑的。

不同的权益保护制度和方法适用于不同的保护对象，有不同的保护作用和力度。"保护秘密"两个词语中关键的一个是"保护"而不是"秘密"。因为只要不是特殊医术、偏方和秘方所有人（持有者）自己采取方法保密，一旦涉及其他人和机构，哪怕是律师、审查员，一定程度上已经不是秘密了。有的学者把中医药传统知识区分为八种之多。在此，仅以药物知识内的中药汤剂秘方为例，涉及的环节至少有组方的药材品种、药材的炮制方法、不同药材的配比结构、取液方法、使用方法、适应证（症）等。如同以上所述，普遍而言，比较重要的是药材炮制的工艺方法、中药组方里不同药材的品种和数量结构。当然，也并非千篇一律。青蒿素能发明成功的关键就在取液方法的把握上，而这个方法是两千年前的炼丹道家记载的。

对中医药——特别是传统中医药——的应有权益，笔者主张要充分应用一切有效手段"应保尽保""能多保绝不少保"，多多益善。因为传承五千年历经亿万中华儿女生命实践检验的地道传统中医药这个宝库实在是太丰富了，而其中的宝藏却在不断地被外人窃盗，不少国人竟然对此视若无睹。中医药界的有识之士谈到这些问题都是心情非常沉重、非常痛恨的。

重申一下，我们不能"萧规曹随"，只是跟在别人后面爬行，因为知识产权保护制度不是为了保护传统知识设立的。所以，主张"权益保护"比"知识产权保护"覆盖得更全面一些，此外，在保护方法上也要考虑得更全面一些。除了业界较为熟知的知识产权保护体系内的专利保护、商标保护、版权保护"三大支柱"之外，还有国家保密配方、中药保护品种名录、商业秘密保护，等等。

"事在人为"，原来计算机软件并不在专利保护范围，但美国千方百计地运作，终于将其纳入保护；法国的波尔多葡萄酒世界闻名，可是商标保护也挡不住侵权，于是法国主创了"原产地域产品保护"（地理标志产品保护）制度。目前，联合国的《保护非物质文化遗产公约》和《生物多样性公约》都具有保护传统知识权益的功能，都要加以充分利用。此外，建立我国的《传统知识和传统技术名录》，建设国家中医药博物馆，都是确证和宣示我国传统中医药权益的重要手段。

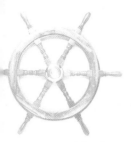

第十二章
民族医药的国情与对策

一　民族医药的概念

"民族医药"的概念有大有小。在世界卫生组织的报告或国外学者著作中，"民族医药"是传统医药的同义词。而在我国"民族医药"往往特指汉族之外 55 个少数民族传统医药的统称。

（一）民族医药、中医药和传统医药之间的关系

在我国，民族医药通常特指具有少数民族特点的中国传统医药，即我国 55 个少数民族传统医药的统称。民族医药和狭义的中医药一起构成中国传统医药："民族医药是我国少数民族传统医药的统称。它并不是一个新发现的（或新建立的）、统一的、完整的、包容一切的、古老的医学体系。而是多种民族医药体系和经验综合在一起的一个医学类型的统称，是一个便于应用和管理而采用的一个工作定义。"[1] 本文所用的民族医药概念，就是这个统称的各少数民族医药概念。

而英文的"ethnomedicine"（民族医药）一词，指的是非西方医疗体系，是"传统医药"的同义词[2]。"传统医药"概念一方面来自西方的一些

---

① 诸国本：《民族医药发展战略》《2005 全国首届壮医药学术会议暨全国民族医药经验交流会论文汇编》，2005。

② 〔美〕乔治·福斯特、〔美〕安德森：《医学人类学》，陈华、黄新美译，台北：桂冠图书股份有限公司，1992。

学者，如 "Traditional Asian Medicine and Cosmopolitan Medicine as Adaptive Systems"，另一方面，经世界卫生组织（WHO）的重视与宣传而得以推广。如世界卫生组织 1984 年出版的《传统医学和卫生保健工作》中定义："传统医学这个词的含义相当模糊，它泛指在正规现代科学即对抗疗法应用于保健之前业已存在的古老的并与一定文化有关的医疗手段。民族医学、非正规医学等等都是常用传统医学的同义词。传统医学这个词是不能令人满意的，因为它笼统地指传统医学的一些分枝、流派所共有的某些理论、知识和技能，它也不能区分包括一切医疗保健手段在内的复杂医疗体系，如印度草药医学和简单的家庭疗法。"① 根据这个定义，从我国的情况来看，狭义的中医药以及各个民族医药，如蒙医药、藏医药、维医药等，都可以被认为是民族医药。过去，我国对传统医药直接称中医中药、藏医藏药、苗医苗药、草医草药等，没有采用"传统医学"这个整体概念。

在历史上，各个国家和地区都存在着以草药、没有执照的民间医生的治疗为特点的传统医药时期，西方国家也不例外。"十九世纪以前一切医疗手段都是我们今天所说的传统医疗手段。"② 只不过在西方国家现代化的过程中，传统医药几乎完全被摒弃。所以，"西方医疗体系"也只是特指西方的现代化医疗体系，这个医疗体系并不是自古就有的，也不涵盖西方医疗的所有时期。比如，美国革命之前的时期（18 世纪中叶前），欧洲的医学体系比美国更先进。那时美国的医学还没有形成专业化，职业声望也不高，大多数是民间医生："大多数的美国执业者是随船外科医生、药剂师，或者在欧洲时对医学知识有所了解的牧师。很少有执业者在大学或者医学院受过教育。任何愿意行医的人都可以行医，并且声称自己具有'医生'的头衔，而在欧洲，这一头衔是留给那些受过大学教育的人士的。"③

① 《传统医学和卫生保健工作》，方廷钰等译，人民卫生出版社，1985。
② 《传统医学和卫生保健工作》，方廷钰等译，人民卫生出版社，1985。
③ 〔美〕威廉·考克汉姆：《医学社会学》（第 11 版），高永平、杨渤彦译，中国人民大学出版社，2012，第 158～162 页。

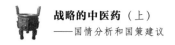

（二）民族医药与民间医药之间的关系

我国的民族医药大部分以民间医药的形式存在。

美国医学人类学家亚瑟·凯博文将一个文化内的医疗体系分为三部分：大众的、专业的和民间的。[①] 大众的医疗体系主要是指百姓自救，方法非专业，身份非专家，以家庭、社区为主的自我医疗保健和治疗，这是健康宣传、健康教育的对象和范围。在古代中国，印刷术的发明为百姓自我保健和医疗自救提供了条件。如：公元796年，唐政府颁行《广利方》，令各州府县贴示，以方便老百姓自救医病。魏晋南北朝时期"官颁医书"，推广医治疾病知识。当今的大众传媒，如健康类面向大众的中医畅销书、中医养生节目等，目标人群是大众。在地广人稀的边远少数民族地区，直到中华人民共和国成立前的漫长历史时期中，没有西药，也没有中医，于是，通常情况下少数民族群众常见的小病依靠运用掌握的或多或少的民族医药知识进行自救，并且通过交流互相学习，形成各民族的医疗自救体系。

各民族都有自己独特的保健习俗。例如，黎族的保健习俗有：用黄姜做成黄色米饭，以清热解毒；配制各种保健药酒，强身健体，解除疲劳：含十八种氨基酸的山兰糯米甜酒，滋补强身、用黑芝麻或黑豆泡的米酒以补血[②]；嚼槟榔，作用是驱虫、治疗疟疾、暖胃健齿；喝灵芝茶以宁心安神、增强人体免疫力；炎热夏天喝各种凉茶，分别有清热解毒、生津止渴、凉血、防中暑，或预防感冒等功效。除此之外，黎族最引以为自豪的保健成就，是妇女的产后保健习俗。黎族妇女的产后保健，属于"治未病"的习俗，用于预防妇女产后各种疾病。分两个疗程。第一个疗程是服用"黎族产后汤"以活血化瘀、消除产后恶露、恢复子宫功能。在产妇分娩后，马上喝下一碗事先准备好的、用黎药熬制的产后汤，然后用剩下的药汤及药渣

---

① Arthur Kleinman, *Patients and Healers in the Context of Culture: An Exploration of the Borderland between Anthropology, Medicine, and Psychiatry*, Berkeley: University of California Press, 1980, pp. 24 – 60.

② 甘炳春、杨新全等：《黎族药用植物资源的利用及民间医药》，《琼州学院学报》2008年第1期。

洗浴，产后24小时即可下地。第二个疗程是食疗，重在补养。产妇分娩两天后食用番木瓜与米合煮的木瓜饭，连吃三天，这样可以有足够的乳汁喂养婴儿。有了这样的产后保健，黎族产妇生产后休息12天，就可以提水、下田插秧，而且很少得月子病。① 由于有这样的产后保健习俗，黎族妇女产后恢复很快。

在贵州少数民族集中的地区，有苗族、侗族、仫佬族等，少数民族群众医疗自救的知识也很多。"我们知道很多草药，如肺心草等等，有些通俗说法，比如'不怕你生疱生疮，只怕你认不到九里光'，因为只要认得九里光，生疮过敏这些毛病一洗就好了。我们感冒的时候，感冒了要发汗，发汗干什么，吃辣椒，弄点很辣的辣椒吃下去后，用被子焐起来，睡一觉起来一身汗，然后用热水冲一下就好了，鼻子就通气了。我们这里还有一种用鼎罐做熟的饭，趁热舀上一碗饭，倒些酒，吃下去睡一觉，发一身汗就解决问题。"②

专业的医疗体系指的是由具有医师或护士的执业资格，从正规医药院校毕业的专业人员，通常运用现代的医疗设备的医疗体系。在我国，主要指获得合法行医资格的中医和西医，体制内和制度化的民族医生构成的医疗体系。在古代中国，从唐代开始，已经有了完善的社会医疗体系，包括为宫廷、州府、军队等占人口少数的统治者服务的官方医疗体系和为广大百姓服务的民间医疗体系两个部分，民间医疗主要包括悲田养病坊（民办官督的医疗救济机构）、民间医生和巫医。③

中华人民共和国成立后，在民族平等的政策下，党和国家对民族医药事业非常重视，在不同时期吸收了一批民间民族医生进入公立医院和研究院所。在国家"挖掘整理少数民族医药"政策的推动下，35个少数民族的传统医药已经整理成文字，其中19个少数民族有丰富的药物资源。但这19个民族的医药中，仅有屈指可数的民族医学被现行医药管理制度所接纳，如蒙

---

① 钟捷东：《黎族医药》，海南出版社，2008，第49页。
② 资料来源：录音访谈。访谈对象：黔东南州卫生局前任局长金局长；访谈人：张小敏，访谈时间：2013年8月6日；访谈地点：黔东南州卫生局。
③ 赵芳军：《唐代社会医疗体系研究》，西北师范大学硕士学位论文，2009。

医、藏医、维医、傣医、朝医、壮医等。这些民族的民族医学理论体系和治疗体系发展得相对完善，因而已被纳入国家中医（民族医）考试体系中[1]，也最早建立了民族医院和教育科研机构。早在 2003 年底，我国已有藏医医院 55 所、蒙医医院 41 所、维医医院 35 所、傣医医院 1 所、瑶医医院 2 所、哈萨克医医院 1 所、壮医医院 1 所等，民族医医院总数达到 157 所。这部分是专业民族医药体系的组成部分。

民间的医疗体系主要指的是官方医疗体制外部分，主要有神圣（道士巫师）和世俗（草药医）之分，广泛存在于传统社会，在从传统社会向现代社会转型的社会中，也大量存在。[2] 对乡村医疗制度的研究表明，占传统社会人口主体的乡民，生病后不可能得到官方的医疗资源，主要靠自己的医药知识自救，在自己的知识不足的情况下，寻求和依靠民间医生"草医"或巫医进行治疗。[3]

自古以来，民间医疗体系是传统医学产生的源头，很多著名的中医、民族医生，都是民间医生出身。据《崖州志》记载，黎族民间对草药形态、性能、性味、功效、采集、加工及分类都有比较全面的认识，不仅擅长治疗毒蛇咬伤、接骨、跌打损伤等外伤疾病，还擅长治疗中毒、风湿、胃痛、疟疾、风瘀症、瘴气和内伤疾病等疑难杂症。[4] 通过言传身教、代代相传的方式，黎族医药得以保存至今。

我国有 55 个少数民族，少数民族传统医药有着显著的多元化特点。然而，如上所述，仅有蒙医、藏医、维医、傣医、朝医、壮医等屈指可数的民族学得到了现行医药管理制度的认可，被纳入国家民族医考试科目中，被正式制度所接纳，成为有专业医疗机构和专业认证的专业化医疗体系。除蒙医、藏医、维医、傣医、朝医、壮医之外的其他少数民族传统医药，虽然有

---

① 2010 年增设壮医、朝医和傣医考试。参见郑慧《医师资格考试明起报名增设壮医、朝医和傣医考试》，http://www.chinanews.com/edu/edu-zgks/news/2010/02-21/2129191.shtml。

② 段忠玉、李东红：《多元医疗模式共存的医学人类学分析——以西双版纳傣族村寨为例》，《学术探索》2014 年第 9 期。

③ 许三春：《清以来的乡村医疗制度——从草泽铃医到赤脚医生》，南开大学博士学位论文，2012。

④ 钟捷东：《黎族医药》，海南出版社，2008。

些也已经有了理论著述，实现了传统医药知识体系理论化，却仍然没有被现行医药管理制度接纳；至于那些人口较少、没有文字、仅仅依靠口头传承、处于偏远地区的民族医药，还有待国家下决心支持开展调查、整理，形成文字。[①] 后面的两种情况，都是以民间医药的方式存在的。

二 国内外发展民族医药的历史背景

（一）我国对民间中医、民族医的弹性政策阶段

从中华人民共和国成立初期到 20 世纪 90 年代中期，我国对民间医生的政策基本上是一个弹性的机制，允许民间医生行医，甚至主动吸纳一批口碑很好的民间中医、民族医直接进入公立医院。直到 1998 年《执业医师法》出台后，这样的弹性政策才终止。

中华人民共和国成立后，在不同的时期，由于医生资源缺乏，国家把民间医生吸纳到公立医疗机构中，充实医生队伍。这些民间医生响应国家政策，进入了公办医疗机构，成为被制度认可的体制内医生。

中华人民共和国成立初期，20 世纪五六十年代，一大批民间中医被吸收到新成立的几所中医院、街道医院、乡卫生院和综合医院的中医科。"文化大革命"期间，倡导"把医疗卫生工作的重点放到农村去"和"大搞中草药群众运动"，民族医药和民间草药得到一定程度的发掘整理。1958 年至 1987 年底，原海南黎族自治州管辖的 8 个县医院都设有黎医药科。黎医药队伍发展迅速，全州县有黎医草药人员 128 名。县级医院设立黎医药科，表明黎族传统医药得到正式制度的接纳。

20 世纪 70 年代后期，正值百废待兴，医务人员缺乏。1978 年，国家从民间录用 1 万名中医进入公立医院。

20 世纪 80 年代，民间少数民族医疗资源的作用得到重视，1984 年 9 月

---

① 诸国本：《民族医药要理性发展》，39 健康网，2008 年 8 月 5 日，http：//news.39.net/qwfb/rwft/088/5/585550.html。

卫生部和国家民委在呼和浩特市召开了全国第一次民族医药工作会议，会议决定采取特殊措施和政策，加快振兴民族医药，并制定了《民族医药事业七·五发展计划意见》。会后，国务院办公厅转发了卫生部、国家民委《关于加强全国民族医药工作的意见》。[①] 紧接着，1985 年，一批有造诣的民族医生进入全民所有制中医药机构和教学科研单位。

国家对民间民族医药的弹性政策，对广大基层地区农村——尤其是少数民族地区——的基层卫生服务非常重要。如何让农村和偏远地区享受到基本医疗服务，是一个全球性的问题。对散在民间的民族医生实行弹性政策，允许他们行医，对满足农村和偏远地区群众的基本医疗需求，有非常重要的意义。

从我国的历史来看，1965 年，中国有 140 多万名卫生技术人员，高级医务人员 80% 在城市，其中，70% 在大城市，20% 在县城，只有 10% 在农村。医疗经费的使用，农村只占 25%，城市则占了 75%。占全国 15% 的城市人口得到 75% 的医疗服务。广大农民的医疗条件非常差，一无医生，二无药。针对这种不平衡的情况，国家通过吸纳民间医生，创设赤脚医生制度，为中国几亿分散的农民提供了"养得起"的基本的医疗保障。赤脚医生制度，使当时的中国基本解决了农村缺医少药的国际性问题。

从少数民族地区看，比如，以少数民族人口占多数的贵州省黔东南州为例，如果缺少这些民间民族医，山区常见的摔伤骨伤、蛇虫咬伤、风湿等疾病，就无处治疗。贵州省黔东南苗族侗族自治州是多民族地区，以前民族医药是为广大群众保护、防病、治病的主要方法之一。1983 年，黔东南州 16 个县开展了民族医的调查，调查结果显示，60 岁以上的民间民族医共 5000 多人，加上有一技之长在内的将近 8000 多人（拥有治疗骨折、蛇伤等专门技能的草医，归为一技之长）。当时每一个村都有至少 3 个一技之长人员，一个大的村寨（当时叫作大队）至少有 5 个专业行医的民族医。他们走村串寨，随叫随到。还有兼职行医的。因为黔东南是一个山区，以前交通很不

---

① 中国社会发展成就委员会《中医药发展成就》专刊委员会：《新中国中医药事业的光辉历程 1949～1994》，《中国中医药信息杂志》1994 年第 4 期（专刊）。

方便，如果是在农村，有一个病人发病比较重的话，要送到县级医院或当时区级卫生院，都是人抬的，有时候重病的话在路上就会死了，所以一般情况下，小病到中等病都是靠民间的民族医师，当地叫"药匠"，就是靠这些民族医师先抢救，先治疗，如果缓解了，再往上级医院送。70年代初期，只有各个县级有医院，中心公社有卫生院，一般小的公社是没有的。没有卫生院的广大农村地区，治病大多是靠民族医用的草药进行治疗。①

直到现在，这个城乡医疗资源分布不平衡的状况依然没有得到解决。因为当前占我国总人口60%的农村居民，所享受的卫生医疗资源不足20%。如何让农村和偏远地区享受到基本医疗服务，依然是我国卫生事业的一项重要任务。

（二）世界卫生组织从1976年起开始重视发挥民间医生的卫生资源作用并推动全球的传统医药事业工作

从国际上讲，20世纪70年代，在以美国为首的西方国家，现代医疗的弊端已经开始显现。1966年，美国卫生费用已接近国内生产总值的15%且持续上涨，卫生服务费用的提高导致了公众对政府干预的要求提高。在这样的民众呼声下，美国政府开始了卫生服务体系的改革。20世纪60年代，美国通过了建立医疗保健按计划和医疗救助计划。70年代，出台了其他相关立法。从此，美国的医改问题，始终是政治竞争中的重要内容。除了费用上涨之外，现代医疗的其他弊端，比如过度医疗、过度检查、医患矛盾激化、医疗费用飞涨等，使之不能在贫穷国家、贫穷地区推广。

"民间医学常常被看作前科学历史阶段的治疗方法的孑遗。不过，民间治疗仍然顽强地存在于现代社会，这种情况存在的主要原因似乎是人们对专业医学的不满，以及生物医学执业者和特定患者之间的文化鸿沟。这些患者通常属于低收入人群，他们可能把民间医学当作一种资源，因为它代表了一个关于怎样治疗疾病的知识体系，而这一知识整体是从他们的家庭和民族群

---

① 资料来源：录音访谈。访谈对象：原州民族医药研究所龙所长；访谈人：张小敏，访谈时间：2015年10月25日；访谈地点：黔东南天晶康复民族医院。

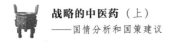

体的历史中发展出来的"①。

据世界卫生组织1978年统计，在世界最不发达国家中，约有80%的居民享受不到个人卫生服务，卫生服务人口的覆盖率从1975年的33%下降到1980年的25%。正是在这种情况下，世界卫生组织开始寻找解决这些地区人口医疗可及性的方案，并发现传统医学在世界各地，包括发达国家和发展中国家中的应用都在增加。

"只有最富裕国家的现代对抗医疗事业能为相当多的人服务（支出的费用已经达到无法忍受的地步）"②，"复兴传统和非正统医疗制度的愿望并不局限于所谓的发展中国家。正规和非正规医生（指民间医生）在全世界的城市地区为病人服务，在某些富裕国家，自我疗法也已成为公众感兴趣的事业。……即使在一些医疗设备齐全，可以随意找医生，上医院或诊所看病的城市里，相当数量的病人愿意出钱找非正规医生治病。原因当然是多方面的。除了候诊室拥挤很不方便和烦琐的医院的例行公事外，医生的草率从事或机械问答和难以联系以及有时治疗无效等等缺点似乎都会使病人认为这种医疗制度不是在治病而是在添病。"③

由于上述种种原因，世界卫生组织把传统医生当作实现"人人享受基本医疗"保健目标的重要资源，在1978年《阿拉木图宣言》中提出了调动传统医生资源，以实现"2000年人人获得保健"的目标。这样，从1976年起，传统医学事业已经成为世界卫生组织工作计划的组成部分，世界卫生组织通过推进各国对传统医学的"容忍体制"，即政策接纳传统医药和民间医生（非正规医生），以促进传统医疗服务在各国的应用。④ 从这个角度来看，我国1998年出台《执业医师法》，以西医为标准考核民间医生，把大批民间中医

---

① 〔美〕威廉·考克汉姆：《医学与社会：我们时代的病与痛》，高永平、杨渤彦译，中国人民大学出版社，2012。

② 世界卫生组织：《传统医学和卫生保健工作》，方廷钰等译，人民卫生出版社，1985，第9页。

③ 世界卫生组织：《传统医学和卫生保健工作》，方廷钰等译，人民卫生出版社，1985，第10页。

④ 世界卫生组织：《传统医学和卫生保健工作》，方廷钰等译，人民卫生出版社，1985，第10页。

和民间民族医生排除在合法行医的门槛外，的确是违背了世界卫生政策发展趋势，严重地影响了我国民间卫生资源发挥医疗服务作用，是大大的倒退！

三 我国民族医药工作成就

（一）历史上，民族医药为各民族繁衍做出不朽贡献

我国 55 个少数民族人口虽然仅占全国总人口的 6%～7%，但居住在占全国总面积的 55%～60% 的广袤的区域，遍布热带、亚热带、温带、寒温带；居住地域包括山地、高原、平原、沙漠、盆地等各种地形，自然环境多种多样，很多少数民族地区是偏远、自然条件恶劣的地方。如藏族生活在高寒、氧气稀薄的青藏高原，黎族生活在弥漫着瘴疬之气、高疟和超高疟的五指山腹地，等等。各民族在各自的与自然灾害和疾病的长期斗争中，积累了防病治病和卫生保健的丰富经验，逐步形成了各自特有的民族医药学。在西医引入之前，包括民族医药在内的中国传统医药一直是人民健康的支柱，为我国各民族繁衍与发展做出了不朽的贡献。1954 年，毛泽东主席指出："中医对中国人民的贡献是很大的。中国人民能发展到六亿人口，应当首先归功于中医。真理的标准是实践，中医几千年来为中国人民治好了好多病，虽然有的道理讲得不清，或没讲出来，但是有效这就符合真理。倘若说中国人民对世界人类有贡献的话，中医就算是贡献之一"。

（二）我国民间民族医为广大民族地区群众完成初级治疗

20 世纪初以来，我国处于从传统社会向现代化社会的转型阶段，传统中医以个体医生、联合诊所、坐堂中医、中医门诊部等形式存在，大部分属于民间医生。而在广大的少数民族地区，由于经济社会发展阶段不同，很多草医并不是全职行医，而是亦农亦医，大部分是民间医生。在我国，民间医学是传统医学的组成部分，这些地方知识掌握在民间中医和民间民族医手中。民间医生医术的传承模式呈多样化，有师带徒（口传心授 + 实地认药）、家传、自学、相互交流、发展创新等方式，而且许多时候是交叉进行

的。这种传承模式培养了一大批优秀的民间医生，由于其精湛的医术，对民族医学做出了卓越贡献。我国少数民族地区存在着相当数量的民间民族医。

据统计，20世纪80年代初，全国属于专业医疗体系的民族医"专业人员"约6700人，他们是属于国家或集体编制在各级医疗卫生机构工作的人员；属于民间医疗体系"业余行医"、半农半医的民族医生十几万人，是专业队伍的十多倍，加上"一技之长者"，全国的民族医、草药医队伍估计不下100万人。[①]

据贵州省20世纪80年代初的专项调查，"贵州省约有民族医、草药医30多万，为全省专业医药卫生人员的4倍"。"全省2000多名专业民族医、草药医，每年治病700多万人次；25000多名业余民族医、草药医每年治病300万人次。他们的工作量，达到了县以上各级各类医院和工业及其他部门医疗机构诊疗任务的总和。此外还有20多万有一技之长的人员，也为群众防治疾病做了大量工作。"例如，"天柱县有民族医、草药医2200多人，平均每个大队7~8人，望谟县平堡公社每个大队有四至九人；贵阳市燕楼公社燕楼大队有14人。被称为'草药之乡'的关岭自治县岗乌公社上寨大队偏坡寨在总人口500多人中，有300多人能认药行医"。[②]

（三）中华人民共和国成立以来我国民族医药事业取得的成就

1. 从国家根本大法的高度确立传统医药的合法地位，是我国民族医药事业取得巨大进步的重要制度保障

中国共产党在红军长征中与很多少数民族接触，并得到他们的巨大帮助和支持。尊重少数民族文化、习俗、促进民族平等的政策正在长征中得到实践和发展，这使党和国家能够较早关注民族医药的发展。早在1951年，国家就颁布了《全国少数民族卫生工作方案》；1958年毛泽东主席提出"中国医药学是一个伟大的宝库，应当努力发掘，加以提高"。1982年《宪法》第二十一

---

① 诸国本：《民族医药作为非物质文化遗产加以保护的重要意义》，《中国民族医药杂志》2007年第7期。

② 贵州省卫生厅：《民族医、草药医是一支不可忽视的力量》，1982年6月23日，感谢诸国本提供复印材料。

条规定"发展现代医药和我国传统医药"，1984 年国家颁布《民族区域自治法》，第四十条明确规定"民族自治地方的自治机关，自主地决定本地方医疗卫生事业的发展规划，发展现代医药和民族传统医药"。同一时期，世界卫生组织也正号召各国政府重视发挥传统医药作用并纳入政策和医疗卫生体系。国家把发展传统医药写入国家的根本大法《宪法》，发展民族医药事业写入《民族区域自治法》，以法律的形式保障中医药（包括民族医药）的合法地位和权益，是我国民族医药事业取得了巨大进步的最重要的制度保障。

2. 改革开放以来，民族医药事业工作在以下三方面做出了较大成就

（1）开展了少数民族地区民族医药的发掘、整理、研究和著述出版工作。

少数民族地区民族医药的发掘、整理、研究和著述出版工作，首先是献方运动，然后是采风、调研、民族医药普查、古籍整理工作，以及上述成果整理出版工作。

以藏医药为例，藏医药的整理研究工作开始于 20 世纪 60 年代。1961 年，中国医学科学院药物研究所会同西藏军区卫生部、后勤部和拉萨藏医院等，共同组织了对藏医藏药的研究工作，成果是藏医藏药的调查报告。1963～1964 年，再次组织藏医与西医一道整理藏医药学，并进行学术交流。①

献方运动：献方运动特指 1941～1959 年间中国共产党中医政策形成和贯彻过程中，由中医业者自发献出秘方、验方、单方，扩展到政治动员下业者与普通民众贡献秘方、验方、单方的行为。采风始于河北省访求民间良医和秘方、验方、单方的"访贤采风运动"。"大跃进"期间，献方和采风演变成全国性的群众运动，产生了大量秘方、验方、单方（汇选）集，并带动了新中国药用植物、兽医的研究热潮。② 1959 年，《人民日报》发表《采集民间验方，发掘中医宝藏》的社论，1959 年 6 月，卫生部专门发出《关于整理研究推广秘方验方的通知》。从此，在全国范围内展开了收集单方、验方和秘方的运动，同时，开展了整理、分析、验证的研究工作。③

民族医药也从献方运动开始得到搜集、整理和研究。民间民族医生资

---

① 王致谱、蔡景峰：《中国中医药 50 年：1949～1999》，福建科学技术出版社，1999。
② 李剑：《献方与采风》，《中国科技史杂志》2015 年第 4 期。
③ 张瑞贤、张卫：《20 世纪 50 年代的献方运动》，《中华医史杂志》2009 年第 5 期。

源，也通过民族医药资料收集过程得到初步普查。比如，1951 年 12 月《全国少数民族卫生工作方案》实施后，贵州开始搜集、整理、研究民族医药。1958 年编印成书共 60 种（本），如《贵阳市中草医民族医秘验方》（第一集）、《贵阳市民间药草》、《贵州民间药物》（一、二集）、《贵州民间方药集》等。20 世纪 70 年代，贵州少数民族医药工作的内容主要是调查研究少数民族植物药物，以及继续搜集验方、单方。①

在世界卫生组织号召各国政府重视发挥传统医药作用并纳入政策和医疗卫生体系的背景下，1984 年，我国召开了第一次全国民族医药工作会议，会后制定了《1984～1990 年民族医药古籍整理规划》。这之后民族医药发掘整理工作全面开展，整理了藏、蒙古、维、傣、朝、彝、回、满、哈、纳西等民族医药的古籍文献约 3100 种，其中藏医药 2700 种，蒙医药 60 种，维医药 156 种，傣医药 200 种，朝医药 8 种，哈萨克医药 1 种，回族医药 1 种。迄今为止，这些经典著作和重要著作基本上整理完毕；发掘整理了靠口传心授传承、民族医药资源丰富的壮、苗、瑶、土家、侗、羌、畲等 14 种民族医药，记录、整理、编写、出版了这些民族医药的概论、医学史、药物学和医技方药，使之有了系统的理论和著述，从草根走向殿堂。人口较少的 22 个少数民族中②，布朗、德昂、怒、阿昌、鄂温克、京等 6 个民族的民族医药资料正在发掘整理中，另 15 个人口较少民族——撒拉、普米、塔吉克、乌兹别克、俄罗斯、保安、裕固、基诺、高山、塔塔尔、独龙、鄂伦春、赫哲、门巴、珞巴。其中，俄罗斯、乌兹别克、塔吉克等族的传统医药资料尚待整理发掘。③

（2）建立了以藏医药、蒙医药、维吾尔医药、傣医药、朝医药、壮医药为代表的民族医药医疗、教学、科研体系，其他少数民族医药也逐渐建立民族医药的医疗、教学和科研体系。

藏医药、蒙医药、维吾尔医药、傣医药、朝医药、壮医药为代表的民族

---

① 左方、李海洋等：《试论贵州民族医药文献的收集和整理》，《黔南民族医专学报》2012 年第 3 期。
② 根据 1990 年第四次人口普查。
③ 诸国本：《民族医药文献发掘整理现状及对策研究》，《中国民族医药杂志》2012 年第 1 期。

医药，由于有文字、有医药典籍，也有医药传承的关系，率先建立医疗、教学、科研体系，这几大民族医药也最先建立民族医考试制度，走上正规化发展的道路。

蒙医学发展最早。因为内蒙古是党领导下第一个成立自治区的民族地区，1947 年内蒙古自治区成立，同年以医务养成所为基础的第一个蒙医机构蒙医学校在乌兰浩特成立。1948 年对中蒙医进行考试。蒙医学校的成立，开启了蒙医人才的现代化教育道路，为自治区、广大牧区的牧民群众培养了一批专业蒙医。

1951 年第一届少数民族卫生工作会议召开后，1951 年 12 月，政务院文教委员会批准了《全国少数民族卫生工作方案》。该工作方案提出要重视民族医药，积极团结民族医药人员，并不断提高他们的业务水平。有关民族地区据此积极支持了民族医药的继承和发展，蒙医有了新的发展。全区 5000 多名中蒙医中，到 1953 年，就有 4000 多人被吸收参加工作，蒙医的社会地位逐步提高。这表明蒙医开始被纳入正式制度中，被专业机构接纳。

但 1951 年、1952 年，由于当时卫生部官员对传统医药的排斥，出台了西化的"一刀切"的法律，《中医师暂行条例》及其实施细则、《中医诊所管理暂行条例》及其实施细则，《医师、中医师、牙医师、药师考试暂行办法》，考试多含西医的内容，致使很多老中医、民族医不能考上证书，中医和民族医被挡在合法执医被的门槛外。所以从 1951 年直到 1956 年这三个法规被废除期间，蒙医和中医、其他民族医一样，遭受了巨大的发展阻力，从 1954 年开始，中央一步步纠正中医工作的错误，才开始走上发展正轨。[①]

蒙医人才的接纳方面，1955 年，在呼和浩特市召开了全自治区中蒙医代表会议，49 名蒙医代表参加了会议，1956 年，中央卫生部先后发布通令，废除有关限制中蒙医的规定，吸收蒙医药人员参加国家医疗机构。

蒙医药科研方面，1956 年，在呼和浩特市成立了内蒙古中蒙医研究所，抽调临床经验丰富、学术水平高的老蒙医药人员，一方面举办蒙医研究班、进修班，培养蒙医骨干人才；另一方面组织老蒙医对蒙医药古籍进行翻译、

---

① 《新中国中医药事业的光辉历程（1949~1994）》，《中国中医药信息杂志》1994 年第 4 期（专刊）。

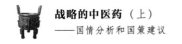

整理，带动了蒙医药学术研究和交流。

蒙医院、蒙医科室建设方面，1958年，在呼和浩特市成立内蒙古中蒙医院，各级医院成立蒙医科，农牧区旗县增设蒙医医院和中蒙医院，在边境地区成立以蒙医为主的边特区苏木卫生院。

从那时候起，科研人员从民族药和民间的单方验方中筛选有效方剂，在植物药中寻找药物资源，开启了民族药开发的大门。以蒙医药为例，1958年，在哲盟库伦旗建立了蒙药厂。

从中华人民共和国成立初期民族医药发展最早的蒙医药的发展历程可以看到，新中国成立后，针对传统医药（中医、民族医），从一开始就存在着两种相反力量的较量，一种力量尊重、珍惜传统文化遗产，主张发挥传统中医、民族医的作用，并采取一系列有效做法，从立法推动其合法化、办学推动中医、民族医的人才培养、到创办科研院所、医院、药厂的建设等方面，推动传统医药的全面发展；另一种力量假现代化之名，借制度化进程的建设，以西化、科学化的傲慢轻视传统医药，通过遏制中医、民族医进入正规机构，阻挠中医、民族医合法行医等方面的法律条规，企图让传统医药在压制下自生自灭。这样的斗争，20世纪50年代有了一次面对面的较量，1951年、1952年遏制传统医药的法规出台，1954年开始党中央开始对卫生部的错误提出批评，号召贯彻对中医的正确政策，做好继承发扬祖国医学遗产的工作，1955年成立中国中药材公司，成立中医研究院，1956年召开的全国卫生工作会议，提出"采取带徒弟等方式培养新中医五十万名"，同年卫生部呈周恩来总理、毛泽东主席《关于改进中医工作的报告》，这是一篇当时的卫生部认识错误并改正错误的报告。同年11月，卫生部连续下达通令，废除《中医师暂行条例》及其实施细则、《中医诊所管理暂行条例》及其实施细则，《医师、中医师、牙医师、药师考试暂行办法》，表明党中央对传统医药正确政策在斗争中赢得胜利。

藏医药是我国民族医药的杰出代表之一，在西藏和平解放前，藏医药卫生机构主要集中在"门（曼）孜康"并主要服务上层统治阶级。"门（曼）孜康"既是医疗机构，也是教育场所，是集藏族医学界精华的地方。1951年，"门（曼）孜康"总共有医生和学徒73人，医院建筑总面积仅367平方米，每年的门诊量不超过 1 万人次；自产藏药 2600 千克左右。

1959 年，在西藏医疗卫生机构"门（曼）孜康"的基础上建成拉萨市藏医医院，即 1980 年成立的西藏自治区藏医院的前身。经过近 20 年的发展，如今藏医院已经发展成为集医院、藏医研究所、文星算研究所、藏药厂、在内的大型藏医药综合机构。医院有 3 万多平方米，有医务人员 332 人，住院部床位 200 张。全院平均每年诊病量达 5 万多人次。藏药厂的面积达 4789 平方米，产药量猛增至 10 万千克以上，所生产的药物包括丸剂、散剂、糖浆、冲剂等多种剂型。全厂生产已实现半自动化，并逐步向自动化过渡。"七十味珍珠丸"等不少名贵藏成药在国内享有很高的声誉。

在整个藏族地区，已建立了 5 个地区级的藏医院、5 个县级藏医院；70 个县医院中设立了藏医科，全区藏医的病床位多达 380 张。1989 年底全藏藏医医务人员共有 1503 名，其中高级职称者多达 73 名，中级职称者 138 名。

藏医药的基础研究和临床研究也从无到有，整理出版了《四部医典系列挂图全集》的藏汉对照版及藏英对照版两种，引起国内外藏学界的注意，并获得中国图书奖和自治区科技进步一等奖。编写了《中国医学百科全书·藏医学分卷》及藏医药会议论文多册。

藏药学的研究也颇有成绩。1977 年、1978 年，两次召开了制定藏药标准的会议，对 174 种藏药和 290 种藏成药的配方制定标准，出版了《藏药标准》。

民族医药教育和人才培养方面，西藏和平解放后，在拉萨创办了一所藏医中等专业学校，聘请名医任教，为药王山及"门（曼）孜康"培养了 15 名藏医。他们于 1962 年毕业。1963 年，藏医院又设立了一个藏医班，招收高中毕业生 45 名。这批学员后来都成了藏医的骨干。1972 年，在拉萨市卫生学校中增设藏医班，扩大招收学员达 181 名。"文化大革命"期间民族医药卫生事业停滞不前。"文化大革命"后，医疗卫生行业人才匮乏的局面非常严重。从 1981 年至 1986 年，每年都在自治区藏医院举办一期藏医进修班，为藏族地区培养了医疗骨干。1984 年，藏医高等教育机构设立。西藏大学校设立藏医系，首批招收高中毕业生 27 名，这是藏医有史以来的第一批在高等教育机构接受藏医教育的大学生。1986 年 9 月，西藏藏医学院正式成立。学院设有大学部和中专部，包括进修生在内共有学生 348 人。藏医

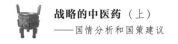

高等教育从此开始陆续培养高等人才。

1979 年 9 月在拉萨成立了中华医学会西藏分会。

"文化大革命"给民族医药事业带来了冲击。许多从事民族医药的人员被当作"牛鬼蛇神""巫医"受到批斗。民族医药人才队伍萎缩。"文化大革命"后，国家再次认识到民族医药资源在医疗卫生事业中的作用，认识到民族医药人才资源可以利用，以缓解医生缺乏的问题，民族医药再次得到发展的机遇。1980 年，《中华医史杂志》专门开辟了"民族医史研究"专栏，促进了我国民族医史研究工作，标志着我国民族医史研究工作进入一个新阶段。1983 年卫生部和国家民委召开了《全国民族卫生工作会议》，印发了《国家民委卫生部关于继承、发扬民族医药学的意见》，随后于 1984 年召开了首届《全国民族医药工作会议》，会议制定了《民族医药事业"七五"发展规划的意见》，把民族医药的发掘、整理和提高的工作列为"七五"计划的重大任务之一，制定了《1984～1990 年民族医药古籍整理规划》，对藏医、蒙医、维医、傣医及其他民族医药古典著作的搜集、整理、翻译和出版工作，提出明确的计划。

20 世纪 80 年代，民族地区的民族医药研究机构和民族医药临床机构相继建立。西藏、新疆、内蒙古、广西、宁夏、青海、四川、贵州、云南、湖南、湖北、吉林、辽宁等省区（或民族自治州）都建立了民族医药研究所，开展了社会调查、文献整理、临床观察和药物研究等工作。民族医药研究机构的建立，为民族医药的进一步发展和研究提供了专业资源。

例如，黔东南州民族医药研究所成立是在 1984 年 4 月 20 日成立的。

"为什么要成立这个研究所呢，国家在内蒙古会议后、56 号文件下来以后，当时贵州省中医处的处长很重视这个工作，当时卫生厅有个副厅长也是中医学院出来的，在贯彻 56 号文件以后，大家都感觉贵州省民族医药很有前途，(19) 83 年国家民委也出了几个文件，3 号、8 号出台，抢救性的对各地的名、老中医、民族医进行抢救。包括资料的抢救、传承的抢救。文件一来，贵州省就要求全省各地，一个是成立中医院，有条件的成立民族医药研究单位，各县要求把当时的城关区医院改成县级中医院。(19) 81 年起对全州的情况作了一个初步的了解，认为我们黔东南很有必要把苗医、侗医的东西挖掘整理出来，这样就必须要有一个机构，然后写报告，当时我还在卫生局，这个报告是老所长起草，我往上面呈报，原来是准备报省卫生厅，省卫生厅说这个由你们政府批就可以了，然后州政府下文，当时给的编制就5个，因为人手不够，到了（19）87年，增加了5个人，整个研究所，到我退休，编制就是12个。"①

1984年4月成立的黔东南苗族侗族自治州民族医药研究所，做了以下几方面的工作。第一，进行苗族侗族医药理论研究，成果丰富。在民族医药资源调查过程中，民族医药工作者在搜集、整理了苗族、侗族医药史料，编辑出版了《苗族药物集》、《侗族医学》、《侗医吴定元小儿推拿经验》和《苗族医学》等民族医药专著，发表民族医药论文100多篇，完成国家中医药管理局下达的《侗族药物方剂学》课题。第二，团结民族医生，聘请民间民族医生到医院出诊。一是从民间聘请一些有造诣的民族医生，开设民族医特色专科门诊，如侗医学专科、蜂疗专科、骨髓炎专科等，临床疗效显著，更好地满足了患者的医疗服务需求。二是开发研究民族药，使之走向市场。已开发的民族药如枫荷除痹酊、益肺止咳胶囊、金龙含片、龋齿宁口服液、蕲蛇药酒等，有些药品已由地方标准升为国标药，经药厂生产投放市场。第三，创建了全国首个苗族侗族药物标本库，收藏有全州药物标本2500多种，制作药物标本14000多份，图文展现黔东南丰富中药、民族药资源的分布，生态环境，资源蕴藏等情况。

1996年在新成立的国家中医药管理局中设立了"中西医结合与民族医处"，从此全国有了民族医药的专门管理机构。

截至2004年底，全国有民族医医院194所，共计床位8951张，其中藏医医院61所，蒙医医院62所，维医医院37所，傣医医院1所，瑶医医院2所，哈萨克医医院1所，壮医医院1所，其他民族医医院29所。国家中医药管理局医政司于2001年支持建设的民族医重点专科共14个，内容涉及13个省区的藏、蒙古、维、傣、壮、朝、苗医共7个医种。如藏医心脑血管、胃病，外治药浴，蒙医肝病五疗，维医白癜风，朝医前列腺，苗医皮肤病，傣医传统

---

① 对原黔东南州民族语言研究所所长、贵州省名医龙运光的采访：采访人：张小敏，采访地点：黔东南天晶民族医院。采访时间：2015年10月25日。

医疗法，壮医目诊，苗医土家族医风湿病、结肠炎，傣医传统特色疗法等专科。

据《2015 年我国卫生和计划生育事业发展统计公报》，2015 年全国共有 253 所民族医医院，16 个民族医门诊部，534 个民族医诊所，民族医（药）学研究所 9 所，床位 25426 张。民族医院包括藏医医院、蒙医医院、维医医院、傣医医院、苗医医院等，以及彝、壮、土家、朝、哈萨克、瑶医等民族医专科医院。

（3）促进了民族医药的产业发展，开发生产经营了藏、蒙古、维、傣、苗、彝等 6 种民族药成药共计 800 多个品种

在中国社会向现代化转型的过程中，传统医药——包括少数民族传统医药，不仅在医疗卫生方面发挥着资源优势，而且在经济、文化、科技、生态方面都拥有独特的资源优势，为社会转型提供原创的内容和推动力。

1983 年卫生部在乌鲁木齐召开了"中国民族药标准座谈会"，印发了《关于制定民族药部颁标准的通知》（卫药发〔1993〕第 64 号），要求各省区在制定民族药地方标准的基础上，进一步提高，力争上升为国家部颁标准。之后，藏、蒙古、维、苗等部颁标准相继诞生。

国家制定了民族药标准规范，促进了民族医药产业的发展。据初步统计，全国共有民族药生产企业近 200 家。其中藏药企业 100 多家，蒙药企业 10 家，苗药企业 70 多家，维药企业 10 家，藏药、苗药、蒙古药、维吾尔药、傣药、彝药等共有 853 个国家批准的成药生产文号，市场销售量较大的有 100 多种，其中有 47 种民族药被列入《国家基本医疗保险药品目录》，分别是：坐珠达西、祖卡木颗粒、智托洁白丸、止血八味散、珍宝丸、扎冲十三味丸、益心巴迪然吉布亚颗粒、养心达瓦依米西克蜜膏、炎消迪娜尔糖浆、雪山金罗汉止痛涂膜剂、消痛贴膏、西帕依固龈液、五味麝香丸、外用溃疡散、通滞苏润江胶囊、石榴健胃散、十味龙胆花颗粒、十味蒂达胶囊、如意珍宝丸、肉蔻五味丸、仁青芒觉、清心沉香八味丸、清肾热十味散、清热八味散、清感九味丸、青鹏膏剂、七味红花殊胜丸、诺迪康胶囊、暖宫七味散、六味能消胶囊、六味安消散〔含胶囊〕、流感丸、洁白丸〔含胶囊〕、吉祥安坤丸、红花消肝十三味丸、寒喘祖帕颗粒、复方木尼孜其颗粒、风湿二十五味丸、二十五味珍珠丸、二十五松石丸、二十五鼓掌珊瑚丸、独一味胶囊、冰黄肝乐软膏、百癣夏塔热片、白脉软膏、巴特日七味丸、阿拉坦五味丸。

从全国的情况看，自 2000 年开始，民族药工业正在成为西部民族地区经济增长点。2010 年，在贵州黔东南州，苗侗医药为主的民族医药产业实现产值 1.2 亿元，民族医药产业已成为新的经济增长点。从 20 世纪 90 年代初起，以苗药为主的贵州民族药业以年均 20% 以上的速度快速增长。2013 年，贵州苗药销售产值达 150 亿元，超全国藏药、维药、蒙古药三大民族药之和，居全国各民族药产值之首。2010 年，云南省已经形成了以云南白药为代表的著名品牌，以彝药、苗药、傣药为代表的云南民族药，正成为云南省新的药业经济增长点。国家也高度重视民族医药的发展，民族医药发展成为政府民族工作的重要任务之一：最近的例子是，"民族医药保护与发展工程"写入了《少数民族事业"十二五"规划》；2014 年 9 月中央民族工作会议也把"支持民族医药传承发展"作为民族工作的一项重要任务。

（四）各民族医药之间，民族医药与中医药之间，在不同历史时期，通过各族群众的交流交往，互相学习，所以中国传统医药虽然有多样化的特点，但你中有我，我中有你，互相推动，见证了我国各民族的团结和文化融合

在上千年的中国历史长河中，我国各民族之间的商品交流和文化往来是连绵不断的，有力地推动了民族间的团结和文化融合。例如，虽然黎族没有文字，但是，由于黎汉之间的交往和文化互相影响，汉族的一些医药史志上记录了黎族医药的知识。晋代嵇含撰写的《南方草木状》是我国现存最早的植物学文献之一，原著时代距今已有 1600 多年。书中记载了 80 种生长在岭南一带的植物，分草、木、果、竹等类。书中收载了海南特产的蒲葵、沉香、降香、益智子、槟榔、荔枝、龙眼、椰子、甘蔗等品种，使用方法也与海南黎族民间传统使用方法相同。唐代刘恂所著的《岭表录异》，记载了唐代岭南地方以广东为主的珍奇的草、木、鱼、虫、鸟、兽和风土人情，其中涉及药用品种有 38 种，如倒捻子（现称岗捻子）、石斛、蜂房、白药子、蜈蚣、枫树、橄榄、玳瑁、大象皮等。[①] 中医也在历史上由一些医术高超的

---

① 郑才成：《海南黎药发展研究概况》，《中国民族医药杂志》2007 年第 5 期。

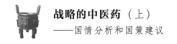

汉族官员带到黎族地区。而黎族聚居的五指山地区出产的槟榔，很久以来，是当地的大宗外销产品，为当地税负收入的主要来源。

（五）我国一些民族自治地方，在《民族区域自治法》的指导下，通过改革创新，发挥民族医药人才资源优势，对传承地方知识、发掘利用民间医药人才、缓解看病难做出了贡献

2005 年、2008 年，贵州黔东南苗族侗族自治州卫生局为了解决《执业医师法》出台后民族民间医生不能合法行医造成一些管理上的两难问题的局面，大胆利用《民族区域自治法》的有关条文，征得政府的同意，联合州民族医药研究机构，两次组织举办了民族民间医生考试考核，近 300 人参加了考试，185 人考试合格并取得《民族医医师执业证书》。

从获得地方"粮票"的民间民族医生中，涌现出一批疗效好的优秀医生；更突出的成果是，在州卫生局和州民族医药研究所的扶持和支持下，民间民族医院从无到有，涌现出了像苗蒸堂民族医院、黔东南苗侗医院、镇远龙华湘红十字医院、天柱精神病医院等优秀的特色专科民族医院，为缓解群众看病难做出了很大的贡献。185 名具有地方民族医行医资格的医生，按每人每天看病 5 人次的最低量计算，每年的门诊量达到近 34 万人次。185 名医生中的佼佼者，在政府的支持下办起了民营医院，更是为当地医疗服务、就业、公益甚至社会安定做出了不小的贡献。

四 民族医药工作结构性不足

（一）《执业医师法》带来民族医药人才传承危机，现实中体现为民族医药发展过程中重药不重医的结构性失衡，以及民族药研发和产业发展后继乏力

但是，就在《中共中央国务院关于卫生改革与发展的决定》（1997 年）中更明确地指出"各民族医药是中华民族传统医药的组成部分，要努力发掘、整理、总结、提高，充分发挥其保护各族人民健康的作用"之后一年，

另一个法律的出台，却几乎毁灭性地打击了民族医药的发展，这个法律即于1998 年 6 月 26 日修订通过、自 1999 年 5 月 1 日起施行的《执业医师法》。《执业医师法》的实施，结束了我国对民间医药的弹性政策，以现代医学的标准套传统民族民间医生的准入门槛，不考虑中国日益增加的医疗服务的巨大需求和民间医生在医疗服务行业所做出的"托底"一样的基层卫生服务贡献，制定了苛刻的考试制度，不切实际的考试内容、年龄、职称、学历要求，把绝大多数在民间行医的少数民族草医和有一技之长的少数民族业余"草医"排斥在合法行医的门槛外。

《中华人民共和国执业医师法》是中华人民共和国成立后第一部规范医师执业活动的法律。这部法律的制定和实施对于规范医师执业活动、打击黑诊所的非法行医起到了一定的作用。通过规范医学教育，建立高学历高度专业化的医师队伍，走的是美国现代医学 19 世纪赶超欧洲的路子。但是，《执业医师法》在现实执行过程中，出现了很多问题。比如，当前在各种具体法规、政策、制度、措施中，存在不符合中医药规律甚至带有歧视性的规定，用西医的标准考录中医执业医师，按照西医医院的模式审批中医院，用西药的理论、标准和方法评审中药等。[①]

如《执业医师法》出台后，中医（含民族医）中师承和确有专长人员的考试，西医内容占了考试内容的一半，对民族医生通过考试非常不利，直到 2010 年，才取消了中医（含民族医）中师承和确有专长人员考试中的西医内容。再如，按照《执业医师法》第十一条的规定，民族医师资格可以通过考试取得，但《执业医师法》出台时，大多数民族自治地方并没有建立起来这样的资格考试制度。而统一的执业医师考试门槛较高，对广大农村的乡村医生和民族民间医生来说，能够通过的寥寥无几。没有医师或助理医

---

① 邓勇、魏荣宇：《民族医药的法律保护问题——以苗药现状为视角》，《中国现代中药》2008 年 7 月第 10 卷增刊；孟雨、吕兆丰等：《乡村医生执业的法律困境与对策》，《医学与社会》2012 年 9 月第 25 卷第 9 期；王岳：《对修订〈中华人民共和国执业医师法〉的建议》，《中国医院管理》2004 年第 24 卷第 12 期；张传友：《我国〈执业医师法〉中存在的缺陷及修改建议》，《中国医院管理》第 24 卷第 9 期（总第 278 期），2004 年 9 月；杨帆、贾红英：《我国执业医师法现存问题的调查分析》，《中华医院管理杂志》2008 年第 24 卷第 7 期。

师资格，根据《执业医师法》关于非法行医的条款，他们行医的合法性遭到了动摇。贵州省的民族医药资源因此缩水：

目前，在贵州省仅有 9 所民族中医医院，10 个民族特色医药专科；另外，贵州省从事民族药研发工作的人才为数不多，全省仅有 4200 名民族医药从业人员，《中华人民共和国执行医师法》颁布以后，全省有 3000 多名拥有一技之长的少数民族民间医生失去了执业资格，不能从事医疗活动。①

由于对城乡医师采用统一标准进行管理，使大量存在于民间的民间民族医师失去执业资格，违背了《宪法》发展民族医药的精神，造成民间医疗资源的浪费，加重农村医师缺乏的问题。

《执业医师法》出台后，卫生行政部门开始对"无证行医"的民间民族医生进行卫生执法。曾经治病救人、受人尊敬的民间民族医生，一下子成为执法对象。据统计，2004 年，民族医执业医师和执业助理医师约 2100 人。大都是近 20 年补充的民族医药院校毕业生。据初步摸底，全国民族民间医药人员目前粗略统计约 3.5 万人，大致分布是，壮医 10000 人，苗医 6000人，彝医 2000 人，土家医 4000 人，侗医 854 人，羌医 200 人，畲医 120人，其他医近 2000 人。加上国家编制人员，全国民族医药人员总数约 40000 人，较 20 世纪 80 年代 100 万人的民族医师队伍，减少了 96 万人！这个数字，有力地说明了《执业医师法》的出台，没有考虑到西部、农村地区医疗服务匮乏的国情，没有接受世界卫生组织关于给予民间医生宽容政策，肯定并发挥他们在初级卫生保健中的作用这个号召。是逆潮流而动。

但是，改革开放后，随着市场经济的发展，市场对民族药的经济作用开始有了认识，民族药的开发开始繁荣起来。以黎药为例，黎族秘方为制药企业研发新产品、生产年产值上亿元的拳头产品提供了创新源泉。例如，以两味黎族常用的黎药"三桠苦和九里香"为主药开发的治疗胃病的成药（三九胃泰颗粒），成就了中国中药企业中唯一一个把年产值做到超过 100 亿元的企业。再如，海南一家药企在 20 世纪 70 年代得到一个黎药秘方，其中的

---

① 卯寅、张遵东：《苗药文化与贵州省少数民族制药业发展探析》，《贵阳市委党校学报》2012 年 6 月第 3 期。

两味核心药材——牛耳枫（黎族名：罗哈翠）、辣蓼是黎族常用药，这家药企经过对这个秘方进行研发，终于在 1991 年成功地推动研制的新药上市，销售额每年以 10% 以上的速度增长。这个新药就是目前年销售额上亿元、被列为国家中药保护品种的枫蓼肠胃康颗粒。最近十年，黎药市场化的热情更加高涨，以黎药为主的药茶、药酒走向市场，口腔护理、化妆品、妇科洗护三大系列产品，获得专利 30 多项。

但是，即使在政策向好、市场表现积极的情况下，民族医药的发展却令专家们担忧，很多民族医药面临逐步萎缩乃至消亡的危险，第一个原因是因为掌握民族医药知识和秘方的都是年事已高的老人，年轻人受到现代教育的影响，向往外出；而有心推广学习的人，却得不到行医许可，传承民族医药没有前途。没有传承，民族医药事业就没有未来，民族医的开发利用失去了源头活水，无法持续。第二个重要的原因是受到制度因素的影响，受到中国医疗管理体制的种种限制，少数民族医药的进一步发展受到阻碍。①

以黎族医药为例。因为医疗系统是一个有着严格准入制度和行业管理制度的领域，医师的准入由《执业医师法》进行规范，药材有《药典》和药材标准进行规范，新药的审批受到新药审批制度的规范。作为制度外的非正式制度，黎族医生达不到《执业医师法》的规定，黎医诊疗的非合法化，一些黎药验方的研发虽然已获初步进展，但也因此无法建立符合国家中药新药研发技术要求的"临床病例"的合法记录。在开发过程中，一些黎族常用药仍然没有地方标准和国家标准，黎药还没有纳入国家医药管理的范畴，阻碍了黎药的开发利用，像一些采用黎药开发的大健康产品，如化妆品、保健茶、保健酒，因此无法合法上市，目前黎族医药市场化规模较小，上市的黎药产品不超过 10 个，年产值仅仅 3 亿 ~ 4 亿元。② 制度因素严重地影响了海南黎族医药产业化、市场化的步伐。在这样的情况下，2014 年，农工党海南省委会向政协海南省六届二次会议大会提交《突破瓶颈性障碍实现南

---

① 李学山：《专家：黎族医药面临逐步萎缩乃至消亡的危险》，凤凰网海南频道，2015 年 5 月 16 日，http://hainan.ifeng.com/news/fengguan/detail_ 2015_ 05/16/3902362_ 0.shtml。

② 李晶晶：《4 年内海南力争中药及相关产业年销过百亿》，《海南日报》2011 年 11 月 3 日，第 1 版，http://szb.hkwb.net/szb/html/2011－11/13/node_ 2.htm。

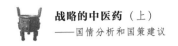
药黎药产业蓬勃发展》的建议案，指出黎族医药"合法化"，是黎族医药市场化发展的关键。①

即使有地方标准、国家标准、获得国药准字的民族药，在市场上仍然得不到认可，表现为进入医保、农合名录受限，进入外省市场需要第二次审批，等等，严重地束缚了民族药的发展。我国的民族药生产呈现出多而散的局面：大多数中小企业受困于资金、销售渠道，虽握有良方、文号，但却严重开发不足，后继乏力。

（二）法律制度不够健全，表现为专门为传统医药制定的法律法规不足，统一运用现代医药法规进行管理

1. 中医药法律体系还不健全、管理机构设置不健全，对发展民族医药的五大资源作用起着严重的阻碍作用

一些地方对"中西医并重"方针认识不足、措施不力，结果是对民间民族医药只知道管控、罚款，不知道保护利用；中医药监督管理体系和机制尚健全，地级市和县级中医药管理力量薄弱甚至缺失。比如，全国只有 15 个省份设立了副厅级中医药管理局；全国 280 多个地级市中仅有 54 个成立了中医药管理局，不少地级市连中医科也没有；许多县甚至没有专人负责中医药工作。中医药管理机构在省级以下的缺失，导致相关政策措施很难贯彻落实到基层。不能适应中医药行业管理的现代化、国际化需要。

从民族医药立法来说，在我国 30 个民族自治州 120 个民族自治县（旗）中，民族医药立法工作落实的屈指可数：如青海玉树藏族自治州于 1995 年 11 月 1 日颁布实施了《玉树藏族自治州藏医药管理条例》；甘肃省甘南自治州于 2001 年 8 月 28 日颁布实施了《甘肃省甘南藏族自治州发展藏医药条例》；等等。

法律法规、管理机构不健全的结果，是民间医生考试行医资格却无机构负责，无法律合法性的保障，民间的民族医生无法合法行医，也无法合法传

① 纪惊鸿：《专家：海南南药黎药发展"合法化"是关键》，新华网海南频道，2014 年 1 月 30 日。http://www.hq.xinhuanet.com/news/2014 - 01/30/c_ 119186969.htm。

承，即使带了弟子，弟子也没有合法行医的准入，没有前途，相反，在现代社会，行医的风险却越来越大。直接的影响就是民族医生都年龄偏大，后继乏人，传承面临着严重的危机。

2. 我国传统医药的知识产权缺乏法律保护

在经济全球化大势下，为了取得竞争中的绝对优势，国外强大资本尤其是西方西药垄断集团在质疑、动摇传统医药（包括狭义的中医药和民族医药）合法性方面做足了文章，拼命贬低、攻击中国传统医药；另外，凭借其资金和技术优势，通过多种途径、采用各式方法收集、分析——甚至窃取我国的道地传统中医药技术，试图改造、转变成他们拥有知识产权的"创新"技术和产品，企图借此不断侵夺我国 15 亿人口的市场，占领全球市场。

我国在传统医药知识产权保护方面，落后于其他国家，如印度、菲律宾等，传统医药知识产权的激励机制尚待探索。现行的知识产权保护手段，如《执业医师法》《商标法》《专利法》《文物保护法》《著作权法》《商业秘密法》等法律制度，不论从制度设计还是具体规定方面，都难以充分保护中医药（包括民族医药）知识产权：如《专利法》对传统医药理论知识不能提供有效保护、对中药（民族药）复方发明缺乏有效保护、成本过大等。

在传统医药知识产权保护的结构方面，对少数民族地区的知识产权和少数民族民间医生秘方的知识产权保护意识缺乏，更没有相关措施。就拿"献方"来说，20 世纪 50 年代，处于公有化时期，要求广大民间医生无偿献方，还情有可原。但是，之后，尤其是改革开放之后，仍然忽视少数民族地区和少数民族民间医生对民族医药的知识产权，就是倒退了。

秘方是民间医生一生或几代人赖以维持生活的个人知识产权。就是在古代，朝廷要求献医书，对献书人也是有补偿的。

宋太平兴国六年（981），宋太宗连下两道访求医书诏书，其诏文如下："太医之方，以十全为上；神农之药，有三品之差。历代之议论实繁，生人之性命攸系，比令编纂，多所阙疑，宜行购募之文，用申康济之意，宜令诸路转运司，遍指挥所管州府，应士庶家有前代医书，并许诣阙进纳，及二百卷已（以）上者，无出身与出身，已任职官者亦与迁转，不及二百卷优给缗钱偿之，有诣阙进医书者，并许乘传，仍县次续食。"宋真宗咸平四年（1001）十月甲子诏："国家大崇儒馆，博访艺文，虽及购书，尚多亡逸……有馆阁所少书籍，并令进纳，每卷给千钱，及三百卷已（以）上，当量材录用。"仁宗嘉祐五年（1060），专门设置购赏科，"以广献书之路。应中外士庶之家，有收馆阁所缺书籍，许诣官送纳，如及五百卷，当议与文武资内安排，不及五百卷，每卷支绢一匹。……如士庶之家，有收藏得上件书籍，及别更有奇书，令具名件卷帙，所撰人姓名年代，逐旋缴连闻奏，内在京者，仰于崇文院投纳……当议依诏推恩"。这几条医学诏令详细地反映了宋政府对医学文献征集、编撰的认识和态度，更值得注意的是，在征集医书的同时注意采取激励机制，制定详细的奖励措施，或给予金钱赏赐，或给予官职。有偿献书提高了民间献书的积极性，医籍的征集为校对、编纂、颁行提供了重要条件，促进了医学的传播。

但是，在开发民族药的过程中，侵犯民族草医知识产权的事例比比皆是。在1993年、1994年，国家开放民族药的地方审批过程中，药厂如雨后春笋般涌现出来，他们找民间医生拿到秘方就开发出新药了。民间医生所得除了一包烟、一瓶酒，方子就被要走了。有良知的药厂给几千元钱把方子要走了。药厂的利润非常高，但是献出的方子产生效益以后，原来的持方人得不到任何收益，找到药厂，药厂会说这不是你的方子，是我们自己搞的。所以结果就是，现在药厂想从民间医得到方子很难。①

另外，一些有关民族医特色诊疗技术登记的科研项目，其中要求民族医生填写的内容过于详细，涉及核心技术和药方、药材炮制等内容，对民族医生知识产权的保护非常不利。有知识产权保护意识的民族医生会拒绝登记，或者隐藏一些内容，而没有知识产权保护意识的民族医生，其技术则容易被剽窃，利益得不到保护。

民间的民族医生的激励机制的建立是一个关乎民族医药持续发展的问题。在学术领域，学者公开分享自己的研究成果，会得到认可并在申请争取

---

① 对原黔东南州民族语言研究所所长龙运光的访谈。采访人：张小敏。采访时间：2013年8月21日。采访地点：便民民族医院。

项目、职称的升迁等方面得到回报。而民间的民族医生，并不在这样的激励机制范围内，秘方、验方是他们一代代口耳相传、手把手学习到的一代人甚至几代人的衣食来源。保护他们的知识产权，建立有利于民族民间医生传承、分享知识的激励机制刻不容缓。

五　对策建议

目前，对于民族医药的发展来说，处于一个非常重要的政策利好阶段。党和国家领导人将中医药、民族医药作为宝贵的资源，认为传统医药具有五大资源的属性——独特的卫生资源、潜力巨大的经济资源、具有原创优势的科技资源、优秀的文化资源和重要的生态资源①，这个认识，改变了大众对传统医药"落后、不科学"的偏见，一系列有利于传统医药发展的法律进入立法程序，一系列有利于黎族医药发展的政策正在制定中，制度化的矛盾正在受到高度重视从而得以解决的过程中。市场也对民族医药产业展现了极大的投资、研发热情。

阻碍民族医药事业和产业发展的有两大问题：一个是人才传承危机问题；一个是不利于民族医药发展、不利于传统医药知识产权保护的法律制度和体制机制。解决人才传承的危机，也需要改革不合理的民族医生执业门槛制度，也是法律制度的完善问题。所以，归根到底，拨乱反正，废除不利于民族医药发展的法律法规，建立有利于民族医药人才、事业、产业发展的法律法规、体制机制，是优先需要解决的、核心的、最重要的问题。

---

① 2014年1月，全国中医药工作会前，国务院副总理刘延东做出重要批示：中医药作为我国独特的卫生资源、潜力巨大的经济资源、具有原创优势的科技资源、优秀的文化资源和重要的生态资源，在经济社会发展的全局中有着重要的意义。2014年10月，召开国医大师表彰大会。会前在与国医大师代表座谈时，刘延东副总理在讲话中再次阐述了中医药"五种资源"优势在经济社会发展中的重要地位和作用。

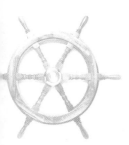

第十三章
中医药的诸多"化"与"被化"

近代以来，在围绕中医药生存的合理性、中医药发展的方向性的争论中，似乎很少离开过对"化"字的使用。在有些人——特别是学术上、社会上有点地位的权威人士——看来，能用"化"这一概念性词语表述主张，能用这"化"那"化"来建言献策、立制建规，似乎就能占据认识水平和学术价值的高点。所以，近现代时期中，中医药领域"化"字的应用比比皆是，似已出现泛化甚至滥用的倾向。

一 正确理解和把握"化"的字义和相关内涵，是提出"化"字类口号的必要充分前提条件

笔者并不笼统反对使用"化"字来提口号和做目标。20世纪五六十年代党和国家提出的"四个现代化"，指引和鼓舞了全国人民发愤图强，建设繁荣昌盛的祖国。但近十年来在中医药领域观察、学习、领会、分析和判断的结果，确实让笔者对目前充斥中医药各个领域各类机构，人云亦云的各式各样的"某某化"口号和作为甚是担忧。只怕是部分中医药界人士在提出和实施这"化"那"化"口号时，并没有认真理解、严谨把握作为方向指引来使用的"化"的基本字义和深刻内涵，从而使其中一些"化"的指向和结果对中医药健康、自主生存和可持续发展极有可能产生不良后果，甚至是非常严重的不良后果。

"化"的字义是什么，相关联的内涵又有哪些，这是把"化"作为大旗、作为口号，首先必须理解透彻的。我国的字典、词典很多，笔者从成书时间、出版机构、体例规模等角度选择了几本，粗略归纳起来，"化"字的主要含义和演义有："变"，"使变成"，"习俗、风气"，"随顺"，"效仿"，"转变为某种性质或状态"以及"募化、消化"，"教化"，"感化"，等等。从这几个对"化"的字义解释和演义来看，最关键的当然是"变"，但又不仅如此，还有三个必须关注的要点。首先，不是个体、个别的"变"就可称之为"化"的，这从"化"有"习俗、风气"的含义可以看出来，必须有一定规模的"变"才能称为"化"。事实上，现实生活中主张中医药要这"化"那"化"的人也是主张中医药的某个领域整体（譬如中医、中药）乃至全产业链都要"变"而"化"，而不只是主张其中的某一环节、某一类机构要"化"。其次，也是非常重要的，因"化"加上一些修饰词，就有了"动名词"色彩，所以"化"实际上还隐藏有主体（主语）和客体（宾语、对象）的内涵，即："使变成"、"教化"、"感化"和"募化"一类，提倡"中医药'某某化'"的人士中有很多是拿其中的"中医药"当作客体、对象来看待的，故而"实现中医药'某某化'"的通俗转译表达就是"使中医药变成'某某'""让中医药被'某某'教化（感化）"等。再次，"化"还有主动与被动之分。仅仅一个"变"字虽然难分主动和被动，但"使变成"里"使"的对象，就有被动的含义——"使"中医药"变成"；而"随顺""效法"则有主动的含义。所以"中医药'某某'化"也可以转译为"中医药随顺（效法）'某某'"，就是说中医药要主动地去随顺和效法'某某'。

当然，也许那些在中医药领域提出"化"的口号和赞成"化"的口号的人没有做过上述"说文解字"的工作，但"化"字的基本含义是"变"，"化"字有三个值得关注的内涵，确实是存在的。

既然如此，那么我们在提倡中医药要这"化"那"化"之前，就必须想明白：我们是要改变中医药吗？是要让整个中医药产业链都普遍地发生改变吗？是要让中医药作为主体自主地实现改变还是要让中医药作为客体，亦即被改造的对象呢？是要主动地改变中医药还是要让中医药被动地接受改造

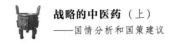

呢?!

下面，我们选择当下最为流行的中医药"科学化"、"现代化"和"国际化"三个口号来进行分析。由于"标准化"与这三个"化"都有内在关联，我们把它放在最后略做分析。

二　中医药"科学化"

中医药"科学化"的口号是在诸多"化"字口号中提出较早的。这个后来被戏称为"赛先生"的"Science"（科学），在明末清初初次翻译为汉字时，曾被译为"格致"，即"格物致知"，当时连汤若望一类的知名西方传教士都用"格致"作为他们中文著作的题目。到了中日甲午战争发生前后，才由康有为和严复等人引进了日本学者的翻译方法，将"Science"译为汉字的"科学"，意为"分科之学"。仅就字面含义而言，这两种翻译方法都属于"意译"，不但没有脱离在西方语言文字体系内"Science"是指"知识"或"学问"的原意，而且比较鲜明地揭示了与在东方传统社会里获取知识或学问的思想认识方法存在区别的、西方近代或近代早期社会里在获取"知识"或"学问"时所依赖的思想认识方法。如若以"信达雅"做标准来衡量，两种翻译方法都达到了"信"和"达"的标准，只不过前者更雅致一些，后者更直白一点。在此基础上，如果非要对"科学"再略微多做一点界定的话，笔者更倾向于纳入"规律"和"系统"二词。如此一来，笔者对"科学"最基本定义的认识就是：用"分科""格物"方法探索和总结"规律"的"系统知识"或"学问"。

自"科学"一词被引进中国以后，总有学者不厌其烦地去探索和扩展"Science"的内涵及中文解译方法。于是，"科学"的定义逐渐变得越来越复杂，其中不免夹杂了一些研究者的个人理解甚至追求。例如，有学者为"科学"加上了"实验手段"等条件限定，可是，如果他了解到在西方社会近代早期"科学"和"自然哲学"两个概念之间是可以通用互换的话，那么，难道以这些学者的了解，那个时期的"自然哲学"也是要依靠"实验手段"存在和发展的吗?!当然，这么专业的科学问题，由作为人文社会科学研究人员的我们来解答，可能属于越界行为，不具备权威性。

尽管就是在西方世界，"Science"的含义也是在使用过程中随着使用者的认识和意愿变化的，但我们在此要讨论的是中医药是否具备科学本质的问题，因此，不但没有必要去深究英语里"Science"所指的"知识"和"Knowledge"所指的"知识"之间在原本意义上有无区别，更没有必要去深究"自然哲学"和"自然科学"之间的词义区别。重要的是我们一定要牢牢记住："大道至简"，如今我们所使用的"科学"一词，其原义无非通过"格物""分科"的方法来探索"规律"所得到且整理成"系统"的"知识"或"学问"而已。它既不是国家统辖万民的法典律令，更不是宗教依以判罪责罚的圣经教条。

既然科学的基本内涵只是如此，那么，我们就应该承认：科学和文化、经济、宗教、艺术乃至政治、军事等一样，都是人类对社会乃至更大范围的外部世界的认识和行为方式，在它们之间并没有高下之分，更没有对错之别。只不过在不同社会环境下，在人类的不同发展阶段，侧重的追求和作用有所不同而已。如果说我们不应该片面强调宗教信仰的作用的话，那么我们也同样没有理由片面强调科学的作用。至少如同笔者在前文中所阐释过的观点，以经济、政治、文化和科学四者对国家、社会的作用关系而言，如果说政治是方向舵，经济就是发动机，而科学和文化则是飞机的两翼。在这个国家和社会发展的基本架构里，非但四者缺一不可，而且互相之间不匹配、不协调也不行。如果只有科学或文化一个翅膀，雄鹰如何搏击蓝天，飞船又怎样遨游太空？！

所以，我们不赞成中医药业界内少数人士因为过分地看重科技和轻视文化而不愿意承认中医药具有文化属性，我们更坚决反对个别人试图通过否定中医药的科学性进而否定中医药生存的合理性和发展的必要性。中医药知识理论和方法技能体系，不但是我国优秀传统文化的结晶，而且是我国高超传统科技的瑰宝，是文化和科学的集大成者。笔者之所以毫不含糊地肯定中医药是科学，就是因为中医药学是"中华民族在五千年的时间过程中用亿万人的生命实践来'不断发现、创造、积累、检验和完善所形成的，它揭示了生命、健康和疾病的客观规律'，建立了既系统但又有所分门别类的知识理论体系和行之有效的方法技能体系"。中医药强调整体、关联和互动，但并不轻视或忽略局部、孤证和差异；在医药实践中既重视患者个性的不同进行差异化治疗，但又不忽略防治疾病中共性规律的运用——如果说，"因时因地因人""同病异治"可以被理解为侧重个性，那么"异病同治"体现的就是关注共性规律的应用，这就是明证。如果说"格物""分科"的认识方法就是以区别和差异为出发点，那么中医药知识理论和方法技能体系的建立过程绝对并非例外。

笔者很不赞成后世学者不断对"科学"一词的原有基本定义添加各类各取所需的佐料，因为有的佐料是本末倒置的。比如，认为可以称之为"科学"的系统知识或学问一定是要通过"实验手段"获得或可以证实的，就是鲜明一例。试问，在强调"实验手段"是确定"科学"与否的必备要素的专家们看来，被称为19世纪自然科学三大发现之一的达尔文的生物进化学说算不算"科学"呢?! 须知达尔文并不是依靠科学"实验手段"，而是靠对动植物和地质结构大量的观察对比才得出生物进化学说来的!

前面的章节里，我们在谈到中西医药的差别时，专门有一小节来讨论中医药学和西医药学"形成、总结和改进的方法不同"。按照笔者的理解，界定一个知识理论体系或方法技能体系是否"科学"，有三个要素，其中最重要的是它反映和把握了"规律"；其次，它是系统性的知识和学问，不是知识碎片或经验片断；再次，是它有特定的关注对象或关注领域。笔者在上文中概括道："科学"是"用'分科''格物'的方法探索和总结'规律'所得到的'系统知识'或'学问'"，就是把这三个要素整合为一体了："分科""格物"就是要关注特定的对象或领域，探索和总结"规律"是目标也是判定目标是否达到的标准，而"系统知识"或"学问"既是科学的表现形式也是实质内容。如果因为加入了"实验手段"这一类的路径规定而否定了最根本的"规律"本质（如达尔文的生物进化学说），那不是本末倒置是什么?! 笔者觉得，在讨论中医药是否具备科学本质的过程中，那些为科学的基本定义添枝加叶的人士，无非想拿西方现代医药为标准，达到把中医药从科学的殿堂中驱赶出去的目的。

《自然》杂志可以说是被全球公认的现代科学最高层次的专业杂志，主编坎贝尔曾说过"中国古代科学方法都是从宏观、整体、系统角度研究问题，其代表是中医研究方法"。[1] 从他的这句话中可以看出，第一，肯定了从宏观、整体和系统角度研究科学的路径，第二，肯定了中医的研究方法是中国古代科学方法的代表。固然，我们不必事事处处拿外国学者的话当标准下判断，但对于那些唯西方现代科学马首是瞻的人士，难道这不是说服他们的一条捷径吗？

当今，特别是经过前些年对"废除中医"的观点官民两方都进行批驳了之后，社会上（尤其是公立机构的人士）公开主张中医药应该"科学化"的明显少了，但是主张中医药应该搞其他几个的"化"的音量有所放大。可是，只要细细思量一下，在另外的那几个"化"的主张中我们依然可以看到"科学化"若隐若现的身影。一位在中医哲学方面很有研究的学者对这"化"那"化"之间的关系就有比较独到的看法，他曾提出过一个"中医药现代化悖论"，大意是说，中医药要现代化就要科学化，就要丢弃自己的特色；而不现代化在现代科学技术面前又难以保持自己的特色。部分学界人士认为，中医药现代化悖论是因中医学与近代科学还原论分析方法的难以通约性而产生，研究生命的科学不可能等同于自然科学，走出悖论怪圈和摆脱困境，其出路只有远离经典自然科学的模式。

其实，打着"科学化"旗号作祟其中的还不止于此。

三　中医药"现代化"

可能由于笔者曾专修历史学的缘故，对历史时代划分有一定程度的"过敏"。按照多数历史学家所用的专业方法，迄今为止的人类历史至少应区分为四阶段：古代、近代、现代和当代。但史学家们对具体的断代年份有分歧。例如，有一种对我国历史时代的划分方法就是：远古到 1840 年之前为古代，1840 年到 1949 年之前为近代，1949～1978 年（十一届三中全会召

---

[1]　转引自朱清时《中医是复杂性科学》，《中华养生保健》2004 年第 18 期。

开）之前作为现代，1978 年以后到目前为当代。各个所涉及的具体年份都是因其有重大历史转折意义的事件发生而被选择。尽管有少数学者对历史时代划分持"宽松"态度，把"现代"和"当代"作为一谈，但使用规范学术语言来讨论即时所处的较为宏大的问题，多数人还会用"当今"、"当前"、"当下"或"目前"，而较少用"现在"。相比之下，"现在"更多是作为一个时点来使用的，而"当今""当前"等则更多的具有时段、时期的含义。在我国的社会科学研究体系中就有"当代中国研究所"的组织机构存在。

笔者之所以对把中医药"现代化"作为中医药工作主要发展方向有不同意见，并非只有从历史学时代划分方法的角度来认识此问题这样一个原因。但如果说迄今为止的历史应该区分成四个时代的话，我们要明确中医药今后的发展方向，至少不能用"现代"这样一个有"过去时态"含义的词语来表达吧？以笔者之见，中医药要实现健康、自主生存和可持续发展，不仅必须关注、满足"当代"的需求，而且必须判断、把握"未来"的需求。在中医药现实工作中，笔者担心的重大问题之一，正是有部分业界人士（尤其在科研领域）把发达国家医药界曾经走过的道路当作我们发展中医药的必由之路。例如，用物理学、化学手段首先弄清楚各种中药药材的构成成分，再分别研究各种构成成分的药效作用（如：是对某种病毒病菌有抑制、杀灭作用，还是对人体产生何种毒副作用），然后再研究怎样去害存利，最后才是怎样合成新药。这种"从零到整""先分后合"为主的药物研发路线，姑且不论是不是符合中药的基本作用原理，确实是外国在 20 世纪七八十年代非常时兴的研究中药的方法。可是到了 21 世纪初，仍然被我国科学界一些人士作为向国家申请重大科研项目的基本技术路线。为慎重起见，笔者曾专门就此请教过我国颇有影响的一位自然科学家。他说自己早年在国外任职时就见过外国学者研究中药的此类大部头著作。在他看来，如果几十年过去，在这个领域各国都没有实现重大创新和突破，作为科学家就很有必要警惕和反思一下，到底是因为人类的认知能力和已经掌握的科研方法技能不足以实现突破，还是所采用的技术路线和方向方法本身存在问题？该调整就要调整，不能什么时候都"一条道走到黑"。这几年，笔者在多个场合表达过如下观点：中医药是新时期我国在全球范围内实现自主原始创新最具潜力的领域之一。我们不应该把模仿、抄袭外国医药研发的路线方法作为我们的主要目标和手段，那样，很可能就是在"把别人的昨天当作我们的明天"了。我们要深刻理解中医药基本原理和方法技能的核心和优势所在，掌握主动，实现跨越。同样是研究中药，近年一些学者基于整体观的中药药效物质研究，哪怕是从经典方剂、名老中医优秀处方中研究新药的做法，相比而言，都还更合理可行一些。

其实，笔者对中医药"现代化"口号有不同意见，最根本的原因是，在笔者看来，相当一部分赞同中医药"现代化"口号的人士，并没有认真和深入地思考过一些更加基本的问题。譬如："为什么中医药要'现代化'"，"中医药'现代化'的标准是什么"。也许有人认为既然活在"现代"，当然就必须"现代化"，问"为什么"的都是傻子。可是，在笔者看来，要大张旗鼓、兴师动众地去做一件事，却不把"为什么要做这件事"和"怎样才算做成了这件事"两个问题先想明白，那才是真傻。如果说活在"现代"就必须"现代化"，那我们世代相袭的人体基本结构是否也要"化"一下？我们是否应该把所有的传统文化、文明乃至传统科技都扔进垃圾箱？

"听不懂中医说的""中医讲不清楚生病的原因""中医说的病看不见摸不着""中药太难喝""中药携带不便"等，确实是当代一些人的感觉，这种感觉的产生来源于"语境变化"。可是再往细分，在自然语言环境、局部语言环境和自我营造的人工语言环境三个种类中主要的是人工语言环境的变化，也就是说，一些人对中医药有如此这般的感觉，恰恰是因为人们把自己的语言环境给改变了。准确地说，不是中医药变得让一部分"现代人"不理解了，而是一部分"现代人"变得不理解中医药了，不理解的责任在人、在"我们"。当然，要彻底改变一些人不愿意或不能够理解中医药的局面的确不容易，中医药文化的宣传会产生一些积极作用，但正如我们的传统文化语言环境被改造不是一朝一夕造成的，要实现多数人愿意而且能够理解中医药的局面也不是一朝一夕可以完成的。

且让我们尊重那些选择不愿意理解中医药的人的选择，那么，为了帮助那些愿意但是却不能够理解中医药的人，为了帮助那些希望中医药能够更方便更快捷使用的人，或者，大而言之，为了"适应（一部分）当代人的需要"，对传统地道中医药进行一些创新、开发也未尝不可。比如，将汤药改制成丸、散、膏、丹，把"散"装进胶囊裹上糖衣，对"膏"的制备工艺进行改造，等等。笔者在多种场合——特别是谈及企业战略内的细分市场定位和营销策略的场合——以云南白药的产品创新为例：从云南白药气雾剂、牙膏、创可贴到急救包，都是在国家保密配方"云南白药"的基础上横向扩张、衍生出来的产品。此类"万变不离其宗"的创新，既有效地利用了企业拥有保密配方所构成的核心竞争力，又有效地开拓了新的市场、扩大了盈利空间，值得其他中药厂商思考。但是，如果将这类产品创新称为云南白药"现代化"了，似乎就有一点拔高、夸大的色彩。

如果有人主张中医药必须全盘"现代化"，或者，非彻底"现代化"不可，那么笔者认为只有一个理由才有可能站得住脚：中医药的知识理论和方法技能体系已经完全不能防治当代人类的疾病了。因为，哪怕中医药还能防治部分疾病，甚至再退一步，哪怕中医药只剩下养生的功能了，都没有理由非要把中医药全盘"现代化"、彻底"现代化"不可，更何况事实远非如此。在从事与中医药有关工作的时期里，笔者从其他研究者那里学习和总结出了证明中医药能够有效防治"当代疾病"，特别是全球性的重大传染病的几个中西医药对照事例（由于条件所限，资料可能不全面不精确）。

第一个对照事例：河南民间中医药尝试治疗艾滋病。

民间中医药尝试治疗艾滋病	西医药治疗艾滋病
• 中医介入未得到卫生主管部门认可（因受制于《传染病法》《执业医师法》） • 治疗后多数从外表很难看出患病症状 • 一些患者部分恢复生活自理能力 • 个别甚至可以从事繁重的田间劳动 • 治疗费用多数由民间中医自筹 • 理化指标未完全恢复正常	• "鸡尾酒"疗法是标准疗法 • 必须严格按时服用，否则会产生耐药性 • 服药后35%出现毒副作用 • 患者多数丧失劳动能力 • 药品由国家免费提供 • 理化指标好转

资料来源：《商务周刊封面故事：艾滋病拯救中医》，2004年12月10日，搜狐新闻中心。

第二个对照事例：广州治疗"非典"（SARS）。

中医药方法治疗"非典"	纯粹西医药方法治疗"非典"
• 确认接受病例 48 人 • 平均住院时间 9 天 • 人均直接治疗费用 5000 元 • "五个零"的记录： 　◇无人转院 　◇无人死亡 　◇无人感染 　◇无人使用呼吸机 　◇无人股骨头坏死	• 确认病例 46 人，其中死亡 10 人 • 治愈病患平均住院 18 天 • 人均直接治疗费用 5 万～10 万元 • 感染医护人员 2 人，其中死亡 1 人 • 大量抗生素激素造成后遗症

补充说明：广州地区另有确认"非典"病例 71 人，西医先行治疗然后中医再介入，仅 1 人死亡；北京地区中医介入后死亡率是介入前的 1/5。

第三个对照事例：北京治疗甲流（H1N1）

中医药方法治疗甲流	西医药方法治疗甲流
关键药物：金花清感康 • 北京市政府组织中西医专家研发 • 研发经费 1000 多万元，历时半年 • 两千年前的麻杏石甘汤方和二百年前的银翘散方组合加减 • 发热时间 16 个小时 • 费用为 70 元左右 • 我国病死率为 0.065% • 世界首个针对甲流有效的传统药物	关键药物：达菲 • 瑞士罗氏制药独家制造 • 发热时间 20 个小时 • 一个疗程 300 元左右 • 日本：曾报道 17 个月 18 起青少年服药后致幻自杀 • 美国 FDA 建议增加药品毒副作用说明 • 世界平均病死率为 1.24%

以上几个典型案例使笔者认识到：事实表明，地道传统的中医药不但可以防治历史已有明确记载的疾病，而且可以有效防治人类疾病谱系中的新疾病（包括全球性的重大传染性疾病）。因此，虽然中医药从来就不是且当前也没有"故步自封""食古不化"，但仅仅因为有部分人（尤其是因为外国人）不愿意、不能够理解和使用中医药，就认为中医药非要全盘、彻底地"现代化"不可，这种观点是片面的、偏激的。法律法规和管理体制机制应以地道传统中医药不断根、不失本为底线，允许和鼓励中医药采取多元的生

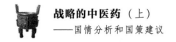

存和发展方式，让地道传统的中医药和"现代化"的中医药各自都有生存和发展的机会，给民众和社会以比较和选择的权利和机会。中医药的形式"现代化"和实质"现代化"要严格区分和取舍，含混不清地倡导中医药"现代化"是有问题而且对中医药甚至国家民族有危害的。

"现代化"并非万应灵丹，尤其是对具备"生存式样系统"文化成分的事物而言，这一点在本书"中医药作为国家战略构成的六大特性价值"一章（第三章）中以我国文化在国际上的"现代化指数"、"竞争力指数"和"影响力指数"排名差距为例已有很清晰的分析和结论了。对于有久远历史且当今依然具备鲜活生命力的事物，轻率施行"现代化"的"伤筋动骨"手术，结果只怕是贬值的可能大于增值。即便有人认为中医药必须"现代化"，笔者也认为只有"是否能够有效地防治当代疾病"这一条才是判断中医药是否实现了"现代化"的最根本标志。对于民众特别是患者而言，如果只是能用"现代科学语言"和"标准范式"把中医药讲得头头是道，却无法和西医药在疗效、预后和经济成本等方面一决高下，这样的中医药"现代化"有亦可，无也罢。

四 中医药"国际化"

提出中医药"国际化"口号，也许本意是要让我们的国宝为全球民众谋福祉，好心善意。可是，如果笔者没有理解错的话，这个提法非但有一点否认历史事实的嫌疑，而且过于理想化，现实可能性和可操作性都存在一些问题。

笔者虽然在给中医药的定义中有"中医药是中华民族用数千年的时间和亿万人的生命实践不断发现、创造、积累、检验和完善所形成的"的表达，但并没有无视或否定在这数千年的时间里中医药不仅在我国各个民族医药之间而且在我国和周边邻国之间双向、多边和持续的交流、沟通的事实。最近，相关管理部门在公开场合多次宣称，目前世界上已经有超过 180 个的国家和地区存在中医药服务。所以，对于主张中医药要"国际化"的人士，笔者不由得想问：难道你们认为过去几千年中医药都是孤立、自大、封闭，缺乏国际交流和沟通的吗？难道当今180个以上的国家和地区都存在中医药服务还不算"国际化"吗？或者，是在他们看来，现在提出的"国际化"和过去几千年中医药的国际交流、沟通之间必须有什么重大、本质的区别？

对中医药在几千年的成长过程中通过国际交流、沟通向外传播和自外部吸收究竟有哪些成效成果，中医药业界内专家有丰硕的学术研究可供参考，笔者只有学习了解的资格。但是，可以比较肯定地说，在以往数千年中医药对外交流、沟通的过程中，中医药丰富壮大了自我，而没有自我贬低，更没有自我异化。

至于说中医药"国际化"的口号缺乏现实可操作性，理由不止一个。

首先，当前各国对医药的管理制度很难让中医药顺顺当当地成为外国的"主体医药"。当前凡是可以称为对医药领域施行了"规范管理"的国家，其"主体医药"都是以现代物理学、化学和生物学为支撑的现代医药即西医药，医药管理的主要制度和标准都是为适应现代医药即西医药所制定。中医药即便走进这些国家的医药领域，至多也只能以"补充""辅助"的面目出现和定位。而且即便中医药的"国际化"就是让中医药成为世界的"补充医药""辅助医药"，也非易事。日本的传统医药原本是师从我国中医药的，可近代政治上搞了一个"明治维新"，就要在医药上也"脱亚入欧"，废除中医。近年又进一步"去中国化"，连"汉方医药"的称谓都容不下了，好像改成"东洋医药"的称谓就可以"脱胎换骨"。从更大范围讲，当前世界上至少有180个国家和地区存在中医药服务，可是哪怕只是作为"补充医学""辅助医学"，除了针灸以外，正式承认全套中医药都合法的又有几个国家呢？如果说中医药"国际化"是要让中医药在外国——特别是发达国家——普遍成为合法医药，只怕是唯有以西医药为标准把中医药自己改造得"面目一新"（实际是"面目全非"），才有一丝可能。

其次，发达国家医药产业的巨大经济利益不会允许中医药大规模进入世界医药市场，尤其是发达国家的医药市场。在所谓的"经济全球化"过程中，发达国家的许多传统产业在向发展中国家低成本渗透和扩张的同时逐渐丧失竞争优势。近几次全球性的经济（金融）危机更是使他们原本就所剩无几的一些传统优势产业大受损伤，然而医药——特别是以当代最尖端的物理、化学和生物学为支撑的现代医药——依然是发达国家为数不多的关键优势产业。在有关"中西医结合"问题的章节中，笔者具体表述了我国医药业和发达国家之间的巨大差距。中医药要"化"为被这些国家"主体医药"允许"同床共眠"的伙伴，"化"出足以具备盈利能力的市场规模，无论再走多远的路，究竟有多大的可能?!

再次，就是笔者一而再、再而三地强调的医药具有的人文属性和文化属性。各个国家各个民族都有自己沿袭千年甚至几千年的"生存式样系统"，从不同的"生存式样系统"进一步衍生出不同的价值观。这些都不是中医药可以轻易逾越的障碍。

和"国际化"口号相比，倒是前一时期一些热爱、支持中医药的高层领导干部和中医药管理部门的主要领导所使用的"中医药走向世界"的表述，有更深刻、更全面的思考和认识基础，因而也有更大更多的操作可能。少了这个"化"字，不但少了一分要让中医药被变化、被改造的含义，也让"对标方"少了一分被"化"的疑虑和排斥。"中医药走向世界"的通俗含义是：虽然"中医药就是中医药""中医药与西医药不同"，但是，我要向你介绍、解释和宣传"原原本本的中医药"，让你有机会接触、了解我们的中医药，如果你觉得我们的中医药对你有益，希望你尝试接纳和使用我们的中医药。有些话不中听，但却不乏哲理，如"己所不欲勿施于人"，要做到让外国人了解、理解、接受和使用中医药，就要按照周恩来总理生前曾经提出的"先治疗后滋补，先饮片后成药，先国内后国外"方针，首先把国内的中医药工作做好、做扎实、做普及! 13 亿人的医药服务需求难道还不值得、还不足以让真正的中医药人动心倾力吗?!

前些年，与当前某些人士所主张的"国际化"最为接近的表达方式是"中医药'与国际接轨'"。可能是由于相当明显地存在"自我改造""削足适履"的色彩而受到批判，现在已经很难听到那样的表达。但是，如果现在搞中医药"国际化"还是以"接轨"为实质的话，这种"国际化"最有可能的结果是没把别人"化"了，反而把我国传承千年至今依然有效的地道传统中医药给"化"没了，把我国 13 亿人巨大的医药产业和医药市场"化"给人家了。

五　简谈中医药"标准化"应该"化"在哪里

本书"辨析中西医药异同"（第七章）中，非常鲜明地指出，"标准化"是工业文明的产物，以关注和强调共性为基础，以通过"标准化"实现"规模化"获取高效益为目标。和西医药的"标准化"相比，中医药的特色之一是侧重关注和强调个体间的差异，采用"个性化"治疗为患者提供独到、有效的医药服务。不幸的是，近年来在社会上（甚至是从中医药业界内部）传出了要中医药"标准化"的口号。按照《现代汉语词典》的解释，"标准化"是"为适应科学发展和合理组织生产的需要，在产品质量、品种规格、零部件通用等方面规定统一的技术标准"。这个定义以物质生产（尤其是工业生产领域）为客体，固然比较狭义，但点出了"质量"、"规格"、"通用"和"技术"几个要点。那么，同样是中医，你尊张仲景，我师李东垣，他宗朱丹溪，流派众多；同样是一味中药材，这出祁连山，那产云贵川，即便是同类炮制方法，各地也可能有些微差别；更不要说同一个患者，都用"四诊八纲"的方法，不同的中医师会有多少种"辨证"结果和治则治法的差异；在这许许多多的差异里，究竟能找出多少个严丝合缝的"共同点"可以作为"标准化"的排他性可靠依据呢？笔者以为，搞错了中医药"标准化"的方向和内容，就可能使"标准化"成为中医药"科学化"的翻版。目前，在中医药"科学化"的声音渐趋沉寂的背景下，"标准化"大有出面接棒前行之势。

当然，客观上，我们应该看到，中医药"标准化"的设想，特别是由管理部门提出作为一个工作方向，一定程度上是由"两法"（《执业医师法》和《药品管理法》）所营造的医药管理环境诱导出来的，"情有可原"。因为从近代以来不加区别地弃旧图新似已成为社会时尚，尤其是"科学至上"的思想通过经年累月的、规模推行的院校教育更是深入人心，以此类认识为基础的医药管理法规和体制设置强化、硬化了对与西方现代医药相异的事物的批评和限制。中医药的"个性化"治疗方法不但可能让那些对中医药原理缺乏理解的患者产生疑惑，而且容易被唯西医药标准马首是瞻的同业竞争者质疑，甚至还容易让少数别有用心的滋事牟利者借机寻衅，从而让管理部门感到疲于应对、不便管理。

以《药典》为例，定位是"国家记载药品标准、规格的法典"，"重要特点是它的法定性和体例的规范化"。制定《药典》时专家依据当时可以获得的各种理由对用天然物原料制作的中药饮片的使用量做出明确规定，也就成为标准，诸如：附子3～15克，半夏3～9克，等等。可是中医药大师如历史上的张仲景、当代的李可，附子都用到了100克以上甚至500克。而且李可的大剂量附子使用方法在抢救危急病患时还特别有效，因这一门派的医法药方独特，被称为"火神派"。半夏也不例外。按照《伤寒论》《金匮要略》等典籍记载，用量在40克、70克乃至120克的并不罕见。我国地域广阔，各地的自然条件相差很大，再加上炮制工艺的差别，一种中药饮片规定一个用量标准本来就有问题，何况还没有考虑患者体质的个体差异等因素造成的对药物的耐受和效用程度的差别。虽然国家中医药管理部门意识到过于僵化的强制规定可能会给中医有效治疗疾病造成问题，因此颁发了《中药处方格式及书写规范》，允许医生在履行一定的责任认可手续后可以酌情加减使用，然而，在现实生活中，我们却看到了司法判决将《药典》的指导用量标准当作极限用量标准，对管理部门酌情加减的规定视若无睹，"删繁就简"地以超剂量用药为由来定责判罚。又如院内制剂，按照《药品管理法》所规定的标准，院内制剂几乎被等同于类别较低的新药来管理。

如果说为了保障中医药所应具有的基本服务质量，保障中医药的合法权益，必须制定一些标准的话，笔者认为主要也应该是诊疗流程的标准化。例如，要求医生应诊的第一步必须做什么，第二步必须做什么；四诊至少应该怎样去做；等等，而不是说什么样的"证"一定是什么"因"造成的，一定要采用什么方和药去治疗。对于"证候"，一般的理解是：证候是指"在致病因素作用下机体内外环境、各系统之间相互关系发生紊乱所产生的综合反应"。要对证候定标准，就是要对"综合反应"定标准，那么患者、疾病的因和果无疑都将被用类似西医的方法"标准化"，就算现今的医药知识理论和方法技能可以毫无遗漏地把握和表达"综合反应"，中医不也完全丧失了个性化诊治的基本特色，变成西医了吗?! 中药方，哪怕是经方，原本也是要"随证加减"的，可是要确定多少个"随"的标准才能真的做到加减适量呢？！

在结束本章之际，笔者觉得仍有必要强调："化"字并非绝对不可用。不但国家的发展战略可以用，一个产业、行业、事业甚至企业、机构的发展战略同样可以用。但是，千万不要仅仅拿三两个字的"化"字标语口号当作战略，把战略仅仅当作思想、理论和目标的表达、表现手段，用来指引一个具体的产业、行业、事业的实践方向，这是非常不够的，甚至是危险的。一个真正有价值的战略，其最根本的作用在于能够指引实践走向成功。因此，这类宏大笼统的口号，非但可能因为各界各方有各种不同的理解而实际难以协调各界各方的工作，从而无法紧紧把握正确的行动方向和目标，以至于极有可能被一些利益群体在具体实践中别有用心地引导到错误方向和目标上去。为此，笔者建议：如果确实是真心诚意地想复兴、振兴作为中华民族传统文明瑰宝的中医药，而又感到不用这个"化"、那个"化"来作为中医药工作，特别是中长期发展的目标就不带劲、不过瘾的话，那么，请一定把具体的落脚抓手之处，想明白、说清楚、做到家！让政府和民众可以准确理解那些个"化"的真实内容，有一些可以进行客观衡量的尺度。

此外，无论是讲中医药的这"化"还是那"化"，都不应该否定从理论到实践的各个领域、各个环节存在多样性、多元化的必要，这非但是尊重既往事实，更是着眼未来发展的需要。如果说因为实施某个"化"的结果，让地道传统的中医药绝了种、断了根，那么这个"化"就一定是要不得的，有害的。非要用这个"化"去解构、灭绝地道传统中医药的必定成为民族和国家的罪人！

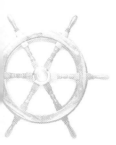

第十四章
强化中华本体文化教育已成复兴中医药的关键

此前已在有关章节（如中医药的定义、中西医药的异同等）指出：中医药既是科学又是文化，且对如何理解中医药文化属性表明了看法。近年来，社会科学文献出版社已出版了《中医药文化蓝皮书》，为中医药文化问题研究专设了阵地平台。笔者在本章试图探讨：虽也诞生在中医药知识理论和方法技能得以生发构建的沃土之中，却可能比单纯的中医药文化根基更深、立足更高、视野更广的中华本体文化、中华传统文化和复兴中医药两者之间的关系。

一 对事物不同的认识角度和方法之间并没有决然的对错之分或高下之别，对中华本体文化不加分析的批判是严重错误

从不同角度观察和理解自然界，形成了数学、物理学、化学和生物学等不同的自然科学学科体系，而从不同角度观察和理解人类社会，则形成政治、经济、文化、民族等不同的人文社会科学学科体系。各个学科体系间的差别主要只是对象、角度和方法不同，而非对错之分或高下之别。中医药和西医药原本只是从不同的哲学基点和思维模式出发来认识和对待生命、健康和疾病问题，从而形成的两个不同的知识理论和方法技能体系，同样不存在对错之分或高下之别。不幸的是，给我国社会造成"严重的混乱、破坏和

倒退"的"文化大革命"所掀起的"破四旧立四新"运动，不加分析和区别地对中华民族的本体文化（包括传统文化、传统伦理道德、传统生活习俗乃至传统科技等等）一律予以批判和破坏。这一错误思潮和行为对我国人文教育，尤其是对我国青少年的思想认识方式方法的培养所造成的严重负面影响，尚未得到全面、深刻的反省和认真的纠正。因此不仅妨碍了中华优秀传统文化包括中医药在内的后继人才的培养，而且在发展我国文化产业和国际文化交流中不利于中华民族本体文化特色优势的发挥。

二 现行院校教育体系及课程、课时设置对中华本体文化教育重视相当不足，难以承担培养"扶持和促进中医药事业发展"所需的专业人才和构建群众普及基础的重任

《中共中央关于深化文化体制改革 推动社会主义文化大发展大繁荣若干重大问题的决定》指出："要全面认识祖国传统文化，取其精华、去其糟粕，古为今用、推陈出新，坚持保护利用、普及弘扬并重，加强对优秀传统文化思想价值的挖掘和阐发，维护民族文化基本元素，使优秀传统文化成为新时代鼓舞人民前进的精神力量。"党的十八大报告指出"文化是民族的血脉，是人民的精神家园"，要"建设优秀传统文化传承体系，弘扬中华优秀传统文化"。而中医药文化核心价值体系和以中华优秀传统文化为基础的社会主义核心价值体系有着共同的思想道德基础和价值取向，集中体现了中华民族的人文精神和优良品质①。2009 年国务院 22 号文件《国务院关于扶持和促进中医药事业发展的若干意见》更是直接表明："中医药作为中华民族的瑰宝，蕴含着丰富的哲学思想和人文精神，是我国文化软实力的重要体现。"

2015 年 11 月在第二届"读懂中国"国际会议期间会见外方代表时，习近平同志说："中国有坚定的道路自信、理论自信、制度自信，其本质是建立在五千多年文明传承基础上的文化自信。"2016 年 5 月，在党中央召开的"哲学社会科学工作座谈会"上，习近平同志指出："坚定中国特色社会主

---

① 引自国家中医药管理局有关文件表达内容。

义道路自信、理论自信、制度自信，说到底是要坚定文化自信，文化自信是更基本、更深沉、更持久的力量。"

但是，在我国目前的各级中医药院校教育体系中，作为中华民族本体文化的各类"中国学问"包括中医药文化、知识和技能的传授所占比重和特色依然严重不足，成为造成中医药人才培养困境的主要原因之一。最关键的问题，例如：普遍过分强调外语，从幼儿开始就为之费时费力，直到考入中医药大学读本科念研究生，为达到强制要求的外语等级，大专院校学生一般要花三分之一的时间和精力来学外语！而对中华本体文化甚至是汉字汉语的教育却不够重视，以至于只要是"中国学问"有关专业的博硕士导师就往往不得不为学生不仅不识汉字繁体，而且无心、无力研读本专业必需的文史经典著作和资料而发愁。实事求是地看："用进废退"，对大多数人——特别是非涉外专业人员——而言，长期地耗费大量精力和时间死记硬背下来的外语出了校门很容易被遗忘，相当数量的人甚至终其一生都不再有用。这种从"起步走"开始"一刀切"的高强度严要求外语学习制度是对多数青少年学生时间和生命的浪费！最重要的是：现在中小学教育所传授的自然观主要是以西方工业文明为代表的自然观。这种自然观"物我两分"，把世间万物甚至人类自身躯体都作为人类的对立面来分析、利用和改造。在方法论方面一味推崇具有明显机械唯物主义色彩的西方现代科技思维和行为方法。此种教育体系所培养的青少年，虽然可能具备一定的逻辑思维能力，为学习现代科学技术奠定了认知思维方法和知识架构基础，却缺乏中华民族本体传统文化、传统道德的素养，对"天人合一"的和谐自然观，对道德养成和精神境界提升，对经济建设、社会建设必须坚持"资源节约"和"环境友好"的可持续生态文明原则，缺乏足够的认识和自觉。因此，较少具备学习和运用中医药知识技能应有的思维模式、身心自律和知识结构。他们很容易怀疑现代理化生手段无法完全验证的中医药究竟是否"科学"，却不深思为什么经过严格"科学设计"的动物实验和人体三期临床检验后才上市应用的西药短短二三百年已然有80%左右的陆续被迫淘汰。

如同前文所说，在中医药国情调研中发现和概括的一些中医药专业学生的行为准则可用三句话来描述：上学前，"考上大学是最重要的，上什么专业是次要的"；入学后，"选择那些毕业后好找工作、能多挣钱的课来学是最重要的，学好本专业应该选择什么课来学是次要的"；就业了，"用那些既不会出医疗事故又能给自己带来经济利益的治疗方法是最重要的，什么方法对病人既有效又便宜是次要的"。短短三句话鲜明、典型又深刻地揭示了中医药相关领域的部分中青年里现行的学业、择业和从业过程中道德导向和利益导向问题。以致一些中医药界甚至是中医药教育界的资深人士都曾尖锐地提出疑问：我们的现代中医药院校培养出来的到底是中医药事业的接班人还是掘墓人?! 应该看到：三句话所反映的问题的产生，都和体现我国传统宇宙观、世界观、自然观、人生观、价值观和道德观的本体文化（包括中国哲学、中国语言、中国文学、中国历史、中国艺术乃至中医药知识技能常识等细分专业方向）在教育体系、职业体系中不受重视和制度安排严重不足有密切关系。

对照周边国家和地区对待民族本体文化的态度和方法，我们必须清醒地认识到：不重视中华本体文化教育，不但不可能培养出合格的中华民族优秀传统文化传承人才，而且有可能使我国的文化产业失去特色、优势，降格为外来文化的跟随者和模仿者。一旦如此，数千年历史的中华文明将处于断根失本、难以为继的危险境地。

三　对中医药属性和功能的错误认识主要是我们中国人自己所为，重视和强化中华本体文化教育不仅是振兴中医药的需要，也是繁荣我国文化产业的关键

就医药学的差别而言，中华传统医药学是从"天人合一"的哲学认识基点出发，主要运用整体观、生成论和辨证施治的方法，重视时间的检验作用，用亿万中华儿女数千年的生命实践不断发现、检验、积累、创新和完善所形成的；而西方现代医药学则是以"主客对立""物我两分"为哲学基点，强调分解还原的方法，重视空间（短时期内大样本量对比）的检验作用，不断推进标准化、规模化所形成的。在医药学差异的背后是不同民族、不同国家和地区本体文化的差异。就连现代西方医药的权威主管部门美国食品药品监督管理局（FDA）都承认，"整体医学体系'是与对抗疗法（常

规）医学独立地或平行地演变的完整的理论和实践体系’，这些可能反映了独特的文化体系，比如中医学和印度的阿育吠陀医学"①。

费孝通先生提出文化自觉"首先要认识自己的文化，理解所接触到的多种文化，才有条件在这个正在形成中的多元文化的世界里确立自己的位置，经过自主的适应，和其他文化一起，取长补短，共同建立一个有共同认可的基本秩序和一套与各种文化能和平共处、各抒所长、联手发展的共处条件"。② 瑞士分析心理学家荣格说过："中国的确有一种'科学'……只不过这种科学的原理就如许许多多的中国其它东西一样，与我们的科学原理完全不同。"③ 国际权威杂志《自然》的主编坎贝尔则认为："中国古代科学方法都是从宏观、整体、系统角度研究问题，其代表是中医研究方法，这种方法值得进一步研究和学习。"④ 针对我国 20 世纪末普遍出现的中医"西化"现象，德国慕尼黑大学的波克特教授更是极其尖锐地指出："中医药在中国至今没有受到文化上的虔诚对待，没有为确定其科学传统地位而进行认识论的研究和合理的科学探讨，没有从对全人类的福利出发给予人道主义的关注，所受到的是教条式的轻视和文化摧残。这样做的不是外人，而是中国的医务人员。他们不承认在中国本土上的宝藏，为了追求时髦，用西方的术语胡乱消灭和模糊中医的信息，是中国的医生自己消灭了中医。"⑤

《中共中央关于深化文化体制改革　推动社会主义文化大发展大繁荣若干重大问题的决定》指出："文化是民族的血脉，是人民的精神家园。在我国五千多年文明发展历程中，各族人民紧密团结、自强不息，共同创造出源远流长、博大精深的中华文化，为中华民族发展壮大提供了强大精神力量，为人类文明进步做出了不可磨灭的重大贡献。"这是我们认识中华本体文化根本属

---

① 原文出自 2007 年 2 月 27 日美国 FDA 发表《补充和替代医学产品及 FDA 管理指南》，转引自潘德孚《百年反思》修订版，东方文化出版社，2013，第 292 页。

② 费孝通：《对文化的历史性和社会性的思考》，转引自《社会学与文化自觉——学习费孝通"文化自觉"概念的一些体会》，《社会学研究》2006 年第 2 期。

③〔瑞士〕荣格：《金花的秘密》，张卜天译，商务印书馆，2016，"写在前面"。

④ 2001 年 10 月坎贝尔访华期间接受新华社采访时的话，转引自朱清时《中医是复杂性科学》《中华养生保健》2004 年 18 期，第 11 页。

⑤ 引自王家博《传统中医药知识产权保护的难题与破解思路》，《中国实用医药》2009 年第 4 卷第 9 期，第 260 页。

性和社会价值的基本立场，也是改进现行教育体系对中华本体文化重视不足问题的指导原则和强劲动力。只有统一到这个认识上来，我们各类各级教育体系和职业体系中的中华本体文化教育工作才有可能得到实质性的改进，我们的院校教育体系才有可能培养出知识理论和方法技能都合格的中医药后继人才，我国的文化产业才能"大力弘扬中华优秀传统文化，大力发展社会主义先进文化，不断扩大中华文化国际影响力，形成与我国国际地位相称的文化软实力，牢牢掌握思想文化领域国际斗争主动权，切实维护国家文化安全"。

四 中华本体文化教育的问题虽在教育领域表现较为突出，但也受到其他领域相关问题的影响，因此必须把保护利用、普及弘扬本体文化的工作当作一项系统工程来抓

为了落实党中央、国务院的方针政策，近年来国家中医药管理局专门出台了《关于加强中医药文化建设的指导意见》等文件，强调中医药文化对中医药事业改革发展的引领作用和推动作用。把文化建设作为与医疗、保健、产业、教育、科研并立的六个关键领域之一，下大力量组织了"中医中药中国行"活动以及针灸申请世界非物质文化遗产等工作。北京市、甘肃省等一些地方的中医药管理部门也把公立中医药机构传统特色优势发挥情况作为领导干部业绩考核的主要指标。这些正确政策、措施的实施，改善了中医药内部的管理体制和运行机制。北京市还开始尝试中医药教育进中小学的方法。但是，国情调研组从中医药大学传统中医班了解到的情况表明：传统中医药后继优秀人才的培养，不仅需要对现行各类各级院校的中华本体文化教育安排做出改进，而且需要整顿、改善此类人才健康成长、持续发展所需要的就业和从业环境：当前，由于受到"唯科学主义"的错误认识、医药业内经济利益分配机制和人才评价制度（如职称评定和晋升）的倾向性等各种因素的影响，中医药机构"西化"的现象仍较普遍且有深化趋势。造成具备较好中华本体文化素养的中医药青年人才反而在就业和从业方面与"两个半瓶子水"（中医西医混合学，但两者都既不通更不精）人员相比处

在更不利的地位。为此，建议从法律、政策和制度等多个层面入手。

1. 从法规和制度层面明确把中华民族本体文化教育作为我国各类各级教育和人才培养机构的历史使命和基本社会责任。

2. 由中央和国家有关部门组成专门机构，对中华民族本体文化教育和传承传播工作进行专项研究，分别制定近期和中长期相关规划和配套实施的体制、机制，推动我国民众尤其是青少年对中华民族本体文化自信、自尊、自强的风气形成。

3. 学前教育及初等、中等教育三个阶段都必须开设和学习中华民族本体文化有关的课程，降低外语教育所占比重。除体制明确的双语教学机构以外，学前教育阶段和小学低年级均不开设外语课程，小学高年级和中等教育阶段的外语教学课程和课时比重也都应适当减少、降低。

4. 高等教育阶段，属于"中国学问"的专业方向的本体文化教育课程和课时一定要占到全部课程和课时的绝对多数。除理、工、农、医和涉外人文社会学科专业按照原外语考试等级要求以外，其余专业都应降低外语等级要求。

5. 各类各级教育、科研、行政管理和企事业单位应严格根据法规或制度规定的业务范围来招考人员和开展业务工作。除少数科研机构以外，多数中医药和西医药的机构、人员应走向明确专业分工界限和强化专业监督管理的方向，以利于培养和鼓励专业人员热爱专业、钻研专业、提高专业水准，净化就业和从业环境。

6. 在各类各级教育、科研、行政管理和企事业单位的非涉外专业岗位（如中医药、中国历史、中国哲学等）工作的专业人员的执业资格、技术职称职务等各类考试，都应突出专业特色，不应过分强调对外语和非本专业知识业务的考核水平要求。

7. 各级舆论宣传管理机构都要把做好中华民族本体文化的传播工作作为自己的中心职责，尤其是制定和监督公立或国有控股的传媒机构贯彻执行党和国家有关中华民族本体文化教育和传播的方针和规划。

8. 从各个方面推动对中华民族本体文化教育和传播关键问题的研究，如：加大国家对《中华医藏》编撰出版工作的政策和资金支持力度。对在相关领域做出突出贡献的机构和人员进行表彰和奖励。

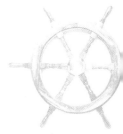

第十五章
医改的"中国式办法"与中医药

　　本章直接有关一个非常大的课题，世界性的课题。不仅因为医改已被公认为"世界性难题"，而且因为迄今为止，我们的改革多数属于"问题导向型"改革，但如要完整地分析我国医药体系现存问题和改革方向，即便大而言之，也存在技术、经济、社会、政治、文化、历史（包括习俗）和国际比较等多个不同角度。作为中医药国情调研成果的总结，按理本书本章应围绕中医药问题来讨论医改相关问题，但医改是医药有关所有各个领域的总体任务和系统工程，受限于自身能力、精力和篇幅目标约束，笔者只能采取如下整体与分部相结合的方法：首先立足国情，从医改的"中国式办法"切入；其次是只针对医改的关键问题来分析；再次则是尽可能为读者提供利用公开信息的读解途径，而非用大量篇幅来转述他人见解或相关资料数据。虽然这样的格局似乎从形式上有点偏离了中医药的主角地位，但在目前环境下研究中医药问题而不关心、不讨论医改问题，毫无疑问是错误的。因为医改是有关整个国家和全体民众的重大改革，"中国式办法"的医改要成功绝对不可能也不应该离开中医药，而中医药要健康、自主地生存和可持续发展也必须参与"中国式办法"医改并成为医改的关键成功因素！

一　我国医改之所以有可能采用"中国式办法"，
最根本最重要的前提是有中医药存在

　　医改竟然成为世界性难题，一定是因为各国医改都面临一些共同或类似的问题，以及在解决这些问题时又都会遇到一些不易克服的困难。而我国提出要用"中国式办法"来解决医改难题，就必须具有设计和实施不同于其他国家医改方案的条件和（或）目标。故此，讨论"中国式办法"医改的关键问题，是要在参考其他国家解决医改所面临的共同或类似问题的办法的同时，重点明确我国在医药领域所具备的独特资源禀赋和（或）政策目标。

如果以上思路是合乎逻辑和切合实际的，那么，我国在医药领域所具备的独特资源禀赋是什么，肯定的回答就是中医药，是传承数千年、历经亿万中华民族儿女生命实践检验，"临床疗效确切、用药相对安全、服务方式灵活、费用比较低廉"①，明显区别于西方现代医药的中医药！是国家大法《宪法》规定的"发展现代医药和我国传统医药"，是党中央、国务院一再坚持和重申的"中西医并重"的医药卫生工作基本方针！除此之外，我国医药的其他方面都难言"独特"。

对于医改的政策目标，虽然由于各国之间社会、经济、政治、文化、历史等各方面的情况不尽相同，因而会有一些具体区别，但简而言之，尽力满足国民对基本医药服务的需要，扩大保障覆盖面是最基本的也是共同的。2009年3月17日公布的《中共中央国务院关于深化医药卫生体制改革的意见》中就明确指出我国医改的总体目标是："建立健全覆盖城乡居民的基本医疗卫生制度，为群众提供安全、有效、方便、价廉的医疗卫生服务。"其中的"安全、有效、方便、价廉"和上一段对中医药的表述"临床疗效确切、用药相对安全、服务方式灵活、费用比较低廉"是非常契合的。而美国前总统奥巴马在竞选和上任初期大力推动的医改，把扩大医保覆盖面作为重点也可作为参证。

至于中医药作为我国医改的着力点，作为建设中国特色的医药卫生体系和国民健康保障体系的基石的理由，笔者在"中医药作为国家战略构成的六大特性与价值"一章（第三章）有专门的阐释，在此不再重复。

---

① 摘自国家中医药管理局王国强《国家战略与路径选择》，新华网，2014年9月2日报道。转引自 http://www.ybxww.com/content/2014921754251087915.htm。

二　如果说把解决"看病贵、看病难"作为医改目标是错误的，那么医改目标应该是什么

"路要一步一步走，饭要一口一口吃"，"一口吃不成个大胖子"。医改作为事关全体国民身体健康和生命安全，事关广大民众、医药业界、各级政府和各类医疗保险机构在内的四方重大利益格局调整的重大改革，不能只有总体目标而没有阶段性目标和具体措施。为此，2009 年党中央和国务院的上述医改文件提出了"到 2011 年底"和"到 2020 年"两个阶段。第一阶段的目标明确表达为"到 2011 年，基本医疗保障制度全面覆盖城乡居民……明显提高基本医疗卫生服务可及性，有效减轻居民就医费用负担，切实缓解'看病难、看病贵'问题"。

而今，距 2011 年已经过去 6 年，这个阶段目标实现了吗？专业从事医改研究的专家很多，他们对医改的观察要比笔者全面、深入得多，拥有的数据也比笔者要系统得多、丰富得多，所以，笔者在此只讲一个多数研究医改的学者（尽管是从不同的立场和目标出发，甚至相互间持有对立意见），特别是广大群众（其中包括作为一个普通民众、有时是一个普通患者的笔者本人）的共同感觉：虽然医改在医保覆盖率方面有比较明显的成绩，达到城乡居民的 95% 以上，但"切实缓解'看病难、看病贵'问题"却实现得并不理想。说看病难，主要是"可及性"问题。大城市的例子，一段"女孩痛斥（北京某医院内的）号贩子"的视频引起不小的社会反响，国家卫计委因此出面责成调查，可以作为典型案例。农村基层的情况，调研组接到反映，医改后因药品"零差价"等措施，农村基层医生个人收入受到影响，乡村出现医生（尤其是中医）流失，看病想"不出村"都不行的情况。说看病贵，也就是在"就医费用负担"和"可支配收入"之间做比较。讲个案，不说在前文所汇报的笔者本人看个眩晕连检查费带药费用了 6000 多元的亲身经历，还是上述那女孩的案例，一个 300 ~ 500 元的专家号，被号贩子炒到 2500 ~ 4500 元，居然还有人要！讲整体，全国卫生总费用从 2007 年的 11574 亿元增加到 2013 年的近 3.2 万亿元，或者换个时期比较，2009 年

是 1.7 万亿元，2015 年是 4.2 万亿元①，不但政府卫生投入越来越多，百姓看病的费用也越来越高！

根据《经济参考报》② 引用《2014 年度人力资源和社会保障事业发展统计公报》的数据，医保基金收入增长速度低于支出增长速度的倾向从 2011 年开始逐渐显现。2013 年，全国有 225 个统筹地区的城镇职工医保资金出现收不抵支，占全国城镇职工统筹地区的 32%，其中 22 个地区将历年累计结余全部花光。在城镇居民医保方面，2013 年有 108 个统筹地区出现收不抵支……而且现在各项医保基金支出增长率均超过收入增长率。对此现象，《中国医疗卫生事业发展报告 2014》预测，2017 年城镇职工基本医疗保险基金将出现当期收不抵支的现象，到 2024 年就将出现基金累计结余亏空 7355 亿元。从人社部的数据看，2007～2011 年，次均住院费用增加了 2320 元，而医保资金对住院费用的支付只增加了 1823 元，意味着患者自身的负担加重了 500 元左右。

如果承认第一阶段甚至直到 2016 年底为止医改成效都不理想，那么，问题主要出在哪里？医药界（包括行政管理部门官员和医药机构专业人士）有一种不轻易公开表达但非常值得关注的观点："医改如果以解决'看病难、看病贵'为目标，那就错了"。尽管笔者接触到的有关人士并没有直接说明他们心目中的医改目标应该是什么，但他们首先是肯定"解决'看病难、看病贵'"这个"目标错了"，而这个目标恰恰是医改第一阶段目标的最形象的表达。显然，对持有这种观点的人士而言，既然目标错了，成效必定不会理想。为了解他们认为医改究竟应以什么为目标，笔者从网上找到 2014 年"两会"期间医药界某权威人士一种更为直接的表达方式，那就是"医改的最核心是要解决三大问题"，除了"看病难、看病贵"之外，还有"改善医患关系，调动医务人员积极性"。这就和笔者曾从医生朋友那里听到过的"让我们医生不满意的医改不可能成功"对上号了。

---

① 《看病难未根本缓解，公立医院改革严重滞后》，中国新闻网，2016 年 3 月 9 日，http：//www.chinanews.com/gn/2016/03-09/7789694.shtml。
② 《医保基金支出增幅大于收入增幅》，《经济参考报》2015 年 6 月 5 日。

三 应合理取舍"公益性"和"市场化"等各派医改观点，及早把正方向、主动作为

直到最近，在回顾和检讨已经走过的医改道路时，医药服务尤其是公立医疗机构对于是应该坚持"公益性"和解决"看病难、看病贵"问题还是应该充分发挥市场调节的作用两种观点之间的分歧依然巨大，夸大一点说，到了"针锋相对"的地步。恕笔者无知和不敬，笔者把这两种对立观点的基本立论逻辑简单化地理解为如下说法。

"市场派"认为，"看病难、看病贵"，主要是医院和医生太少而病人太多，根源是因为政府管办不分，在医药领域"既当裁判又当运动员"。一方面用公费医疗及各类医保制度来保证公立医疗机构有足够的"客源"，另一方面又设置较高的行业进入门槛，这样双管齐下，既限制了民间、民营医疗机构的生存、发展空间，又造成了部分医药专业院校的毕业生不能够从事本专业工作，医护人员不足。因此，医改的主要路径应该是放开办医行医的管制，甚至可以"谁愿意办医院就办，谁愿意当医生就当"，刺激供给，通过市场竞争来实现供求关系的平衡，在解决"难"的同时形成医药服务"均衡价格"。

"公益派"则认为，医改推行多年，仍然无法控制医药费用的持续大幅度增长，以至于非但筹资标准相对较低的新农合，就连城镇居民和城镇职工的医保资金都出现了一些地区当年入不敷出甚至累计收不抵支的情况，仅仅从资金角度衡量，现行医保制度就难以为继。出现这种非但"看病难"没能消除"看病贵"还更突出的情况，就是因为医疗机构以追求自身经济利益最大化为基本目标，医药费用成了无底洞。而公立医疗机构的这种行为无疑违背了政府用全体国民的共有财富（财政资金）来创办公立医疗机构的初衷，和公立医疗机构应有的社会角色定位也大相径庭，因此，提出了"医改首先一定要让公立医疗机构彻底回归'公益'的定性和岗位职责，消除逐利性"的观点。

笔者理解他们双方的观点和逻辑，然而认为双方观点都既有合理之处，

又有偏颇之处。从社会学和历史学角度看，主张公平正义无可非议，而生存权和健康权都是最基本人权，无论贫富贵贱，国家都必须尽力予以基本的保护保证。而以生物进化论的"物竞天择"做原则，认为只要是市场调节、自由竞争的结果，就一定合理，所有的人都应该心平气和地接受。在医药服务方面简单化地应用这种思维，就会有失公平正义，对社会和谐与稳定酿成严重隐患。

为避免造成读者——尤其是笔者在学术圈和行政管理部门内的友人们——的误解，笔者必须在此先行扼要表达一下本人对医改所涉及的"公益"和"市场"问题的态度：首先，医药卫生服务事关民众生死安危，无论是政府还是医药业界都务必以敬畏之心，审慎待之；其次，目前医改、医保出现的问题，表明现有医药卫生体制和医疗保障制度的问题和缺陷已经导致了政府现有资源有效管理和可持续承担的问题。因此，应该依据国家财政能力、行政能力和企业（机构）、民众的可支付能力等诸多相关因素，尽早重新界定理应作为社会福利的最基本医药服务的合理范围，重新界定以国家财政资金为基本生存条件的公益性公立医疗机构和内中从业人员的合理规模。政府不但要做"应该做"的事，而且应该做"能做"的事。如不能量力而行，轻则欲速不达，重则事与愿违，南辕北辙。再次，尽快在合理控制、及时调整公立医疗机构规模和公益性医药服务范围的同时，真诚鼓励和切实支持社会力量举办城乡各类医疗机构，尤其是为具备真才实学和"简便、验、廉"特色优势的民间地道传统中医药开辟合法行医用药通道，营造不同体制、机制的医疗机构和医药服务之间"机会公平、规则公开、管理公正"的有序竞争市场环境。目前医药领域的问题和早年国企改革所面临的问题有类似之处：国企独大的局面不改变，经济发展就不会有大的活力和起色。

四　普遍过度医疗的根源在医患间"信息不对称"，改革的试错成本在医药领域非同一般

认为医改成效不理想的依据是目前看病依然难、依然贵。那么，医改多年而看病依然难、依然贵，甚至更难、更贵的直接原因又是什么？上面已举

了一种观点，认为是医生太少、患者太多之故。在对看病难、看病贵何以不容易解决的问题开展深入分析以前，笔者先把自己的若干相关观点做一简单陈述。

第一个原因，也是笔者认为是最根本原因的，就是医改在医药的技术路线上存在问题，没有遵循《宪法》"发展现代医药和我国传统医药"的规定，没有坚决落实党中央、国务院"中西医并重"的医药卫生工作基本方针，使中医药"简便验廉"的特色优势未能在医改中得到充分利用和发挥。具体分析可以参见"中医药作为国家战略构成的特性与价值"一章的有关分析。

第二个原因，在医药领域，我国的医患双方都存在一些错误认识和作为。随着经济收入水平提高，部分民众的"生命价值"提高，逐渐形成了"无病勤检查""小病求大治""慢病求急治"等不良就医习惯，而我们的医生则在医疗事故责任追究制度的压力和其他因素（稍后分析）的引导下，往往选择通过积极向患者"提示风险"的办法，诱导患者从"全面检查"开始，继则在医药手段运用方面"能多不少""能大不小"，甚至"中西混用"。以上这些医患各自的错误认识和作为加大了医药资源的紧缺程度。笔者写到此时，想到近日微信群里有一位北京某大医院院长在回答记者提问时，居然把过度医疗的原因首先归结为医学的技术不足，最后又提出原因还有患者家属的主动要求，等等。他以门诊检查为例，说明过度医疗（检查）完全是为患者提高诊治的保险系数！他还说，由于基层医疗服务能力不足，患者集中到城市大医院，似乎这也是过度医疗原因。笔者多年从事中医药国情调研，从他的观点表述中不由得不联想出一些奇怪问题。首先，按照这个轻重倒置的解释，那不是等于彻底否认了用"望、闻、问、切"四诊也能诊断疾病，等于批评地道传统中医不做大量的理、化、生检查就是对病人不负责?！那么，几千年来中医是怎么治病救人的?！其次，如为避免误诊才过度检查，那么，既然过度检查提高了诊断的准确性，就不应该再有后续的过度治疗的问题了。可是，现在不少医院却存在过度"一条龙"的现象：过度检查、过度用药、过度手术……再次，如果基层、低级别医疗机构、医务人员是因为技术水平低才过度医疗的，那么城市里的医院尤其是三甲医院就应该很少有过度医疗了，可事实是这样的吗？至于说医疗资源过于集中于大城市，造成看病难是有道理的，可是如果说造成了看病贵，那岂不是说行政管理部门制定的医院等级收费差别制度在造成看病贵吗？而患者家属主动要求过度的检查和治疗，这样的情况并非不存在，但是总体而言，"过度"到底是患者家属心甘情愿的多还是被误导乃至被要求的多，真说不清楚。

第三个原因，是我们的医疗服务体系布局，很大程度上又回到当年曾遭受毛泽东"六二六指示"严厉批判过的状态：主要医药资源高度集中在城镇地区——特别是大城市，农村、边远地区缺医少药。医改方案中的基层首诊、分级诊疗、双向转诊制度，由于缺乏配套政策加以缺乏行政执行力，形同虚设。

第四个原因，是前一时期的医药政策实际上仍然是在维持、保护公立医疗机构的独大地位，维护医药领域的既得利益格局，限制了医药领域内公立机构和民间机构之间的公平竞争。一个常人似乎难以理解的问题很能说明这个原因的存在：现在高等医药院校每年毕业学生达到50万左右，近10年累计毕业的医学专业毕业生已超过300万人，可是这300万人里却有很大一部分人甚至是多数人没有当医生。为什么？因为城市医院不缺人，不是研究生学历医院根本就不要；而农村乡镇的卫生院、医务室，本科生也不愿意去：既然上大学是为了改变本人乃至全家的命运，他们的本科学历是举家节俭甚至八方借债换来的，毕了业当然要找个能"翻本"挣钱养家的工作，农村基层医疗机构行吗?! 可是，为什么不能多办一些医院来吸纳他们从医呢？就是因为政府财力有限，办不起也办不好更多的公立医疗机构，而为了减少民间、民营医院对公立医院利益的冲击，又把行医办医院的进入门槛设置得很高，甚至还有一些如"区域卫生规划"那样的"玻璃门""弹簧门"，于是民营医院也很难大量兴办，所以就算我们的医生少、病人多，实际上也不是有能力当医生的人少，而是有机会当医生的人少。

至此，笔者必须要讨论一个即便是从经济学、博弈论角度也很值得探讨的问题了，这就是笔者主张必须非常严肃地关注的过度医疗行为为什么会产生且普遍存在及其危害性。尽管不是说这个问题现时已经无处不在、无时不见了，从中医药国情调研所接触到的实际情况看，至少甘肃省极有可能就是一个例外。

笔者在经济学界的一些朋友是非常甚至是绝对的崇信自由市场法则的。他们认为任何情况下，只要是市场运作的结果就是必定是绝对合理、绝对公平的，没有任何理由从道德角度对当事人的行为进行议论、评价。因而当社会上一些舆论把医生为了收取药品器械回扣、收取手术红包而进行过度医疗作为医德缺失问题来批评时，他们就会说，一个医生能用市场化手段挣多少钱体现的是这个医生社会价值的高低，只要患者愿意给，那就是公平交易，没有理由对医生（包括对教师）有特别的职业道德标准要求；当人们指出医生之所以能通过过度医疗获得个人利益是因为医患之间存在"信息不对称"时，他们就会说，任何交易都存在买卖双方信息不对称的情况，为什么医患信息不对称就要作为一个问题来说？

的确，信息不对称普遍存在于诸多商品交易领域是事实，但如果以此来否认医药服务在其中的特殊性，否认社会和民众对医生、教师等少数职业的从业人员存在较高的职业道德要求的合理性，从哲学角度来评价，这两个否认是因为只看见事物的普遍性、共性，而无视事物的特殊性、个性的结果。俗语说"买的没有卖的精"，买卖双方之间信息不对称固然普遍存在，但因为信息不对称而给买方带来的机会成本（可能损失）在不同领域却非常不一样。多数标准化的商品在交易过程中，也存在卖方利用信息不对称，通过欺骗买方或向买方隐瞒某些关键信息来牟取超额甚至不当利益的可能。然而，标准化的商品绝大多数信息透明度相对较高，买主群体也很大，只要有个别买主能够识别，卖方就难以毫无顾忌地持续、大规模"故技重演"，尤其是在"信息化社会"的当代。此外，更为关键的，是买卖双方之间的信息不对称给买方造成的损失绝大多数是可以计量、可以弥补的。比如，买高科技的家用电器，顾客很可能因为不知道有许多功能实际自己是用不上（技术用语称为"冗余功能"）或不会用的而花了冤枉钱，甚至有可能买的是假冒伪劣产品。但是，买方试错的机会成本（损失）是钱财，是时间，可以通过退货、罚款等措施弥补损失。而医药服务就不一样了，首先每个"买主"都有其各不相同的生理和心理状况，即便是同一种疾病不同患者也可能有不尽相同的症状表现，甚至有不同的并发症，治疗方案会因此而既有共同的内容又有因医生或因患者的差异而产生的差别。特别是中医药讲究"因时因地因人"而异，同病异治、异病同治是常见的，等等。医药机构提供的服务对（症）或不对（症），过量抑或不足，些微差别都直接关系到服务购买方（患者）的身体健康和生命安危，是常人的不可承受之重！这也就是为什么我们到医院去，往往听到不少医生会对患者使用一种格式化的表达：你如果不怎么怎么样，就可能会怎么怎么样；如果你怎么怎么样，就不太可能怎么怎么样。或者，更直接一点，给你一张"知情告知同意书"，上面把所有的可能风险描述一个够，请你签个名，然后医生和医院就摆脱了可能产生的法律责任，你就必须自己对自己负全部责任了。在此情况下，有几个患者有足够的知识和勇气敢置这个"可能会"背后的自身健康和生命安危于不顾，来质疑和否定医生的诊断和治疗方案?！因此，在医药服务领域，多数买方（患者和家属）由于无法具备和医生一样的医药专业知识，而不得不尽可能地听医生的话，照医生说的做。正是这样，并非由于供求双方的数量对比失衡，而是由于供求双方的信息拥有程度对比严重失衡，医药市场成了最典型的卖方市场，过度医疗的"一条龙"才得以实施！

为了批驳"市场万能""市场必然合理"在医药领域的认识偏差，有学者从信息经济学的角度指出：在医药领域，市场主导提供医疗服务虽存在逆向选择和道德风险，但也有促进竞争提高效率等优势，而政府主导直接提供医疗服务，可以把原来政府、医疗机构和患者之间的三方博弈改变成政府和医疗机构的两方博弈，"从根本上解决了道德风险和逆向选择的问题，三方变成两方之后，原来存在于付费者和服务提供者之间的信息不对称问题就不存在了，把付费者和服务提供者之间的交易成本内部化了"。① 仅从学理上而言，这个分析应该并没有大错，但从实际操作而言，还有许多具体问题是必须考虑在内的：政府和医疗服务者对患者、对疾病状况的信息不对称的程度可能有所减轻，但并不是信息不对称"就不存在了"。更严重的现实问题是，可能因政府相关人员的知识水平和管理能力不足造成，也可能因缺乏必

---

① 网络平台"院长在线"2016 年 5 月 2 日发表许定波的《医疗业不是餐饮业，反对政府主导的市场派实在令人失望》一文。

须的激励和约束机制而产生，政府的具体操作如果没有足够的执行力和社会监督压力，那么政府作为付费者的同时还必须是监管者的职能就会形同虚设。医疗机构逆向选择和道德风险的问题并不能"从根本上解决"。

从宏观而言，改革免不了要付出代价，任何改革都有可能走弯路、受挫折，医改也是改革，也会付出代价。但是，不同领域的改革，试错成本是有重大区别的。例如，搞教育产业化，高校的招生规模迅猛扩大，在提高学费的同时降低了招生入学条件，由于师资不足甚至降低了教学质量，最后还不得不降低毕业门槛以免影响学校的某些评价指标。尽管如此，高校"改革"的试错成本主要还是钱财和时间：高校欠下大量债务，学生毕业后不但僧多粥少就业困难，而且专业能力不足需要回炉或补救，等等。钱是可再生的，时间也是可以努力追抢的。可是医改的试错成本就太不一样了，或多或少，或轻或重，无疑都是民众的健康乃至生命！这样的成本谁付得起！有谁敢付！无论是何种社会制度何种政体，只要是负责任的，都不会也不敢把医药卫生服务、把医改、医保完完全全地交给市场，听任其自发运作。笔者有位学友在国外的政府研究部门工作，最近他也在从事医药问题研究。据他说，在医药费用占到 GDP（国内生产总值）30% 以上的某个超级大国，有学者认为只有 10% 以内的才是合理的医药费用支出，超出部分属于市场调节失灵的不当费用。但在国内医药界却有不少人士以该国的医药费用占比作为追求目标。

五　如果医生是（也是）医改目标，必须正确认识和处理的两大问题：医改过程医院、医生的利益保障问题，医患关系紧张与医务人员的人身安全保障问题

对医改目标和实施路径的认识分歧，从医改开始就存在。2008 年中医药国情调研项目刚启动，就有个别行业主管部门的干部对笔者说："'废除以药养医'？说说可以，真正要做，你来试试?!"确实，"看病难、看病贵"，主要是站在患者和普通民众角度来讲的，不考虑医生和医药卫生管理部门的问题，医改就很可能成了"剃头挑子一头热"，当然，这个"一头"

实际包括了患者、民众和政府两个方面。

那么，医生和医药卫生管理部门认为医改在和医生、医院直接有关的方面应该实现什么目标呢？经过几年来医改的实践和学术界、管理部门的争论，归纳起来主要无非两个方面：首先，"目前医生的收入没有合理体现医生的价值"，因此要增加政府投入来保障医疗机构和医生的收入不受医改影响；其次，医患关系紧张，要惩处医闹确保医务人员的人身安全。笔者认为，这是医改必须正确认识和处理的两大问题，但不应该是医改的主要目标，而是达到目标的方法、路径的问题。

医改中的医院、医生的利益保障问题

对于相当一部分公立医疗机构和医务人员收受药品器械回扣、手术红包等现象，有的行业管理干部一开始试图"封口""堵嘴"。某特大城市的卫生局长曾公开对媒体说，药品器械回扣和红包都不是商业贿赂，医院、医生拿回扣、红包也不能算受贿，并不违法。不知道在这位局长的心目中什么样的收受回扣行为才算商业贿赂，也不知道他怎么会如此肯定取得收入却不缴纳个人所得税并不违法?! 因为工作有难度，就否认问题的存在，这是前一时期干部队伍中懒政不作为的典型手法，也是这位局长如此回答社会质疑的原因之一。此外，笔者揣测，还有第二个原因让他敢这么讲，那就是他知道国家没有可能用增加财政投入的办法来完全弥补因为废除以药养医而给医疗机构、医生造成的实际收入损失。但是，2016 年 6 月 2 日，各大媒体先后报道了中央巡视组向国家卫生计生委反馈专项巡视情况的消息，其中"行业监管不力，'红包'现象和医药购销领域商业贿赂禁而不绝"是明确地作为问题而不是作为成绩提出来的！

对于医生过度医疗和收取回扣、红包的情况，作为决策管理研究项目，作为学者，笔者认为非常有必要首先说明以下事实。

第一，并非所有的医疗机构——尤其是所有的医生都存在严重的过度医疗和收取回扣、红包的问题，这当中既有一部分医生仍然守住了医药工作"治病救人""医乃仁术"的职业道德底线的原因，也有因为个别地区如甘肃省在医改中重视医德医风教育和管理制度的约束等原因。笔者通过亲友曾直接了解到极个别的中年医生因为感到医院下达的创收目标太高，不搞过度

医疗根本无法完成，也会影响所在部门和同事的利益，而自己又不忍心在明知患者经济状况极其困难的情况下还要欺瞒、误导患者接受过度治疗，日日遭受心理煎熬，因而不到退休年龄就主动要求退休的实例。在医药圈的微信群中也不止一次传过怀抱美好人生理想的青年医生面对医院、科室创收制度的重压，自己不愿过度医疗来创收，结果同事反目、上级苛责，愤而辞职揭露黑幕的图文。

第二，相当一部分民众——甚至包括一些媒体——把医生的工资和实际收入（哪怕不是绝对稳定，而是相对稳定的或相对平均的收入）两个概念混为一谈，从而产生了对相关问题的认识误区，导致了不同相关群体之间的意见分歧。还有更深一层的问题，那就是部分群体把收入和合法收入的概念也忽略了。这和我们在建设法制社会中的问题是直接相关的。

第三，从上一点引申，笔者在此先讨论一下对中外医生收入比较的看法。说起医改，的确不能回避国内医生的合法工资数量是否适当的问题。但不光是国内医生，就是一些研究医改、研究卫生经济学的专家也总是喜欢拿中国医生和美国医生比，试图证明国内的医生收入太低了，这就是认识水平问题了。笔者当然无意开罪于医生朋友，但当我们把这个问题作为一个社会政策、国家决策问题来讨论时，笔者还是会直言不讳地向他们表示异议。

首先，从绝对数量而言，把汇率因素考虑在内，发达国家医生确实比国内医生收入高，但这只是发达国家各行各业的收入水平普遍都比我国高的具体表现之一，而并非仅仅只有医生一个职业如此！其次，在笔者看来，至少在目前，我国医生实在是和美国医生从起点就不一样：医学专业高等教育的学制长、收费高，在美国报考医科院校的学生，多数出身于中产以上的家庭，否则难以承受相对较高的学费。虽说不是绝对没有，但能够享受医药企业奖学金甚至是政府奖学金的只是凤毛麟角的极个别学生。因此，如果说美国医生收入高，那首先是因为他们学医的成本高，投入产出机制与我国不一样。我国目前在公立医院"挑大梁"的有几个是自费读大学、自费攻研究生的？就连他们在寸土寸金的城市里最先拥有的那套住房不也大多是福利分房的成果吗？因此，不同体制、不同投入产出机制之间不应该简单类比。再次，发达国家的税制和法规执行力与我国不同。国外医生的收入必须合法申报、依法纳税。我国医生的灰色/黑色收入有纳税的吗?! 没有申报纳税那就是违法收入啊! 一些研究文献说国外医生的收入是社会平均工资的 3～4 倍，而卫生部的个别前领导甚至在大型会议上公开讲医生的工资应该期望高于教师的 4 倍①，由于教师的收入高于社会平均水平，如果把寒暑假期因素也考虑在内，实际就比社会平均工资 3～4 倍的概念更高了。

　　笔者本不愿意进行烦琐的数据计算和比较，但为便于读者理解，还是简单举几个例子。在进行数量比较前，读者有必要认识到不同概念之间的差别：在合法前提下一般而言，年薪（年度固定工资 + 年度效益工资 + 长期效益奖励 + 社会保险 + 职工福利 + 职务消费）≥ 通常意义上的工薪收入（固定工资 + 各种补贴 + 奖金）≥ 工资（固定工资）。

　　据国家统计，2014 年我国城镇就业人员平均月工资是 4696 元（设为100%），教育单位是 4715 元（是前者的 100.4%），卫生、社保单位是 5272元（112.3%）。按社会平均工资的 3～4 倍算，那么医生的月工资应该是14000～18800 元；而卫生部某前领导讲医生的期望工资应该高于教师的 4倍，由于这位领导不是经济专家，可能原意应该是讲收入而不只是工资的。此处就拿教授（研究员）和主任医师来比。照这位领导的口径，如果 2014年前后一般教授（研究员）的月收入是 9000 元，那么主任医生的收入就应该在 27000～36000 元，一年的收入就是 32.5 万～44 万元。这个数目，和"三明经验"里明确公立医疗机构内的医务人员的工资提高到社会平均工资的 3～5 倍，初级、中级、副高和正高级医生的年薪分别达到 10 万元、15万元、20 万元、25 万元，医院院长年薪 30 万元的标准相比，比院长年薪还要高! 这里讲的都是税前收入。按照累进税制，在我国月收入 4700 元、14000 元、18800 元和 36000 元扣除个人所得税后的税后收入（不考虑社保基金扣除）大约分别是 4295 元、11600 元、15440 元和 27500 元，如以税后社会平均工资的 4295 元为 100%，则后三者分别是税后社会平均工资的

---

　　① 2016 年 1 月 30 日在北京国际会议中心召开的中华医学会 2016 年学术年会上的发言。

270%、359%和643%。如果以教授（研究员）税后收入7600元为100%，则按这位领导所说的口径，主任医生期望工资为教授的362%。所以，至少要把工资和收入的概念和范围分清楚，把税前、税后说清楚，税后的倍数就会明显低于以上某些人士所说的那个倍数。那么，关键问题来了，这个倍数那个倍数，在我国怎样来实现呢？回避应答这个问题，只讲这个倍数那个倍数，和"画饼"忽悠人、给政府"挖坑"有什么根本区别吗？！

在笔者刚刚阅读的一则微信里，讲到2015年深圳率先出台医院体制改革措施，新建市属医院人员不再按事业单位编制管理。其中香港大学深圳医院是典型，改革举措包括全员聘用制、以岗定薪等。医生年薪起点40万元，最高的顾问医生年薪100万元。从表面看，港大医院人员得到了"高于同行业的薪水"，但从某公立医院跳槽到港大医院的一个高级别医生却说："现在一些三甲公立医院的科室主任，各种收入加起来并不比我在港大医院拿得少，但在医患关系处理上，港大医院走在公立医院的前列。"① 港大医院吸引她的是"可以更单纯地从事医学事业"，得到了更多的"医生的尊严"。抛开其他问题不谈，除了完全符合国家相关法规手续的"明面上"工资和其他收入（如加班补助）以外，目前医生实际个人收入数量是行业以外甚至本单位以外的人无法确切了解的。但这位医生无疑对深圳这两个医院医生的实际收入是非常了解的。她的话从侧面证明了公立事业单位编制的医院医生的实际收入并不低于市场化运作的医院医生，而且实际收入已经远远超过了当地社会平均工资的4倍！因此，并不是公立事业单位编制的医院医生实际收入就一定低于市场化合法运作的医院医生，而很可能是合法和不合法、透明与不透明的区别。

第四，把医院、医生作为医改本身的目标，而不是医改的方法、手段，其中的经济问题，就医院和医生有关而言，必须对两个数量比例关系有所了解：一个是医院的运行成本中财政投入所占的比例，把这个问题转化为"在医院的收入中财政投入所占的比例"就跑偏题了，因为仅仅按照运行成

---

① 2016年8月2日高端私人医生服务微号《医改专家：取消医生编制对医疗事业未必是好事》。

本和财政投入比较，现在公立医院可以说是在"亏本运行""负债经营"，而把医院运行成本和实际总收入相比（哪怕财政投入的比例只占实际总收入的 10% ~ 20%），不少公立医院，尤其是大城市的大医院则是赢得盆满钵满，君不见城市里公立医院的新楼如雨后春笋拔地而起吗?! 另一个是医生的实际收入（各类收入的合计）里法定工资所占的比例。医院的财政经费收入和医生的法定工资都是合法的和透明的，找数据没有必要做问卷调查，但全国平均数因为没有正式统计，的确是难以获得。

对于前些年财政投入在医院实际运行成本中所占的比例到底是多少？不少研究成果披露大约在 15%，可也有个别行业内官员在两会等场合说过"一成左右"，最少的甚至有"7%"的说法①。无论如何，如果不考虑固定资产等初始投入，按照股权制度，国家的确只能在公立医院当个小股东了，这样的身份对公立医院的经营方向和方式还能有多少话语权？

后一个比例就敏感多了。笔者认定，到目前为止任何一个机构都没有掌握一个覆盖全国各类公立医院的各类医药岗位的可信的在职个人收入准确统计。因为这既是医院的，也是每个医生的最大的、最敏感的"隐私"。在长年的调研工作中，笔者也尝试通过和有关人员的交谈来获取一些真实数据，然而，一则，收入多少确实可以划归个人隐私的范围，二来，对方知道笔者的身份，难免要提高"防范意识"，所以即便有那么几个可信的个例，也不合适拿来做全国性问题的分析依据。医学界自身也曾做过一些调查，但多数以"拿得上桌面"的工资说事，以便"胳膊肘向里弯"，好为医生出面向政府争取利益。个别的行业内问卷调查，居然有工资占总收入比重 100% 的回答选择，连"加班费"等常见补贴都完全不见踪影，超出了常识范围。但就是这同一次调查，也有 15% 左右的回答是只占 30% 以下②，对这一部分人员而言，工资以外的收入要占 70% 以上!

笔者倾向于这样来看这个问题：第一，在同一医院的不同岗位，拿不拿得到、能拿多少工资以外的收入，尤其是药品器械回扣和红包，是有很大差

① 2016 年 3 月 9 日，全国政协常委、原卫生部黄副部长接受《新文化报》访谈实录。
② "凤凰网创新频道" 2014－08－11 转载 2014 年 4 月《医学界》杂志进行的调查结果。

别的;第二,在不同城市、不同等级的医院,拿不拿得到、能拿多少工资以外的收入,尤其是药品器械回扣和红包,也是有很大差别的;第三,产生过度医疗、收取药品器械回扣和红包现象的根源,在社会、在医药领域的体制和机制设置,不能一味责怪医院和医生;等等。

至于说医生(明确排除不直接决定是否购买和使用药品器械、排除无法直接实施过度医疗行为的工作岗位以外)工资以外的各类各种收入(包括灰色/黑色收入)到底能占实际总收入的多少?依据调研中接触到的情况,笔者的估计一般是:少则 20% 左右,多则 80% 以上。换用绝对数来举例,就是每月工资等完全合法收入为 4000 元的医生,最少实际总收入也在 5000 元左右,多则可能高达 20000 元或更多。在这部分医生们看来,既然政府给医生的定价(合法的工资及合法的补助)低于自身的市场价值,那自己想法"堤内损失堤外补"也合情合理。从最新接触到的资料来看,笔者以上所估计的比例并非杜撰,而是比较保守的。2017 年 1 月 10 日《时代周报》刊载了《一名医生的回扣史:最多那个月有四万,远超工资》一文①。文中说"(药品回扣占药价的比重)每个城市不同,医生回扣集中在 20% ~40% 的区间",所以,2008 年才入职三甲医院的这位医生"拿到处方权的第一个月,回扣就来了","第一笔回扣几乎和当月工资一样多"!也就是说,灰色收入是合法工资的 100%!同样是这个医生,有一个月光医药回扣就拿到了 4 万元。我们可以想见,作为工龄只有 8 年的青年医生每月法定工资能有多少?!

尽管以上对医生收入问题进行了一些粗略分析,但还是要用再多一点篇幅,来重点引用、分析我国医药界一位院士的有关论述。这位院士的观点是笔者前些年研究医改问题的关注重点,因为他既是现代医药的学术权威也是医药界的人大代表,是医药界地地道道的"内部人"。

医生的合理收入,如果说绝对数因为牵涉因素太多很难"科学地精确设定",那么相对比例应该还是可以有一定参照的,比如在其他国家里医生和其他高知识高技术行业专业人员的收入比例。对此,这位院士说过两个数

① http://finance.sina.com.cn/roll/2017-01-10/doc-ifxzkfuh6483705.shtml。

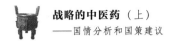

字，一个似乎是笔者在《经济学家茶座》的某篇文章中看见被引用的，大意是美国工程师和医生的收入比例约为1∶1.5，另一个是此院士在2014年3月6日人大会议期间接受采访时说的，"国外医生比一个人（比一般市民）收入高4~7倍，但是中国高2~3倍，这相对是合理的。问题是收入的来源有不合理性"①。我们不妨多费一点笔墨来研讨一下这位院士讲到的这两个比例。

先说第一个比例，根据笔者在百度查找到的一组数据，在美国，外科医生年收入13.7万美元，内科医生为12.7万美元，家庭医生为11万美元，而律师大约是9.2万美元，物理学家8.38万美元，石油和原子能工程师8.2万美元，据此计算，前三种医生职业的平均收入是后三个其他高知识高技术职业平均收入的1.45倍，和院士所说的第一个比例1∶1.5比较一致。可是，如果这个比例在美国是真实的，那么现在我们国家的医生的实际收入已经远远高于这个比例。首先要明确，上述数据和我们在这里讲的都是包括工资和其他经济收入在一起的"收入（总收入）"而不仅仅是"工资"。据行业内外一些机构和个人进行调查所了解的情况，除了少数刚刚从业的年轻医生和编制外医生，特别是除了那些秉持"医乃仁术""大医精诚"信念的有德医生之外，公立医院医生的灰色/黑色收入远高于法定工资并不鲜见，前者是后者的倍数从不足一倍到十数倍以上的都存在。还是这位院士在2014年"两会"上说的：广州三甲医院医生2013年合法的工资收入平均是4.6万元，但加上各种各种补贴达到19万多元。作为全国人大代表在小组会的发言，他没有具体解释这个"其他补贴"都是什么？但可以肯定的是，第一，手术红包不在内，因为那是暗中交易；第二，各种补贴是否依法纳税了，情况也不清楚。他说的是广州三甲医院所有医生的平均数，即便如此，"各种补贴"（无论有或没有把灰色/黑色收入计算在内）与合法工资收入的比例也已经达到了3∶1！现实情况是，往往职称、职务越高、社会知名度越大的医生倍数就越大。

---

① 《钟南山："法律一到医患这里就不灵了　这是很荒谬的"》，在此文里钟先生在前面讲道："医生比一般的市民收入大概高接近3倍。"大洋网，2014年3月6日，http://news.163.com/14/0306/18/9mm2124600014AEE.htmi。

这种现象在大中城市尤其明显。不了解医药行业的人听到有关数字可能会"吓一跳"！调研组听到医药界内的人士说过这样的"悄悄话"：在某特大城市，排名靠前的几家知名三甲医院（综合医院）的主要业务科室主任及相当职级、岗位的医生年收入是 200 万元以上，甚至是 500 万元，极个别外科手术"大拿"（主要做心脑和肿瘤的手术）的年收入甚至超过了 1000 万元（主要由药品器械回扣和手术红包构成）。与此同时，同样在这个城市，排名靠前的几个全国知名大学的系主任及相当职级、岗位的教授的年收入（也同样包括横向科研课题、走穴讲课等灰色/黑色收入）为 50 万~120 万元。也就是说，高级医生和同等资历的院校教授相比，收入已经是后者的 4 倍左右或以上，也就是说，绝不是"社会平均工资"的 4 倍，而是同等资历科教人员的 4 倍左右或以上了！中医和西医比，灰色/黑色收入可能少一些，但也并不绝对。调研组达到的一个东部省会城市，那里公立机构的名老中医，通过多点执业等方式，月收入也有 30 万~50 万元的。而南方某省有一个曾经出任过当地最高等级公立中医机构"一把手"的"中医权威"，带着一群弟子看病，老患者来了，只是问问前次药方是否起效，口述调整一下方子，连脉都不号，两三分钟就看完了，收费标准高、提成比例高，因此被业界内部称为"月月一套房"（上百万元）。尽管由于这些灰色/黑色收入没有依法纳税，因此公开的规模化的调查是完全不可能了解到事实真相的，但在行业内部基本是"半公开的秘密"。前些天，媒体报道行业主管部门要求处罚南方某特大城市的中医院给开检查单的医生提成的做法，能相信这只是极其偶然的个例吗？

按照这位院士的第二个说法，在我国，医生比一般市民的收入高到接近 3 倍本身就"相对是合理的"了。那么我们可以查阅国家统计数据。2013 年全国城镇就业人员的年人均工资是 5.1 万元左右，如果说广州三甲医院医生（请注意，是"医生"而不是"医、护人员"）的工资真的只有 4.6 万元，还不如全国城镇（请注意，是"城"和"镇"合计）就业人员（请注意，是所有的就业人员，而不仅仅是"白领"）的平均工资，这样的数据有人相信吗？更重要的是，我们是在讲"收入"而不是"工资"，撇开以上所做的医院和大学的"大牌知识分子"间的比较不谈，虽然"城镇就业人员"

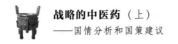
工资以外的收入并无公开数据，甚至连传闻数据也找不到，但相信大家都可以想见，平均而论，"城镇就业人员"在工资之外的灰色/黑色收入能有多少？而广州仅仅是医生的"补助"，按照该院士提供的数据，就至少是工资的3倍左右了。

这位院士评论说，"医生的收入相对的合理性和收入来源的不合理性是矛盾的一个很大的症结"，"与其说医生的道德缺陷，还不如说是医院的功利性体制严重歪曲造成的"。他能这样说已经非常不容易了，但也还有探讨的余地。其一，明知钱的来路有问题还要取，主动积极地取，很不符合"君子爱财，取之有道"的法制观和道德观。医生的合法收入太低，不合理，医药卫生行政主管部门和各级医药卫生机构就没有责任坚持不懈地向上级部门和领导反映争取，就不能耐心细致地向社会和民众解释呼吁了吗？改革开放以来，难道我们不是一直在拨乱反正、排除障碍和克服困难中前进的吗？当初，不仅是"拿手术刀的不如拿剃头刀的"，还有"造原子弹的不如卖茶鸡蛋的"。那么，是否包括造原子弹的专业人员在内的其他各个领域的专业人员也都是用创造不合理的收入的办法来解决自身收入偏低的问题了呢？何况仅仅说这些收入来源"不合理"实在是"高举轻打"了，不但不合理，由于没有合法纳税还违法，甚至害人，因为过度医疗很可能造成医源性、药源性疾病和问题，同时成为患者家庭沉重的经济负担。其二，除了那些恪守医德的医生和一些"小医生"外，现实生活里医生能够获得的实际收入，不管白色、红色还是灰色、黑色，难道只是够医生们维持生存吗？至少那些年收入数十万元甚至上百万元的医生，绝对不再是"生存"的需要了！但是难道我们不需要担心，某种意义上，这些"大牌医生"们的生财牟利之道对"小医生"而言，会不会起"身教重于言教"的作用？"人心无底蛇吞象"，当社会普遍充斥着拜金主义，部分人甚至以不择手段的致富和享受物质刺激为荣，在这样的环境里，难道医药界攫取高额的灰色/黑色收入只是为了"相对合理"的"生存"需要吗?！卫生部一位原副部长一面说"跟全世界比较，我们医护人员的收入是很低的"（笔者不明白"全世界"是所有的国家吗？），一面又说"单在人群中来比，我们医生的收入不说高，但肯定是不低的"。① 世界还没有大同，要说工资水平，所有行业国内和国外比都可能有差距，和国内比才是合理的。否则，"迪拜捡废品每月能挣几十万元人民币"，中国人还怎么活?! 因此，总体而言，在国内并不存在医生"收入水平太低"的问题。近日在一个"院长在线"的微信群中看到一篇以《三明医改：医生拿回扣不行，医院拿回扣就行吗?》为题的文章以及针对此文的《三明某医院副院长：某某某主任，您了解三明医改的真实内幕吗?》，笔者这才搞明白，被盛赞的三明经验虽然采取"全病种付费"等改革，比较明显地减轻了医保费用负担，但并非真正切断了"以药养医"的路。以前所做的各种宣传很大程度上只不过是主导者为了"不抽上级部门的脸"的"高超智慧"。不但医院的回扣还是要拿的，而且"'逐利'是人的本性，给医生发十几万元、二十几万元的年薪根本就不可能断掉回扣对医生的诱惑，对于遏制医生的大处方几乎没有作用"。② 看来，不是医生的收入够不够过体面生活的问题，而是对一部分医生来说，回扣已经成了鸦片。只要有药品和器械的回扣存在，医院的收入就有不合法之处，过度医疗必然还有动力。

在讨论医改问题时，有一个网上发言给我留下了深刻印象："在真相只有自己知道的时候，良心和人格最可贵。自己要活，一定要考虑别人如何活。"当我们有的医生在有意识地对患者施行过度医疗行为时，如果他能想到这句话，多好啊!

只要对以上所讲的国家财政投入和医院运营成本的比例、医生的合法工资和实际总收入的比例这两个比例关系有基本了解，那么就不得不考虑这两个比例的问题应不应该解决，能不能够解决，怎样做才能解决。

笔者的结论是：国家财政投入在医院运营成本中所占比例过低，医生合法收入较低和这个合法收入在合理收入中所占比重较低，都是医改应该解决的问题。但是，无论目前还是今后一个相当长的时期，国家财政都无力100% 承担现有规模内的所有公立医院的所有运营成本，也无力给全国现有全部公立医院的全部医生支付"高达教师四倍以上、至少是社会平均工资

---

① 同前引 2016 年 3 月 9 日，全国政协常委、原卫生部黄副部长接受《新文化报》访谈实录。

② 第一篇，2016 – 05 – 25，院长在线；第二篇，2016 – 02 – 29，见于"网易论坛"。

3～4倍"的工资。因此，解决这两个问题，绝不是仅仅动用政府力量、动用财政资金就可以的。而是，如前所述，政府必须量力而行，以合理调整医保报销制度、合理压缩公立医院规模为前提，使公立医院真正能够在应有也能有的财政资金支撑下、在公立医院医生能够合法地得到应有的合理收入的情况下，严格地回归到公益、公平的定位上去，而把合理界定的福利性基本医药服务之外的其他医药服务，都无保留地开放给社会资本兴办的、民营盈利医疗机构和非盈利医疗机构去做，实现有管理的市场公平竞争！

在此再略施笔墨，讨论一个与逻辑有关的较深层次的问题：也许有读者会提出，既然目前医院在政府财政投入之外，医生在合法工资之外，能够有那么多的红色、白色、灰色、黑色收入，为什么就不能让政府把这各色收入都归集、转换成合法收入，通过合法渠道合法地注入医院和医生的口袋呢？首先，目前各色各样的收入之所以多，是因为医药费用持续大幅度的增长。而医改的目标和要解决当前医改、医保所面临的严峻的可持续问题，已经不可能不对医药费用的增长加以控制了。其次，那些工资外收入尤其是违法收入超过工资倍数很大（比如5倍以上）的钱财主要来自过度医疗，无论是为民众还是为医生自身，医改都必须以减少过度医疗、惩治恶意过度医疗为医改成功与否的评价标准之一，过了医改"这个村"应该没有"这个店"了才是对的。通过提高挂号费和一些知识含金量高、技术难度大的医药服务收费标准给医院、医生增加一些合法收入是合理的、必要的，但数量和幅度终归是有限的。再次，这些工资外收入，尤其是大部分灰色/黑色收入的支付方是患者及其家属，医改过程中政府有什么合法的理由和渠道可以把患者及其家属的这部分支出洗白、转化成政府合法输入医院、医生口袋的资金呢？！

医患关系紧张与医务人员的人身安全保障

近年来，确实出现了不少医患关系紧张，甚至酿成恶性刑事案件的事例。根源可以归纳为两个方面的三个因素：在患者和民众方面，主要是对高成本、高科技的医疗、医药的功能缺乏准确、恰当的认识，而是寄予了不切实际的过高期望；在医疗机构和医务人员方面，则是社会环境转变下的医德问题和医疗机构的运行机制特别是利益分配机制问题。但是，笔者倾向于首先分析医德问题，这样似乎对医生不太公平，但笔者觉得如果彻底没了自觉、自省、自律，任何人都能找到理由来为自己这样那样的不当行为辩护。

关于医德问题，最经典同时也是流传最广的，无疑是张仲景的"大医精诚"论。但笔者在有位资深医史专家近期发表的《医德与医林故事》短文中，看到明代李梴对学医之人的教诲是："医司人命，非质实而无伪，性静而有恒……未可轻易以习医。"笔者觉得，如果说张仲景"大医精诚"讲的是"大医治病"即如何行医的医德，那么李梴讲的是学医之人必备的德行，是学医的前提，是对比行医还要早的阶段的德行要求。可是，由于收入分配、人才选用等问题没有得到及时、恰当的解决，社会上不但存在急功近利的普遍浮躁心理，还出现了一些社会阶层差距代际遗传的现象。在这样的环境下，高等教育成为社会阶层垂直流动的主要通道，规模迅速膨胀。调研组发现不少中医药大学的在校学生人数达到了万人以上，就是还没有"升格"成大学的学院，五六千人的也不少见。因而，目前不但中医药院校没有对申请学医之人进行德行和素质甄别的主观积极性，整个社会也没有必要的氛围。既然学医之前对学医之人的德行要求难以做到，那就只好在学医甚至行医阶段来要求了，可是行医的环境又如何呢？目前医药行业对在行医过程中医生医德行为的考察和评价也并非易事。

我国历史上，几千年来，行政管理机构既没有设置医生从业资格的高大门槛，也没有监管医生职业行为的严酷法规，但似乎也没有关于医患重大纠纷的案例流传。笔者认为古代和现今有两个重大区别是造成当前医患关系紧张、恶性对立事件屡现的直接原因。

第一个区别是行医方式。中医业界在近代以前有"医不三世不服其药"的说法。这是因为过去的中医绝大多数是"坐地行医""定点执业"，一个医生一生一世，甚至一个医生的家族几辈子都有相对固定的行医地域。患者与医生非亲即故，邻里乡亲，互相之间比较了解，也比较容易建立信任。因此，会对医生有"医不三世不服其药"的高标准严要求。游方郎中只是极少数。但是，现今的医生就很不相同了，无论哪个医院的医生都来自五湖四海，听口音就南腔北调的。患者和医生之间不但在医理医术方面存在高度的"信息不对称"，而且相互之间对个人背景等也一概不知。患者挂号挑医生主要是挑形式、挑表象（学位、职称和社会荣誉等）而无法挑内容、挑实

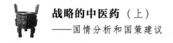

质（医术、医德）。

第二个区别是医生的社会角色定位。我国古代有"不为良相便为良医"的说法，基本上所有的"文化人"都对医理医术有所学用，更有像张仲景这样官医一体，在官府大堂上既断案又行医，从而开创"坐堂医"之名的。"人以类聚"，所以我国古代是"官士医一体"。医生虽也是一个养家糊口的职业，但不以"利润最大化"为目标，而是以"治病救人""悬壶济世"为标榜的。即便到了20世纪七八十年代，医生仍然被誉为"白衣天使"。而如今，医院、医生，哪怕是公立医院和体制内医生，都或多或少要到市场上去"讨生活"，某种程度上，说医院、医生是药品和医疗器械的推销员并非诬蔑不实之词。既然和做官做学问"分道扬镳"了，变成了"医商一体"，部分民众自然就会用"无商不奸"的有色眼镜来看待医生的作为。连那位院士都承认："全世界的医生都是靠技术吃饭的，而中国的医生是靠卖药、用设备、开检查来生存的，公信力当然是受到质疑的……"① 如果患者进了医院看不好病，在过去，是在肯定医生人格和医德前提下的"运气不好，没有碰到有本事的医生"，因为医生行医用药是为了替民众解除疾病痛苦和拯救生命，他们的个人利益和他们看多少病人、开多少药品、得多少收入没有直接联系。而如今就不同了，看不好病，患者和家属有可能会想到"医生黑了良心，总想自己怎么能多挣钱，搞得患者倾家荡产，结果也没给治好病"，从而产生抱怨甚至报复心理。

恰恰是因为医药服务行业事关患者"能不能活命"的"革命本钱"根本问题，所以医药服务行业的产品的价格需求弹性才能远远大于其他绝大多数行业的产品。似乎在医药这个特殊的卖方市场里，只要是"有效""特效"的药物和手术，哪怕是几万元、几十万元甚至更高的价格，都可以推销出去。从某种程度上可以说，没有过度检查、过度用药、过度手术的可能性，就没有医生高额灰色/黑色收入的来源，也就不容易发生非理性的特别是暴力的医患矛盾事件。

---

① 《钟南山：广州医生去年工资4.6万，实际收入超19万》，人民网，2014年3月5日，http://politcs. people. com. cn/n/2014/0305/c70731_ 24539316. html。

当然，不但我们不应该把医患矛盾的产生完全归罪于医疗机构和医生，有一些患者方面的，属于社会环境的问题也不容小觑。例如，在患者和患者家属方面：以保全生命为最基本目标的患者在"唯科学主义"的教育宣传浪潮中，自身对医疗、医药功能的认识产生了偏差，以为用现代物理学、化学和生物学的高科技武装起来的现代医学就一定是万应灵丹、万能医学，客观上配合医药利益集团一起营造了"供给创造需求""供给推动需求"的医药卖方市场。各种媒体五光十色的广告，社会知名人士信誓旦旦的现身说法，滋生和发育了公众对医药功能的依赖和迷信。在行业行政管理部门方面：由于对医疗领域内社会福利性质的事业行为和商业盈利性质的产业行为边界认识不清、分割不明，同时也是由于行政管理体制内激励和约束机制不健全，执行力不足，不少官员对管辖业务范围内的工作抱着"宁可不做事也千万别做错事"的态度，因此，在政府财政对医药卫生领域的投入不足，医药从业人员的合法收入偏低的情况下，管办一体的医药行政主管部门对医药机构和从业人员"上有政策下有对策"的不当市场化行为以"法不责众"为由，一定程度上采取了默许态度。不能不说也是医患矛盾激化的社会环境得以存在的消极因素之一。

"医闹"、暴力袭医事件的发生，的确使医生的从业风险增加了。但是，一来，和医生诊治病患的总量相比较，发生此类事件的概率还是很小很小的。二来，也是更重要的，在民间流传着这样两句话，"西医明明白白地治病，治死也无罪；中医稀里糊涂地救人，活命也无功"。之所以现代医药可以"治死也无罪"，就是由于现代医药从业人员往往在实施医治行为之先就给患者以全面的最高等级警示，轻的如药品不良反应，重的如理化检查和手术副作用和后遗症，是凡风险稍大的都要患者和家属签署"生死状"，否则医生就可以拒绝治病救人。这样做的结果，让患者和患者家属在法理上成了事先知晓面临风险而自愿地"偏向虎山行"，供药动刀之人也就把风险转移到了患者和家属的身上。而中医历来强调"医乃仁术"，要做"精诚大医"。难道历史上记载过华佗、扁鹊要关云长、曹操签了"生死状"才给刮骨、开颅吗？当代山西著名民间老中医李可先生用含毒中药附子救治危重病人，《药典》规定只能用15克，可李先生实际行医中个别案例甚至用到500

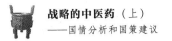

克，也没有听说次次都要患者和家属事先签字画押。

医闹、暴力袭医事件尽管是小概率事件，但并不能说只要发生了就百分之百是患者或患者家属的责任。很大程度上，发生还是不发生，是由医患双方因素共同决定的。医生以法律为工具寻求对自身合理从业行为的保护固然必要，相较于中医药业而言，这方面现代医药自身已经做得很周到了，但医生对病患以及病患家属还是应该既要有"人文关怀"，更要有"实事求是"说真话的态度。如果视病患为草芥或财神，为了过度医疗的个人收益而有意夸大不遵医嘱的风险和所建议药物、手术的有效性，无疑就是为"医闹"、暴力袭医事件在敷线埋雷。那位院士在人大分组会上还说了一些非常有理且非常精辟的观点。他说："从政府到全社会都要树立尊重生命的理念"，"医改应该从尊重生命入手"，也是对医患双方、对所有医药相关业界的忠告。

鉴于中医药从业机构和人员对借用法律工具保护自身从业行为的意识不足，在调研工作中，笔者一再向中医药管理部门、向中医药服务机构和从业人员建议：要学习借鉴现代医药制度中保护医药人员权益的有效措施，保护中医药从业人员在执业过程中的合理权益，不要把所有医疗风险都担在自己身上。

六　"中国式办法"医改的基本模式

如果说党中央、国务院的文件已经指明了"中国式办法"医改的总体目标，那么，"中国式办法"医改有没有一个比较统一的、可供全国各地参考遵循的基本模式呢？毕竟我国地广人多，各地之间非但社会经济发展水平不一，文化、风俗（风土人情）也很不一样。在前一时期的医改过程中，有的省市像猛张飞大刀阔斧，也有的省市如小脚婆娘抱残守缺，出现了一些具有非常鲜明的地方色彩的医改模式。比较知名的有"宿迁模式"、"三明模式"和"北京模式"，甚至还有"神木模式"，等等。对这些模式的利弊得失和示范作用、推广价值，学术界已有不少研究，但分歧是明显的，也是巨大的。

既然将本书定位为战略研究、决策研究的专题学术著作，笔者就认为本书没有必要且不打算对以上这些地方性医改模式做过于具体的分析和评价，管理部门——特别是关注医改的学术界人士——在此方面已有大量成果可供读者参考学习。要论模式，笔者认为，以上这些模式主要关注的是医改操作层面的设计和实施，是技术层面的产品，属于战术性的。党中央、国务院所指出的医改总体目标，是方向性的目标。而如何实现这个目标，应该也可以有不同层次的医改模式（方法）表达。如用中国哲学"道、（理）、法、术、势（器）"的层次表达来评价，以上几个模式基本上是在"法"和"术"的层次上建立和互相区别的。真正能在"道"的层面上思考和设计医改模式的，首推我国最早的一个省级中医药综合改革试点甘肃省，尽管直到如今，即便是最近国家卫生计生委举办了新闻发布会，让甘肃省医改的设计师和主刀人、省卫计委刘主任介绍甘肃的医改经验，但国家行政主管部门和学术界，似乎都还没有将甘肃的医改正式命名为"甘肃模式"。而笔者更愿意推广在医改中凸显中医药特色和优势的"甘肃模式"。

"大道至简"，甘肃医改模式的核心内容可以只用三句话来表达："用最简单的方法解决最基础的问题，用尽可能少的费用维护居民健康，走中医特色的医改道路"。从表面上看，甘肃模式三句话中也讲到了"方法"，但这个"方法"是为阐明"解决最基础的问题"的原则目标来讲的，也讲到了"费用"，但这个"费用"是为明确"健康"这个中心目标来讲的，而"走中医特色"尽管也容易被认为是技术路线选择问题，实质却是在强调和坚持"发展现代医药和我国传统医药"的《宪法》规定以及"中西医并重"的原则，强调落实"扶持和促进中医药发展"的政策方针。"最基础的问题"——"维护居民健康"正是政府在"中国式办法"医改中需要明确和端正的政策目标和政府角色定位。因此，三句话都是用来表明基本原则立场的，都可以归属为"道"的层面！

任何改革——特别是涉及重大利益格局调整的改革，由于既得利益群体千方百计地抵制和部分改革主体的知难而退，是极不容易成功的。对甘肃的医改模式，并非没有争议。笔者曾数次到甘肃实地调研，其中一次和调研组同人的深度调研前后持续了九天，走访调查了省、市、县、乡、村五级不同领域的机构和人员，听取了赞扬和批评的不同意见。"金无足赤"，调研组并不认为肯定甘肃医改的经验就必须"碧玉无瑕"，笔者虽不反对对甘肃医改评头论足，也愿意听取不同意见的表达，但最反对的就是"一叶障目不

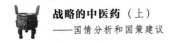

见泰山"，攻其一点不及其余。甘肃的医改，成绩绝对是主要的，不容否定！以己度人，嫉贤妒能的风气不可长。

"千军易得，一将难求"，"有识、有志、有胆、有为"的改革领军人物往往可遇而不可求。"有识"，才能悟大道识全局认正途，看得破迷障，把得准方向；"有志"，才能坚定目标，始终如一，百折不挠；"有胆"，才能不畏艰险，冲锋陷阵，克敌制胜；"有为"，才能积少成多，循序渐进，终成正果。

至此，笔者计划在本章内就医改问题所做的主要探索已经完成了。如果读者希望了解笔者就医改、甘肃医改所做的一些分析、评价和建议。请参考本书第二部分的有关文献、文章。

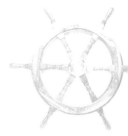

第十六章
复兴中医药要兼顾在农业、食品安全和环境保护等领域的应用

　　把农业、食品安全和环境保护等领域纳入中医药国情调研范围，并在总报告中设置专章探讨，调研组以外的专业人士很可能会认为调研工作跑偏了题，在"管闲事"。笔者曾和中医药界个别领导同志沟通过农业相关的中医药问题，他们的回答很现实也很无奈：几十年下来，连人的中医药问题、连"中医中药应不应该分家"的问题都没解决了、解决好，还敢想"动别人的奶酪"，去考虑农业、食品和环境领域的中医药问题?! 也有个别中医药专家则认为兽医兽药"层次低了一点"，不值得关注。对调研组内部——包括笔者本人——而言，虽然投入了一定时间、精力去调查、分析有关问题，并通过"两会"及其他正规渠道提出了一些决策建议，但要把农业、食品安全和环境保护等领域中有关中医药的问题讲得很专业、很清楚，难度之大似乎是中医药国情调研涉及的其他领域（也许民族医药除外）不可比拟的。因这三个领域中有些问题的自然科学属性、应用技术学科色彩非常显著，而中医药国情调研的目标、配置以及调研人员自身的社会科学和决策管理研究背景，都难以胜任。然而换一个角度看，农业、食品和环境又是真正事关全体国民而非仅仅其中部分群体的，很有讨论分析的必要。因此，本章不得不避免对一些有一定深度（高度）的自然科学学术、应用科技技术问题开展详尽分析，而尽可能从多数人可以理解的常理、逻辑等角度切入。

　　大约从2009年底开始，中医药国情调研组就陆续在一些讨论农业和食品安全问题的会议露面甚至发言。学术界有朋友以为调研组是在开拓中医药以外的新领域。其实，进入农业、食品安全和环境保护等领域恰恰是深入进行中医药国情调研的必然结果。中医药是以人为关注重点、以健康为中心的。首先，把"治未病"作为中医药工作重点，就必须探讨产生疾病——尤其是"现代疾病"的内外因。"病从口入""病由心生"，饮食、环境无疑是影响健康很直接、很重要的因素。而农业非但是饮食材料的主要来源，还是当前环境污染影响面（土地、水源）较大的主要领域。笔者非常赞同中医把药疗、食疗、心疗都作为防病治病手段的做法，甚至认为只要时机、分寸把握得当，"药疗不如食疗"，"食疗不如心疗"。"食"就是饮食，和环境有一定关系。另外，近年发生的食品安全事故和重大隐患往往与农业种植业、养殖业及其产品（粮食、蔬菜、瓜果；畜、禽、鱼；蛋、奶等）的加工制造业（食品加工业）直接相关，而农产品存在不安全问题的主要原因，则和农林牧渔行业为了缩短产品的生产周期、提高单产所采用的化学手段（各类生长激素就是典型之一）、为了预防和治疗病虫害而过度使/施用（用量不当）或滥用（品种不当、不合法规）农药、兽药有密切关系。由此，调研组就必然要思考一个和人类使用的医药相似的问题：难道在现代化学农药、兽药发明应用之前，我国的农林牧渔行业就完全没有防治病虫害的办法？那些有机食品，尤其是一些设置了特定标准的种植、养殖产品又是怎样提高食品安全的保障程度的呢？对农业和食品安全领域中医药应用问题的调研不断推进的结果，是调研组有两位骨干后来从中国社会科学院、国家科技部等渠道将食品安全问题单独立项，开展更加深入的研究，并在社会上具备了一定的影响力和公信力。

一　中医药在农业种植业和养殖业内应用的效果、衰退原因和复兴希望

中医药国情调研工作刚启动，在调研重点之一的山西运城就接触到一个相关案例：该地一个鱼病防治研究机构，在解决养鱼场常见、易发鱼类疾病的防治问题中采用了中医药的手段，效果明显。以此为起点，调研组陆续在

广东（珠海、深圳等地）、江西（樟树、东乡等地）、北京、浙江（江山）、内蒙古（鄂尔多斯乌审旗）等地开展了相关专题调研，和北京农业大学、北京农学院、河北农业大学等院校的专家合作，促进农业领域的中医药应用研究和产品技术推广。

农业领域中医药应用的效果如下。

其实，对于 60 岁以上的人来说，在早年的日常生活中是有机会直接观察到中医药知识和方法在花木蔬果种植和动物养殖中的使用实例的。比如，用天南星、半夏、乌桕叶等植物茎叶制作杀蚜虫等害虫的药液，把大蒜碎末塞进鸡嘴里治鸡瘟，等等。而笔者当知识青年期间做过饲养员，请农场、邻近生产大队或公社的兽医来给马、牛、驴甚至猪、狗、羊看病，灌中药汤药、针灸是常事。可以说，至少在笔者当时所在的农村地区，大牲畜的防疫治病很大程度上是依靠中医药的。直至如今，调研组所考察的那些对食品安全有特殊高标准要求的农场，秸秆堆积发酵做肥料，花椒水喷杀、用着色板涂上杀虫药和粘胶混合物来粘杀以及用雌性害虫气味来诱杀雄性害虫等类的传统中医药原理的手段仍是基本方法。

如同本章开篇所言，农业中的种植业和养殖业，是人类饮食最主要的原料来源，生产过程中所采用的技术方法手段不仅关系到饮食产品的品质，还直接关系到土地和水源的品质。如此一来，人类生命最重要的三类保障物质——空气、食品和水，就有两类和农业防治病虫害的方法直接相关。在东南省份的调研表明，采用中医药方法来预防和治疗动物疾病的企业，产品出口港澳、欧美的合格率要相对高许多。可是，现今更为普遍的现象是，种植业高度依赖化肥和农药，养殖业把抗生素等药物当作日常饲料，外加激素、瘦肉精等干扰素，成了"家常便饭"。有关业界中的学者和有社会公德的企业主曾陆续向调研组反映过化肥、农药、兽药、激素等的过度使/施用或品种滥用情况，这种现象主要发生在有一定规模的集约化种植、养殖中，但小规模甚至个体农户也并非绝对例外。而今，"自己生产的产品自己不吃"，或者，"自用产品和外销产品分别生产"已成种植业和养殖业的普遍现象。

农业所用的中医药和人类防治疾病所用的中医药，在笔者看来是同源同理同效的。五千年的历史不仅是中华儿女用自身生命实践对所使用的中医药持续检验的历史，也是中华儿女对植物和动物所使用的中医药持续检验的历史。"天人合一""天人相应""道法自然"等中医药的特色和优势，也是共同的。因此，在农业生产中根据防、治病虫害的客观需要，因时因地而异，合理地有限度地使用中医药知识理论和方法技能，是保障食品安全、保障土地（耕地）可持续使用和水源水质安全非常有效的关键举措，有机农庄、特供农场的做法就是明证。

近期衰退的原因如下。

农业中的中医药应用在新中国成立后曾经有过相当辉煌兴盛的时期，仅中兽医工作者就有 8 万余人。1956 年农业部召开全国民间兽医工作座谈会期间，周恩来总理亲自签发了《国务院关于加强民间兽医工作的指示》。1959 年，农业部牵头组织中兽医古籍整理、名老中兽医经验总结和民间兽医经验采风等工作，从而在 1963 年基本形成了中兽医学体系。作为高等教育的一个专业，不止一所高校招收本科学生和研究生。但是，2012 年，当时全国仅剩的一个中兽医学院也被"兼并"，中兽医作为一个本科专业被停止招生。目前全国"能够用中兽医理论指导临床处方的中兽医已不超过 300人。能从事中兽医教学工作的专业教师更是不超过一百人"。[①]

造成农业领域中医药应用全面衰败的首要原因是农村基层公益性农业技术推广站和中兽医服务体系的消失。"国以民为本""民以食为天"，在集中计划管理时期，农村的农业技术和兽医服务得到国家高度重视，以政府为主建立、支持和管理有关体系。改革开放后从"吃皇粮"或有集体补助转变成要"自负盈亏"，靠有偿商业服务生存。多数国营或集体的农技站、兽医站和农机站很快就销声匿迹了，或者转变为"种子公司"一类商业机构。没有了公益性的专业人员的专业指导，加上不断加重的费用负担，迫使多数农村地区转向了效率更高但残毒和衍生问题也更多的"化学农业"（包括种植和养殖）。

第二个原因是农村青壮劳力的流失。农业（特别是生态农业）对劳动

---

① 引自 2012 年 6 月 23 日，中国人民解放军军事医学科学院军事兽医研究所夏咸柱院士在"中兽医发展高层论坛"的发言，题目是"继承和发扬传统中兽医药学，保障养殖业健康发展及食品安全"。

力的需求是比较大的。改革开放之初，城乡二元经济以及收入差距的显著存在，诱导大量农村青壮年流入城市打工。当时，经济学界讨论城乡问题时经常使用"农村过剩劳力"的称谓，认为流出的都是过剩劳动力。而笔者认为："过剩"与否，一定要用所在产业当时的生产方式和可利用资源总量来衡量。如果说由于农村人民公社的解体，集体经营的工副业被裁撤，劳动密集式的大型生产设施的兴建和维修停止了，从而使普遍的家庭小农经济凸现了大量"过剩"的农村劳动力的话，那么，随着农村青壮年劳力几十年来持续不断地流入城市，即便是考虑到农业已逐渐又向规模化经营复归的趋势，目前农村青壮劳力已经是短缺，个别地区甚或是严重短缺，而不再是过剩了。有些边远贫困农村不但耕地荒芜，连最基本的公共设施（如乡村道路）都残破不堪了。笔者务农时，种水稻、小麦，底肥都是天然生态肥，分蘖灌浆前才施一些化肥；防治病虫害最多只用喷雾器喷那么一两种杀虫剂，除草则完全靠"面向黄土背朝天"的手工劳动。十匹马、十头牛、十头驴再加几十头猪，那是知青生产队集体的宝，要两个壮劳力再加两个"半劳力"（白天放养看管）来伺候，打草、轧草、喂夜草、磨料、拌料、喂料、饮水、清洁，天天紧忙活。等到笔者前几年回农村访问，当地留下的已基本上是"6199部队"（过"儿童节"和"重阳节"的），因为不少妇女逐渐随丈夫进城打工，连"386199部队"（妇女、儿童和老人）的称谓都不够格了。现在种庄稼，从拌种开始就用农药、施化肥，杀虫、除草全用化学产品，有的还是剧毒。一个五六十岁的老汉种几十亩地，一年中只要干三四个月的体力劳动就可以了。而同样是两个全劳力加两个"半劳力"，现在可以养好几百只甚至上千只猪、羊，生长主要靠合成饲料、激素；防病必须日常喂兽药、抗生素。和他们聊食品安全，他们说，原来的生态农业方式现在没有青壮年劳力根本就没法干了，自己干不动也不想干那么累。至于说吃了不安全，"不知道，反正能卖出去给人，换回来的钱能填饱肚子、够过个太平日子就行"。

第三个原因和以上两个原因有着密切关系：一方面是农村缺少青壮年劳动力，另一方面是高额商业利益驱使下的"现代农业科技"快速发展，两者结合到一起，使农业基本经营模式产生了从改革开放初期的家庭小农经济为主向集约化、化学化、机械化的商品生产经济转变的普遍现象。用现代科技支撑的农业技术和资本形成改造农业经营方式的有效组合，用效率示范、利益诱导和资本强势影响农村、农业和农民。集约化的种植业和养殖业在规模成倍扩张、投入产出效率明显提高的同时也极大地集聚着风险，病虫害在内的灾害风险是其中主要的一类风险。因此，用尽可能低的成本来实现尽可能强的风险防范能力成为集约化种植养殖经营的核心命题之一，各种各样的化学技术手段应运而生。而以农业领域的中医药应用技术为代表的生态、有机的病虫害防治手段，因其具有较为明显的劳动密集性、资源依赖性（不像化学合成药物很少受自然条件影响）和基于某些主观要求而被视为技术弱点的客观不足（例如对病虫害"宁可错杀不可疏漏"、短期内大面积同步施用等主观要求），而被多数集约化种植、养殖机构所排斥。从而，除了一些有较高的生态、环保意识，或以服务较高收入群体为经营目标的有机农业机构之外，绝大多数集约化的种植和养殖无可避免地和现代化学捆绑到了一起。

复兴希望

随着生活水平提高和因饮食不当引发的疾病日益增多，饮食对健康的直接影响得到越来越多的重视，人们对健康的关注和投入"水涨船高"。化学农业的弊端，有机农业的优势，在比较中分别显现。十年左右的调研过程中，调研组在各地陆续接触到了蔬菜、瓜果、猪、鸡、鱼、蛋等不同产品的绿色、有机生产范例。致力于在农业种植、养殖领域应用、推广中医药的全国性学术、产业团体也在克服困难中逐渐成长，使中医药"药食同源"的品种作为饲料添加剂的做法得到法规保障，就是他们努力的方向之一。作为农产品消费者，部分城市居民也尝试花费几百元租赁一小片"DIY（自己动手）城市集体农庄"土地或见缝插针地在自家小院、楼顶平台甚至前窗阳台用"相对有机"的方式，种上一点蔬菜自用。尽管目前中医药在农业中的应用类型和规模仍然非常有限，但只要人类还没有丧失自我保护意识和理性，无公害、绿色和有机等不同层次的农业安全生产方式必将日益兴盛，而兼有防治病虫害和保障食品安全双重作用的农业用中医药方法技术的应用天地也将日渐拓宽。近日，笔者从《中国中医药报》看到，不愧是全国省一级中医药综合改革的拓路者，甘肃在中医药多用途发掘和利用方面也不落后。省内某个从名称上看似与中医药完全无关的高校，通过 20 年的持续研究，成功创制了一类"纯中药制剂生物农药"分别用于马铃薯、果树、蔬菜、茶叶"防病祛病"，成果具有从源头上解决食品安全及环境污染问题的作用，获得了甘肃省科技进步一等奖，而且达到国际领先水平。

二　中医药理念方法与"现代生活方式""现代生产方式"在食品安全方面的比较

现代疾病谱系变化的标志首先是"现代疾病"的出现，而"现代疾病"的出现则可溯源至现代社会的生活、生产方式变化。

中医药之所以能够跨越五千年时空、接受中华民族亿万儿女生命实践的检验而经久不衰，与其"天人合一""道法自然""顺天应时"的宇宙观、自然观、世界观和生命观、生活观密不可分。《黄帝内经》中对健康和长寿的生活方式有非常清楚的表述，"法于阴阳，和于术数，饮食有节，起居有常，不妄劳作"。前八个字或需稍作解释，后十二个字则直白易懂。业内人士认为，"阴阳"可以理解为外在的宇宙规律、自然规律和内在的人类生命规律两类规律。"术数"的要点是"术"，指正确的方法、技术。合在一起，前八个字的简单含义就是"遵照规律，合乎方法"。可是我们身处其中、尤为青年群体崇拜奉行的"现代生活方式"却是"反其道而行之"：自然规律恰恰被认为是挑战的对象，方式方法则讲求标新立异，豪饮暴食、熬夜熬通宵不起早，"年轻时用命换钱，年老了用钱换命"，等等。

和地道传统中医药不同，"现代生活方式"和"现代生产方式"对食品安全的不利影响可用比较简单的方法来说明。

"现代生活方式"对食品安全的不利影响主要表现在食品饮料的选择和饮食习惯上。一些高脂肪、高糖分、刺激性的食品饮料，尤其是带有西方国家饮食特色的，甚至在西方被认为属于"垃圾食品"的，在国内却颇受青少年喜爱。虽然常说节俭是中华民族的传统美德，可前一时期，饕餮大餐、山吃海喝才光彩、才有面子。全国一年浪费在餐桌上的费用高达 2000 亿元，相当于两亿人一年正常的餐饮费用！"高血糖、高血脂、高血压"发病率急剧上升且有年轻化的趋势。"反季节"食品更是成为时尚礼品和高档生活的象征。

"现代生产方式"对食品安全的不利影响，最主要也是最普遍的，是本章前述由于农业种植业、养殖业的全面"化学化"而造成的严重的有害有毒化学物质残留。但是，除此之外，还有两个非常值得关注的方面：现代食品加工制造业和转基因技术在农业中的应用。

现代食品加工制造业。尽管不能说我国的食品安全缺乏法规的保障，但前些年频发的食品安全事件却屡屡暴露出食品加工制造过程中添加剂的不当使用问题。按用途区分，至少有酸度调节、抗结、消泡、抗氧化、漂白、膨松、着色、固色、酶制、增味、营养强化、防腐、甜味、增稠、香料等十几类上千种！"无食品不添加""没有食品添加剂就没有现代食品工业"是业内公知的事实，甚至出现了完全人造的鸡蛋、海蜇丝等。为了追求形式上的"色香味"，可以无所不用其极：苏丹红、孔雀绿、瘦肉精、三聚氰胺等。在有关中医药科技的一个会议上，笔者曾就现代科技工作存在的三个主要问题向与会人员发问，其中之一就是："近几年曝光的那些个重大食品安全事件，有哪一个和滥用现代科技成果没有关系？"

转基因技术。转基因技术在农业领域的应用及其产品的食用安全问题，无疑是近两年社会争议最大的焦点问题之一。笔者在本章开篇所说的自然科学和应用技术色彩很明显的议题，转基因就是其中之一。笔者曾在调研过程中就转基因技术问题求教于相关专家，但有些细节难以熟记更难以详述。所以，从常识和逻辑切入这个议题，更符合笔者的专业和水准，或许也更符合多数读者的需要。

第一个问题是，作为高科技标志的转基因技术究竟高在哪里？对自然界和人类可能有什么影响？在早些年的争议中，推崇转基因的人士强调转基因的高科技属性。从科研经费支持、科研人员的学术地位等角度客观地来看，确实如此。转基因中药科研课题的立项可能也很难说可以完全排除这方面的影响。但是，随着对转基因利弊争论的激化，又有一些科学家出面解释说，其实人类一直在应用转基因技术，嫁接、杂交，好像也和转基因差不多。可是笔者愚笨不解：如果说嫁接、杂交都和转基因差不多，那为什么以前这么多年就没人把它们归结、提升到转基因的"高度"？而且，如果真的是差不多，那为什么现在转基因就成了高科技了，应该得到如此之大力度的支持呢？有位生物学家告诉笔者，转基因生物等于是在制造前所未有的生物新物种。人类几百万年的进化过程，就是不断接触、辨识、选择和利用自然界各种生物的过程。人类既有的食品谱系就是这个过程的产物：对应不同的食品，人类体内就逐渐产生、进化了相应的消化酶。可是，转基因食品是源于新物种的食品，人类现有的消化用具（消化器官和消化酶等）和功能能否正确辨别和应对，是一个需要长时期检验的问题。

第二个问题是，转基因技术的主要优点是什么？国内有一种从决策角度来表达的观点，认为转基因可以增产，而我国目前的农业生产现状离开转基因技术的应用就无法保证我国对粮食的基本需要。可是笔者的理解却是：当前的转基因农业生物品种最主要的特点是抗病虫害，而不是无条件地增强作物的分蘖和灌浆功能（这才是农作物增产的起因和直接表现）。因此，准确的结论应该是，转基因并非增产手段，而是保产手段。现在我国的农业如此严重地依赖人工化学手段，主要是因为农村青壮年劳动力的过度流失，是因为各种各样的原因集中到一起所造成的对传统防治病虫害方法手段——如中医药手段——的排斥。但是，难道我们就不应该反省"三农"有关政策，考虑采取稳定"三农"生存和发展预期，留得住青山绿水蓝天和乡愁的有效措施吗？

而且，长期使用转基因技术及与它配套的农药、化肥可能产生的对其他生物、对土地等方面的问题，似乎被完全忽略了。被誉为世界顶级自然科学家的英国剑桥大学教授霍金把转基因毒素和核武器、全球变暖一起，视为地球和人类生存的三大威胁。他说，"转基因毒素可能会灭绝整个人类种族。……修改 DNA 的一部分并非一直会带来预想的结果，而是有可能制造出其他的意外，比如说难以控制的病毒的出现"。[①] 对于这类意外事件发生的概率，可能到目前为止还没有谁做出了可靠的测算。

---

① 原文载于英国《每日电讯报》，标题为 "Prof. Stephen Hawking: disaster on planet Earth in a near certainty"，转引自吕永岩的新浪博客，2016 年 1 月 24 日。

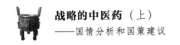

第三个问题是，"民以食为天"，保证主粮和主要经济作物的供给，是民众生存和国家独立的基本条件。而目前大规模应用转基因技术的国家的作物种业、农药甚至复合肥料，已经程度不等地被垄断转基因技术的跨国资本所控制。国内有的专家把转基因技术归类为"生物战争武器"，是否有值得决策管理部门重视的价值？

第四个问题是，在中医药理论里，中药之所以能防病治病，是因为以植物、矿物和动物为原料的中药自身天生就存在温、热、寒、凉"四气"和辛、甘、酸、苦、咸"五味"，按照"性味归经"和"以偏治偏"的原理，可以辨证施治。遗憾的是，出于对现代科技的盲目崇拜和无节制地追求短期物质财富的风气可能给人类健康和可持续生存带来的威胁，人类多数还缺乏足够清醒的认识和充分、有效的应对措施。

第五个问题是，转基因农业生物的推广对生物多样性带来的不利影响。虽然在不同生物之间存在相生相克关系，但地球上的生物链中的每一种生物都有其产生的原因和存在的价值，有一些品种之间甚至是相互依存、不可或缺的。这种复杂的相互关系至今仍然是人类对自然世界认识的一类挑战。然而事实表明：在对生物多样性和人类生存环境之间的密切关系普遍认识不足的背景下，由于转基因农业省工省时，不少农业种植养殖群体放弃了传统种源留种繁育的方式，造成了一些传统品种种源濒危乃至灭绝的局面，不但对生物多样性产生了不利影响，而且对我国农业的自主性和安全性产生了不利影响。

三　中医药的应用与环境保护

中医药的知识理论和方法技能既然根植于"天人合一""道法自然""和谐共生"等哲学基点之上，那么，应用中医药的知识理论和方法技能的结果，必然是和环境保护、生态文明社会的建设具有很强的兼容性的。就以防治疾病的手段而言，药物方面，至少人类和地球对以天然植物、动物和矿物为原料的中药的吸收和降解能力较之一些人工化学合成物质更为强大、更为有效，且不要说还有一部分具有治疗作用的药物同时又是食物，属于药食两用。至于中医的非药物疗法，无论是纯粹的手法治疗，还是需要借助工具诸如小夹板、火罐、刮痧板来进行的治疗，那些工具不也都是以天然物为原材料的吗？

但是，作为一项持续十年左右的、系统的、深入的国情调研工作，我们也并非没有听到对中医药尤其是对中药的一些批评意见，其中有些是涉及环境问题的。对这些批评做出回应也是国情调研工作的任务之一。

对中药造成的环境问题，比较普遍的批评指向中药药材种植养殖和初级加工过程。但坦率地讲，这是我国当前亟待解决的农业种植养殖业和食品加工业中的共性问题。把中药药材生产过程中过量或滥用农药、化肥和各类化学品造成的环境问题，把中药初加工过程中不当使用化学处理手段的药材质量问题孤立地作为一个问题，单独来解决，成功的可能性是很低的。有关部委多年来下了不少功夫推动中药药材种植的 GAP（Good Agricultur Practice）标准，成效并不明显，就是一个佐证。

另外一个中药和环境的问题，虽然涉及范围不大，但有时却几乎被弄成了"轰动事件"。这就是近些年来，国外、境外的一些非政府环境保护组织（NGO），特别是其中个别极端的动物权利保护组织，屡屡以中药有部分原料来源于珍稀甚至濒危动物为理由，利用各种机会攻击中医药。对此，笔者有如下看法。

首先，人类自诞生以来从未离开过对动物的利用。自然界原本就存在生物种类间相生相克的规律，人类处在生物链高端，始终没有离开过对其他生物包括动物的利用。当今绝大多数的家畜家禽是从当年的野畜野禽驯化演变而来的。可以肯定地说，动物养殖业就是人类为持续利用而驯化饲养野生动物才形成和发展起来的：人不吃猪肉，现在何来这么多猪?! 狗不能看家护院，何以连低保家庭都养狗?! 因此，坚持采用在有效保护野外濒危野生动物的同时，鼓励人工驯养繁育等措施，以相关动物种群数量稳定甚至有所增长为前提，实行"严格保护和适当合理利用并行不悖"才是对待中药动物原料用野生动物问题的正确原则!

其次，采用天然物原料入药的中药和人工化学合成药物相比客观上存在诸多优势。和以强调人的自主创造能力、强调与疾病乃至自然做针锋相对斗争的现代人工化学合成药物相比，用天然物为道地原料的传统中药，无论在药物活性、耐药性、毒副作用和预后等方面都有一定的优势。有的药物科学家说人工化学合成药物可以做到和天然药物"化学等值，功能等效"。这个说法并非很严谨，可能还有一点忽悠外行的成分。因为他们所说的那些化学物质成分和标准"值"的范围其实只不过是在人类目前已经知道并且认可的那些物质成分和指标范围的局限下，被那些药物科学家认为只是这些化学物质才有疗效，所以如果人工化学合成药物里这些物质成分的数量和天然药物中的等值了，两种药物就"化学等值"了。可是，试举一例：有相关领域的自然科学家讲过，红花油有一万多种化学成分，但现代科技能够准确识别并加以指认说明的不过100多种。那么，研制一个红花油的人工化学合成替代药品，难道只要把这100多种化学成分做到"等值"了就可以说两种药物完全"化学等值"了吗？那剩下说不明道不白的成千上万种化学成分就可以不管不顾了吗？还有"功能等效"的说法，其实也不过是以已知的非常有限的功能范围来衡量的。如果比较得很全面的话，不光要讲疗效、比疗效，还应把预后、耐药性和毒副作用一起讲、一起比，"功能等效"还有那么容易判断吗?! 再讲一个从调研实践中了解到的简单例子——人参。按照现在的药物化学成分分析方法得出的结论是，人参之所以有滋补功效是因为里面有人参皂甙。调研组去东北调查人参产业的时候，人参博物馆馆长介绍说，这个理论如果成立的话那几千年的中医都出大问题了。因为中医用人参入药都是主要用根、用须，而不是用叶。但如果只讲人参皂甙成分的话，人参叶里的含量比例是最高的，为什么中医几千年来都不用人参叶，而用根和须入药呢？我们是不是应该想到其中有没有现代科学还没有认识到的地方呢？

回归自然，合理、有效地保护和利用自然才是人类未来可持续生存和发展的必然趋势。在意识到过度追求物质利益必将造成自然资源枯竭和生态环境恶化，从而使人类生存和发展最终不可持续的现实后，引导"后工业化社会"向"生态和谐社会"发展的观点已在全球相当一部分有识人士中形成共识。而其核心观念就是要让人类回归自然，"尊重自然、顺应自然和保护自然"。因此，解决中药用动物原料问题的关键在于：怎样通过确保濒危动物的生存和繁衍来实现中药动物原料的合理和可持续应用，而不是鼓励人类舍弃自然、背弃传统，依靠发展污染环境和破坏生态的现代医药化学工业来满足人类防治疾病的需要。我们不应该盲目鼓吹用人工化学合成药物取代天然药物，无意识地成为跨国医药垄断企业消解我国在医药领域的核心竞争力，渗透和侵占我国巨大医药市场的清道夫。

对野生濒危动物的最大威胁是人类为了自身利益不断扩张"势力范围"，挤占了野生动物的生存空间和生活资源。近年来我国在濒危野生动物保护工作方面付出了不少努力，成绩是主要的，一些濒危动物通过人工养殖不但扩大了种群数量，同时也有利于野外种群的保护。自20世纪80年代以来，我国不但签署参加了《濒危野生动植物种国际贸易公约》等国际协约，而且先后颁布了《森林法》《野生动物保护管理条例》，特别是《野生药材资源保护管理条例》等国内法规，2016年中我们又修订了《野生动物保护法》，出台了《中医药法》。在野生动物保护实践中，涌现了保护野生动物的英雄索南达杰和成功实现了大熊猫保护繁育目标的卧龙基地等典型事例。我国野生动物合理养殖利用发展迅速，有效地缓解了对野生动物资源的需求，对加强野生动物资源保护发挥了重要作用，从而使我国野生动物的种群数量和福利状况得到极大的提升。在中药动物原料有关的动物品种中，人工养殖非但扩大了种群数量，关键是用法规制度来保证相关动物有较为合理和优越的生存和养殖环境。通过驯养而非捕杀野生动物稳定了药用原料的供给，同时配合政府惩处非法捕杀的政策，极大地降低了单纯或主要为了获取动物原料药而猎杀濒危野生动物的发案率。一些药用濒危动物的保护性人工养殖也在不断取得进展，以梅花鹿为例，就成功摆脱了因濒危而不得不采用特殊保护手段的局面。

只要我们以确保濒危野生动物种群的可持续生存为前提，通过适当人工养殖扩大种群规模，把"明确目的、严格监管、限定用途、控制规模、惩处违法"作为合理利用的原则，是完全能够实现确保野生种群、适当发展人工养殖，形成保护和利用合理平衡、可持续发展的局面的。

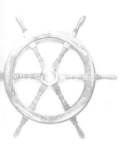

第十七章
未来医学中心从疾病向健康转变的动力、压力和阻力

　　说明：在我国讨论医学问题，必须注意到我国独有的一个制度规定：那就是《宪法》明确规定要"发展现代医药和我国传统医药"两类医药，党和国家要求"中西医并重"，把两类医药"放在同等重要的地位"，研究我国未来医学的发展方向绝对不应该忽略这一点。不过，本文将侧重从医学的整体层面，而且侧重从现实状况和问题出发，从决策管理的角度来探讨今后一个长时期内我国医学发展的可能方向。

　　在本书书稿呈报审核期间，本章部分内容由"未来医学论坛"组办方作为第一届论坛发言内容发表。

　　当前，不少国家在为医药卫生问题伤神，其中既有发达国家也有发展中国家，在有的国家，医药卫生体系的改革甚至成了治国理政方针的冲突焦点。医药问题尤其是医改问题已成为不论经济发展水平如何、社会制度为何的普遍问题，这在很大程度上表明：当今的医药卫生体系，至少是用来为广大民众提供基本医药卫生服务的保障体系，存在重大缺陷和危机。那么，要克服缺陷、摆脱危机，人类医学究竟该何去何从?!

　　自 1996 年以来，世界卫生组织通过发表专业报告，曾将 21 世纪医学发展方向归纳为从疾病医学向健康医学、从重治疗向重预防、从对病原的对抗治疗向整体治疗、从对病灶的改善向重视生态环境的改善、从群体治疗向个体治疗、从生物治疗向身心综合治疗、从强调医生的作用向重视病人的自我保健作用、从以疾病为中心向以病人为中心的八个方面的转变。其中，从疾病医学向健康医学转变被放在重要地位。按理说，这八个方面归纳起来，就可以作为未来相当长一个时期内人类医学发展的方向了。尽管如此，在笔者看来，我们今天仍然还有必要，而且是非常有必要来讨论未来医学发展的方向！之所以必要，是因为：尽管世界卫生组织提出八个转变已有近20年时间，可是我们不仅没能聆听到多少从国外传来的有关八个转变发展情况的喜讯，甚至就是在我国国内，也很难看到在医药卫生现实里有多少可以令人欣慰的转变实践。

所以，我们不但仍然要大声呼吁：未来医学的关注点、侧重点一定要从以疾病为中心转变为以健康为中心，而且我们坚信这样的转变一定会在我国实现。因为决定未来我国人类医学发展方向的，不仅有医药业界的因素，还有来自社会各个方面的因素；不仅有动力，还有压力和阻力。只有综合考虑、权衡各个方面、各种类别的因素及其相互作用，才能判断和把握最终结果。

一　对健康的含义、价值和作用的认识是起点，也是关键

进入21世纪以来第一次"全国卫生和健康大会"召开，党和国家主要领导全体出席。强调指出："没有全民健康，就没有全面小康，要把人民健康放在优先发展的战略地位"，要"努力全方位、全周期保障人民健康"，"将健康融入所有政策，人民共建共享"。明确了"健康中国"的战略目标，显示了最高决策层对健康问题的高度重视。我国医药业界将如何认识和贯彻这一战略目标，社会各界都应密切关注和促动。

（一）健康的含义和涉及领域

健康涉及的领域有哪些？如果广义地理解，健康可以包括大到社会、生态等领域，也可以小到语言、行为等层面。但"健康中国"内的"健康"首先和首要的是指全体人民的身心健康。

准确地理解健康的含义并切实推进健康中国的建设，既要解决相关主体的认识问题，还要解决相关的体制问题、机制问题、环境问题等，其中，非常关键的是与医药有关的体制、机制和环境问题。毫无疑问是一个系统工程。

笔者的理解是："以人为本"，健康的含义，可以说首先是一个以人为中心的多层次、多角度，全方位、全周期的生态健康大概念。以个体的人为例，健康既有体现于物质的健康（即人体生理器官、生理功能的健康），也有体现于精神的健康（即人的心理健康）。完整的健康是"身心一体"的健康。世界卫生组织曾把健康定义为"不仅是躯体没有疾病，还要具备心理健康、社会适应良好和有道德"。但在笔者看来，只讲"躯体"（生理器官）而不讲"生理功能"，太过于偏重物质的含义，而"社会适应良好和有道德"和"心理健康"两者是直接相关的，甚至可以说有线性的双向因果关系。这和有的中医药人士所说的"身心灵一体"的健康还不一样。如说"身"是躯体、生理功能，"心"则是心理状态、精神面貌，而"灵"则可能侧重指感悟和认知的能力，属于意识能力。

"健康中国"里的健康，不但是人民群体中每个具体人的健康，还是中华民族整体、中国社会整体的健康。准确理解这一层意思，或许可以借用世界卫生组织给健康下的定义中"社会适应良好和有道德"的表述，因为就单个人而言，不容易衡量"社会适应""道德"的水准，一定要在一个群体中才容易比较、衡量和评价。我们要建设"和谐社会"，那么组成整个民族、整个社会的各个个人之间如果是"社会适应良好和有道德"的，那么我们的民族、社会就是健康的，才是"健康中国"。在 2016 年 8 月召开的"全国卫生和健康大会"上，习近平同志已明确强调，"没有全民健康，就没有（国家的）全面小康"。

此外，建设"健康中国"，把医学从以疾病为中心转移到以健康为中心来，这里的健康含义还有：既要尽力保持、维护人与生俱来的健康，但如果不幸得了病，也要及时而恰当地治疗，力争早日恢复健康。"未病"的健康和"已病"后恢复的健康，都是建设"健康中国"的内容和目标，否则我们就可能会顾及一部分人而忽略另一部分人。例如，老年人易得病，尤其是老年病、慢性病、疑难病，我们就要把为他们治疗、尽可能地维护他们的健康作为医学工作的中心任务、作为建设"健康中国"的关键一环。然而，这两种健康虽不可偏废，但还应该是有侧重的。"体壮曰健、心怡乃康"，"健康中国"需要的是身心一体的健康，而"上工治未病"是主动、积极的关键举措。

（二）健康的价值和作用

只有绝大多数民众把健康的价值和作用认识到位了，建设"健康中国"才有足够的积极性和普及性。健康既是人类物质享受的基础，也是人类精神享受、理想和事业追求的基础。我国有一句俗话，"年轻时以命换钱，年老时用钱换命"。这种现象虽然比较普遍，但不是一种健康的生活理念和方式。前一个时期，我们比较多地引导人们关注物质方面的问题和追求，造成了精神生活、思想境界方面的一些负面影响。没有健康，物质享受、精神享受、理想和事业追求都是空的。

当然，对于个人而言，"健康中国"更多的是一个外部环境、生存环境的问题，单纯依靠个人的力量要建设或改变一个地区的健康状态不容易。为此，国家要从法律、政策、体制、机制的设计和执行各个方面各个层次上"将健康融入所有政策"。强调国家的作用并不等于说，个人就无所作为，只能等着坐享其成。意识到健康的价值和作用，从我做起，从小事做起，从身边做起，逐步形成共识和合力，才是正确、有效和可持续的方法。

当前在"健康中国"建设方面，主要的问题是相当一部分人主动的健康意识和需求不足。很多人是在被动地思考健康有关的问题和寻求解决健康问题的道路方法。而对健康的主动的意识和需求所采用的切入点、方法和结果，与被动的意识和需求所采用的切入点、方法和结果是非常不一样的。前一个时期，我国的经济持续高速增长，为民众提供了较多的个人利益和事业机会，这样的大环境不但很容易导致一般民众对健康的价值和作用做出错误判断，而且，健康产业的建设也不易受到政府重视。但是，现时我们进入了经济发展的"新常态"。"三去一降一补"必然意味着产业结构、就业结构、利益分配结构等许多重大结构的调整。此种情况下，个人利益和事业机会很

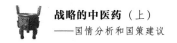

可能会有所减少，从而有助于人们比较冷静地重新认识健康的价值和作用问题。通常中医所讲的"食饮有节、起居有常、不妄劳作"以及"恬淡虚无"的生活态度和方法可能得到更多人的采纳。

二 医学从以疾病为中心向以健康为重心转移过程中的动力、压力和阻力

（一）把疾病治疗作为未来医学发展的中心在医药业界内部存在强大的驱动力

当代社会环境的改变，尤其是人类生存环境中的各种人为的化学污染和物理污染，已经造成了疾病种类显著增多，疾病谱系明显变化。许多疾病正在不分人种地区、不分性别年龄，甚至跨越人类和动物界的区别蔓延。这个现实，在医药业界内部必定会引起高度关注并极大地催生和强化治疗疾病的动力。这种动力主要表现在两个方面：一方面，是来自医药界的职业本能和社会责任感，主要表现为对医药科学的创新追求，探索战胜疾病的新原理、新方法，特别是战胜新病种的原理和方法等方面的科研活动；另一方面，则来自医药相关的产业界，尤其是第二产业加工制造业利用科研创新成果对企业创新利润的不懈追求，表现为对新药品、新器械的持续研发和快速营销。在现代知识产权制度保护下，创新利润是发明制造企业最丰厚而又最有保障的利润来源。当前，医药产业虽属"高风险""高投入"，但也是当前全球范围所剩不多的"高回报"产业。跨国医药企业屡屡进入世界 500 强排名（2013 年有 11 家，2014 年有 9 家，2015 年更增加到 13 家）就是证明。当然，对创新利润的追求，是企业的合理行为，也是医药科技演变的有力驱动。

以上两个方面是对未来医学发展各类影响之中来自医药业界内部最主要最重大的动力。相应的，就是我们没有理由对医药界自觉、自发地把当前以疾病为中心的医学转变到未来以健康为中心的医学抱有过高的希望，转变的动力和压力将主要来自医药业界的外部。

（二）需求决定供给，医保群体是医药服务的需求主体，医保制度是从外部影响医药发展方向和方式的主要动力

在市场经济环境中，在绝大多数情况下，需求创造供给、拉动供给是供需关系相互作用的主要方向，供给创造需求的情况虽有，但属于少数和次要的作用方向。当前我国参与三种医保制度的人群构成了医药服务需求的主体。根据国家统计局数据，2013 年全国城镇基本医疗保险参保人数 5.70 亿[①]，其中，离退休人员 0.69 万，在职职工人数 2.05 亿，居民 2.96 亿。另有农村参加新型农村合作医疗人数 8.02 亿。城乡参保人数（人次）合计为 13.72 亿[②]。除此之外，还有至少 3000 万的享受公费医疗的党政干部以及国家事业单位人员。在政策文件明确表述的医改基本原则中，"坚持以人为本，把维护人民健康权益放在第一位"是第一条。毫无疑问，医保制度覆盖的群体对医药服务的需求是我国医药服务最基本最重要的需求和动力，多数人群的医保制度对医药服务体系的制度和内容、形式等有着重大甚至决定性的影响。正因为如此，几乎所有的医药机构都要千方百计地挤入医保体系，争取自己的生存、发展空间。

可是，医保制度既不能是"无底洞"，更不可能是印钞机，因而，医保制度要想稳定、持久地运行，就一定要关注和克服医药领域的一些特殊问题。

（三）"信息不对称"在医药供需关系中具有不容忽视的特殊作用

社会科学界有个别学者主张医药领域应该放任市场自由调节，政府不必干预。我们反对此种主张。

我们认为，运用社会科学方法来分析医药问题，不仅需要指出"信息不对称"在不同领域可能造成不同的"机会成本"，特别需要对医药领域的特殊情况有足够清醒和充分的认识。固然，俗话说"买的不如卖的精"。供

---

① 中国医疗保险研究会 2015 年 5 月 4 日发布的基本医疗保险评估报告显示 2014 年城镇参保人数为 5.98 亿人。

② 2013 年国家统计局数据，但同年全国总人口为 13.6072 亿，城镇人口为 7.311 亿，乡村人口为 6.296 亿。而参保人数超过人口，特别是参加新农合的人数明显超过乡村总人口。

需双方"信息不对称"是高度社会分工背景下多数商品交易过程中普遍存在的现象。可是，在交易的事前、事中和事后任何一个阶段，需求方一般会对因"信息不对称"可能产生的"机会成本"（可能损失）做出感性甚至理性的判断。如果因为"信息不对称"而买错了一件普通商品，买方损失的无非时间和金钱，这类"机会成本"是绝大多数人可以承受的。医药领域却非常的不一样了：医生提供的医药服务直接事关患者的身体健康和生命安全。如果不听从医生建议，讳疾忌医，或者吃错药动错手术，那么此时"信息不对称"的代价就是健康甚至生命，这样的"机会成本"无疑是绝大多数人所不愿、不能和不敢承受的。因此，这就是何以如今多数患者即便"砸锅卖铁"也会对医生的建议言听计从的原因。再进一步思考，这也就是何以如今在一定程度上医疗服务行业会被医药加工制造产业所制导（使用"制导"这样一个多半属于军事领域的术语而不是通常所用的"引导"，是为了强调当前医药加工制造企业看似弱实则强的"市场营销能力"），只要新药品、新器械一问世，无论多么昂贵，都有患者愿意接受的原因。

因此，对于医药领域的"信息不对称"所产生并且目前在一定程度上被容忍了的过度检查、过度用药和过度手术问题，决策管理层应有清醒的认识并采取相应的制度措施，改进现行各类医保制度在此方面的不足。

（四）压力与压力向动力的转变：问题导向的改革——医改关键难点问题的解决办法是影响未来医学发展方向的重要力量

对我国医改的目标，社会各界并非没有争议。但政策文件中至少对2020年所要达到的基本目标有一个清晰的表达，即"基本建立覆盖城乡居民的基本医疗卫生制度，为群众提供安全、有效、方便、价廉的医疗卫生服务，实现人人享有基本医疗卫生服务"。以此表述中的关键词为据来考察，"覆盖"和"人人享有"的任务已经基本完成。"安全"和"有效"主要指医药服务的质量和效果，是医药机构的基本职责所在，由于侧重的是技术层面的要求，应该通过医药机构和从业人员的自身努力就可能做到。可是"方便"和"价廉"就不一样了，对应的就是当前我国医药卫生服务存在的主要问题。"看病难""看病贵"是对此两点存在问题的通俗表达，而形成的原因涉及因素较多。

在政府关于医改的文件中，有一条基本原则的表述是"坚持统筹兼顾，把完善制度体系与解决当前突出问题结合起来"。那么，如何看待"突出问题"，"难"和"贵"两个问题都不能不说是"突出问题"，可是二者虽然互相关联，但又有所区别。我们认为，我国医改首先应该解决的是"贵"的问题。这是因为从世界范围来看，不论医疗福利保障的程度高低，一定程度上各国都存在"看病难"的情况。之所以"难"，共同原因是以上所述全球疾病种类增多、发病率上升，医疗服务在供给数量和技术手段两方面都相对不足。此外，又有各不相同的制度原因：医疗福利待遇较好的国家，主要是医药卫生服务的效率问题造成一定程度的看病不易；医疗福利较差的国家，则主要是医药卫生公共服务投入不足，缺医少药，可及性较差，看什么病都难。事实上，我国前一时期医改也是首先试图解决"贵"的问题。采用扩大人均医保资金筹缴数量和改变各个支付主体之间医药费用的分担比率的办法，主要是加大财政投入数量和支付比重来减轻患者经济负担。可是，这种方法说到底，属于微观操作的层面，只不过从患者个人（至多也就是家庭）医药费用负担的角度来讲缓解了"看病贵"的问题。无论从卫生医药费用自身的变化，还是和相关数据的变化相对比，都可以说，我国"看病贵"的问题在宏观上、整体上远未得到解决。

研究我国目前的医药卫生问题，对非医药卫生部门的学者而言，有一个重大难题，那就是在国家统计局和医药卫生主管部门编制的各类《统计年鉴》所公开发表的国家统计数据中都见不到"人均医疗费用"或"人均医药费用"的影子。为此，笔者只好想方设法地从其他侧面来开展研究。从2000年到2012年，我国的卫生总费用增长了约5.13倍①，而地区生产总值增长了4.35倍；人均卫生费用增长了4.74倍，而城镇居民人均可支配收入只增长了2.91倍，农村居民人均纯收入仅仅增长了2.51倍。这就表明，无论是从国家还是民众人均角度计算，在此期间在卫生费用方面的负担相对而

---

① 国家统计报表中的卫生总费用覆盖范围大于医药费用，包括了一些管理费用。但由于暂时未能找到相关管理部门系统发布的各年度全国分类医药费用数据，只好暂且用已有数据做一简单分析。

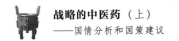

言是加重了。但是，城乡个人医疗保健支出的情况又有所不同：同一时期城镇居民个人年均医疗保健支出增长了 2.34 倍，低于城镇居民人均可支配收入的增速；但是农村居民个人年均医疗保健支出增长了 4.87 倍，远远高于农村居民人均纯收入的增速。

颇感意外的是，就在笔者在某个论坛上就未来医学发展方向发表意见后的一天，突然在一份地方小报上发现了用"据新华社电"名义发表的《医保缴费政策酝酿调整，职工退休后或还要缴费》的报道①，其中提到"医疗费用不合理增长问题长期存在，从 1991 年到 2013 年，我国人均医疗费用的年均增长率为 17.49%"。此增速无疑超过了笔者在上一段落所引用的"卫生费用"、"地区生产总值"、"城镇居民人均可支配收入"和"农村居民人均纯收入"等指标的增速。如果 1991 年的人均医疗费用为"1"，那么到 2013 年我国的人均医疗费用增长到了"34.6"！这就意味着在 23 年间，我国的人均医疗费用足足增长了 33 倍以上！当然，由于医保制度的推进，不是这增长的 33 倍都是由看病民众自己掏腰包的，但无论谁出，这笔钱都是钱啊！

探究这么高的医药费用去往何处，是一个非常得罪人而且是得罪很大一群人的问题。前些天参加一个中医药发展问题座谈会时，有一位先后在政府医药行政管理、公立医院经营、民营医院经营和医药社会团体任职的专业人士透露说，虽然国家现在鼓励社会办医，可是民营医疗机构很难解决关键人才问题：刚毕业的、没有足够临床经验的医药人员很容易找，可办医院总要有几个领军人物吧？对于行政管理部门不深入了解业内实情的人员——特别是对广大社会民众来说，一个民营医院能够开出年薪 50 万元甚至 100 万元来聘请一个医生，应该不算低了吧，可是在大城市里，有名的三甲医院科主任或大牌主任医师包括法定工资、合法奖金和灰色收入在内的总收入已经超过了这个数！不要说特大城市里已经有了年入 1000 万元的西医手术专家，就是著名的老中医也有年收入超过 500 万元的。那些只听公立医院的院长、医生抱怨政府投入不足一面之词的人，肯定了解这些情况吗？！全国范围内

---

① 《贵阳都市报》2015 年 11 月 21 日，第 A11 版。

大大小小的城镇医疗机构里的医生绝大多数早已是当地的中高收入者了。这样高的收入、这么多的公立医疗机构和人员如果都要靠政府、靠福利性为主的医保制度养着，做得到、做得好、做得久吗?!

由于医药费用快速上升，从 2009 年到 2014 年的五年中，我国医药市场的年均增速达到了 19.2%。[1] 近几年来，陆续有媒体报道，从新农合到城镇居民医保、城镇职工医保，个别地区已经出现医保费用当年收入不够当年支出甚至累计收入不敷支出的情况。例如，中国医疗保险研究会 2015 年 5 月 4 日发布的基本医疗保险评估报告就披露 "2014 年全国城镇居民医保基金收入增长 23%，但支出增长了 37.1%（一些地方甚至增长 50% 以上）。不少地区出现当期赤字，有些地区出现累计赤字"。尽管个别研究医改、医保问题的学者认为，有国家财政为医保 "兜底"，所以不必为此忧虑，但是问题并非如此简单，在医药费用的绝对增长显现不可逆转的趋势的同时，我国又逐渐进入了老龄化社会，医保资金的缴用比例矛盾必将愈加突出，提高筹资标准来增加医保资金投入已是 "华山一条路"，不可避免。然而，谁来承担? 钱又从何来?

先看财政。虽然从 2000 年到 2012 年财政收入增长 7.75 倍，而财政支出是 6.93 倍，但财政赤字同期也扩大了约 3.5 倍。更值得关注的是财政收入从 2000 年至 2010 年十年期间年均增速 20% 左右，到 2013 年已大幅度下滑到 10.2%。在正常情况下，随着对环境和资源问题的关注，经济增长方式调整势在必行，增速的减缓将造成财政支付能力的下降。再看民众，收入本来就和宏观经济的景气程度相关。此外，大量农村劳动力外出流动此前就造成新农合资金筹集存在一些问题。如再提高个人筹资标准，征集难度还会增加。从媒体的上述报道也可以看到，今后职工退休以后可能还要缴纳医保费用已经不是笑谈，而与此同样值得关注的是，根据财政部的数据，2014 年我国已经有 22 个省份的养老金出现了年度收支赤字。"人社部表示，在老龄化程度越来越严重的情况下……将通过扩面征缴力度，夯实缴费基数，

---

[1] 《2015 年医药市场整体增幅受医保空（控）费年均增长率逐年下降》，中国报告大厅，2015 年 1 月 27 日，http://www.chinabgao.com/info/80053.html。

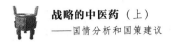
提高参保缴费能力。"①

医改要解决的问题当然绝对不仅仅是医药费用的问题，但医药费用的快速增长和医保资金入不敷出对现行医保制度的稳定和可持续运行所带来的问题无法回避，约束刚性极强，故此绝对不容忽视而且必须加以解决。

从更广阔的视野看，医改面对经济问题的绝非我国一国，作为世界第一经济强国的美国，曾经是"一个最发达的国家花费了最昂贵的医疗费用却是唯一一个没有实现全民医疗保障的发达国家"。当年提出医改目标时所出现的党争焦点首先是医保福利政策改革所带来的经济问题：美国的人均医药费用是我国的30~40倍②，医疗负担已成经济稳定持续发展的拖累。美国政府财政支出中最大的项目既不是教育也不是国防，而是医疗。尽管如此，奥巴马启动医改时美国还有约5000万人没有医保，而且据统计，美国每年60%的个人破产申请与医疗费用有关③。

国内有不少人——包括医药界和学术界——总是喜欢以美国的卫生费用支出占国内生产总值的比例来批评我国的所占比例过低。近日，笔者阅读了《2015年医疗卫生事业发展报告》，从中了解到国际上，2011年中高收入国家卫生总费用占国内生产总值比例的平均值是5.8%，政府卫生支出占卫生总费用的56.62%④。而我国2014年的前一比例为5.56%，后一比例为29.9%，个人现金卫生支出占卫生总费用的33.2%⑤。以我国当前经济发展水平而言，和国际"中高收入国家"相比，无疑要比和最发达的高收入国家美国去比更合理。从这个角度对比，我国国家卫生总费用占国内生产总值的比重已经非常接近国际上中高收入国家的水平了！

健康和生命是人类追求一切目标和价值的基础，有病治病绝对是理性的选择。但医药费用居高不下且持续大幅度增长，财政和民众的可承受支付能力却有限，所以我国施行医保制度前，曾出现了不少家庭"因病致贫""因

① 《养老金年度收支现赤字》，《贵阳晚报》2015年11月20日，A21版。
② 2012年美国人均医药费用达到8000美元，我国大约是人民币1200元。
③ http://www.guancha.cn/MeiGuoYiLiaoZhijian/。
④ WHO，World Health Statistics，2014.
⑤ 《2015年医疗卫生事业发展报告》，中国网，2015-12-29，http：//www.china.com.cn/guoqing/2015-12/29/content_37414979.htm.

病返贫"的问题。然而即便在实行了城乡多种医保并做到了广覆盖的情况下，上引《中国医疗保险研究会报告》指出，现行医保"对困难家庭仍然是'杯水车薪'，难以真正解决因病致贫、因病返贫问题"。

控制医药费用，至少是控制其增幅，究竟有无可能？控制医药费用的合理途径又在哪里？

在多年从事战略管理、决策管理研究的过程中，笔者归纳了一个基本规律，认定在技术路线（方法）、经济代价和制度稳定性（可持续性）三者之间存在着直接的因果联系，而且是以从技术路线出发的作用方向为主要方向。若非急迫，理智和有远见的方法应该是从选择技术路线入手来制定整个战略规划。相信从事战略和管理相关工作的人士都理解这一因果关系链。当然，以问题为导向的改革如医改，选择道路就不同了，变成为了维护社会制度的稳定，只能从群众最不满意的现实问题出发来选择经济上可承受的技术路线，属于对既成事实的事后调整，相对被动一些。

具体而言，这个规律表现为：不同的技术路线往往会产生不同的经济成本，由于可承受支付能力的刚性约束，不同的经济成本又决定了运用这种技术路线的体制和机制是否能稳定和可持续，更进一步，在一定程度上也就意味着更大范围和更高层次上的相关社会制度的稳定和可持续的可能。在技术方法的选择上，至少需要考虑所采用的技术对解决问题的有效性、技术的可靠性（成熟程度）和持续使用的安全性，而经济方面则要衡量采用此种技术所产生的成本的合理性和可承受性，并且所采用的技术路线和可能存在的替代技术路线相比具有性价比优势，在对社会制度和社会状态的影响方面，则必须在安全和稳定的前提下力争对技术路线和经济方案具有可选择性（可替代性），从而保证经济代价承受力的可持续性。在这个因果关系作用链中，技术和经济两个环节或许主要考虑的还是物质方面的因素，但对社会制度的影响这个环节除了物质因素外还必须考虑到精神方面的因素，如对不同技术方法的心理认同程度和文化认同程度。

在我国，既然现有医保体系从经济上难以持久维系，按照前述因果作用关系，就有必要考虑改变技术路线的可能。事实上，凭借我国特有的两种主体医药体系的条件，完全应该而且可能制定和运作一种独具中国特色的，技术成熟可靠、疗效明显、费用相对低廉同时预后也较好的医药卫生模式。这个模式的根本立足点必须是也只能是《宪法》规定的"发展现代医药和我国传统医药"，必须是也只能是党和国家"中西医并重"的医药卫生工作的根本方针。

从全国范围来考察，官方统计表明，近些年中医院的门诊人均次费用和出院人次均费用基本比综合医院（西医院）低20%左右。即便因为外科手术的原因，两类医疗机构的住院费用可比性略差一些，但门诊的费用比较还是很说明问题（尽管现在中医开西药、西医开中成药的现象泛滥）。

在全国最早的一个国家中医药发展综合改革试点示范省甘肃，不仅在医改中明确了"用最简单的方法解决最基本的问题，用尽可能少的费用维护居民健康，走中医特色的甘肃医改之路"的方针，而且做到了"党政领导、部门参与和全社会推动"的发展中医药新机制。由于大力推广中医药服务和惩处过度医疗并举，甘肃省各类医院合计的此两项费用更是较全国平均水平低40%～50%。笔者用2010年和2011年两年可获得的数据进行比较保守的推算，结论是：如果全国除甘肃和西藏以外的所有省、自治区、直辖市都能把此两项费用降低到甘肃已经达到的水平，那么全国一年节约的医药费用总数很可能达到甚至超过5500亿元。按照2011年的推算数据，仅这笔费用就可以满足我国5亿户籍人口一年的门诊和住院医药费用！对于一个13亿多人口国家的医改，这是多么伟大的实践和多么有益的启示！

所以，对问题导向的医改方向的合理判断是：越来越沉重的经济负担必将给现有医保体系及其所采用的医药技术路线带来巨大的压力，迫使我国医保体系改变目前过于倚重现代西方医药"以疾病为中心"的技术路线，转向以"中西医并重"为原则而且在今后一个相对较长的时期里相对侧重中医药的应用的医药技术路线。那么，在此情况下，中医药"上工治未病"、以健康为医药工作中心的特色优势必得到更多的关注和应用，从而带动我国整个医药服务体系从以疾病医学为中心向以健康医学为中心转变，将对医保的压力转化为寻求健康医学的动力。

（五）动力——文化多样性原则鼓励和支持不同医药学体系的并存

文化多样性作为人类历史传留的客观现实，应该被作为人类未来生存和发展的基础和原则来对待，此种观念正在世界各国取得越来越多的共识。本书在前文即已指出：从广义角度来理解文化，文化就是人类的"生存式样系统"，不同的文化就是不同的生存式样系统。中西两种医药体系和中外民族不同的生存式样系统直接密切相关，从哲学基础、认识方法到技术路线等因素间虽有相近之处，但更有相异之处。选择不同的医药体系实质上是对两种医药体系背后的不同文化体系进行选择的结果。

因而，只要容忍、认同和鼓励文化多样性，就会对不同医药体系采取兼收并蓄、共存共荣的态度。如此，则中西两类医药体系对生命、健康和疾病的不同理解和不同处置方式就都能得到施展的空间。中医药、西医药都能治病，但中医药学和西医药学的健康概念或关注点是有区别的，前者高度重视生命各种功能之间、人体各种脏腑之间的相互关系，把这种相互关系的状态作为判断"健康"与否的关键依据之一，后者则更重视单个功能、单个脏器的状态问题，往往把脏器的物质状态改变与否作为判断"健康"与否的主要依据。中医药强调"治未病"，而且从远古开始就认识和重视精神、心理因素对于人的健康、疾病的直接影响，那么在养生保健、防病治病方面（西医所称的预防医学某种程度上与此有相近之处）就必然就会产生相当直接、相当巨大、相当有效的影响。作为医改基本原则的第二条明确指出要"坚持立足国情，建立有中国特色的医药卫生体制"，也是对我国《宪法》中"发展现代医药和我国传统医药"的规定做出的明确呼应。

（六）关键动力——民众的生存哲学回归自然，健康成为价值标准和重要追求

在经济发展的初级阶段，包括由于受到一些对物质享受的过度宣传和诱导的影响，相当一部分人把致富作为人生的首选目标和生命价值的主要标准。"年轻时以命换钱，年老时拿钱换命"几乎成为"普适规律"。然而，随着经济的发展和收入的提高，越来越多的人，尤其是"先富"人群，对健康和财富的关系有了新的思考，意识到只有保住健康的身体，一切追求才有意义和价值。"有命才有钱""命比钱更值钱"，把健康当作生命和生存的价值标准和优先追求。同时由于营养和医疗条件改善，慢性病、老年病问题

逐渐突出。根据最近公开的、我国疾控中心和国外一些机构合作完成的、关于 1990～2013 年我国 33 个省级行政区的一项研究，慢性病正在替代传染病构成排名靠前的死亡原因。"慢性病造成的寿命损失从 1990 年的 47.4% 上升到 2013 年的 75.4%，该趋势短期内还将继续"①。而影响健康"最重要的危险因素"是高血压、吸烟、钠摄入过多、水果摄入不足、室内外空气污染、高血糖、饮酒、谷类摄入不足等"代谢和行为因素"。通过切身体会或周边人群的示范，用类似"性价比"的方法，对究竟是通过治病为主还是通过防病为主来养护自身健康更有益，逐渐有了感性的直觉，甚至是理性的知觉，对健康的关注程度不断提高。近些年，各类媒体纷纷"傍"上养生保健，各类养生保健机构也如同雨后春笋遍地迸发，就是民众健康意识增强、自我保健需求旺盛的表现。这是最根本、最强大的有利于人类医学从以疾病为中心向以健康为中心转变的动力。

（七）动力——医药界的道德和良心发现能使医学本身更健康

尽管有不少医生尽心尽责地工作在和疾病抗争的岗位上，有的甚至为此付出了自身健康乃至生命的代价，但病人越治越多，医生越做越累，在疾病面前人类已经陷入被动应战的恶性循环局面，却是不争的事实。非但如此，医患关系紧张，恶性暴力伤医事件时有发生。这种现象在医药业界内部引起了部分讲求职业道德和公众良心的从业人员的反省，他们不齿于部分从业人员"无病找病、小病大治、大病恶治"的无良行为，寻求医学"从疾病医学向健康医学，从重治疗向重预防，从强调医生的作用向重视病人的自我保健作用，从以疾病为中心向以病人为中心"转变的方式方法。

近期在微信群里广泛转发的某医药界人士的文章就说道，"如今的循证医学就像一把已经上膛的枪威胁着临床医生……过度诊疗之风愈演愈烈，循证医学在其中起到推波助澜的作用"。"我们真正质疑的并非循证医学体系

---

① 邢英：《〈柳叶刀〉发布中国疾病负担研究结果中国各省疾病负担几何？》，《中国医学论坛报》2015 年 11 月 5 日。

本身，而是认为其正在被不恰当地利用。"① 去除我国境内"以药养医"的环境所造成的负面影响不谈，国外曾有报道，由于技术手段和经验不足等原因造成的门诊误诊率在 50% 左右，住院误诊率在 30% 左右。而药源性疾病是列在心脏病、癌症、肺病及中风之后的第五大疾病，药物性死亡已成为全球居第五位的死亡原因②。

在此，笔者想借讨论未来医学的机会，顺便来分析一下近年来愈演愈烈的医患矛盾问题。毕竟，未来医学本身就是医改必须关注的问题，而医改的重要任务之一就是改善医患关系。

近年来医患关系出现紧张局面，最关键的原因是在社会环境发生重大变化的同时，医生的社会定位也发生了重大变化。我国医界自古就有"不为良相便为良医"，"上医治国、中医治人、下医治病"等一类的说法。显而易见，从总体而言，那时绝大多数"文化人"应该是在走仕途做官吏、舞文弄墨为学者文人、行医用药当医生三个职业中选择或被选择的，"官、学、医"三位一体。古代经典《管子》中所谓"士农工商"四民中的"士"，就应该是涵盖了"官、学、医"三者的。虽然古代、近代都可能存在一些锦衣玉食的中医大夫，至少御医们可以如此这般，但医者多数是怀抱"医乃仁术""悬壶济世"的信念行医用药的。网上有文以扁鹊、张仲景、华佗、葛洪、陶弘景、孙思邈、李东垣、李时珍为我国古代最有名的八位医生，但似乎历史上还从来没有人评价过八人之中何人是大富大贵之人，却皆以医术、医德赞之。因而，在明确将市场经济规律引入医药服务领域之前的年代里，医生和商人是两个完全不同的社会角色定位。如果医生治不好患者的病，患者会认为只是因为这个医生的医术不够好，水平比较低，只好另请高明。而现代西方医药是在市场经济加上工业革命的背景下产生和发展的，尤其是进入当代以后，医药服务领域内以利润为导向、市场化运作、企业式经营的倾向愈益明显。以美国为例，在医药费用的控制方面政府的作用微乎

① http：//www.360doc.com/content/16/0718/07/534817_576427626.shtml，据转载说明引自游苏宁教授演说内容。
② 《药源性疾病对人类健康的危害》，http：//www.360doc.com/content/15/0124/19/10031643——443396614.shtml。

其微，主要靠医疗保险机构（多数也是商业保险机构）和医药制造企业博弈。用通俗的话表达，当医生成为理化生检查设备、药品和手术器械制造企业的推销员，医院、医生的个体利益直接甚至主要和对病人检查、用药和手术，特别是其中与"高科技手段"应用的多寡联系在一起的时候，医生已经在事实上把自己和商人放在同一个社会角色定位了。"无商不奸"固然是片面观念，但当患者和患者家属花费了大量钱财甚至倾家荡产地按照医嘱进行治疗却没有得到他们理想中的满意疗效时，设身处地地想，他们还会认为这只是因为医生的水平和技术不行，和贪图钱财的不良医德医风毫无关系吗？

医患关系紧张的另一个原因和医生从业场所的流动性变化有关：在我国近代出现民办的医院之前，除了官办的为皇家公侯或军队服务的医疗机构能有一点规模，绝大多数是民间分散的、小规模甚至主要是个体的行医机构。而且，尽管有"游方郎中"之类，但为数肯定不多，因而不见于史载，绝大多数是"定点执业"的。一个医生固定在一个地方，甚至是一家几代人都固定在一个地方行医，就应了"骗得了一时、骗不了一世"的说法，为人和疗效的口碑就是最好的医德医术证明，故此以前有"医不三世不服其药"的习俗。可是眼下我们看到的，是成百上千名员工组成的医院，是成千上万名教师学生组成的中医药院校。医患之间不但完全缺乏对彼此既往的了解，而且有"医商一体"的运行机制和利益分配机制所造成的医患之间对诊疗结果的不同预期。医生的流动性很大，患者的流动性也很大。患者要找一个医术高明医德又好的医生；医生在无法确保诊疗达到患者理想效果时要遇到一个通情达理同时又有法制观念的患者，主要只能靠运气。这就难免出现一些医患之间的认识和行为矛盾。

因此，尽管近些年来我国的文化、教育和法制都是在不断普及、发展和提高，但由于医药服务直接涉及的是民众的身体健康和生命安危问题，如前所述，涉及的是可能难以承受的机会成本，因此，医生和商人类似的社会角色定位，医疗机构、医生和患者、患者家属之间由于流动性增强而造成的缺乏相互了解和信任的关系，都构成了医患矛盾激化的重要因素。

应该承认，对医学中心问题，世界卫生组织是认识得比较早、比较清醒的。世界卫生组织驻华代表施贺德在 2015 年 11 月举行的一次会议上专门谈到了传统医学在慢性疾病防治方面的优势。他说，"传统医学用一种全面的方式保障健康，它更多致力于恢复和维持人的健康，而不是解决疾病的症状"，"世界上没有任何医疗体系可以抵抗慢性疾病问题的侵害，除非我们能够在人们生病前就有更好方法的恢复，保持健康，而这正是传统医学可以做到的。"[1]

医药界的道德和良心发现不但是医药界净化自身、增强健康能量的自发动力，而且是人类医学的关注重点和服务重点向以健康为中心转变的自觉动力。

（八）动力——社会经济发展模式的改进

造成人类疾病种类明显增多、疾病谱系显著变化的主要原因之一是生态环境和社会环境的变化。生态环境变化主要指各种人为污染，特别是大规模、高强度的化学污染和物理污染，成为生理疾病的重要致病原因；社会环境变化主要指市场经济环境下人际竞争的压力，成为心理疾病的重要致病原因。而生态环境变化和社会环境变化是经济发展模式的产物：片面强调物质财富的积累和享受，把国内生产总值作为发展（按照规范的经济学专业术语，这种观点所关心的实质是经济数量的"增长"而非经济质量的"发展"）的唯一衡量指标，就一定会走向耗竭资源、破坏环境的方向，不断带来更多的生理性和心理性的致病因素，造成更大数量的患病人群。所以，最核心的问题是社会经济的发展模式问题。只有当社会经济发展转变到把"以人为本"作为基点，以十八大明确提出的"尊重自然、顺应自然、保护自然"为原则，选择资源节约和环境友好的发展方式的时候，我们的生态环境质量和社会环境质量才能得到改善，致病因素才有可能得到有效控制。《宪法》规定，"人民是国家的主人"，因此，国家、社会要转变经济发展模式，前提是民众要转变生存目标和方式，改变片面强调物质享受，比富炫富、奢靡浪费的不良风气，返璞归真。幸福主要是心理和精神的感受，否则为什么不丹国民的幸福指数会超过作为全球第二大经济体的我们?!

---

① 《中医药国际化时代已经到来》，《科技日报》2015 年 11 月 12 日。

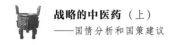

（九）阻力——改变医学中心必然要付出巨大代价

讨论医学是以疾病为中心还是以健康为中心，并非要否定医学同时肩负着防病和治病的双重责任，而是要区分出侧重点来。但是不同的侧重点决定着不同的利益分配体制和结构。据说，世界卫生组织在 1992 年就宣布了一项研究成果：每个人的健康和寿命，60% 取决于自身（生活方式），15% 取决于遗传因素（生物学基础），10% 取决于社会环境因素，7% 取决于气候环境（这两项又合称环境因素），只有 8% 取决于医疗条件（保健设施）。尽管如此，要把当前实际上以疾病为中心的医学模式转变到以健康为中心的方向来还是非常困难的。因为，这个转变不仅意味着医药界从业知识技能结构的转变和从业人员结构的调整，更重要的是医药产业内部产业结构的调整和利益分配格局的重大调整。这样大面积大幅度的转变和调整，要求目前作为医药产业主体的业界、机构和人员付出代价，包括经济利益、时间和精力。以医患双方在这一变革中的利益格局变化为例：医学不以疾病为中心而以健康为中心，医生的绝对主角地位就会相对淡化，医生个人的收益也可能相应受到重大影响，因为在以健康为中心的医学模式中，医生要考虑的首先是如何让民众不得病、少得病或尽量不得大病重病，这肯定不是以治病为专长的医生的最佳选择，因而，在当前以治疗疾病为重心的医药服务模式做得风生水起、得心应手的情况下，指望依靠医药界的自觉认识和自发努力来实现这一转变和调整是很不现实的。

借用中医界的术语来讲，道、理、法、术，道是第一位的；理法方药，理是首要的，以健康为中心还是以疾病为中心，是道和理的层面的问题，而解决道和理的问题本身就不可能一蹴而就，从道和理再到法术、方药，同样需要一个过程。

未来医学应该是以维护人类身心健康为中心，低成本、个性化、覆盖全民和可持续的。建立和发展以健康为中心的医学，不仅是医药业界需要转变、社会医药保障制度需要转变，而且需要民众通过生存目标和方式的转变达到对健康和疾病的观念的转变，甚至需要国家对社会发展模式的转变做出相关决策，因而是一项多因素、多角度参与的全社会系统工程。

对比和衡量以上所分析的九个方面的动力、压力和阻力，可以看到：有利于未来医学从以疾病为中心向以健康为中心方向转变的动力因素（包括"医保群体是医药服务的需求主体"），而"民众的生存哲学回归自然，健康成为价值标准和优先追求""医保制度的改进""社会经济发展模式的改进""文化多样性原则的更普及认同为不同医药体系的生存和发展拓宽了空间"（包括"医药界的道德和良心发现可能使医学本身更健康"），因此，尽管有"信息不对称"使过度医疗在以疾病为中心的医药服务中有较大的操作余地，有从疾病医学转向健康医学给医药业界带来转向重构可能产生的巨大利益损失和调整，但是，有利因素、动力因素远多于阻力因素，而压力因素也将转化为明显有利于向以健康为中心的方向发展的动力。所以，我们有充分的理由和信心，通过相关各界的共同努力，推动我国医学尽快向以健康为中心转变。

中医药国情调研总报告（2007~2017）

战略的中医药

国情分析和国策建议

陈其广 等／著

社会科学文献出版社
SOCIAL SCIENCES ACADEMIC PRESS (CHINA)

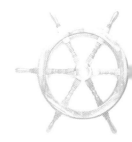

目　录

上
国情分析与国策建议

下
专题报告、论文和采访报道

下

专题报告、论文和采访报道

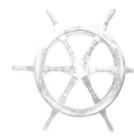

中国特色医改应以中医药为基础，
走低成本可持续发展之路

邢东田　陈其广　张　南　唐祖宣

2008 年 11 月 14 日，新医改方案征求意见结束，共收到 3.5 万余条建议。深化医药卫生体制改革部际协调工作小组 15 日发布通报，认为广大群众充分肯定了"征求意见稿是一个符合中国国情的指导性意见"。然而，据中医药调研组了解，这一看法与一些专家的实际意见存在一定差距。在日前组织的专家研讨会上，不少与会者认为，新医改方案对如何根据国情走中国特色之路体现非常不够。

与会专家认为，医改要想取得成功，必须从我国国情出发走中国特色的道路：我国人口多底子薄，尤其是低收入的农村人口众多，医疗费用投入多了投不起。但我们有西方发达国家所不具备的中医药。中医药安全、有效而且方便、价廉，强调"治未病"，既有深厚的文化基础与群众基础，又具有发展的可持续性。只有以中医药为基础为支撑的医改，才能为广大群众提供及时、有效的医药保障；才能建立我国自主的医药产业，摆脱过度依赖外国医药产品的局面，以保证医药领域的国家安全。以中医药为基础，是一条低成本可持续发展之路，也是我国医改唯一可行之路。

专家们认为，我们应当以科学发展观为指导，坚持自主创新，从国家发展战略的高度认识中医药事业及其在医改中的地位，彻底放弃贪大求洋、不顾国情的发展思路，建立真正能够体现中国特色的国民健康保障体系。现将专家们的有关观点综述如下。

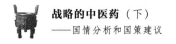

一　医改应走可持续发展之路

西方发达国家医保制度比较健全，但随着现代医疗设备和药品越来越"先进"，价格也越来越高，医疗费用飞速上升。据报道，美国医保支出与国内生产总值的比例，20世纪60年代约为5%，2004年已升至16%，国家财政和百姓都已不堪重负。就连西方最发达的美国，都在担心医疗费用上涨导致财政崩溃。作为发展中国家，我国人口多底子薄，尤其是农村人口众多、中低收入人群比重较大，又怎么可能走西方发达国家的老路？何况现实情况也的确不容乐观，据有关资料，1995年、2000年、2005年我国卫生总费用分别占国内生产总值的3.54%、4.62%、4.73%，呈快速上升趋势，甚至高于同期国内生产总值或居民人均可支配收入的增速。照此发展下去，必将给社会经济带来难以承受的沉重负担。因此，我国的医改必须另辟蹊径，走低成本可持续发展之路。

二　以中医药为基础最具可持续性

中医药学是我国原创的医学，主张预防为先，强调养生保健，具有"简、便、验、廉"和人性化、个性化服务等多方面优势，代表了未来医学发展方向。既有深厚的文化与群众基础，又具有发展的可持续性，最适合成为我国医改的核心力量。相比较而言，中医药学至少有五大优势。

一是理念先进。中医提倡"治未病"，不仅防病于未然，更强调养生保健，重视调理人的身心状态，同时结合运用非药物疗法和药物进行医治。中医还强调因人、因地、因时制宜，符合"以人为本"精神。在治疗方法上中医药学主张"理法方药""君臣佐使"，将整体论思想贯穿于对药理、药性、药效的认识和应用。

二是治疗有效。据调研，西医能治的多数疾病中医大都也能治，而许多中医能治的病如多因素疾病、不明病毒性疾病等，西医却缺乏有效方法。实际生活中有不少被西医判了死刑的患者，经过中医治疗奇迹般的起死回生。

中医不仅擅长治疗慢性病、老年病，对急性病也同样有疗效。广州感染 SARS 最早最深，由于中医药较早介入治疗，死亡率与后遗症比率远远低于其他城市。

三是安全可靠。中医的非药物治疗和药物治疗都比较安全。因为中药绝大多数来自天然的植物、动物和矿物，又经过特殊加工炮制减毒增效，毒副作用相对较小，且经过千百年甚至几千年的临床实践检验，早已被充分认识，只要合理应用可以有效避免毒副作用。当代医疗实践也证明，中药是安全可靠的。近年来所谓的中药中毒事件，主要是使用者的无知和使用不当造成的。相比之下，西药大多为人工化学合成，毒副作用较大，还易产生抗药性。只有200多年历史的西药，共发明1万余种，由于耐药性、毒副作用致残致死事故多发，迄今已被淘汰90%左右，而今不但毒副作用和抗药性问题没有得到很好解决，反而由于过度医疗、过度用药有愈演愈烈之势。

四是廉价方便。讲到廉价，中医有"一根针，一把草"之说。"一根针"，是指中医的非药物疗法，如针灸、拔罐、按摩、刮痧等。这些疗法简便易行，成本非常低廉，不仅能够治疗诸多疾病，而且其中多数疗法简单易学，人人可以掌握一招半式，用于养生保健。所谓"一把草"，是指在非药物治疗基础上，施以中草药治疗。中草药大多数价格非常低廉，在广大农村地区，还可利用当地野生或种植解决问题。即便到医院治疗，中医的费用也远远低于西医。

更重要的是，由于中医不需要什么仪器设备，特别适宜在农村和城镇社区建立小诊所，方便群众就地治疗，解决群众"看病贵、看病难"问题。

五是产业潜力。在我国各行各业中，最具知识优势、最具经验积累、最具应用基础、最具发展潜力，拥有原创权益的，唯有中医药。在西药方面，我国则处于绝对劣势，具有自主产权的化学药品只占百分之几，其余全是仿制外国过了专利保护期的产品。

鉴于中医药的各项优势，我们完全应该将其做大做强，不仅可以作为国民健康的保障，更有利于摆脱过度依赖外国医药产品的局面，保证我国的医疗安全。

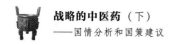

三　目前中医药状况堪忧

然而，中医药目前的状况，与党和人民的要求相距甚远。除了由于医药领域不当的"市场化"外，对中医药的错误认识与做法是更重要的原因。

由于近代以来全盘西化与民族虚无主义思潮盛行，导致我们无视中医药自身特点与发展规律，一直用西医药的标准来认识、衡量、研究和管理中医药，使我国中医药事业的生存和发展受到很大限制甚至严重摧残。一是中医人数大大下降。中华人民共和国成立初期全国中医药从业者约 50 万人，西医不足 2 万人；据有关统计，至 2005 年全国中医（包括民族医和中西医结合医）医师不足 23 万人，西医则升至约 137 万人。二是中医人才质量降低，不仅许多绝招失传，有些中医连汤药处方都开不了。三是中医院大量使用西医疗法，动辄吊针、手术、化放疗，用西药更不在话下。四是模仿西药标准进行中药生产，既违背中医药发展规律，又造成大量浪费。五是相当数量的科研，不以中医药原理方法而是按照西医药标准进行。六是受西化思潮影响，中医药院校大量安排西医课程，"入学时热爱中医药，在校时怀疑中医药，毕业后反对中医药"者大有人在。

总之，"舶来品"西医药已成为我国的"主流医药学"，而"原住民"中医药沦为了"二流医药学"。我国在世界卫生事业和医药学术领域中的话语权受到压制，国内药品和医疗器械市场至少半壁江山被进口产品、合资产品占据，我国医药卫生体系和国民健康保障体系的安全性受到严重威胁。这一状况应当引起党和国家的高度关注。

四　建议

以科学发展观为指导，从国家发展战略的高度认识中医药事业及其在医改中的地位，坚持按照中医药自身规律自主创新发展，彻底放弃目前求洋贪大、不顾国情的发展思路，建立真正能够体现中国特色的国民健康保障体系。

医改的中国特色，首先要体现在以中医药为基础上。尤其在广大农村以及城镇社区，一定要以中医药为主、西医为辅，"先中后西，能中不西"。这是一条低成本可持续发展之路，也是我国医改成功的唯一可行之路。

在深入调研基础上，对有关政策、法律和管理体制进行有力度的改革。中医药局面的改观，首先不是投入问题，而是管理问题，最重要的是中医药和西医药分业管理。为此可以考虑成立国家卫生保健委员会，下设西医管理总局、中医药和民族医药管理总局两个平行机构，按照各自的发展规律进行管理，彻底结束"牧师管和尚"的尴尬局面。

中医药产生于临床实践而非实验室，其科研应以总结临床经验为主，按照中医药的特性研发。用化学成分分析方法研发中药，不是发展中医药，而是利用中草药为原料研发植物化学药，非但对中医临床毫无帮助，还浪费了中医药宝贵的药材资源和科研经费。

在投入方面，目前的重点应大力推广成熟有效的中医疗法和药物，恢复中医药在我国医疗体系中应有的地位。

建立以中医药为核心的自主型医疗产业，摆脱过度依赖外国医药产品的局面，像保护粮食安全那样，捍卫国家的医疗卫生安全。

（本文于 2008 年 11 月完稿）

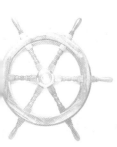

中药现状亟待管理部门高度关注

张 南　骆诗文　单光正编写

　　中药是中华民族的瑰宝，与中医一起捍卫着中华民族的生存和发展。在几千年时间里，上至王公贵族，下至平民百姓，几乎所有的医疗保健都是由中医、中药所承载的。但近年来，我国中药无论是生产、流通，还是研制、教育，都出现了很多问题。日前，中医药国情调研组采访了我国著名中药专家骆诗文。他认为，现在中药问题非常严重。不是一个环节出了问题，而是整个产业的问题。中药涉及一个完整的产业链条：从第一产业的采集种植，经过第二产业的加工、炮制，一直到第三产业的市场销售和应用，等等。不仅关系到患者伤病的康复，还关系到几百万人的就业和生计问题，尤其在目前世界经济危机的背景下，我们更应当认真对待。

国内：中药的衰败与混乱

一　中药种植领域：胡乱种植

　　中药材历来讲究传统地道，因时、因地，甚至因人种植。以本草作为中药种植的标准，起着"法典"的作用，对产地有严格要求，不是想在哪种就在哪种的。经过千百年的历史实践，形成了对中药产地的系统认识，如重庆石柱的丹参，湖北利川的黄连，甘肃岷县的当归，山西大同的黄芪，广西百色的三七，等等。都是原产地品种，质量和药效都好，而当地药农代代相传，积累了丰富的种植经验。虽然，现在的技术可以进行异地种植，如仅从药材的外形上看，似乎比原产地还要好，如在广东种植的人参长得很快、很大，但是，我们重视的是它的药效价值。我们可以利用科技使其在全国各地生存、生长，但是我们却无法控制其药效的高低，这一点，在我们进行中药温室养殖和中药扶贫的时候尤其要注意。现在，在中药种植方面存在的问题主要表现在，各地胡乱种植，严重违背了地道中药的传统原产地种植模式。由于各地水土的不同，加上种植者种植中药经验的缺乏，使得中药药效大大降低，使中药从根基上衰落了。

二 炮制、加工领域：假冒伪劣

1. 采摘不按时令

地道中药讲究按时采摘，这是千百年来中药采摘的宝贵经验，特定的时刻采摘与中药特定的药效是相关的，过早与太晚都会严重影响中药的药效价值。但由于在种植上的混乱，使得真正懂得中药采摘时令的药农少之又少，一般的种植者只能按照一般农作物的收获方式采摘中药。

2. 初加工不守规矩

一般中药都要进行初加工，如去皮，晾晒，但由于上文提到的全国各地的胡乱种植，中药种植者根本没有中药种植经验，很多药材基地的所谓药工仅仅是进行了短期的简单培训，根本不知道初加工的重要性，也没有掌握技术、技能。因为不知道初加工的重要性，所以就忽视了初加工；因为没有掌握初加工的技术、技能，所以就只能胡乱处理。

以上简单说明了中药种植和初加工领域的问题，其根本的问题是违背了地道中药种植的原则，胡乱种植。

3. 药厂生产盲目现代化

一提到中药，我们首先想到的是汤药，中药饮片是最能体现中医辨证施治特点的，是最适合中药的形式。而目前，能开具汤药方的中医越来越少，与此同时，中成药迅速发展，致使中药饮片的销售大为减少。由于盲目追求现代化，采取"中药西制"，搞"颗粒配方饮片""中药针剂"，使得中药成本大大提高，而药效却严重降低。如现在藿香正气有十几个新剂型，但很多剂型的疗效远比不上传统的藿香正气水。现代人认为传统的汤药不好携带，煎熬麻烦，味道苦涩，难以下咽，便对中药进行所谓的现代化改造。例如，国家药监局推广的机械饮片和小包装饮片，其价格是传统手工饮片的三五倍。这样，一剂很普通的中药也要三十四元，人们吃中药比吃西药还要贵，因此就不吃中药了，中药的根基就被割断了！这是一种自掘中药坟墓的行为。

三 市场、流通领域：管理混乱

1. 盲目进行理化鉴别，忽视了经验鉴别

自新中国成立以来，国家对中药的管理一直是按农副产品的标准来对待的，但中药材又不同于一般农副产品，因为它是药，是用于防病治病的重要物质。因此，对中药材要进行严格的鉴别。目前市场上出现严重的假冒伪劣现象在很大程度上就是由于鉴别制度和鉴别能力的弱化导致的。而致使中药材鉴别能力弱化的主要因素是强调理化鉴别。由于中药现代化的影响，只相信成分定量的科学性，只相信实验室物理化学检验的绝对标准，所以盲目推行理化鉴别。而理化鉴别存在着很大的弊端，不仅成本高昂，浪费大量金钱，加重了经营者和消费者的经济负担，而且时间长，等鉴别结果出来后，出售假冒伪劣产品的人早就跑了，根本无法进行查处。而我们以前是依靠老药工的经验鉴别的，当场就可以辨别、定级分类。其效率大大高于理化鉴别，准确性也丝毫不低于理化鉴别。现在我们严重忽视了他们（老药工）的价值。

2. 公司化管理市场导致利益驱动下的唯利是图行为

政府多头管理的体制必然权责不明确，互相推诿责任，消极管理，因此又提出要实行市场化运作和管理，政府部门不再直接管市场，这本是好事，但把管理的权力一下子交给市场，中药材市场的老板只想着赚钱，像建造大型商场一样的建立造大型药材市场，出售摊位，不管懂不懂中药材，只要出钱就让进市场经营中药材，缺乏基本的市场准入制度，使得很多商贩在没有

丝毫中药材知识的情况下盲目进入市场，导致假冒伪劣药品充斥市场的现象。关于假冒伪劣，我们往往注意到了故意造假，其实还有相当一部分是因为根本不懂药，不能辨别药材的等级、好坏，只是在按市场价格买卖中药材。如此，以管理商场的方式管理药材市场，使得药材市场的管理者根本没有心思去真正建好、管好市场。

3. 市场假冒伪劣

我们发现中药材专业市场十分混乱。有的除出售中药材外，还出售香菇、黄花菜、木耳等食品；有的经营十分惨淡，整个市场只有100余家经营户；有的市场上出现把大茴、海龙、海马、冬虫夏草、人参等药材的有效成分提取后晒干了再出售；有的把已经用过的桂皮、草果等晒干了再出售；还有用酥油、蜡和淀粉制成的冬虫夏草，其颜色黄中带点绿色，也在街上摆卖，而市场管理方对此无人过问。

国际：一个针对中药的巨大阴谋

一　科技界："现代化"

1. 鼓吹科学旗帜下的中药现代化，国内却响应入套

最近几十年来一些发达国家在化学药研究上没有大的进展，使他们转而想在中医药中寻求出路，但由于文化差异和哲学背景的不同，他们对我国传统中药理论没法理解和接受。只能讲萃取、提纯，提取有效成分，即研制植物药。为了自己更好的发展，国外科学界便倡议中药现代化，而国内一些不明真相的科研人员，在崇洋媚外意识作用下，盲目地加以认同和坚决的支持，以为这是中医药的巨大突破，更有些科研人员为了个人私利，直接在国外势力的授意下在国内展开科研。如果说西方由于文化背景的障碍，而不能真正理解中药，那么国内那些所谓的专家们，身为中国人，耳濡目染中国的传统文化，还是去曲解中药，就显得异常的悲哀了！甚至让我们去怀疑他们的动机。不错，中成药剂型改革是应该推行的，但应以提高中药的疗效为主，中药汤剂都是经过长期的实际使用并有独特疗效才传承下来的。对此，我们不能随意胡乱改造。

2. 植物化学药不是中药

现在研制中药新品种，强调成分清、药效明、质量可控，讲其有效成分。从某种中药中提出某种成分，再以这种成分作为有效成分组成一个新药，这种方法不是在研究中药，而是在研究植物化学药，而植物化学药在欧洲已有二百多年的历史。我们应当承认，从这些药用植物中提取有效成分生产新药是有作为的，但我们必须清楚，这样研究出来的药不能称为中药，而是植物化学药。植物化学药和中药是完全不同的两个概念，不应当把植物化学药的招牌贴在中药脸上去混淆视听。如果用研究植物化学药的方法来研究中药，则传统的中药就会被消灭了。现在，国家在向联合国申请中医药世界非物质文化遗产保护，可是，在目前的混乱局面下，中药拿什么东西去向联合国申请？

3. 国内研发（如中药针剂）是拿中国人做实验

在中医现代化的鼓吹下，中药针剂被视为中药现代化的延伸和发展，被视为中医现代化的巨大突破。现在市场上中药针剂品种很多，但这并不表示它已经发展成熟，疗效安全可靠。由于中药针剂可以当作新药申请，重新定价，且在医院大量使用，使其利润空间很大，基于此，越来越多的传统中药被"现代化"，研制成中药注射剂。但是，中药的特性决定了其难以提纯，先天即不够稳定，且不同的生产工艺，也会造成相同品种不同的副反应。而普通百姓往往是按照西医的观念来理解中药针剂，例如，认为西药注射比口服见效快，所以，中药针剂也应该比汤药的效果更好。在这样错误的"以西解中"的情况下，百姓对中药针剂产生了普遍的好感，甚至主动要求使用。在产生中医药的中国，人们形成这样的认识，实在是中医药莫大的悲哀，也是我们民族的悲哀。最近几年连续发生的双黄连注射液致死人命案、鱼腥草注射液事件、刺五加注射液不良反应致死事件等中药注射剂中毒、致命事件，究其原因，都是用所谓中药现代化口号实质研制植物药的恶果。更严重地说，这是在拿国人做医学实验，如果说百姓存在误解，那么科研人员就是在犯错甚至犯罪了！

二　西医药资本：对华展开的医药产业渗透

西方医药资本实际上已经对中药怀着巨大的阴谋，布下了一个大圈套。

1. 西医药对中国的强力鼓吹，营销

西医药，每每以先进、高级为标榜，向国内医院和药品企业营销自己的仪器和药品，每年我们花费在引进技术和购买仪器上的资金都是巨大的。如在"非典"期间，我们就在西方恶意的鼓吹下大量购买了人家库存积压的呼吸机。

2. 优质中药材的大量出口

他们诱之以私利，使国内相当多中药材公司，一味满足外商的需要，把优质的药材挑选出口，剩下的劣质药材留国内药用，严重影响了中医治病的效果，致使人们不再信任内地中药，例如广东就出现了在内地看病、去香港抓药的情况。这严重损害了我国现有资源，同时助长了国外/境外发展中成药生产。对我国中药发展和扩大出口造成严重威胁，我国中成药出口连年下降，这是主要原因之一。这也影响到中国中成药的生产和市场。实际上目前国外对中药的认同度仍然很低，国外生产的中成药在国外销售的很少，他们通过各种关系、各种渠道再进入我国。而一些自我标榜热心中药现代化的人物，总认为国外的月亮比国内的圆，鼓吹和宣传国外生产的中药质量比国内的好，起到推波助澜的作用。使得有些品种价格比国内同类产品高出 1～2 倍，这样就打压了我国中成药的生产和市场销售。舆论界老讲我国中成药进口高于出口，其真正原因就在此。

这样造成的结果就是我们现在比西方还依赖西医药。我们在扼杀我们的国宝——中医药！对中医药的漠视不仅是对国人健康的漠视，更是对传统文化的背离。经过百余年的民族沧桑，整个传统文化已经面目全非了，只有中医药还是传统文化活着的载体。民族的复兴，首先是传统文化的复兴，而中医药是一个绝好的切入口。

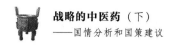

拨乱反正之道:拯救中药

面对中药之乱，我们能够做什么？

总的说来，在中药的管理上，必须按照本草的标准进行管理，坚持质量第一，在中药材种植、采收、加工、饮片制作中都要严格按照中药的传统标准和方法进行。

一　依据本草标准，因时、因地种植

第一，中药材的种植应注重发展原产地品种为主，辅以其他 2~3 个次产地，以避免因自然灾害影响主产地品种而影响全国药用需要，确保中药材的质量和治疗效果。

第二，按照农副产品管理中药材生产，进行无公害化种植，严格控制化肥、农药的施用，使生产出来的产品达到绿色工程的标准。立即停止 GAP 标准认定模式，以节约国家财政支出，解放药农、中药厂的束缚。

第三，应当把中药纳入新农村建设进行有效扶持。我国的中药资源（如甘草、当归、黄连、天麻等品种）主要在西部地区。因此，抓好我国中药产业的发展，对加快西部地区农民脱贫致富、改变生活环境、保护自然资源都有着十分重要的现实意义。因此，我国的中药发展主要在农村。

第四，中药材的引种试种，必须严格按规定进行，通过试种成功，并经三代种植检查其成分和原产地一样而无变异才能进行推广。

二　依据本草标准，因时、因地炮制、加工

彻底认清所谓中药现代化的阴谋与危险，使中药加工、炮制回归到传统本草标准上来。拨现代之乱，反传统之正，中药饮片的管理应当首先抓好饮片生产标准和规范的制定，然后按标准和规范进行生产指导和市场监管，而不要盲目地去大办饮片厂。所谓现代化，无非就是成分定量化和大规模机械化。而这都不合乎中医药的实际。同中医不适合大医院模式而适合诊所一样，中药的炮制、加工更适合作坊，而不是机械化的大规模流水线作业。但

是，对饮片的炮制我们不能盲目制定一个全国统一性的标准。因为实际上，由于地域和师承的不同，在中药材炮制上存在着门派之分，各有千秋。简单统一标准，可能会在肯定某一个的同时，使我们失去更多的炮制技艺。如此，则得不偿失。

三 建立全国统一的组织机构，管理中药材市场，改变管理混乱的现状

1. 建议成立中药材市场管理专家委员会，主要由老药工组成

管理和监督中药材市场。以此革除目前由政府部门直接管理和简单实行公司化大户管理的弊端。

2. 在中药材的定级和鉴定上，应坚持以经验鉴别为主

经验鉴别有怀疑的再进行理化鉴别，以便于及时查处假冒伪劣行为。改变现在盲目进行统一理化鉴别的模式。其实，理化鉴别也是中药现代化的一个表现，其实质是不再相信人的经验和主观能动性，而盲目信仰科学，只相信物理化学的检验。这也是西方实验室思想的反映。所以，要充分重视和发挥具有丰富经验的老药工的作用，让他们进行传、帮、代，参与经营管理。而目前老药工的地位和作用远远没有得到认可和发挥。

四 在中药出口上，应当遵循"中药的使用首先满足国内的需求，然后才是考虑出口"的原则

不能盲目地为了一时利益、私人的利益就把优质上好的地道中药材出口给西方医药资本，使他们再以中成药或植物药的形式高价返回国内。这样既严重损害了我们的进出口贸易，更为严重的是，由于中成药、植物药在药效及不确定的副作用的影响，是对人们身体健康极大的损害和隐患。

五 国家要形成相应制度，定期的认定名老中医和中药技师，给予名分、待遇和教育权利，使中药在种植、加工炮制和生产中的绝学得以延续

目前社会上存在的非法行医的问题，很大程度上是制度设计的漏洞，而

非民间中医之罪。老药工是我们国家宝贵的财富，他们用自己一生的中药种植、加工实践积累了丰富的经验和技能，但由于目前西化的学科教育模式，他们根本没有正规教育的权利，即便有跟他们学习的，年轻人也没有合法身份，身处尴尬的境地。

六　大力发展中医、中药的中专教育

目前承担中医、中药教育的是中医药大学本科，但从现在教学实践来看，效果并不理想，乃至可以说这样的教育模式是失败的。高中三年理科理化教育，加上大学四年西医、西药思想的影响，已经使他们很难再接受传统阴阳五行的中医思想和中药种植炮制加工的技艺。而本科的起点，也使得他们有了一个过高的眼光，不愿去农村、去基层，而只想着进大医院。中医药合法性这样一个伪问题，在他们身上倒真的成了一个严重的大问题，他们必须首先说服自己，建立其对中医药的信仰。基于此，我们主张，应该提前让他们接触中医药受到熏陶，以中考为切入点，以中专为主要的培养方式。根据一方水土养一方人的原则，由当地的中专培养当地基层的中医生，服务当地，造福一方，尤其是根据地道中药材种植和加工、炮制的原则，在当地培养年青一代的药农、药工、药师更是中药的现实必需。现在中央进行新农村建设，在推行大学生村官制度的同时，应该着重在中医、中药方面做文章，开展农村中医建设，以此大大提高农民的医疗保健水平。

要夯实中药产业现代化基石，黑龙江中医药大学副校长、博士生导师王喜军在接受《科学时报》记者采访时介绍，新中国成立以来，我国先后进行了三次大规模药用资源普查，较为系统和规模最大的一次始于 1983 年。当年，国家七部委联合启动实施了全国中药资源普查，历时 10 年，完成了全国中草药资源调查，基本摸清了我国中药资源家底，建立了全国中药资源区划，出版了一系列大型中药资源专著。全国药用资源种类达 12807 种，其中药用植物 11146 种（含种下等级）；涉及 11 门 34 纲 139 目 495 科 879 属 2290 种及亚种；药用动物 414 科 879 属 1581 种；药用矿物 80 种。

（本文于 2008 年 12 月完稿）

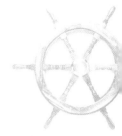

中医药管理体制改革势在必行，
试点工作应尽快部署实施

张超中　陈其广　张　南

一　党和政府的指导思想、大政方针历来都是
要保护和发展中医药

中医药是我国传统文化与传统科技中历史最悠久、体系最完整、应用最普及的领域之一，是中华民族对人类健康和世界文明的伟大创造和伟大贡献。新中国成立后，毛泽东主席不仅肯定了"中医对我国人民的贡献是很大的"，而且号召"西医学习中医"。邓小平也曾指出"特别是要为中医创造良好的发展与提高的物质条件"。1982年《中华人民共和国宪法》更是以国家根本大法的形式规定了要"发展现代医药和我国传统医药"。

二　中医药持续衰退的现状

然而，事与愿违，中华人民共和国成立以来，党中央和国务院关于中医药事业的诸多指导思想和方针并没有得到认真的贯彻落实，中医药事业出现了持续衰退的现象。

在人数上，中华人民共和国成立60多年来，西医增加了好几十倍，中医总数却反而减少了一半以上。"西医学习中医"演变成了"中医模仿西

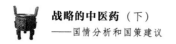
医"：中医丢弃历史传承下来、行之有效的独特诊断和治疗手法，刻意大量使用现代医疗检查仪器和西医西药的治疗方法，中医院的药费收入中西药居然占到了平均70%左右。

在人才培养方面，现在中医药大学主次颠倒，西医药的课时竟然和中医药的课时一样多，有的甚至更多。对外语的要求超过了对汉语的要求，并且重试验室实验、轻临床实习。培养出来的学生"中不中、西不西"，多数人毕业后改行。有担任院校领导职务的中医药专家明确表示：目前的中医药正规教育根本培养不出来地道、合格的中医药人才，振兴中医药的希望还在民间中医药界。

在关于中医药的管理思想方面，卫生主管部门的认识也出现了明显的"退化"：2008年10月的《关于深化医药卫生体制改革的意见（征求意见稿）》中，中医药不仅没有被作为独立构成部分，而且只用160余字做了零星表述，只字不谈中医药的民族文化特性，完全被当作一种辅助性的技术手段来看待。

三 造成中医药持续衰退的原因分析

既然《宪法》规定了，党中央和国务院历来主张保护和发展中医药，可为什么中医药却出现了持续衰退？我们通过对现实状况客观而深入的分析发现：中医药之所以出现持续衰退情况，并不是党和国家的指导思想、大政方针不正确，而是在认识、体制和运行上出了问题。

（一）对中医药和西医药的基本区别认识不清是所有问题产生的主要思想理论根源

中医药和西医药虽然都是有关人类生命、健康和疾病等问题的知识和技能，但由于二者的哲学基础出发点非常不同，因而对人与自然之间、人与人之间以及人体各部位之间的相互关系，对生命、健康和疾病的本质以及处治手段就产生了认识观和方法论等方面的巨大差别。西医药是在近代和工业化同时发展起来的，具有鲜明的西方科学的特点。而中医药起源于我国远古，是伴随着千百年来我国亿万人民在文化和科技领域的进步和成长，不断地创造、积累和完善形成的，具有浓厚的人文色彩和科技色彩。因此，中医药和西医药是两个非常不同的知识体系。轻视、无视这两种知识体系的巨大差别是造成中医药管理体制和运行机制方面诸多问题的主要思想理论根源。

（二）管理体制中存在的问题

1. "中西医并重"在机构设置方面没有得到体现

从全国而言，表面上中医药工作有自己的行业管理机构，即国家中医药管理局，而西医药却没有单独的行业管理机构，这并不是因为西医药不受重视，而恰恰是因为西医药在我国医药卫生体系中已经具有了强势话语权，"牧师管和尚"是对这个现象比较生动形象的比喻。从各地情况看，省、自治区和直辖市一级非但没有独立的中医药管理局，就连"矮半级"的中医药管理机构都还没有完全建立起来。

2. 对中医药从业人员的管理普遍采用西医药人员管理的范式

如《执业医师法》对执业医师资格考试的规定就带有浓厚的西医色彩，忽视了中医药的特点。这就挤压、阻塞了中医药人才的合法从业通道，使得相当数量确有专长、得到本地群众认可的民间中医药人才被迫长期游离在"合法"行医的高墙之外。这不仅加剧了民间中医药从业人员鱼龙混杂、真假难辨的问题，而且加重了农村地区、边远地区特别是穷困地区群众看病就医的困难。一些地区的有关执法部门甚至借此"依法"寻租，周期性进行罚款以谋私利。

3. 中药管理职责长期没能按照中医药的基本原理和中央政府的管理意图落实到位

前些年国家药监局强制要求中药生产企业一律实行 GMP 标准，造成一大批中小企业特别是民营企业因资金链断裂而无法生存。到 2007 年下半年，因为资金困难等原因而无法通过认证的中药企业依然占据 80% 以上，而已经通过认证的中药饮片企业中又有 80% 处在亏损或亏损边缘状态。

4. 人才培养制度和方法贪大求洋，很大程度上违背了中医药人才培养的基本规律

正规院校的本科教育不顾中医药的基本原理、发展规律及其文化特性要求，单一地全面推行批量化、标准化、系统化的西方普通人才教育方式。而研究生学历教育和论文要求的西化倾向更明显，许多学生的学位论文只是用中医药词语做装饰，"穴位"却都点在西医药学上。在社会化的中医药人才培养方面，实行西医药范式的资格考试和执业资格认证等制度，压制了家传、师承和自学等传统中医药人才培养方式。与此同时，地、市一级建立中等职业教育机构，培养适合于广大农村和边远地区实用中医药人员的自主权利也被教育部门剥夺，使群众缺医少药的情况更加严重。

5. 符合中医药基本原理和创新发展规律的法规建设严重滞后

有些已有的法规不但没有起到保护中医药的作用，反而阻碍了中医药的发展，甚至使其在重大、危急情况下攻克难关的积极作用难以发挥。如中医在介入艾滋病和"非典"的治疗过程中，就曾受到某些有关管理机构以《执业医师法》和《传染病防治法》等法规为由的阻挠。对于中医药介入所取得成效的报道也因此而受到影响。

（三）中医药行业和事业的运行机制问题

1. 盲目引入市场机制造成严重的弊端

由于相关部门规定的收费方法完全无视中医药和西医药巨大差别，结果成了"劣币驱逐良币"现象：中药企业被迫通过降低原材料质量和加工工艺要求、提高销售回扣等方法生存和盈利；中医机构和人员则刻意大量购买和使用现代医疗检查仪器，看病开方以西药和中成药为主、少开或不开汤药，通过此类方法为自己争取利益。由于中成药回扣高于一般西药，又出现了部分西医开方尽量使用中成药的情况。允许对西医一知半解的中医开西药，允许对中医一窍不通的西医开中成药，从科学和技术意义讲这是不严肃，而从行为性质看则是对人民身体健康和生命安全极其不负责任，是前一时期我国医疗卫生行业和事业运行机制弊病的直接体现。

2. 盲目实现中药现代化的严重错误

一些领导机关和管理干部把创新和继承对立了起来，把现代看成对传统的背弃，动辄以"现代化""国际化"等时尚口号为标榜，试图照搬西方科学的手段来解构中医药理论和实践。尽管大量宝贵的科研经费被用于此类项目，经年累月依然成效不明显，而经典著作和经方、验方临床应用实践相关的课题却较少受到重视。这种数典忘祖、离经叛道的思想和路线对我国医药卫生体系和国民健康保障体系的安全极有可能产生不利影响，应予以密切关注。

四 中医药不但符合人类医学发展方向而且具备鲜明的特点和优势

首先，中医药符合人类医学发展的大趋势。

在理论上，世界卫生组织 1996 年提出的《迎接 21 世纪挑战》的报告就强调当代医学要从疾病医学向健康医学发展，从重治疗向重预防发展，从对病源的对抗治疗向整体治疗发展，从群体治疗向个体治疗发展。而这些发展方向恰恰就是中医药的特长和优势。2008 年通过的《北京宣言》更是对传统医药给予了明确定义，并提出要加以维持和保护。在实践中，20 世纪六七十年代我国以中医药知识技能为基础的群众卫生保健体系曾被世界卫生组织誉为"发展中国家群体解决卫生经费的唯一范例"并向发展中国家推介。

其次，中医药至今没有丧失"简、便、廉、验"的特点和优势。

中医药的诊断和治疗方法，尤其是非药物疗法（如针灸、拔罐、刮痧、推拿乃至正骨）简单易学。中医养生和治疗方法使用最多的是普通天然植物、动物和矿物，相对于人工化学合成的药物更便于获得，而按典型方法制作成丸、散、膏、丹，更安全、服用也更方便。至于"廉"，即便在中医药被严重西化的情况下，根据 2007 年有关数据，全国综合医院的每诊疗人次医疗费用仍然要比中医院平均高 40% 左右。"验"的问题就更不用说，因为中医药是我国亿万人民数千年来身体力行，不断创造、积累和丰富、完善所形成的知识与技能的集合。

五 中医药管理体制改革涉及面广，难度大，有必要尽快建立综合配套改革试验区寻求突破

中医药管理体制和运行机制方面存在的问题形成原因复杂且积习已久。

宏观方面涉及国家对医药卫生、经济、文化、法规、教育、科技、财政、发展改革规划等许多领域的管理体制和运行机制问题，微观操作上则还与机构编制、药监、工商、公安、城管等执行环节相连。而改革开放30余年的实践证明：单项推进的改革方式往往顾此失彼，难以持久。对于问题涉及面较广、存续时间较长和产生根源较为复杂的领域的改革，极有必要考虑采取综合配套的改革措施。另外，30多年的风雨历程，极大地提高了我们的决策水平和执行能力。现今设计和实施综合配套改革的条件也相对比较成熟了。

考虑到问题的严重性和紧迫性，为了在有效控制风险的条件下积极稳妥地推进改革，很有必要首先在全国范围内有条件地选择若干（如2~3个）地市一级行政区域作为发展中医药事业的综合配套改革试验区。

上述试验区的主要改革目标和方式可以考虑包括但不限于以下方面。

一是在当地党、政首脑机关的统一领导下，协调各有关部门制定所在区域的中医药总体发展规划，优先考虑中期规划的制定和落实。

二是落实"中西医并重"方针，对中医药和西医药实行新的管理体制，如考虑对二者实行"平等对待、平行运作、平级管理"的原则。

三是制定有利于按照中医药基本原理和自身发展规律，发挥特点和优势，扩大中医药在社会经济、文化和各个领域，特别是在医药卫生体制改革实践中的应用的相关政策措施：如大力加强公费医疗、城镇职工医疗保险和新型农村合作医疗制度对中医药的应用扶持，增加报销种类和提高报销比例；解决中医药从业人员尤其是农村、边远地区基层中医药从业人员和西医药从业人员之间的收入差距问题；改进农村产业结构，鼓励和扶持农村，特别是农村贫困地区、边远地区因地制宜发展中药材种植业、初级加工业和初级产品流通业。

四是创建和完善中医药实用人才的教育和培养体系，特别是优先考虑传统教育和培养方式的继承与创新，尝试建立地市一级服务于本省的中医药中等职业技能教育机构。

五是"以舒为先、以疏为重、疏堵并举"，全面认真落实民间中医药人才的考核、审定和使用管理。增加财政用于建设、加强和巩固基层中医药队伍的投入，包括考虑基层中医药人员的基本收入保障问题。切实改善农村地区、中低收入人群的医疗条件。

六是尊重中医药基本原理和传统中药制作方法，改进中药特别是中药制剂管理制度，确保中药的安全和合理使用。

七是开展对中医药的文化扶持工作，有效动员舆论和宣传工具，把全民养生保健、防疫和中医药文化建设密切结合起来，把中医药文化建设与构建和谐社会密切结合起来。

八是其他相关配套改革的试验。

鉴于中医药管理体制问题产生背景复杂，存续时期已久，而综合配套改革的工作涉及面较广，恳请有关领导直接过问、统领部署综合配套改革的工作，及早启动改革试点。"实践出真知"，只有付诸改革实践，才能通过试点地区和分管部委局经常及时的交流、沟通和协调，逐步形成和完善综合配套的政策措施。中医药管理体制和运行机制的综合配套改革功在千秋，利在当前，殷切希望各个有关部委能够识大体、顾大局，密切结合本部门工作职能，认真而不是敷衍了事地制订出真正能够扶持中医药和民族医药事业发展的措施来，以便突破部门利益屏障，共同协商、分工合作，在下一年两会前取得全面、扎实的成效，造福百姓和国家。

（本文于 2009 年 2 月完稿，部分内容经张超中修改后载《中国中医药信息杂志》2009 年 8 月 15 日）

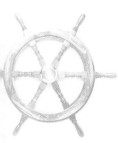

重塑生存模式的有效途径

—— 关于中医药的文化定义

陈其广

中医药的文化性质认定

在开展中医药国情调研的过程中，我们反复了解、探讨各方各派观点，到目前为止，初步形成了这样一种认识：中医药是中国人民用数千年的时间和亿万人的生命实践不断创造、积累和完善所形成的，关于如何认识生命、健康和疾病的本质，正确处理人和自然、人和人以及人体自身各个部位之间的关系，从而使得人类及其赖以生存的周边环境能够持续、平和、协调发展的一个独立、完整的理论知识和应用技能体系，是博大的人文精神和系统的知识技能的集合。是我国传统文化与传统科技之中历史最悠久、体系最完整、应用最普及的领域之一。

中医药既具有科学技术属性，也具有人文知识属性，是和近代工业化以后才真正发展起来的西方现代医药完全不同的两个知识技能体系。那种认为不同类型的文化本体和形态之间必然存在着高下优劣之分，主张"是一非一，存一去一"的观点无论在哲学界还是文化界都为多数学者所不赞同。文化多样性非但是历史遗留给我们的宝贵财富，更是当前和今后人类文化进一步发展和繁荣的重要基石和目标！不加区别地把经济领域的"全球化"概念和某些现象轻率地移植到文化相关领域，或认为无论是科学还是文化都只存在唯一的正确和合理，进而得出唯有对中医药进行改造、使之与世界其他医药学理论和应用方法"同化"，才能走向世界，实现与国际"接轨"的观点是非常值得商榷的。

这种观点之所以存在，与目前我国学术界、管理界乃至企业界内科技与人文的严重分离倾向也有着密切关系。这种分离不但造成了科技和人文在社会发展中的不平衡状态，而且对于我国在新的历史时期和环境下克服物质科学的局限性，实现政治、经济、文化和社会整体和谐协调的自主创新发展存在着不利影响。

中医药符合医药卫生事业发展方向

从世界医药卫生事业发展的方向看，世界卫生组织发表的《迎接21世纪挑战》报告，强调了从疾病医学向健康医学发展，从重治疗向重预防发展，从对病源的对抗治疗向整体治疗发展，从群体治疗向个体治疗发展，总之就是要从以疾病为中心向以病人为中心发展。这些适应21世纪医疗卫生方式的要求，恰恰是中医药的特点和优势。

从混沌初开到当今盛世，绵延数千年的我国历史实践表明：中医药在防御、克服自然灾难和社会动乱对民众身心健康造成的危害，确保中华民族的繁衍昌盛方面做出了卓越贡献。即便在西方当代医药理论和应用技能在我国已经占据主要地位的情况下，在国民养生保健、农村和边远地区中低收入群体日常医疗以及在治疗"非典"、艾滋病等世界性高危传染病等诸多方面依然发挥着有效的、不可替代的作用。如果没有利益分配等体制、机制设计方面的问题的影响，中医药"简、便、验、廉"的特点和优势一定可以为建设有中国特色的医药卫生体制和国民健康保障体系发挥更大作用。

因此，认为中医药已经不符合人类医药卫生事业的发展方向，已经失去了普遍应用的实际价值，必须对其基本原理和应用实践进行解体重构的主张是"一叶障目、不见泰山"，不但不合时宜，更是缺乏远见卓识。如果能够首先认真做好全面、系统地理解、辨析中医药基本原理和内在创新发展规律的工作，在继承真谛的基础上开展谨慎创新，我们就完全有可能使中医药文

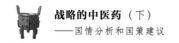

化成为重新塑造人类生存模式的一个有效途径。何况即便单纯从中医药的文化本质和特性而言，也应该奉行"和而不同"的方针，那才是促进文化多样性造福人类的沧桑正道。

传播中医药重在文化沟通

关于文化的定义有多种多样，笔者倾向于认为"文化是历史上所创造的生存式样的系统，既包括显型式样也包含隐型式样；既包括物质要素也包括精神要素；它具有为整个群体共享的倾向，或是在一定时期中为群体的特定部分所共享"。这个表述和美国文化人类学家克鲁克洪的概念比较接近。文化包含的领域极其广泛。文化表现在人的一切个体和群体活动过程中，体现着行为主体的宇宙观、人生观和价值观。无论是对人的生命、健康和疾病，还是对人和自然、人和人之间以及人体各个部位之间的相互关系的认识和处置方法，中医药文化的内涵和外延都符合上述对文化的定义。

不久前，我国某权威研究机构的研究成果——2009 年《中国现代化报告》指出："研究表明，至 2005 年，在世界 131 个国家中，我国的文化现代化指数排 131 个国家的第 57 位，达到世界初等发达国家水平，文化竞争力指数排 120 个国家的第 24 位，达到世界中等强国水平，而文化影响力指数排 130 个国家的第 7 位，达到世界强国水平。"

这个情况表明，我国文化在国际上的"现代化"和"竞争力"、"影响力"排名相互之间很不相称。因此，我们完全可以这样来解读，那就是：文化——尤其是具有深厚历史积淀的民族文化，在它的"现代化"和"竞争力""影响力"之间至少并不存在显著的密切关系，甚至完全有可能不是正相关的关系！那种认为只有文化"现代化"才是提高"竞争力"和"影响力"的必由之路的观点极有可能是思想认识中的一个重要误区！

那么，相比而言，在这三个指标里我们需要和应该看重的指标排序应该是什么？第一是影响力，第二是竞争力，第三才是现代化！因为影响完全可能是和平的、互动的、自愿或自发产生的，竞争则多数是以自利为主要目的、具有对抗性质的甚至是借助垄断地位强加的，而现代化则只是一种手段，一个过程。也就是说，我们做好中医药走向世界工作的最重要的途径首先应该是通过中医药文化对其他国家的介绍、交流和沟通，逐步增强其影响力。

（本文于 2009 年 6 月完稿，主要内容载《光明日报》2009 年 6 月 29 日）

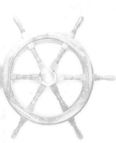

中医"申遗"事关国家民族重大利益，建议把握标准，调整方案，确保成功

陈其广

准备多年的我国中医申请"世界非物质文化遗产代表作名录"，日前未获通过。究其原因，主要不是承办机构的认识和能力问题，而是国内中医药现实状况比较复杂，有关各方认识不统一，部门利益难以协调，致使在界定"中医"范围等方面表述不清，存在"不符合代表作名录要求"的问题。

由于时间紧迫（2009年8月中下旬即须递交下一轮中医申遗报告），而且事关重大，我们极有必要将其提高到国家战略高度，严格把握标准，调整方案，以确保下一轮申遗成功。

一 中医申遗，首先必须准确界定"中医"

按照联合国教科文组织的回复，申请报告必须"清晰地"界定一个"具体的""可证明是同一的"，需要政府特别关注和保护的群体，而且这个群体还必须"遵循"所申报的非物质文化遗产项目。如果不能"清晰地"界定"中医"的具体范围，那么就会"无法证明"我国政府所拟定的各项保护中医药事业的政策措施的"有效针对性"。因此，只有解决上述问题，我们的"中医"项目才有可能得到联合国有关机构的认可，走在亚洲其他国家的前面，为世代相传、功效卓著的"中医"创造良好的国内外保护和发展契机。

1. 只有以中医药传统理论指导临床实践的中医才符合要求

"保护非物质文化遗产"中每个词语都有明确指向。

（1）申请项目更强调其文化、精神层面的内容不是物质实体。传统中医讲求"天人合一"，强调整体论，注重精神与物质的统一。对药则重视"四气（温、热、寒、凉）五味（酸、苦、甘、辛、咸）"。中医既具有科学技术属性，更具有人文社会知识属性，是与西方现代医药完全不同的另一种知识和技能体系（范式）。因此，那些以西方"还原论"和机械唯物论哲学为出发点，千方百计要用现代化学、物理方法分析中药物质构成和"有效物质成分"的思想、方法和代表人物，不属于"非物质文化遗产"特指的范围。

（2）必须具有明显"文化"特色而非"科技"色彩。虽然中医具有明显民族文化特征，但我们对中医药的扶持政策和资金却严重偏向科技方面。个别"中医药"院士甚至对中医药文化研究嗤之以鼻，不屑一顾。只有地道传统中医才念念不忘中医（药）的中华文化特色并努力加以继承和弘扬。

（3）是"遗产"而非"现产"，是以传统的继承和发扬为主体而不是以"现代"和"创新"为标志。那些被"现代化"的项目不应属于申报范畴。

（4）申报项目应该是"世代相传""具有民族历史积淀和广泛、突出代表性"的，所以那些要把"中医"和"国际接轨"，"现代化""国际化"掉的思想、方法和代表人物，也不应纳入申报范围。

（5）正因为所申报项目必须符合以上基本界定范围，因此才特别需要政府"保护"。目前业界内主张只有对中医药进行改造和创新才是方向的思想、方法和代表人物，实际上居于学术和微观管理的强势地位，并不需要特别"保护"。

2. 对现实生活的中医类别要做明确区分

我国要把"中医""藏医""蒙医""维医"等有计划、有秩序地分别申请世界非物质文化遗产保护，但这次申请的"中医"特指汉族传统医学，是狭义的"中医"。

但即使是从狭义的中医（药）来看，当前我国中医（药）的情况也是相当复杂甚至十分混乱。在中医发展方向上，有主张继承和发扬传统中医药

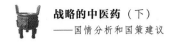
基本原理和特色优势的，也有主张中医应该和西医结合的，还有主张中医（药）必须进行"现代化"和"国际化"改造的（实质是改造中医药去迎合西医药标准），等等，互相之间差异极大。

从成才方式来看，有主要是通过师承、家传成才的地道传统中医，也有通过贯彻毛泽东"西医学习中医"的指示而成才的"西学中"中医，还有当代院校"中西医结合"专业毕业的"结合医"，等等。此外，还可以按就业单位、职业技能特点等标准划分。

我们认为，真正遵循中医药基本原理和自身发展规律，"可证明是同一的"、需要政府特别关注和保护的群体有以下两个。

首先是传统老中医和老中药师。那些年事已高，迫切需要把自己典型的、精到的中医（药）知识技能传承下去的老一代地道传统中医（药）师。在新近所评的"国医大师"和评选较为规范合理的省市级"名老中医"中都有一些这样的代表人物（但不是全体）。

其次是广大民间中医（药）人员。虽然国家已经制定了对民间"确有专长"的中医人员通过考试给予合法行医资格的政策，但实际上到目前为止，其绝大多数还没有机会通过合法通道获得执业资格。甄别、引导、利用和保护好这些广泛散居、确有专长的民间中医（药）人员，不但可以更好地保护和发展"中医"这个宝贵的"非物质文化遗产"，而且可以为解决边远贫困地区中低收入人群"看病贵""看病难"问题发挥切实有效且可持久的积极作用。

必须指出，由于社会各界对于中医药的认识比较混乱，特别是我国现行中医药管理体制中的"错位"和"缺失"，负责中医"申遗"工作的机构受到各方观点和利益的严重牵制，因此在前一轮申报非物质文化遗产过程中，对"中医"的界定比较含糊。

二 "中医"要成功申遗，迫切需要得到中央高度重视和全力支持

鉴于中医药在我国国民健康保障体系、国家医药卫生安全和国民经济中

的重要地位与作用，以及周边一些国家欲将中医（如以"韩医"之名）抢先申遗，以与我国争夺传统文化和相关经济产业的话语主导权的严峻形势，为确保我国的"中医"申遗尽早成功，我们有如下建议。

中医申遗对国家民族利益影响巨大，建议中央将其放在和北京"申奥"同等重视的地位，由国务院主要领导亲自过问和协调。调动一切可以调动的积极因素，包括利用国际交往的机会争取理解和支持。

明确以"地道传统中医"作为我国"中医"申遗的唯一标准，制定方向准确、力度到位的保护和发展地道传统中医（药）的政策法规，把有限的政策、资金资源用到真正能够使地道传统中医（药）得以继承和发扬的地方。以"中医"的成功申遗为示范，再接再厉，组织协调好我国其他民族传统医药的申遗工作。

提高对非物质文化遗产申报和保护工作的管理级别。在目前的部际联席会议之上，成立由国务院分管领导出任组长、直接掌管的"申遗"工作领导小组。认真做好国内评审和协调，严格控制合理规模，区分"保""争"之别，明确优先顺序。

在《国务院办公厅关于加强我国非物质文化遗产保护工作的意见》的基础上，进一步加强法律法规建设，强化各地各级政府对于管辖区域内的非物质文化遗产的保护和发展职责，特别是要考虑如何对误解、歪曲和滥用非物质文化遗产的行为进行改正和制约的有关规定。

运用政府组织、政策、宣传和资金等各类资源，责成相关部门在全国范围内认真发掘、整理、扶持和表彰坚持中医药基本原理和自身发展规律，医术精湛、医德诚信的中医药工作人员，弘扬我国优秀传统文化，加强国家竞争软实力建设。

（本文于 2009 年 7 月完稿）

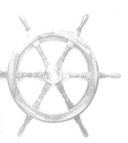

要监管更要发展

—— 现行中药院内制剂管理制度问题严重，亟须变革

陈其广　唐祖宣

今年（2009）3月制定的《中共中央国务院关于深化医药卫生体制改革的意见》体现了"中西医并重"的方针，而刚刚发布的《国务院关于扶持和促进中医药事业发展的若干意见》（国发〔2009〕22号文件），更是明确标志着中医药将要广泛且深入地进入医药卫生体制改革的实际操作层面。

无论从理论层面还是实践层面而言，中医和中药都存在着非常密切的联系。因此，业内专家一直主张"中医中药不能分家"。国务院22号文中也明确提出要"鼓励和支持医疗机构研制和应用特色中药制剂"。然而，当前我国中药制剂的管理制度却对落实中央和国务院的有关文件，对"扶持中医药和民族医药事业发展"存在着不可忽视的、严重的不利影响。业内专家反映："药品监管部门只关注自己监管的权和利，把对解决'看病难、看病贵'有明显积极作用的中药院内制剂搞得求生不得、求死不能，为什么不把扶持和促进中医药发展、解决群众看病问题的职责放在心里？！"

一　中药制剂是中医医疗行为中不可或缺、不可替代的手段

1. 中药制剂是中成药产生和发展的源头

中药制剂是中医在长达千百年的医药实践中，根据治病救人需要和临床成功经验研制而成。其中既考虑了药材组方的适用范围，也有提高疗效、便

利民众使用的目的。例如冰片，如果加入汤药，药效就很难实现，必须采用制剂形式使用。又如，得了慢性病症的患者如果长期服用汤药，不仅胃肠会不很舒服，而且可能产生厌烦情绪，但如果穿插、改服一些制剂，就既能保证疗效，又丰富了服药方式，从而减轻患者的思想负担。此外，制剂和汤药相比明显更便于携带和使用，将之应用于有一定规模的适用群体，医治效率也会更高。我国中医创造的传统剂型是非常丰富多彩的，除汤剂外，还有膏剂、散剂、丸剂、酒剂、茶剂、露剂、锭剂、条剂、线剂、擦剂、栓剂。这些剂型都是根据临床需要，往往由医家亲自或在医家的指导下由经验丰富的老药师对中药材进行炮制、加工到制作而成。在制作过程中，常常根据临床经验对药物用料、用量、比例、火候进行调配。比如我国的同仁堂和云南白药，就都是从自己制作、自己应用发展起来的。新中国成立后，随着各地中医院的成立，一些老中医主动把自己的秘方、验方贡献出来，在中医院的制剂室里自己加工，但其中的关键环节、关键技术还由这些老中医亲自掌握，属于核心原创知识技能。同时因为各地的气候、人的体质和疾病的发病情况不同，中医需要辨证施治，灵活配剂，故此这些中药制剂的使用范围也多仅限于本院、本地区的患者，有效地为病人解除了疾病痛苦。

中药制剂不仅能满足临床需要，同时也是中药新药的摇篮。比如，我国治疗心脑血管疾病的首选用药复方丹参滴丸以及市场上畅销 20 多年、有"胃药之王"美誉的三九胃泰冲剂，原本都出自中药制剂。

2. 中药成方验方大多数已经经过了几千年临床实践检验

中医药学知识和技能的宝库，一是蕴藏在浩瀚的祖国医学文献中，二是掌握在有丰富临床经验的老中医手中。例如云南白药对止血非常有效。抗战时期，日本侵略者逼云南白药的发明人屈焕章交出配方，但他到死也没把方子交出来。如今，云南白药成为国家的保护药品，还衍生发展到牙膏、喷雾剂、创可贴等制剂。这些制剂吸收了现代医药的科学技术和制剂的一些方法，按中医的特色随着现代科学技术的发展而为时代所用。由于其配方"享受"国家保密配方的待遇，因此虽然得到广泛应用却受到法规的严格保护，侵权使用者将受到相关法规的严厉制裁。调研组了解到：即便在日本、韩国，只要是张仲景的方剂，都可以不经审批就制成中药制剂使用，因此称为"汉方药"。就连宋朝的《太平惠民和剂局方》，邻国也据此开发了不少药物，甚至行销国际。但在张仲景故土、作为"龙的传人"的我们却非要按照类似西药的方法和标准进行试验后才能得到生产和使用的许可。对中医药学经过几千年人类生命反复实践得出的成果不予承认，却要以老鼠、兔子试验成功了才能承认。数千年人类生命实践居然不如短期动物试验，实乃咄咄怪事！中药明确讲"是药三分毒"，要"以毒攻毒"。通过调整构成、控制用量（成方加减或适时换方）或经过特定炮制工艺可以做到既有效治病又控制毒害风险。迄今为止西药大多数还是人工化学合成的，就其单个组成成分而言，多数也是有害的，甚至按规定做了"充分"的临床实验后再上市的西药中也不乏因发现没在预料中的毒副作用而危及人体健康的。可现行中药制剂管理制度却屡屡以某些制剂组方中存在"有毒成分"而拒绝批准。举一个典型例子，人吃巴豆有泻下作用，可老鼠吃后非但不泻，反而会增肥，故又名"肥鼠子"。所以用老鼠实验的结果来决定如何对待人很可能会"差之毫厘，谬以千里"。

就连全球闻名的同仁堂，目前都还有上百个祖传配方（配本）因为通不过现行的中药制剂审批标准等原因而在保密室里"酣睡"！全国范围内本来能够有效发挥治病救人作用的传统制剂被剥夺"出生权"的很可能成千上万！

3. 中医院制剂室体现了中医中药不能分家的特色

1988 年七届人大时，国家中医管理局领导曾专门就中医中药分家的问题求教于中医专家，以便向中央领导反映。十几名全国人大代表在议案中提出"中医中药不能分家"，还给党和国家领导人分别写了十数封信，陈述中医中药不能分家的理由。经过各方面的努力，在当年 5 月 3 日的国务院常务会议上，国家中医管理局被改为国家中医药管理局，试图解决中医中药分家造成的问题。

有一个几代家传的儿科中医，60 年代曾用配制的祖传秘方救治了很多患儿。但制剂制度实施后，他儿子为了能继续使用这个方子，就将有关资料送审，前后竟然经过了十余年的努力才获得批准。但没想到获得批准以后改制成中成药使用量却下降了。究其原因包括三点：第一，同一方剂，用型不同疗效也可能会不同，这是中医与西医的一大不同点；第二，老中医临床时间长，经验丰富，能根据患儿的病情选方遣药，虽然难以表述却往往用之有效；第三，社会上有"中医认人，西医认门"的说法。因为老中医的儿子没有他父亲的名声和威望，他的儿子用这个方子病人就不那么买账。

云南白药配方得到了"国家保密配方"的待遇，而绝大多数申报的中药制剂实质上至少应该是申报单位的商业秘密。中药制剂报批要求提供的资料种类非常多，包括受西药模式的影响要求公开组方成分，但是中药制剂审批机关和管理制度又不能保证给制剂申请人以关于配方的知识权益百分之百的合理和严格的法规保护。由于受旧传统的影响，老中医手中的秘方一般是不外传的。一位当了好几届全国人大代表的中医院院长曾给几位老中医制了几批药，为了保密，老中医们都是把药物粉碎后送去。因此，老中医掌握的成方和祖传秘方、经验方、民间土单验方，原来都乐意通过中医院的制剂室适度批量制作，用来为病人服务，为患者和国家节省可观的费用，但实施现行的中药制剂审批方法后，大多数老中医不愿因为申报中药制剂而将自己的技术秘密暴露给药检部门甚至进一步外泄到社会其他机构或人员手中，只好无奈地放弃申请。

4. 中药制剂是体现中医药"简、便、验、廉"特色和优势的利器

汤剂虽是中药基本使用方式，但煎煮和服用不便，在当前竞争压力加大和生活节奏加快的情况下，和西医药相比，这个问题成了部分群众特别是年轻人不太愿意采用中医药方法医治的原因，而中药制剂则相对容易使用和保存，有可以适度规模制作和推广的优点。因此在一定程度上，更好地体现了中医药"简、便、验、廉"的特点和优势。

二 中药制剂问题产生的管理体制原因

1986 年国家中医管理局成立后，县一级以上行政区域基本建立了中医院，而且基本上所有中医院都设置了传统方式的中药制剂室，把经过长期医疗实践检验、行之有效的祖先留存的传统方和老中医的经验方制成膏、丹、丸、散等，为患者提供具有"简、便、验、廉"鲜明特色的中医药服务，

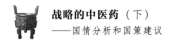

对我国人民的生命健康事业做出了贡献。

在认真倾听业内老专家意见后，基于中医药的基本原理和自身发展规律要求，1988 年 5 月国务院决定将国家中医管理局改为国家中医药管理局，明确了将中药的管理职责划归国家中医药管理局的意图，以切实改变中医中药分家的局面。但由于主客观各方面原因，国家医药局和国家中医药管理局在中药管理问题上的矛盾也就此产生。造成中药管理权至今依然没能按照中医药基本原理和自身发展规律的要求、按照国务院已有的正确管理意图理顺关系。从而形成了现实生活中我国不仅用管理西医的体制和方法来管理中医而且用对西药的标准和方法来要求中药的现象。

三 现行中药制剂管理制度的弊端表现

1. 审批标准不科学。不顾历史事实、不顾客观需要，刻意类比对西药的要求

以膏、丹、丸、散为基本形式的中药制剂是数千年来我国人民在实践中不断创造、检验和完善所形成的中药知识和技能的宝贵财富，不但历史悠久，而且流传甚广，往往因地因时因材因需现场制作，属于地道中医药人才行医施药的基本功。但由于中药管理权限的错位，特别是在郑筱萸执掌国家食品药品监督管理局大权期间，中药制剂管理被"严格"引导到"向西药看齐"的方向，把中医院制剂室当作突破口和寻租点，牢牢控制中药审批权，从而产生了一系列问题。

我国现行《药品管理法》是参照西方特别是美国对工业化生产的化学药品的管理办法制定的，很大程度上无视中医药特性和规律，用西药标准来衡量评审中药，造成了严重后果。该法第二十五条对医疗机构配制制剂的规定包括：应当是本地市场上没有供应的品种；经省级药品监督管理部门批准；必须按照规定进行质量检验；只能经过医师处方在本医疗机构使用。这些看似简单的规定，实际上牢牢卡住了中药制剂的命门：由于审批是按照西药标准，而中药制剂主要用中药材原料制作，很难提供类似西药的各类药毒药理复杂技术资料。有业内人士反映"要求中药制剂提供的繁杂资料超过西药"。

2. 建设和申报成本过高

前些年，不但因国家食品药品监督管理局强制照搬西药的 GMP 制度造成全国无法通过认证的中药企业占 80% 以上，已通过认证的中药饮片企业又有 80% 处在亏损或亏损边缘的严重局面，[①] 而且对中药制剂工作产生了极为恶劣的影响。对医院制剂室的要求几乎是企业标准的翻版，即便按照"标准"建设一个小规模的制剂室，至少也需要几十万元。建成后要完成各类报批材料和相关手续还需花一大笔钱。由于申办制剂室的成本过高，据统计，我国 80% 左右的县级制剂室在国家食品药品监督管理局成立后相继关停，城市社区和农村乡镇一级医疗机构的制剂室几近全军覆没。

3. 日常管理手续烦琐，费用太高

一方面，所有中药制剂都必须得到省级药监机构的批准才能制作。由于利益驱动，监管部门对每种制剂都要收取价格不菲的费用，造成一个制剂从开始办手续到获得批准往往需花费好几万元甚至十几万元，耗时至少也在一年左右。另一方面，即便被批准的中药制剂，还要按照批次等标准反复送样本复检，复检同样需要付费。虽然以往中医院各自都有很多制剂品种，但在城市社区和农村乡镇这个级别的中医机构内受益人群和制剂使用数量总是相对有限的，因此，在经济杠杆制约和行政部门重压下，中医机构不可能完全为了患病群众的需要而不顾自身利益投入大量精力、财力去生产价格低廉、用量有限的中药制剂。于是导致相当多的中医机构放弃了中药制剂，致使一些老中医的祖传秘方、经验方以及民间土单验方被迫放弃临床应用。这极大地限制了中医药为群众服务的手段和能力。中医药的特色与优势日渐弱化，造成社会公众的不理解和不满意。

四 实现中医药和民族医药的发展必须解决中药制剂管理制度问题

从七届人大开始不断有中医界仁人志士提出不能按西药标准审批中医制

---

① 《GMP 认证大限将至中药饮片行业面临两难选择》，《中国高新技术产业导报》2007 年 8 月 2 日。

剂室以及中医中药不能分家等建议，但由于体制原因，有关问题始终没得到解决。不少中医药机构和专业人士表示：中药制剂问题已经成为发展中医药的桎梏之一。

在新医改即将启动，特别是体现党中央和国务院关于"中西医并重""扶持中医药和民族医药事业发展"的大政方针的两个重要文件在一个月左右的时间内相继颁发的背景下，为了改变现行制剂管理制度以"卡、压、拿"为目的，阻碍中药制剂的安全、合理和普及应用的问题，我们有如下建议。

1. 按照国务院 22 号文件"加强中医药行业统一规划，按照中医药自身特点和规律管理中医药"的精神，有效改变目前"医不知药，药不问医，医不能尽其责，药不能尽其效"的局面。遵从中医药基本原理和自身规律要求，尽快改进国家中药管理体制，把中药的行政管理职责切实划归国家中医药管理局承担。由名老中医药专家和相关专职机构、人员共同组成中央和地方各级政府的中药决策和管理的专业化队伍。

2. 尽快修改不利于中药制剂发展的相关法规和制度，制定有利于中药制剂安全、合理和普及应用的评审标准和审批办法。

具体操作方面可以考虑以下做法。

（1）在对风险进行事前评估的条件下，根据"权、责、利对等"原则，适度调整中药院内制剂的管理权限分配，建立中药院内制剂分类、分级管理制度。如：根据申报单位就申报机构（人员）从业经历、制剂原理、方法、主要成分、来源、使用历史、适用范围和使用效果等不同因素资料提供的充裕和完善程度，制定有区别的中药院内制剂分类（如划分成备案和注册两类）、分级（依据行政区划权限，分为省、市、县三级）管理制度。多数中药院内制剂，特别是单方无毒的、清代以前见于经典著作记载的方剂和体表无创用药等类别的都应该纳入备案管理的范围。

（2）不同类别和级别的中药院内制剂分别由省、市、县级行政主管机构受理登记备案或注册审批，并承担日常监督管理之责。不同类别、级别的中药院内制剂允许使用的范围可以有所不同（如某些类别、等级的制剂可以允许在双方签署具备法律效力的文件约束下跨机构调剂使用）。

（3）真正落实国务院 22 号文件有关精神，协调有关部门建立合理的中药院内制剂价格形成机制，在合法合规使用的前提下，中药院内制剂应纳入其备案或注册管理机构所在行政区域内的各类医药费用报销体系。

（4）各级中医医疗机构都有申办中药院内制剂的权利，但所有中药院内制剂都不允许不经临床诊断使用，也不得进行广告宣传。

（5）允许申报机构根据自身对制剂药理、药法和工艺技术的成熟程度、保密条件、使用规模和监管规则等因素的考虑，自主选择相应类别和等级进行申报和使用，等等。

（6）对中药院内制剂，有关行政部门的工作重点应从原来以注册审批为主转移到对使用情况的规范监管方面来，如结合对医德医风的提倡和监督，对中药院内制剂的申报、生产和使用机构建立诚信等级评定制度。诚信等级和制剂管理方法挂钩，更好地发挥"扶持和促进中医药事业健康发展"的作用。

（7）对承担中药院内制剂注册和备案管理工作的有关机构用党纪国法严加管束，防腐反贪。对于违犯职业操守和事前约定泄露制剂技术的要追究相关机构和个人的法律责任和经济责任。

（8）其他经过各方面专业人士协商认可，具有现实可操作性的鼓励和监管措施。

3. 根据各地的实际情况规划、建设区域性中药院内制剂研制公共服务设施。在经济欠发达，但确有实际需要的地区，可以由地方政府出资以独资或参股方式建设地区性的制剂研制中心，作为当地中药院内制剂规范研发和制作的孵化器。各级中药管理部门包括中医药教育机构要重视中药炮制知识和技能的发掘和传承工作，抢救濒临失传危境的炮制工艺。

4. 改进包括中药院内制剂在内的中药管理制度和方法的工作，可以结合先前提出的中医药管理体制综合配套改革试点地区的工作进行。对于藏药等以制剂形式为主的民族传统药应做出特殊政策安排。

（本文于 2009 年 8 月完稿）

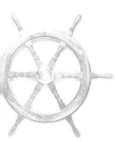

应尽快组织和落实《中华医藏》的整理出版工作

张 南　陈其广　整理

背景说明：

　　社会科学界人士编撰《中华医藏》的设想，笔者个人最早接触到的，是在 2005 年和罗希文老师等人访问广州中医药大学，与校方领导会谈中。罗老师表达了希望以广州中医药大学为基地，依靠当地的学术人才资源和临近港澳的资金资源来做这项工作。但因为双方都意识到此事重大，并未形成任何实质结论。2006 年中医哲学专业委员会成立大会期间，任老（继愈）先生和方克立先生两位前辈曾专门商谈此事。在回应方先生提出的建议时，任老说："这件事情迟早是要做的，但它不同于一般的古籍整理项目，需要有一批懂中医和中医学史的专家参与，去粗取精，去伪存真，才谈得上科学整理。现在能做这件事情的人已经不多了，是应该提醒有关主管部门，及早把这个项目列入国家重大文化建设工程。"然而，时光流逝，未及详研，任老驾鹤西去。2009 年 12 月 26 日，在中医药国情调研组举办的"弘扬中华文化与推进中医药发展理论研讨会"上，方先生明确提出"能不能把任继愈先生生前关注的《中华医藏》的编纂工作也作为一项列入计划，不是马上启动，而是积极准备，做调查研究和可行性论证，推动这个项目早日列入国家重大文化建设工程"。

　　代表中国传统文化核心的哲学内容包括儒学、道学、佛学、医学，典籍丰富，集中体现了中国古代精神文明的特色和水平。改革开放 30 多年来，我们不仅在经济领域取得了举世瞩目的成就，在中国传统文化建设方面也先后启动了数个重大工程：从 20 世纪 80 年代以来，完成了"佛藏"（《中华大藏经》）、"道藏"（《中华道藏》）两大工程，"儒藏"的整理出版工作正在进行中。这些工作受到国内外相关方面的广泛关注，扩大了中华文化的世界影响。

医药典籍在中国古代文献中占有很大比重。仅目前国内图书馆收藏的中医书目就有 13000 多种。很有必要在进一步调查研究、科学整理的基础上，编纂一部《中华医藏》，保护和传承好这份珍贵的文化遗产。尽早把这个项目列入国家重大文化建设工程，不仅必要，而且紧迫。

一 《中华医藏》的整理出版是抢救古籍工作的一项重大工程

1981 年初，老一辈革命家陈云同志根据十年"文化大革命"结束的形势，对中国古籍文献（含医学、农学、天文学等典籍）抢救工作专门做出指示。同年 9 月，中共中央就古籍整理研究工作下达了《中共中央关于整理我国古籍的指示》。大规模抢救整理中国古籍文献这项涉及子孙后代、千秋大业的工作由此开展。时至今日，我们已经取得了相当丰厚的阶段性成就：包括已完成的"佛藏"（《中华大藏经》）、"道藏"（《中华道藏》）和近年在编的"儒藏"典籍文献整理工作。编纂这些中华文化典藏，是一个时间跨度大、涉及部门多、参与人员学科涉及面广的工作。

《中华道藏》从 1979 年开始筹备，至 2003 年出版，涉及中国古代哲学、宗教、文学、科技发展的历史和民间风俗等领域，出版共 49 册。

《中华大藏经》从 1982 年开始启动，至 1994 年编纂完毕。从现存汉文佛教经籍总数 4100 余种中最终筛选、收录了经卷 1939 种，共出版 106 册。参加人员先后计有 160 人，分别属于底本、修版、校勘、调度、汇稿、定稿、总务、财务八个部门。参加者年龄从 20 岁到 80 岁，参加时间最长的从始至终历 12 年。

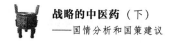

"儒藏"从 2003 年立项，计划 2015 年出版。目前已编辑收录包括传世文献和出土文献 400 余种。参加人员有 400 多人（包括韩国、日本、越南等国学者）。

《中华医藏》整理出版工作目前也具备了一定的客观基础。经过多方面努力，目前初步查清全国 151 个图书馆的馆藏中医药书目有 13000 多种，同时各地还不断有新的医典版本被发现。《中华医藏》的整理出版，必须考虑到中华传统医药学具有文理交叉的学科性质，既有哲学和文化属性，又有自然科学和应用技术属性，因此需要有历史文献学、版本目录学、断代史学、哲学、文化、医学、科技史等多个学科的专家学者共同合作才能完成。但是目前具备从事医药古籍整理工作的专家学者因各种原因，呈现人数逐年递减的趋势。因此必须把组织和落实《中华医藏》整理出版的工作尽快列入国务院相关工作的议事日程。

二 《中华医藏》应包括中华各民族的医药典籍

中华民族由多民族组成，在中华大地上共同繁衍生息，合力创造了博大悠久的中华文明，在医学领域更是交错融会、相容相长。因此，《中华医藏》的整理出版与前述的儒、释、道三大藏应有所不同，除汉民族的医药典籍外，蒙医、藏医、傣医、维医、苗医、瑶医等各个兄弟民族医药典籍的整理出版都应是《中华医藏》整理出版工作的重要组成部分。这是由维护国家统一和民族团结的基本原则所决定的。

三 《中华医藏》收集典籍的范围应包括海外

中华传统医药典籍同中华文明其他构成内容一起，在东西方文化交流中逐渐传播全球。因战乱、自然灾害和对外交流等诸多原因，目前我国有很多医药经典流失海外，有些甚至在国内已无存本。因此，挖掘、搜集和整理的工作不仅应在内地和港、澳、台地区进行，还应该将周边国家（如日、韩、越等乃至欧美各国）包括在视野范围之内。对因各种原因无法得到海外存本全书全稿的典籍，也应争取用影像等技术获得拷贝，至少要以"存目"形式记载到《中华医藏》之中，以便完整、客观地展示中华传统医药学在世界传播的历史与现实。

四　整理出版《中华医藏》的重大现实意义

中华传统医学不仅与儒、释、道学等一起组成了中国哲学的核心内容，而且是中国古代科技成果颇丰的重要领域之一。当今国内外知识界越来越多的人认为在 21 世纪有关人类生命的科学研究和发展中，中华传统医药与遗传基因生物学最有可能成为两个最为重要的领域。因此整理出版《中华医藏》不仅是中国文化建设的重大工程，而且对中国科技的自主创新发展具有重要的理论引导作用。在回归自然、追求健康和谐的理念得到越来越多的认同和推崇的大背景下，中医药的优势在国内外逐步被认可。中医药健康产业已成为我国许多省市的支柱产业，在国民经济发展中占有重要位置。2007 年，中药饮片和中成药的工业总产值占到全国医药工业总产值的 31%。目前，160 多个国家有中药及相关产品，使用中药、植物药的人数达 40 亿。我国与法国、俄罗斯、意大利、韩国等国均开展了政府间的中医药国际合作，2008 年中美战略合作框架也将中医药列入其中。

近年来，我国周边一些国家出于利益考虑，在传统医药学的领域加快了"去中国化"的步伐，而国际上一些医药巨头企业，不断钻研甚至窃取我国原创的中华传统医药的学术思想和技术成果，进而将之改造、蜕变成为西方专利制度保护的"创新"成果，试图通过这种方式干扰、压制我国民族医药事业的发展。整理出版《中华医藏》，可以起到正本清源的作用，既有利于向世界各国完整、真实地介绍中华传统文化中所包含的医药学理论和技能的精髓，有利于人类健康医学与社会和谐的发展，又可以在当今国际文化和科技的交流与博弈中，为维护我国应有的民族权益提供事实依据，有效保护我国在传统医药及相关领域中的原创权益和主导权、话语权。

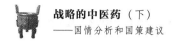

五 《中华医藏》整理出版工作的组织形式

中华传统医学不仅是中国古代传统文化的核心，也与古代农学、天文学、数学、工程学等一起，奠定了中国古代科技在世界的领先地位，并且直至今日仍然有效地服务于当代人类身心健康事业。它的现实社会功能涉及文化、经济、卫生、教育、科技和民族事业发展等许多领域。因此，完成此项工作需要政府各个相关部门、社会各个相关领域专家众志成城的协调和合作。建议参照 20 世纪 80 年代陈云同志主抓古籍文献抢救工作的形式，成立国务院古籍整理工作领导小组直接管辖的机构——《中华医藏》编委会，也可参照"国家夏商周断代工程"的组织形式进行。最好由国务院相当级别的领导同志出任主要领导职务，统理协调各有关部委工作，设置专门的办公机构、给予一定数量的人员编制。

六 经费来源渠道

《中华医藏》整理出版工作与 21 世纪已在实施的儒藏、清史整理工作相比，涉及面更广，需由文化部、教育部、卫生部、科技部、国家民委、中国社会科学院、中国科学院、国家中医药管理局和国家档案局等多个部门共同参与完成，因此经费必须在中央财政单列计划。同时制定相应的法规制度，接受社会及海外的经费支持。

七 具体承办工作的主要单位

如前所述，《中华医藏》整理出版涉及的学科内容有历史文献学、版本目录学、断代史学、哲学、文化、医学、科技史等，需要社会科学、自然科学和医药科学等多学科的专家学者共同完成。建议具体承接团队由中国社会科学院文学所、历史所、哲学所；中国中医科学院医史文献所、基础理论所、图书馆；中国科学院古代自然科学技术历史所、图书馆；国家图书馆、中国医学科学院协和医院图书馆、国家工程技术图书馆；全国各省（市）社会科学院、全国各省（市）图书馆；全国各中医药（民族医药）高校及附属科研机构等机构组成。

中国社会科学院中医药国情调研组

中国哲学史学会中医哲学专业委员会

2010 年 2 月 21 日

参考文献

孙东升：《论陈云对我国古籍整理工作的贡献》，《南昌大学学报》（人文社会科学版）2003 年第 34 期。

王西梅：《陈云古籍整理指示与中国历史文献研究会的发展》，人民网，http：//cpc. people. com. cn/GB/69112/83035/83318/5746249. html。

《中国现有中医古籍 1.3 万多种》（新华网、《人民日报·海外版》、《西安晚报》）

《中医药创新发展首要解决四个问题》，《中国科学报》2009 年 1 月 4 日。

任继愈：《〈中华大藏经〉编纂记》《光明日报》2005 年 7 月 14 日。

《〈中华大藏经〉总目》，中华书局，2004。

《〈中华道藏〉编纂出版座谈会在北京举行》，中国政府网，http：//www. gov. cn/test/2005 - 07/01/content_ 11462. htm。

汤一介：《〈儒藏〉构想》，《光明日报》2005 年 8 月 31 日。

汤一介：《〈儒藏〉最快也要到 2015 年才能完成》，《文汇报》2009 年 12 月 7 日。

说明： 参与此项建议的讨论者有 罗希文 、方克立、樊正伦、刘长林、张南、邢东田、陈其广、张超中、单光正，并征求了 贾谦 、孟庆云、梁峻等人的意见。

（本文于 2010 年 2 月完稿）

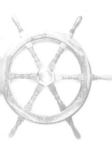

应为民间中医立法，更好地保障传统医药从业和传承的合法权益

田康立　陈其广

我国原创的中医药学发端于民间，以临床应用为纽带，理论和实践密切结合，医学和药学协调发展。数千年来亿万炎黄子孙用自身的生命和生活实践证明：中医药学是保障我国人民身体健康和生命安全的行之有效的重要手段。

近代以来，西学东渐，在寻求发展的过程中部分人群出现了一些片面化的思想认识：盲目推崇西方的文化和科技甚至是价值观，对中华民族传统文化和传统科技中的优秀成果不但没有予以足够的重视和充分的利用，反而采取了怀疑、贬低甚至排斥的态度，使得中医药和西医药这样两个虽然从哲学基础到应用方法存在巨大差异，但都可以服务于人类的知识理论和方法技能体系之间，在管理体制和运行机制的许多方面出现了偏差。例如现有的《执业医师法》和《药品管理法》就主要是按照西医药的原理和标准制定的。此外，国家制定的医疗卫生服务收费标准对于中西医药的区别认识和体现不足，加以前些年医药卫生事业的不当市场化取向的影响，更是从经济上直接对中医药事业的生存和发展产生了不利影响。在文化思想意识的偏差、管理体制机制的欠缺和实际经济利益的诱导等多种因素影响下，相当大一部分中医药机构和人员选择了"西化"的道路，从而使中医药事业出现了国务院〔2009〕22号文件中所指出的特色优势淡化、服务领域萎缩、中医中药发展不协调和后继乏人等严重问题。

尽管历史上我国许多闻名遐迩甚至享誉世界的医学大家（如华佗、张仲景、孙思邈、李时珍）以及一些主要流派（如温病学派代表人物叶桂、薛雪、吴瑭等）都是生活于民间、成才于民间的，然而，现实生活中的民间中医却长期、普遍地处在被排斥、被打击的地位。因为这些民间中医的中医药知识技能往往不是通过正规医药院校学到的，他们既不懂西医药也不会外语，所以无法通过规定的考试获得执业医师证照；而没有合法执业的资格，他们就不能进入正规的、有规模的医疗服务机构，成为所谓的"无校（毕业学校）、无照（资格证照）、无庙（正规场所）"的"三无"非法行医人员。

虽然生存和工作环境非常困难，但是我们却仍然可以发现在一些中医药传统优势较强、群众应用基础较好的地区，特别是在农村、边远和贫困地带的这类地区，依然生存、活跃着一些坚持运用传统中医药的基本原理，发挥中医药特色优势，为群众提供"简、便、验、廉"的中医药服务的民间中医。民间中医生于民间、长于民间、服务于民间，和基层民众鱼水情深，既是医患关系，更是乡亲、乡友关系。他们的根在基层，在老百姓心里。正是由于这种相生、相助、相长的关系，他们走村串户，送医送药，随叫随到，做到了服务及时、收费低廉、诊疗有效。有的民间中医不仅不收出诊费、诊断费，连有些非药物治疗方法都是免费的，服务费用还可以赊账、减免或用其他实物代替。还有的民间中医自己采药、制药，坚持不用假冒伪劣药品。他们的诊治场所设置也很简单，多数和生活起居不分，但也不会发生什么"院内感染"。这些民间中医真正成了群众日常医疗保健的掌门人和贴心人。这种模式，全世界可能都是绝无仅有的，构成了我国中医药事业传承和基层卫生医疗服务的坚实可靠基础，真正体现了中国特色。

一些民间中医，甚至在当代西方医学不能有效发挥作用的领域取得了较为显著的成效。例如，前几年，十余名民间中医自愿进入河南艾滋病感染重灾区，自费为患者提供中医药治疗，取得了成效。经过某个部门的认真调查和呼吁、争取，最终得到国家支持，为中医药合法介入艾滋病治疗开启了大门。又如，山西运城地区民间中医数量众多，以专科见长。其中较为出名的有杨文水等数人。杨大夫的稷山骨髓炎医院40年来接治世界各地的骨髓炎患者 18 万人，为 4 万多例已被大医院建议截肢的患者保全了肢体，至今无一例截肢记录；崔扣狮，用内病外治等多种方法治疗各期肿瘤病。科技部中医药发展战略课题组曾多次到他的医院明察暗访，患者评价说通过他的医疗"减少了痛苦，延长了生命，提高了生活质量"；村医秦俊田，用自己炼制的升丹药使难以愈合的外伤创口迅速愈合；李守信则专治难治性结核病；等等。据不完全统计，运城现有民间中医实际从业人员 3000 名左右，民营中医专科医院近 80 家，每年门诊人次在 200 万以上，是当地市中心医院（三甲医院）年门诊人次 42 万的 4 倍以上，是市、县两级公立中医机构 30 万门诊人数的近 7 倍，业务收入则占到运城市全部中医服务收入的 80% ~ 90%。民间中医从业场所提供的传统中医药服务比例在 90% 以上，纯正的民间中医则百分之百提供传统中医药服务，不开一片西药，不用一个检查仪器设备。

事实表明，由于对于民间中医的管理法规不够合理、不够完善，才形成了鱼龙混杂的局面。但民间中医内部的确不乏有真才实学之人。他们有的甚至身怀独门绝技，诊治水平完全不亚于大城市、大医院的大牌专家。正是因为有民间中医的存在，才使得部分被西医宣布得了"绝症"的患者仍然有康复存活的希望，才使得贫困群众在高昂的医药手术费用面前还有一线生机。民间中医的发展，对于避免我国医药卫生事业向西医药一面倒、降低医疗费用支出方面都发挥了一定的积极作用。

中医药的知识理论和方法技能十分久远而丰富，是我国弥足珍贵的历史文化遗产。但是，在周边一些国家近年来想方设法地和我国争夺在传统医药学领域的原创权、主导权和话语权的背景下，虽然这些沉淀在我国民间的理论、方法、方药和诊疗经验，被许多民间中医熟练掌握和应用并取得明显实际成效，却往往不被"正规"的医疗和科研机构认可和接受。现在，老一代的中医药专家能人越来越少，不少年青一代中医药人员却因收入、地位和成才难度等方面的原因试图背离中医药基本原理和自身发展规律，舍弃中医药特色优势，走"捷径"成名致富。城市地区的中医药事业发展面临着严重的传承和发扬的人才危机。相对而言，农村、边远和贫困地区的民间中医却做得较好。

因此，对于民间中医，我们一定要调整角度，重新认识，着眼于建设有中国特色的医药卫生体系和国民健康保障体系的实际需要，着眼于解决人民群众——特别是边远和贫困地区人民群众"看病贵、看病难"问题的实际需要，着眼于发挥民间中医的积极作用，从立法入手，把民间中医纳入依法合理行医的轨道。

为此，建议尽快拟定和通过有关民间中医的专门法规。

1. 从国情出发，从老百姓的实际迫切需要出发，通过合理的程序赋予民间中医合法行医的权利。《执业医师法》主要是参照西方医药学的标准制定的，重理论轻实践、重科学轻人文，不符合中医药基本原理，也不符合中医药临床实践的需要，因此无法合理解决民间中医的行医权问题。只有把民间中医作为与执业西医师、执业中医师"平起平坐"的独立一类执业资格来考核、认定和准入，才能疏堵并举，区别良莠，营造民间中医合法行医的良好风气。

以山西运城为例。为了尝试管好和用好民间中医，运城市于2007年对262名民间中医和中医一技之长人员进行资格认定，并成立民间中医药协会和相应的县（区）分会。两年多的实践表明，已被认定的人员积极性高涨，服务热情细致，与政府积极配合，有了这个"地方粮票"，他们得以放下包袱，全身心投入为群众服务当中去。至今共接诊上百万病人，没有发生一件事故，医疗纠纷几乎没有。2009年，运城市又对427名民间中医和中医一技之长人员进行了资格考试考核，准备再认定一批中医民间医生。

2. "民间师承方式"意义重大，一定要尽快用法律形式保护下来。从目前我国中医药的实际情况看，多数公立中医院"西化"严重，真正能运用中医药基本原理，发挥特色和优势的，还是民间中医。因此，地道传统中医药很大程度上将不得不依靠民间传承，而有水平有能力又有意愿做传承工作的民间中医人数在快速减少，已经到了迫在眉睫、需要抢救的时候了。

3. 把民间中医纳入卫生服务体系。重视这支队伍的力量和作用，将之纳入卫生服务体系，不仅有助于保持中医药队伍的完整性和纯洁性，更重要的是有助于真正建设好有中国特色的医药卫生事业和国民健康保障体系，从根本上可持续地解决群众"看病贵""看病难"的问题。

《中医药法》已经列为第十一届人大的立法计划，有关部门为《中医药

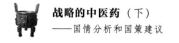
法》的成功问世已经做了大量卓有成效的工作，但由于《中医药法》涉及面太多太广，工作量太大太难，近几年内很难拿出一个既适合中医药自身规律又能被方方面面都接受的法律草案，但民间中医存在的法律方面的问题又非常突出，非常紧迫。估计全国至少有 15 万名民间中医，让这么庞大的队伍长期处在有用、有益却"非法"的状态，绝非明智之举。所以为全局计、为长远计，应就解决民间中医这一问题先行出台一个法律，为《中医药法》提供更多理论和实践的依据。

民间中医药是坚持中医药基本原理和自身发展规律，坚持发挥中医药特色和优势，复兴中医药事业的生力军。充分发挥民间中医药的生力军作用需要社会各界互相配合、共同努力。复兴中医药，复兴中华文化与文明，是中华民族、炎黄子孙的共同目标和神圣职责，只要把民间中医纳入法制管理的进程，振兴民间中医药事业将指日可待。

（本文于 2010 年 2 月完稿）

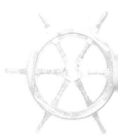

中医深植农村要过哪些难关

姜 赟 采编

一问：中医在农村，优势在哪里？

编辑：目前来看，农民对中医药的欢迎程度如何？

陈其广：在农村，中医药还是很受欢迎的。我们可以从习惯、便利和划算三个方面来看。首先，相对而言，中医药源于农业文明，而西方现代医药则源于工业文明。中医药传承数千年，已成为我国人民的一种生活文化和生活习惯，农村地区尤其如此。其次，中医药的基本理论和应用技能都强调要顺应自然规律，运用自然资源，从"望、闻、问、切"了解症状开始，到用来自自然界的药材煎煮服用的全过程都如此，更不用说针灸、拔罐、推拿等手法治疗和食疗了。而西医药试图用非自然的物质和手段来对抗和征服疾病。不但要靠检查设备才能诊断病情，还要靠现代工业生产药物和器械来治病。在农村两种方法中哪一种实现更便利，显而易见。再次，统计表明，用中医药治疗，患者承担费用相比用西医药要低廉不少。农村、边远和贫困地区中低收入人群比重较大，中医药的经济优势不可忽视。此外，中医对留守在农村的儿童和老人有独特优势。中医药不仅可以在一定程度上减轻经济负担，而且可以更近便地得到医疗服务。

编辑：可现在好像有种说法，叫"真有病，还得上大医院"，这是为什么？

陈其广：前些年，农村公立医疗机构的中医药服务能力是很弱的。全国有 24% 的乡镇卫生院没有中医科和中医药人员，更有 70% 的村卫生室不能提供中医药服务，而原因主要在于缺人才。其实，农村有很多通过师承和家学得到真传的中医药人才，只要我们改革完善对中医药人才的使用和管理制度，他们就能成为振兴农村中医药事业的主力军。当然，在国家扶持下，近来情况已有所好转。

说到"真有病，还得上大医院"，我认为一方面是要客观地承认：由于环境污染、滥用药物等原因导致了一些现代疾病的产生，人类的疾病谱系发生了一些变化。在一定时期内，特别是病情危急的，可能西医药更容易上手一些。但也不等于说中医药对此就束手无策，对艾滋病、"非典"乃至甲流的治疗都已经证明了中医药的疗效。另外，近代以来我们一部分人被西医药的理念"洗脑"了。中医主张"带病生存"，延长存活期，改善患病期间的生存质量；而西医主张要和疾病"不共戴天"，所以一定要彻查病况，把病毒病菌斩尽杀绝，为此甚至不惜牺牲部分躯体。如果这样，不上大医院怎么解决问题！

二问：乡镇中医科，怎么谋发展？

编辑：在一些乡镇卫生院，中医药业务收入的比例还不到 10%。有人说，中医药利润少成为中医药发展的阻碍，这是中医药本身的问题还是环境的问题？那么，那里的中医科又该怎么办呢？

陈其广："简、便、验、廉"本来是中医药的特色和优势，也是它能传承数千年而不灭失的重要原因。但是，前些年我们的医药卫生事业经济运行机制有问题：先说"诊"，还没断定是什么病，人体检查就被西医院收了一大笔钱，而中医的"望、闻、问、切"分文不取；说"药"，一副汤药几元钱，到几十元已是贵重药，而西药，特别是"进口药""特效药"，动辄成百上千元；再看"治"，针灸半小时十几元、小夹板治骨折一二百元，而西医开刀动辄上千元，装个支架更是上万元！我们调查中发现在一些乡村公共卫生机构里，中医药从业人员的收入甚至完全没有基本保障，而取决于"效益"——靠收入提成。要是不开西药，不打吊针，他们连基本生活费用都挣不够。就连政府好心举办业务培训，免了学费他们也不去，给他们培训期间发生活补助才有一些人参加。和"标准化、规模化"的西医药相比，中医成才难、挣钱难的情况非常突出。这是一个否认不了的现实，也是一个不解决不行的问题。因此，许多乡村公立机构的中医科自然就"有形式，没内容"，中医牌子和中药柜子都成了摆设。在上一个问题的回答中我说乡村公立机构里有真才实学的好中医不多，那是教育问题，现在我又说，就算有真才实学，他也不会主动去运用，因为那样挣不着钱，改善不了自己和家人的生活，这是经济问题。我觉得要彻底解决这个问题，必须真正落实"中西医并重"的方针，实行公立中医药和西医药机构"平级管理、平行运作、平等待遇"的方法。乡村公立中医药机构是无法自行解决这个生存环境的问题的。

三问：究竟是缺资金，还是缺政策？

编辑：有人说，中医药要在农村生存和发展，不但要引进人才、提高技术，更重要的是解决资金投入问题。还有人说，中医药扎根农村存在着制度性障碍和歧视。那么，中医药扎根农村的关键是缺资金还是缺政策？

陈其广：农村中医药要生存和发展，欠缺条件很多。在调查中我们看到："房屋破旧、设施简陋、吃喝将就"是许多农村中医药机构的真实写照，而且越是坚持中医药的医德医术，生存状况就越艰难。怎么办？简单说，我认为最根本的是要"扶持特点、促进优势"。我国是人口大国，模仿西方医药卫生模式根本做不到，连美国不改革这个模式都撑不下去了。我们只有在切实继承传统中医药知识和技能的基础上，结合现实生活中的医药卫生需求进行谨慎创新，扶持中医药特色诊治方法手段，促进中医药"简、便、验、廉"优势发挥，才能建设好有中国特色的医药卫生体制和国民健康保障体系。为此，首先要取消你所说的制度性障碍和歧视。以住院病床为例，古代中医很少留治病人，不仅降低医患双方的经济负担，还营造有利于患者康复的生理环境和心理环境。如果真正应用传统医法，中医院的确不需要多少病床。但现在不行啊，一方面，拿西医药的标准衡量中医药，病床的数量是决定政府对公立医院资金投入和人员配备数量的主要依据。另一方面，让病人住院又是增加医院收入的重要途径。药的问题也类似，中药院内制剂（膏、丹、丸、散）本来是在汤药基础上，经过长期临床实践总结用来治疗小规模适应群体、提高医治效率的一种做法。但药品管理制度却要按照西药新药的标准让申报机构做药毒药理实验，有的甚至还要让小白鼠

"点头"。花费大，时间长，阻断了中药的传统创新之路。扶持和促进中医药，首先要创造有利于真正的中医药人才生成和应用的环境。这就是说，要改变对中医药人才的培养标准和方法，要改变对中医药人才的使用和管理制度，要改变公共医药卫生制度对中医药服务费用收取和报销的办法，等等，这些都主要是政策问题。政策方向对，投入资金才不会用错方向。若方向错了，投入资金越多，就走得越偏越远了，背离了党中央、国务院扶持和促进中医药事业发展的本意。

（本文原载《人民日报》2010 年 4 月 30 日）

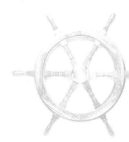

大力扶持农村、边远和贫困
地区中医药事业发展

陈其广　邢东田

《国务院关于扶持和促进中医药事业发展的若干意见》（国务院〔2009〕22 号文件）发布后，各级政府扶持中医药（含民族医药，下同）事业发展的工作有所加强，资金资源投入明显增加，中医药事业呈现良好发展态势。但在农村、边远和贫困地区，中医药机构依然面临重重困难，应结合当地实际情况，因地制宜地开展扶持工作。

一　扶持政策和资金应更多关注人员素质提高和软件建设

中医药历来强调养生健体，"治未病"。即便对"已病"，医生也极少在诊所设病床收治。这不但有利于减轻患者经济负担，营造有利于康复的生活和心理环境，而且在当前条件下，也符合用家庭病床补充医院病床医治老年病、慢性病的需要。但中医院病床利用率低于西医院，却被管理部门视为经营不善，故此近年来中医院也出现鼓励病人住院的现象。

在《全国农村中医药工作近期重点实施方案（2009—2011 年）》中，诸多措施有利于提高中医药服务能力，但现实中能得到政府资金支持的中医机构却很少。由于政府核定的收费标准没有合理体现中医药和西医药的区别，中医药"简、便、验、廉"的特色优势反而成为中医药机构发展的障碍。

因此，三类地区扶持中医药事业的政策、资金和资源药切实适合中医药的方式方法、特点和当地群众的需要，不应把病床数量作为政府扶持中医药资金投入、人员编制的核心参照指标，而应在中医药人员知识技能素质提高以及具有中医药特色优势的软件建设方面增加投入。比如，为乡、村两级中医药人员提供在职培训的制度化机会和相关经济条件（培训期间的基本收入保障、师资和场地费用）；为便于非药物治疗，中医门诊单间大于西医，适量购置非药物疗法所需设备器械（床、椅等），便于应诊和手法治疗平行作业；因真正需要手术和住院治疗患者相对少，同级别甚至同规模的中医院在病床数、住院部面积比重等方面都可以小于西医院，但不应因此而影响政府的支持力度。

在政府资源有限情况下，为基层中医机构普遍配备昂贵的理、化、生检查设备是不现实的，可考虑以人口密度为依据，从可及性角度衡量，一定面积的区域里通过新建和改造公立的、中西通用的有质量保证的人体检查中心。多数县以下地区可将对外开放和确保质量为必要条件，在划定范围内集中资金资源优先扶持有基础的医院检查部门升级换代，为所在地区提供对社会开放的人体检查服务。

二 加大扶持力度要向乡、村中医药机构和
"留守"的老幼人群倾斜

在生存和发展方面，乡、村中医药机构工作人员的实际困难远远大于城镇同行。除少数经济发达地区外，乡镇卫生院、村卫生室同县级以上机构相比，政府投入的比例较低，有的甚至全靠"效益工资"（实质是收入提成）生存。这类基层医疗服务机构很多没有中药柜，甚至连针灸、拔罐和推拿这类"简、便、验、廉"的非药物疗法都弃之不用。因为不用西药、不打吊针，他们连基本生活费都挣不够。新农合的医药报销制度依然存在"重西医轻中医"现象。而边远、贫困地区，患者支付能力更低，那里的中医药人员生存更加困难。真正要做到"遵循中医药发展规律，保持和发扬中医药特色优势"，能及时为民众提供安全、有效、价廉而且可持续的中医药服务，就首先要保障中医药工作人员的基本生活。

扶持中医药事业不仅要为乡、村中医药机构配备必要设备仪器，更要积极筹措资金，合理掌握标准，结合土地承包权益的享有情况，结合所提供的中医药服务比重、群众满意程度等考核情况，以工资或补助形式给乡、村公立（集体）中医药机构人员发放能够满足基本生活需要的保障费用，使有限的扶持资金切实发挥作用。此类岗位也可采取公开招聘、自愿报名、竞争上岗、考核奖惩等透明、公平的管理方法。

与向三类地区乡、村公立（集体）中医药机构倾斜有关，提高中医药服务能力还应考虑服务人群和疾病种类的侧重点。由于城乡二元经济和东、中、西部梯度发展现实，青壮劳力外出务工，老人、儿童留守家园情况相当普遍。西医需要依赖现代检查设备，医药费用相对较贵，因此三类地区老人、儿童一旦患病，特别是重病，难以解决路途遥远、费用高等困难，公共卫生医疗服务的可及性大打折扣。

三类地区老人、儿童的疾病防治，不仅是进城务工人员的重大后顾之忧，而且关系人民群众整体和长远的生理、心理健康，关系到建设共同富裕、平安和谐的小康社会的重大目标。中医药预防疾病和治疗慢性、疑难疾病的突出优势，恰好符合三类地区开展有效医药服务的需要。因此，各级政府用于扶持三类地区公立中医药机构的资金资源，尤其要注意老人、儿童的预防保健、常见病、慢性病问题。此外，对三类地区老人、儿童在乡村医疗机构采用中医药治疗的费用报销和补偿给予优惠也是应优先考虑、妥当安排的。

三　重点扶持当地特色中医药项目和地道中药材生产

相对城市而言，交通不便、信息闭塞，在不少三类地区历史上形成了一支扎根民间，以师承、家传甚至自学为主要路径，较多利用当地野生和种养药材，医治当地常见病和专科病见长的中医药队伍。因此，在三类地区扶持中医药工作，既要提高中医药参与公共卫生基本服务的能力，更要特别重视扶持当地具有明显特色优势的中医药科目门类，以抢救濒临灭绝失传的中医药知识技能为紧要任务。同时抓好相关科目门类中医药知识、技能和经验的总结，为其日常应用和传承接续提供必要制度和资金、人员支持，普及当地

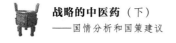

的中医药适宜技术。

三类地区还应重视对地道中药材资源产业的扶持。近年来中医疗效受质疑，很大程度上是药材质量问题。城镇化建设和过度采挖使用，导致野生药材资源枯竭。但在三类地区仍有少量存留，有的还有种养中药材的传统。在粮食等传统农作物效益不理想的情况下，优质中药材的需求日渐旺盛，面临大好商机。与政府扶贫济困资金资源密切结合，与边远地区特别是边疆民族地区提高民众收入、维护社会稳定的需要相结合，根据自然条件和市场需要，因地制宜发展药食（药材和食品）、药果（药材和果品）、药植（药材和绿化植物）和药饲（药材和饲料）两用的作物产业，对种子、种植技术、初加工工艺和市场营销等关键环节予以指导、支持，将使中药材资源产业不但成为提高中医药服务质量的可靠物质支撑，而且极有可能成为三类地区农牧民脱贫致富的有效途径。据了解，内蒙古自治区个别地区发展药果、药饲两用植物，提高土地承包效益、促进边疆安定团结的方式已经初见成效；山西以药植两用作物作为农民提供收入兼顾绿化的调研工作也已展开。如果各地都能因地制宜地发展中药材资源产业，扶持和促进中医药事业发展的方针政策就能更好地落到实处，促进农、林、牧业发展和生态环境改善，成为三类地区群众广泛参与、共享成果的千秋惠民大业。

四　既要扶持公立中医药机构，更要 发挥民间中医药积极作用

和大中城市、中心地带和富足地区比较，三类地区的公立中医药机构在设施、资金和人员配备等各方面差距较大，因此许多中医药机构选择"西化"来提高效益：全国24%的乡镇卫生院没有中医科和中医药人员，70%的村卫生室不提供中医药服务。有的省份甚至60%的乡镇卫生院不设中医科中药房，86%的村卫生室不提供中医药服务。由此产生了越是基层的公立中医药机构"西化"程度越深的现象。

发挥民间中医药队伍的积极作用，对解决三类地区"看病贵""看病难"，提高医疗卫生服务能力建设的实用性和可持续性意义重大。三类地区

民间中医药人员数量众多。在传统优势地区，民间中医药人员与公立中医药机构从业人员往往数量相当。业内人士估计，全国仅从医 10 年以上的民间中医就至少有 15 万人，有效地补充了三类地区医疗卫生服务力量的不足。

从特色优势的传承、弘扬看，首先，民间中医药人员师承家传学到的是地道传统的使用知识技能，他们的生存机会就在于"地道""不西化"。据山西运城地区统计，中医药在整个机构的医疗服务（包括西医药）中的比例，民间中医机构在 90% 以上（基本不用西药），民营中医专科医院也在 80% 以上，而公立中医机构只有不到 40%！其次，三类地区地广人稀，经济欠发达。看病路远、钱多，有的群众即便病了，不到万不得已也不求医问药。因此，当地医生不但要有应急的甚至是有全科的知识技能，还要有不斤斤计较报酬的态度，只有如此，才能提供及时有效的服务。相比公立中医大机构专业越分越细的趋势，民间中医药更能适应基层需要。更多地提供非药物治疗和中药饮片服务就是民间中医药特色优势非常突出的两点表现。国情调研中我们还发现个别民间中医甚至提供"先看病后收费、看不好不要钱"或以物（实物，如农产品）抵费的便利，"简、便、验、廉"效果明显。

发挥民间中医药队伍的积极作用，首先要解决民间中医合法从业问题。尽管近年来国家主管部门出台了一些规定和办法，但因触及利益分配，不少地区对这些规定和办法（如卫生部 52 号令）至今按兵不动。其次要解决民间（民营）中医药机构和公立中医药机构、西医药机构"一视同仁"的问题。目前民间中医药从业人员进入新农合，特别是进入城镇职工、居民医保都有困难。科研立项和技术职称评定就更难。此外，还要切实解决民间中医传承问题。省级以下主管部门应认真开展民间中医师带徒的师资认可、师承关系确认和《出师合格证书》的颁授，适时允许将带徒数量增至 6 人，壮大三类地区中医药服务队伍。总之，通过立法对民间中医药问题做出认真、合理和彻底的解决，已是燃眉之急！

五　应尽快健全中医药管理体制并启动综合配套改革试点

要真正把国务院 2009 年 22 号文件的"遵循中医药发展规律，保持和发扬中医药特色优势，推动继承和创新，丰富和发展中医药理论和实践，促进中医中药协调发展，为提高全民健康水平服务"作为扶持和促进中医药发展的指导思想，付诸行动并取得成效，应首先建设认识明确、信念坚定、职责清楚、做事认真、奖惩分明的管理队伍和相应体制机制。国务院中医药工作部际协调小组的工作应更加常态化，"协调解决重大问题"和"督促检查有关政策措施落实"两项职能尤其应强化。国务院还应限期分级解决省、市、县三级中医药管理体制建设和完善问题。

为切实扶持和促进三类地区中医药事业发展，应选择一两个地市级区域开展三类地区中医药综合配套改革试点。三类地区试点面临的困难可能比城市地区大得多，潜在风险也相对更大，因此试点应选择中医药历史和文化基础较深，群众应用基础较好，有认识明确、信念坚定、做事认真的领导和专业管理队伍，当地党政领导机关态度积极、支持有力的地区。从国务院到各级政府，对试点地区中医药政策和体制机制的适当调整、改革所需资金资源的适量投入以及改革风险的合理控制方面，都应给予有效支持。受三类地区自然环境条件影响，在事前、事中合理设计和实施了动态风险管理的情况下，即便试点过程出现一点问题，也不至于对全国的中医药事业乃至全社会造成重大不利影响。

（本文于 2010 年 9 月完稿）

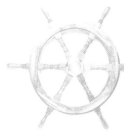

引导群众养生活动的健康发展，
政府应有积极但适当的作为

陈其广　单光正

近年来，有关主管部门大力推行中医药"治未病"工程，各类媒体也竞相组织养生作品、节目，一些企业和机构则纷纷出面开展各种名目的养生产品和技术服务，使群众养生活动出现了热潮。然而，对于什么是正确的养生方法，对于应该如何处理养生热中出现的问题，社会上存在着一些不同甚至尖锐对立的观点。而媒体忽冷忽热地"打摆子"，表现得相当突出，转而使得民众对政府在群众性养生保健活动方面的立场和态度感到困惑。

由于群众性养生活动还将持续进行，因此客观分析出现群众性养生热的原因，正确认识群众性养生保健活动的积极意义和社会价值，冷静寻找某些养生乱象背后的根源，积极运用政府资源加以正面引导，审慎处理养生热中出现的问题，成为我国卫生保健事业和维护社会安定中一项需要重视的工作，各级政府在此方面应该明确立场、有所作为。

一　客观地分析出现群众性养生热的原因

群众养生活动之所以在近些年出现热潮，有其必然原因。首先，历史上，运用中华传统文化，特别是中医药的"治未病"理念和方法来养生，在我国已经有数千年广泛的群众实践基础，且事实证明行之有效。因而近年群众养生主要是采用中华传统养生的方式方法。其次，经济上，改革开放以来，绝大多数群众的生活水平有了明显提高，从追求生命质量和生活质量出发，必然对自身健康有更多关注和要求。再次，从当前一些尚未得到彻底解决的社会问题来看，一是"看病贵、看病难"已经存在了较长时期，二是近来群众对医疗机构为追求自身利益而实施过度检查、过度用药和过度手术治疗的情况有了更多了解（滥用抗生素，我国人均年"吊"八瓶注射液！），三是陆续暴露的食品安全问题成为当前群众最担心的问题（调查表明：80%以上的群众担心食品安全问题）。因此，无论是中低收入者出于医治可及性和费用支付能力的考虑，还是广大群众为尽量减少因医疗和饮食不当可能受到过度物理辐射和化学毒副作用伤害，从而探索用中国传统方式的养生来达到强身健体、防御疾病的目的，都会增强群众主动寻求相对安全、相对成本较低的养生方法的意愿。这样，和当代西方医学以补充人工制取维生素为主要手段完全不同的、基于中国传统文化和传统中医药理论的养生方法就存在着巨大的社会需求。

除上述原因外，现代社会节奏加快，工作、生活压力增大，使许多不健康的生活理念和方式流行，导致人们的身心健康状况恶化。越来越多的人被慢性疾病所困扰，幸福感下降，很大程度上影响了生活质量。调查显示，国人如今真正处于健康状态的仅5%，75%处于亚健康状态。这一现象且越来越呈现低龄化趋势。所以民众会不约而同地把养生提上自己的日程，特别是中老年人，对于养生更是具有相当的刚性需求。

二 正确认识群众性养生保健的积极意义和社会价值

1. 中华传统养生方法具有先进的理念和独特的优势

生命是物质和精神的统一体，具有很强的自主再生、修复能力。养生，就是要强化生命的自主意识和自组织能力，而不是忽略自身潜能、过度依靠外力。在此方面，中华养生有着非比寻常的独特优势：天人合一，阴阳平衡的哲学优势；整体宏观，象性把握的思维优势；强调预防，未病先治的理念优势；成效显著，费用低廉的价格优势；简单易学，便于普及的操作优势；等等。

2. 中华传统养生可以有效提高国民健康水平

养生可以加深对生命的认识和理解，不仅可以强健体魄，更有助于养成积极乐观的人生观和生活方式，从而做到尊重生命，热爱生活，提高工作效率。这样，就可以在精神和肉体两个方面有效地提高国民的健康水平。这既是养生者个人的愿望，也应该是整个社会的追求。

3. 群众性中华传统养生可以帮助发展经济、改善民生

从直接效果来看，中华传统养生通过提高国民健康水准和生活质量，可以减轻国家财政和民众的医药卫生费用负担；从间接作用来看，由于中华传统养生方法的绝大多数用材和器具都取自自然界，只要合理运用，取养有度，就可以提振相关物种、物品的生产，为地道物产地区——尤其是相关边远贫困地区的传统经济产业发展和人民收入水平提高做出贡献。

4. 践行中华传统养生文化有助于和谐社会的建设

从更高层面上看，中华传统养生文化中所蕴含的"天人合一""阴平阳秘"等哲学理念，充分体现了对自然界和对自然规律的尊崇，对生态环境和生态平衡的重视，把实现人与自然的和谐、人和人之间的和谐以及人体自身各个部位之间的和谐作为目标，作为人类身心健康的前提，这样的大智慧只有在中华传统文化的主流价值观中才具有。如果我们采用以上所讲的态度和方法来理解和对待中华传统养生，那么非但自己的身心健康状况可以改善，而且我们的人际生态，乃至整个社会和整个自然界的生态都会得到改善，和谐社会的建设就有可能取得更快更大的进展。这是中华传统养生文化在当代社会的积极意义和价值所在。

5. 中华传统养生文化有助于全人类文化和健康事业的多样化发展

中华传统养生文化还是提升国家文化软实力的一个重要方面，是传播和弘扬中华传统文化、构建和谐社会的一个重要载体。在养生保健理念逐渐被重视的今天，如果能合理地运用中华传统养生学的知识和方法，不但能顺应时势造福于国民，还能通过对国外民众的介绍和引荐，使我国传统文化走向世界，发扬光大。

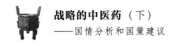

三　正视养生热出现乱象的社会原因和制度原因

养生热出现乱象，和群众对正确的养生目标与方法缺乏了解，和少数机构及个人利欲熏心、道德沦丧，和目前政府在相关领域的一些管理体制、法规问题、行为方式问题都有直接的关系。

首先，中华传统文化和中医药经典都强调"身心合一"，主张养生应"形神兼养"，在注重形体养护同时更要重视精神和心理的调适。而且在养心之中，又首重养德。可是，在现今快节奏的大环境下，部分群众对养生也采取"投机取巧"的态度，追求快捷、简便。在养生热中，有一种非常明显的执着"养身"的倾向，甚至在"养身"热中，还存在以偏概全的问题，缺少整体的思考和安排。把养生简化为食补或者食疗，盲目崇拜和趋从。

其次，客观存在的群众高涨的养生保健需求催生了巨大的市场商机。于是，一些机构和个人为了追求高利润、博取知名度，割裂、颠覆中医药"因人、因时、因地、因证（辨证）、因材（用材）"等基本原理和方法，故意片面夸大甚至胡编乱造某些理论、方法和用材的功效，随之有关图书、节目乃至器具就汹涌而出、造成鱼龙混杂、泛滥成灾的态势。由于需求如此旺盛，利益如此丰厚，各类媒体踊跃投身其中。缺乏养生相关知识因而未能理性思考的群众就成为这些机构和个人的利益牺牲品。特别是少数媒体把出版养生著作、举办养生节目当作时尚、当作娱乐来运作，炒"热"争先恐后，浇"凉"不遗余力，放弃了自己应该承担的弘扬正气、促进和谐的社会责任。

再次，一方面，近些年来，由于"看病贵、看病难"的问题相当突出，国家卫生部门把主要的精力、资金和人力资源都投入医疗领域去了，对预防保健等属于公共卫生范畴的工作长期关注不够、投入不足。就连传统中华养生保健方法是否属于政府提供的公共卫生服务中的"保健"的范围也缺乏统一、明确的规定。另一方面，虽然十七大以来，党中央、国务院明确了"扶持和促进中医药事业发展"的方针，有关主管部门也先后出台了一些有利于中医药事业生存和发展的政策法规，但不顾中医药是经过数千年亿万人生命实践检验的知识和技能的事实，套用西方当代医药学的思路和方法来管理中医药的局面没有根本改观：中医药从业人员的准入资格重视院校学习、轻视师承实践；中医药从业机构，重视公立的规模化医疗机构、轻视甚至排斥民间机构；医疗事故追究，强调物理化学仪器检查的证据作用、轻视医生的经验判断结论；等等。这些压制了中医药特色和优势的发挥空间。

"上医治未病"，养生保健和疾病治疗的确是有区别的两个领域，但中华传统养生方法和中医药的原理、方法又是相关的。由于采用了西方当代医药学的思路和方法机械地来管理中医药，就出现了养生保健服务中的某些奇怪现象：一则，很大一部分师承、家传和自学成才的中医药人才由于进入不了合法行医的高墙大院，就转而以"养生咨询"的面目出现谋生，在他们的思想和行为中无论是自觉地还是被动地来严格区分中华养生咨询服务和中医药医疗活动都是有一定困难的。二则，如果把疾病诊治分为"诊（探测）、断（判断）、治（医治）"三个阶段，医药学专业知识和技能的真正应用其实主要是在"断"和"治"两个阶段，"诊"的本身并非一定是医药学。最典型的例子是：西医所依赖的物理、化学检查仪器除了用于人体还广泛用于军事、安保等领域。可是，由于养生不是治病，因此必须规避使用医疗"诊"的手段，就不能号脉，把"望、闻、问、切"搞残缺了。这样怎么能准确判断求助者的体质和健康状况呢？不能准确判断求助者的体质和健康状况，又怎样提出有针对性的、合理的养生保健建议呢？

四　政策建议：积极运用政府资源加以正面引导，审慎处理养生热中的问题

虽然前一阶段群众养生热中出现了一些问题，但毕竟是少数、局部和暂时的问题，并不可怕，我们完全可以自信、冷静地来看待养生乱象。20 世纪 80 年代的日本和 90 年代的中国台湾，都曾出现过类似的养生热潮和问题。而且较之 20 世纪 80 年代国内的气功热，现在的养生热已经理性多了。我们相信：经过对少数机构和个人用曲解、夸大和编造形形色色的养生理论与方法来欺骗、坑害民众的揭露和批判后，广大群众在中华传统养生活动中

必然会变得更加理性和成熟。与此同时，随着社会的进步，"看病难、看病贵"、过度医疗和食品安全等方面的问题也将逐步得到解决，就会形成一个对理性养生更有利的环境。在政府政策制定和日常行政作为方面，我们提出如下建议。

把肯定中华传统养生方法的积极意义和社会价值作为制定和落实政策的基点。

如上所述，健康发展的群众性中华传统养生活动有多方面的积极意义和社会价值，因此政府制定和落实相关方面的政策应该以此为基点，有更加积极的、更加正面的作为。只有把政府掌握的资源作为第一推动力，带动社会各方各界的参与，做好以下几方面的工作，群众性的养生活动才能走向健康、普及和可持续的正确方向。

（一）主动介绍、推广健康的、理性的养生观和科学的养生方法。

政府卫生和中医药管理部门以及宣传机构首先有责任结合扶持中医药事业发展的工作，主动带头向群众介绍、推广以中华传统养生理念和方法为基干的，健康的、理性的养生观和科学的养生方法。同时，鼓励和监督社会媒体参与和推动这一工作。

（二）组织权威养生专家撰写养生普及读物，对存在不良倾向的作品及时开展学术讨论和批判，以正视听。

"圣人不治已病治未病"，"上医治未病"，都是讲医术高明、医德高尚的专家能人应该把群众的预防保健事业作为自己的首要任务，"防重于治"。而前一阶段之所以出现养生乱象，和我们的卫生管理部门、公立卫生保健机构以及所属的医药专家对群众养生保健的需求没有给予足够的重视有直接关系。"正气内存、邪不可干"，政府应从提高公共卫生服务的公益性、针对性和有效性出发，有计划有步骤地鼓励、组织和资助一批学术精到、道德高尚的专家（如国医大师、省市名老中医等）分门别类地编写一批养生普及读物，让那些集科学性、知识性、趣味性和实用性为一体的养生科普图书影像精品成为市场主流。对于存在错误和不良倾向的著作、节目和事物，公立卫生保健机构和所属的专家要勇于承担社会责任，首先站出来，主要用学术讨论的态度和方法来进行批驳和纠正，以理服人，消除其不良影响。

（三）要结合中医药服务进农村、进社区、进单位、进家庭的工作，提高专业医药工作人员的"治未病"能力，帮助群众掌握正确的养生观和方法。

在党中央、国务院正确方针的指引下，振兴中医药事业的工作取得了一定的成绩。其重要标志就是有越来越多的群众主动要求学习和应用中医药知识技能，学习和应用中华传统养生的观念和方法。可是，专业医药工作者对于"治未病"、养生保健知识技能的学习和工作热情还相当欠缺"火候"。卫生和中医药管理部门要鼓励和组织医药理论和实务工作者，努力提高自己的医药理论素养和技能水准，发扬良好的医德医风，争当真正能够"治未病"的"圣人"、"上医"和"精诚大医"，结合医药服务进农村、进社区、进单位、进家庭的工作，通过讲座、义诊、咨询等多种形式，普及养生文化和健康教育，从而主动去参与、去把握、去引领群众性的养生热潮。提倡采用"以生活内容看待养生、以生活态度对待养生、以生命物质帮助养生、以生命运动促进养生和以养生活动涵养周边生态"（"以生养生"）的平和、朴实、节俭、主动和持久的养生观和方法，促进群众自身身心健康与和谐社会建设。

（四）要把引导、扶持群众开展中华传统养生活动的工作纳入有关机构和人员的评价和考核体系，奖勤罚懒。

以前有关政府部门、公立机构和公职人员对于群众养生保健的工作不重视、不认真、不努力，一个重要的原因就是这些工作没有作为工作评价和业绩考核的主要内容，造成科研人员重科研、轻科普，临床人员重治疗、轻预防的现象。要扭转这种局面，不仅要加强思想教育和业务学习，而且要改进工作评价和业绩考核制度，作为"硬约束""强激励"来对待。除了专职的预防保健机构以外，所有县级及以上公立医药机构（尤其是中医药机构）内都应该通过把养生保健工作纳入所属防疫部门或设立专职养生保健部门的方法，把该项工作落实到组织体系和日常工作中。科研和临床人员写作养生保健的科普作品、参与养生保健的宣传教育等有关工作所取得的成绩应该同样作为评职称、提职级的依据。没有完成相关任务的则要受到批评乃至处罚。

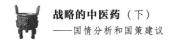
（五）审慎处理养生热中出现的问题，谨防管理"过犹不及"，造成负面影响。

迄今为止，群众性的养生保健活动在多数情况下所冀望、所依据的是中华传统养生观念和方法，而这些观念方法和经历数千年亿万人生命实践考验的中医药的原理和方法有着密切的关系。由于人的认识能力的局限性和科学技术发展的阶段性，对于中医药许多行之有效的原理和方法，目前我们还不能完全用现代科学的理论来理解和说明。因此，在如何管理中医药事业才能更好地促进中医药事业生存和发展的思路还没有彻底厘清、有关管理体制和运行机制还没有完全理顺的情况下，以"依法治理"为大原则，采取密切关注、适度干预的管理政策，审慎处理养生热中出现的问题，对于群众性的养生保健活动走向理性、健康和可持续的轨道可能更有利。

对于群众性养生热中出现的问题，属于违背现有法规的，要依法查处，其中造成严重后果的，更要依法严厉惩处；虽然没有违背法规，但严重侵害群众利益的，就要根据受害群众的要求，从保护消费者权益的角度开展维权工作，同时从道德意识角度，允许群众对其进行批判抗争。同时也要注意在引导群众开展健康的养生保健活动的工作实践中，了解和把握现行法规存在的问题，加以改进、完善，做到存利去弊。在处理养生热中产生的问题时，要特别注意由于对养生保健的观念和方法，由于思想意识和经济利益等多方面的原因，不同机构、不同人群存在不同的认识。政府应该鼓励各方营造"各美其美、美美与共"的局面，不能"因噎废食"，出一点问题就仓促立法建规，把群众性的中华传统养生保健活动管严管死。

（本文于 2011 年 2 月完稿）

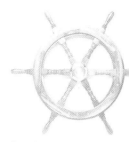

应制度化地普及推广中医非药物疗法，前期可从进社区、进乡村入手

葛　亮　秦助龙　陈其广

一　中医非药物疗法有悠久的历史渊源

很多人对中医治疗方法更多关注的是中药，而忽视了同样是中国传统医学完整体系中重要组成部分的中医非药物疗法。

《黄帝内经·素问》中的"异法方宜论"，就谈到地势不同，所患有别，解决的方法也有所不同。除了中药之外，中医还有砭术、针法、灸法、按摩、拔罐、刮痧、捏脊和导引按跷等多种非药物疗法，对应中医五行，解决不同地域的不同疾病。

可惜在元明清时期，医家传承偏重于药，轻视其他中医疗法，让中医"一条腿"走路，打破了中医发展的平衡状态。所幸的是这些非药物疗法并没有彻底失传，依然存活于民间。

二　中医非药物疗法有明显的理论与实践优势

中医的非药物疗法是围绕中医经络学、阴阳五行学说等理论，辨证后应用的治疗方法。通过改变经络中的气血运行状态调动和增强人体自我调节、自我修复、自我治愈的功能，有"内病外治"等明显功效。

中医非药物治病方法与中药治病既相通又有区别。"是药三分毒。"中药虽取法自然，但和化学药品一样，部分药物仍有毒副作用。而且，在现代社会快节奏的工作和生活环境下，存在着携带和服用不便等具体问题。相比之下，非药物疗法不但可以避免药物的毒副作用，而且直观、易行，有助于缓解患者对用药的排斥心理。尤其是和日益昂贵的药物、手术治疗相比，还具备明显降低医治成本的优势。20 世纪 60 年代我国所采用的"赤脚医生"制度之所以能用很低的成本实现了绝大多数人口的医疗卫生保障目标，最主要的技术手段就是非药物疗法同时辅以中草药。而经济欠发达的朝鲜，规定无论中西医生都必须学会非药物疗法：首先采用非药物疗法，无效再采用药物疗法，从而实现了全民免费医疗且有效延长了人均寿命。

三 普及推广中医非药物疗法的价值不可低估

2011 年是"十二五"规划的第一年。《中共中央关于制定国民经济和社会发展第十二个五年规划的建议》中指出，要建立基本的公共服务体系，尤其是要加强医疗卫生事业的改革发展。将基本医疗卫生制度作为公共产品向全民提供，强调中西医并重，尤其是支持和促进中医药事业发展。

1. "亚健康"问题、老年病问题，是当今社会普遍存在而且比较严重的问题。不仅影响民众生活质量，也影响和谐社会建设。中医的非药物疗法不但在亚健康问题上而且在某些老年病问题上能起到明显的作用。

2. "十二五"规划强调要建设基本的公共卫生服务体系，不仅关注城镇人口的公共卫生，更注重相对偏远地区的、农村人口的健康问题。中医非药物疗法是各种医疗手段中对设备器具依赖程度最低的。西医诊治疾病，严重依靠物理化学检查。而群众"看病贵、看病难"与此具有直接关系：因为基层医疗机构设备仪器装备差，群众对检查结果不放心，就想方设法挤到大城市大医院看病，而大医院虽然设施齐全，高额的检查费用却又让群众难以承受。中医本身就具有"简、便、验、廉"的特点优势，因此成为边远、贫困地区群众——特别是中低收入群众看病就医的最后保障，而非药物疗法的特点优势更加突出。

3. 推广中医非药物疗法有利于解决基层——特别是边远和贫困地区的基层医疗人才缺少和存留发展的问题。多年来，受过高等教育的医疗人才往往不愿意长期在异地他乡的基层工作，既有生活待遇问题，也有职业提升的问题。中医非药物疗法，相对于中药治疗，更容易为当地医疗人才学习、掌握和运用。无论病情缓急，只要正确辨证施治，多数有疗效。解决了基层医疗卫生工作人员的配备和稳定问题，也就为经济相对困难的群体和行动不便的老年群体就医问药提供了最大的便利。

4. 中医非药物疗法非常有利于"治未病"及群众养生保健活动的健康发展。中医可以利用好社区和乡村基层医疗卫生机构这个平台，将中医"治未病"、防病强身的理念传递给广大民众，从健康教育、疾病预防和诊疗康复等方面入手，让民众经络顺畅，气血存足，多角度让民众少生病、少花钱，不仅有助于解决眼前问题，更是防患于未然。是对党中央、国务院一直强调的"关注民生"方针的具体落实，是对下个五年规划的深层解读。

5. 有利于缓解中药材资源方面存在的问题。近些年来，供给方面，由于土地被大量开发，野生中药材资源越来越稀少。人工种植的药材本来药性药效就不如野生的，加上化肥和农药的不当施用，质量问题很大。奸商造假贩假的情况更不鲜见。需求方面，近些年来，除了由于收入水平提高和环境污染导致疾病增多等国内原因以外，国外传统和现代医药机构在认识到中药材资源的利用价值后都在大量购买我国中药材，造成了中药材资源的日益短缺。这样，就造成了好药材少和药材价格不断攀升的结果。中医非药物疗法是对中药疗法的有效补充。

四 制度化地普及推广中医非药物疗法，可从进社区进乡村入手

中医非药物疗法进社区、进乡村有利于落实党中央、国务院扶持和促进中医药事业发展的方针政策，有利于解决基层民众"看病贵、看病难"问题，如此利国利民的方法，完全应该成为我国医药卫生体系建设的一项基本措施。20世纪六七十年代，全国培养了无数的基层赤脚医生，他们"一把

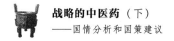

草药一根针"，为群众提供了及时有效的基本医疗卫生服务。这对于当前中医非药物疗法在社区和乡村的推广，具有相当的借鉴意义。具体建议如下。

1. 由国家中医药管理部门组织中医非药物疗法方面的专家，明确界定非药物疗法的种类范围，作为政府制定各类相关法规、政策的依据。

2. 通过修改相关法规，把中医非药物疗法首先规定为中医执业人员的必备职业技能，在执业资格考试中逐步落实完善。

3. 要打破所有制和地域的区别，广泛动员、深入挖掘我国现有的中医非药物疗法人才、理论、方法和工具资源，本着"百花齐放"和"实践是检验真理的唯一标准"的精神，加以整理、完善，便于正确地普及推广应用。

4. 全国统一规定，原则上将中医非药物疗法纳入城镇职工和居民的医疗保险以及新型农村合作医疗的报销范围。虽然各地可因地因时制宜，逐步推行，但不得出现空白现象。首先把社区卫生站和乡镇卫生院、村级卫生室作为中医非药物疗法进入的重点，从人员培养、配备和报销比例等各方面加以支持。

5. 加强人才培养。中医药专业院校要把中医非药物疗法分别作为相关专业学习的必修课和选修课加以强化。没有掌握非药物疗法的中医在职人员要通过制度化的继续教育加以弥补。

（本文于 2011 年 2 月完稿）

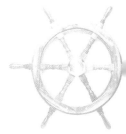

中医药传统知识权益保护
制度创新迫在眉睫、机不可失

田芙蓉　陈其广

越来越多的跨国医药巨头纷纷来华设立研发机构，目标对准了我国传承千年、行之有效的中医药，它们的隐身代理人更是深入城乡寻访民间人才和偏方、秘方。而按照现行知识产权保护制度的一般规则，我国理应享有的传统中医药知识技能权益却根本得不到保护。在全球医药领域利益竞争日益激化的背景下，创新中医药知识权益保护制度已到紧要关头。

一　法规保护缺失成为中医药自主创新、可持续发展瓶颈

中医药不仅是我国重要的卫生和经济资源，也是重要的文化资源。它为中华民族数千年亿万人的繁衍生息提供了保障，也为周边国家乃至世界人民的健康带来了福祉。然而，尽管我国"入世"以及国际医学回归自然的热潮给中医药发展带来了前所未有的机遇，但中药资源被低价侵夺，中医药知识技能被无偿使用甚至被改头换面成为他人知识产权的事例屡见不鲜。法规保护缺失成为中医药在国内外健康、可持续发展，特别是自主创新发展的关键制度瓶颈。

中医药被誉为我国"第五大发明"，是我国最应享有原创权益的知识领域，中药产业也因此而被认为是"入世"后我国最具竞争优势的产业。但现实是：源于西方、畅行全球的知识产权制度虽然为西药提供着周全保护，对中药却很难提供有效、全面的保护。专家认为，关键是中西医药学方法论

基础不同。西方近现代科学以还原论为基础，致力于把复杂事物无穷分解，从"基本单元"中寻找其规律，然后再推导出整个复杂系统的规律。而中国传统科学以整体论为基础，侧重从宏观、整体角度研究和把握复杂系统问题，尤以中医药为典型代表。既然方法论基础不同，针对中西医药的知识权益保护制度就理当有所不同。

然而，目前我国却是套用对西医药的管理模式来管理中医药的，知识权益领域以专利制度最明显：我国《专利审查指南》和专利分类干脆把中药归入化学药发明专利进行审查，而化学药发明专利要求写明具体化学结构，但中医药以整体论为基础，尤其是复方中药，通过多种天然药材的整体协同作用来发挥疗效，以目前的物理、化学手段和人类认知能力很难彻底搞清其所有成分和组比，更难用化学结构式来准确描述，往往只能用所含的中药材品种及用量来描述。因此，相对于人工创制、成分清楚、比例固定的西药化学药产品，我国现行专利制度不仅对中医药只能是一种保护范围和力度非常有限的弱保护，而且由于实质审查制度要求专利资料必须公开，反而为国内外竞争对手开发新药提供了很多关键信息。至于中药传统经方，因已在文献中公开而不具"新颖性"，更无法适用现代专利保护，严重损害了我国作为中医药知识技能原创者的权益，制约了中医药的自主发展。

二 中医药知识权益缺乏保护造成巨大利益损失

独特、有效的传统知识技能许多源自拥有悠久文明但经济欠发达的发展中国家，西方发达国家却利用其经济技术优势长期以来无偿使用这些资源，因此引发的民族情感和国家利益冲突日趋严重。事实表明，我国一些传统医药知识已被他国盗用或略加更改就申请了专利，从中获取巨大的经济利益，所产生的示范效应使中医药的"生物式盗版"① 情况日益严峻。例如，日本仿我国"六神丸"开发了"救心丸"，年销售额超过 1 亿美元；韩国按我国

---

① 这是对把传统中药改变成植物化学药、生物制剂等形式用来申请现代专利保护做法的通俗描述。

"牛黄清心丸"品种仿制成"牛黄清心液",年产值达到 0.7 亿美元左右;日本一公司将用芍药做活性成分的加味逍遥散、当归芍药汤、芍药甘草汤、桂枝茯苓丸四个复方在美国获得了专利授权;等等。

当然,更令人惋惜的是:或许为尽快把中药再开发的成果销售到国外,国内一些机构干脆主动把合作开发成果的知识产权卖断给了国外厂商,青蒿素即是。

据报道,世界青蒿素类药物市场规模可能达到 15 亿美元,但世界卫生组织认定的全球青蒿素复方抗疟药企业只有瑞士诺华和法国赛诺菲两家。为何中国发明了青蒿素,世界卫生组织认定的却是国外药企呢?虽有科研人员"将有关青蒿素的材料连同部分原料偷偷地拿到国外,泄露给外国同行",还有国内机构要求研发人员在国际交流会议上"将最实质性内容和盘托出"的问题,但最根本的是:此两家国外药企都是在和中国科研机构开展合作研发的情况下才取得的青蒿素的相关成果,然后"买断"了知识产权的!如此一来,作为青蒿素发明国,我国的生产厂家要拿到国外订单却不得不仰人鼻息!业内估计,为此我国每年损失的出口额在 2 亿美元左右!

一方面,我国原创的传统中医药知识权益不断被国外公开无偿利用;另一方面,对传统中医药知识技能再开发("创新研发")的成果又往往被国外私下窃取甚至合法据有。造成了我国传统知识技能成果及其再开发成果权益的重大流失。此类教训必须深刻吸取!

"不利的是,中药复方这些发明专利的技术方案被公开后,有可能为国外企业开发新药提供更多的信息源,他们有可能就中药复方中的某种成分经分析和研究发现其特殊功效,并就这种成分申请专利(美国国立卫生研究院新药筛选中心就有 6 个机器人每天不停地筛选中草药,每筛选出一个新成分,经测序后就注册申请专利),而如果我们对这种中药复方进行二次开发涉及该有效成分时,还必须经过该有效成分的专利权人的许可。因此,现行的专利保护制度有可能造成中药复方产品在申请专利后,不仅不能提高反而降低了该产品在国际市场上的竞争力。"[1]

---

① 黄旭东:《贵州民族民间医药知识产权保护研究》,《贵州社会科学》2006 年第 2 期。

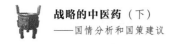

三 外国对知识权益保护方法改造
和创造的两种途径值得借鉴

当前，以印度、巴西为代表的发展中国家已在国际上积极推动传统知识、传统医药保护，力图阻止跨国医药公司对它们的盗用。我国拥有世界上历史最悠久、内容最丰富、体系最完整的中医药资源，更亟须立法保护，以防止中医药资源的流失和盗用。除应积极与印、巴等发展中国家协调外，甚至可借鉴发达国家的一些经验。

发达国家将知识产权制度作为保护国家利益的政策工具，并制定有关国际战略来保护其经济长项。例如，《专利法》原以不保护智力活动规则（包括计算机软件）为"基本原则"，但美国为维护其软件产业全球垄断地位，不惜强力出击、谋获突破。美国为对软件产业起初采用版权保护，利用版权自然产生和相关国际公约进行全球保护；随后又通过司法判例影响专利审查基准，最终竟突破专利法原则而将软件纳入专利保护范围，大大加强了保护力度。不仅如此，美国还通过签署双边协议或多边协议，相继推动欧盟、日本接受了对软件的专利保护。这一实例充分体现了美国实用主义策略，即只要有利于自身产业发展就加以特殊保护。

如说美国是为保护其现代科技产业优势进行知识产权制度改造的典型，那法国就是为保护其享誉世界的传统产业进行知识产权制度创新的代表。法国葡萄酒久负盛名，为保护这一优势产业，法国建立并发展了原产地名称制度，并通过签订双边协议和多边协议推动其他国家来保护自己独特的葡萄酒产品并认可该制度。随着其国内法律制度的完善及葡萄酒国际贸易的开展，该制度也逐渐被他国借鉴。在以法国为首的欧盟国家推动下，以该制度为模型于1958年签订了《保护原产地名称及其国际注册里斯本协定》。其后在GATT、WTO谈判中，在欧盟、法国的坚持下，美国妥协，最终将这一法律保护制度写进了TRIPS。在知识产权体系内创设了一个与商标制度并列的地理标志保护制度。法国原产地名称保护制度从其国内独创到国际知识产权制度创新的推进，为我国进行中医药知识权益保护制度创新提供了有益的示范。

因此，独特的法律保护制度不仅不会成为一国优势产业国际发展的障碍，得当有力的推动反而有助于本国优势产业发展壮大走向世界，并成为一国在国际贸易谈判中维护国家利益的重要砝码。

值得深思的是，我国《专利审查指南》（2010 版）对涉及计算机程序的发明专利和化学领域发明专利的审查分别设立专章进行了规定，但对中医药并未进行单独规定，仍将中药复方视为化学组合物而归入化学领域发明专利。既然我们对于美国强势推动的计算机程序发明专利能做出专章规定，为何对我国独具特色和优势的中药专利却不能独立规定？由此可见，目前我国法规设置对传统优势知识和传统优势产业的权益保护问题依然考虑不周。这是因为我们对于突破传统化学药的思维方式和专利模式，按照中医药自身原理建立中药专利特殊审查标准的信心不足，而且缺乏进行知识权益保护制度创新的主体性意识。

四 创新、完善中医药知识权益保护制度机不可失

党的十七大提出，提高自主创新能力，建设创新型国家是国家发展战略的核心，是提高综合国力的关键。《国务院关于扶持和促进中医药事业发展的若干意见》中提出：要"完善中医药专利审查标准和中药品种保护制度……逐步建立中医药传统知识专门保护制度"。《国务院办公厅关于深化医药卫生体制改革的意见》中也提出：要"对新药和专利药品逐步实行定价前药物经济性评价制度。对仿制药品实行后上市价格从低定价制度"以鼓励医药企业自主创新。这些无疑为我们进行中医药知识权益保护制度创新提供了坚实的政策依据。为此我们有如下建议。

1. 以医改和相关国情调研为契机，深入、系统地调查，认真研究分析我国《专利审查指南》《中药品种保护条例》《药品注册管理办法》《中药注册管理补充规定》等现有法律制度的利弊与相互关系，全面评估我国中医药知识权益保护形势。

2. 在整合、改进和完善我国专利、新药审批和中药品种保护制度的基

础上，加快建立一套符合中医药理论特色，反映中医药自身发展规律，有利于中医药健康、自主创新和可持续发展的中医药传统知识专门保护制度。具体可从尽快改进现行《专利审查指南》的规定，将中医药作为独立于化学领域之外的一类特殊的发明专利，制定专门的审查指南基准入手，使之不但能有效保护中医药传统知识符合自身发展规律的创新，还能进而扩展到对传统中医药经方、验方和药品制作工艺有关利益的保护，全面有效地发挥保护中医药传统知识继承与创新的作用。

3. 严格中医药国际合作科研项目的成果管理办法。近年来，国外政府、组织和企业运用强大的资金实力和先进的现代科技纷纷涉足中医药领域研究。虽然国内机构和人员参与此类项目的积极性很高，并对相关成果的取得实际上发挥关键作用，但多数是以配角面貌出现，甘为他人做嫁衣。我们必须深刻吸取青蒿素知识产权处理上的沉痛教训，由国家下达明确指令，规定期限对以国外资金为主要经费、国外机构为项目发起者和项目管理方的中医药国际合作科研项目进行一次全面清理。对尚未最终签约的此类项目，尤其是国家科研单位现职领导参与的此类项目的最终成果归属问题（应明确该类成果具备职务发明性质），由政府主管部委和国家知识产权部门审核，做出合理约定，相关机构和个人才可签约履约。已在进行中的，可用签订相关补充协议为条件，作为继续履约的必要前提。要明确反对、高度警惕个别机构和个别人为谋取自身名利而牺牲国家民族利益的行为。

4. 要认真研究国际传统知识特别是传统医药保护制度问题，积极参与、主动引荐、力争主导传统医药特别是传统中医药国际标准的制定。

5. 积极、认真地开展非物质文化遗产保护工作，将其作为现代知识产权保护制度以外的另一保护渠道，明确传统知识技艺的原创性和归属，并在此基础上强化保护措施。

时至今日，作为中医药发源地，我们只有实事求是地按照中医药自身规律建立具有高度针对性和切实有效性的专门保护制度，才能正确应对当前中医药生存和发展所面临的严峻挑战和重大机遇，才能使中医药鲜明的特色优势和巨大的创新潜力在健全法规保护下得到充分发挥，使我国这一独具竞争优势的产业发展壮大，不但成为中国特色的国民健康和生命安全保障体系的坚实基础，而且能够以中医药传统知识权益专门保护制度为立足点，制定相关国际公约进而建立世界范围内的中医药法律保护体系，为中医药造福世界人民提供法律保障。机不可失，时不再来，希望相关政府部门能尽快有所反思和进取。

（本文于 2011 年 10 月完稿）

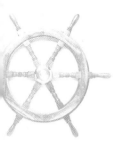

中医药传承任务重大紧迫，
必须统筹兼顾才能真正做好

陈其广

党的十七大以来，中医药事业在党中央和国务院的关心、指导下，经过有关部、委、局和地方政府的具体领导和组织实施，较之此前状况有了明显变化和发展。但仍有一些长期积累的深层次关键问题需要勇于面对和善于解决。中医药传承是极其重要、紧迫，甚至是根本性的问题之一。

一 学科性质不同决定了中医药的
传承问题更为重要、突出

要认清中医药传承任务的重大紧迫，必须首先认清这是因其有别于西医药的学科性质所决定的。

西医药学属于统计学的大样本理论，强调和关注共性，偏重线性思维方法和空间概念，常用人为控制条件的方法，在短时期内进行大量样本的对比实验，用实验数据推导和完善理论与方法。而传统中医药学则属于小样本理论，强调和关注个性差别，偏重整体（系统）思维方法和时间概念，对短时期内大样本量之间的可比性认可度低，故主要通过长期观测的方法取得序列数据来推导和完善理论与方法。直白地说，传统中医药理论和方法并非未经试验，而是依靠数千年来中华民族亿万人的生命实践验证和完善的。这两种学科的性质区别，其直接结果就是：大样本理论由于可以人为控制条件，且认定短时期内聚合的大量样本互相之间可比，因此实验的时间、地点乃至主导人员的不同都不会明显影响实验结果。而小样本理论认为环境条件和样本个性的差异对结果的影响都很大，因此时间的检验更重要。在长时期的观测过程中，由于观测者的视角和思维各不相同，从而决定了在理论和方法形成、完善过程中观测者个人（医药从业者）的感悟、体验和经验总结的差异会具有重要的影响。因此"人"是传承的关键。

二 现实状况表明：尽快部署、加紧完善中医药传承工作已到紧要关头

为传统中医药的上述学科性质所决定，传承工作首先要确保及时从制度、人员、资金等方面提供条件，其中"及时"最为重要。2009 年国家命名的 30 名"国医大师"，都已年逾古稀，20 世纪 30 年代以后出生的仅有 3人，目前已有 7 人先后辞世；国家科技支撑计划"十五"时期认定的 108名"名老中医"，目前已有 22 人先后去世；"十一五"时期认定的 102 位"名老中医"中也有 8 位已经去世。而掌握了疗效明显的"秘方""偏方"的传统民间老中医因现行执业资格认定和传承手续办理等规定的影响，传承形势更为危急。此外，发达国家近年来为解决现代医药学的困境而越来越多地关注传统医药学，也吸引了一些有真才实学的中年传统中医药人才出国，削弱了"承上启下"的人才基础。

三 做好传承关键在明确传统地道中医药的应用知识技能才是首要内容，同时需要统筹兼顾九个层面

小样本理论的学科性质决定了传统地道中医药的应用知识技能有许多是存留在从业者的头脑和感觉中，而不是在书本里的，有一些甚至"只可意会不易言传"的情况。因此传统中医药强调口传身教心授的师带徒方法的重要性。而现代医学采用的是近代工业的模式，强调标准化、规模化、系列化，只需著书立说就可以传承下去。

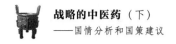

总体而言，中医药传承工作不是某个或某几个层面的问题，而是一个多维度综合体系的问题。

1. 应兼顾"传"和"承"双方积极性的调动和发挥

"传"和"承"是两类主体行为，必须同时关注传者和承者。政府应设置有利于调动传、承双方积极性的制度环境。目前承者方面存在的问题较多：尽管国内外老中医和老西医之间的社会地位、经济收入差距都不明显，但中青年特别是青年中西医之间的差距却很大。这是小样本理论的学科性质决定了中医药人才不但成才慢而且成才难。同样学历和工作资历，中医药业的中青年就业、生活压力都相对更大。中医药大学学生反映强烈：对学习和应用传统中医药知识技能，他们是"非不愿也，实不能矣"。迫切需要核心领导机关和相关政府部门综合考虑，统筹解决，首先卫生部门在改变"以药养医"体制的同时还应从调整中西医药服务收费标准入手，缩小乃至平衡两类从业人员的收入差距，使中青年中医药人员的从业积极性得到提高，队伍得到充实、稳定和发展。

2. 应兼顾传医和传德

传统中医药强调行医用药要用"仁心仁术"。中医药传承工作的目的是培养德艺双馨的后继人才。目前医患关系比较紧张且尚无彻底好转的明显迹象，很重要的就是因患者认为部分医者的职业道德有问题：为了自身利益而对患者过度检查、过度用药、过度手术。因此传承"大医精诚"的要旨、培养医德的工作相对更难。必须通过政府相关管理部门的官员和传道授业的大师、名师们以身作则、倡行职业道德，通过改变以往医药领域的过度市场化政策导向等一系列艰苦、持久的工作才能逐步扭转医药领域职业道德滑坡的现象。

3. 应兼顾中医药服务"诊、断、治"三个阶段的理论知识和应用技能的传承

按照就医过程而言，"诊、断、治"是三个阶段。与现代医学有所不同，传统中医药的三个阶段都必须正确应用医学知识和技能，即：从"四诊"（望、闻、问、切）开始就需要了。目前在三个阶段都具有高水平的中医药传者已凤毛麟角。相反的是：个别中医类医院完全用化学物理检查替代了"四诊"，连形式都不走；断病也不用"八纲"思路而是西医的病位病名；至于治，更是直言开不了汤药，也不会用中医非药物疗法。如果说这种现象是因为现行不分中西的医疗事故责任追究制度、因为职称评定制度、因为经济收益差距等原因而故意为之，在短期内还不构成根本问题，但这些问题如长期得不到解决，久而久之，即便改进了制度环境，这些中青年中医想用传统地道中医药方法也不会用了。一旦出现这种局面，这个"非不愿也，实不能矣"就将危害到中医药事业的根基，后果极其严重！因此，建议传承内容和范围细化时一定要强调全面覆盖中医药诊、断、治三个阶段的知识与技能。

4. 应兼顾中医药从业人员各个年龄段的特点，实行梯度式的逐级传承制度

政府所言的"名老中医"往往是那些既"名"且"老"的极少数优秀中医。年龄多在 60 岁甚至 70 岁以上的了，45～60 岁的中老年中医很少能获此殊荣。但知识技能的获取和消化吸收多数是渐进的，让"名老中医"直接给初出茅庐的青年从业人员传授，效果多半不是最佳，而传承给有一定积累的中年从业者效果或许会更好，因此为了使名老中医传承工作成效最大化和常态化，必须建立年龄梯度式和机构等级梯度式的逐级传承体制，老至中、中至青，省到市、市到县，逐级"传、帮、带"效果更好。

5. 必须兼顾中医和中药的传承

中药质量已成为影响中医疗效的重要原因之一，除了种养过程的问题外，炮制加工方法不能坚持传统工艺也是非常关键的影响因素。针对中药产业问题，本调研组曾提出国家要把中药资源作为战略资源、把中药产业作为战略产业来对待。中医药诊治的一大特色就是"因人、因时、因地、因材（药材）而异"，不识中药的中医不可能是好中医，中医和中药不应分而治之。但是现实的中医、中药分口管理制度，造成了中医、中药人才不能统筹培养和管理，产生了一定程度上地道中药人才比地道中医人才更缺乏、传承问题更严重的局面。因此，应尽快将中药管理职能合理回归，同时中医药传承工作一定要全面覆盖中药各种剂型药物的炮制加工和使用方法，并且应高度重视"简、便、验、廉"优势更加突出的各种传统非药物疗法。

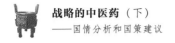

6. 应兼顾体制内和体制外的中医药人才，有"名"的老中医要传，无"名"有"实"的老中医也要传

名老中医的"名"，一般特指政府授予的荣誉称号，如国医大师、省名老中医。民间"名老中医"的"名"则主要经患者口碑积累而成。北京同仁堂有企业内确认的民间中药大师，那只是个别事例。我们在国情调研接触到一些非常有特色、有优势的民间中医，在某些专科方面尤为见长。除了20世纪献方运动已收集的，多数有疗效的"秘方""偏方"仍掌握在那些有真才实学的民间老中医手里。目前一种突出且令人心痛的情况是：只要有一个民间老中医离世，可能就会有一个秘籍绝招随之失传。近几年国家主管部门虽出台了一些有利传承的法规、政策，但地方执行不力的情况不在少数。许多实际从医三四十年甚至更长时间的民间中医，尤其是家传和从赤脚医生一直做下来的，由于没有副高级职称就不能名正言顺地带徒出徒。有一个民间中医，40年来接治现代检查手段确认的肿瘤患者近8万人，仅保留完好病案的就有23000余人，除血癌和骨癌外，90%以上有一定疗效。临床之外，还承担过省、市级重大科研项目。可是他迄今只有"中医师"执业资格，所以带了20年的徒弟都没资格参加执业资格考试。像他一类的情况不可能全国仅此一例。为此，我们建议：传承工作必须兼顾体制内外的老中医，有"名"的老中医和无"名"有"实"的老中医都要兼顾。政府管理部门和体制内从业人员应实事求是地看待民间中医问题，创造制度条件，帮助他们中的真才实学者总结提高和开展传承，使他们的才学也得到传承。尤其是诊治疑难杂症和恶性疾病的方法和药物。

7. 应兼顾作为服务提供方的业内传承和作为需求方的被服务群体的中医药知识传承

没有需求的供给就没有生存和发展空间，更不会有持久生命力。名老中医不但要传授地道专业的传统中医药理论知识和应用技能，培养治病救人的医药人才，而且要培养能够有效地与被服务者交流沟通、有效地传播中医药普及知识和适用养生防病技能的科普人才。除充分利用自己的社会影响力外，还要带领继承者队伍，"进社区、进农村、进家庭"，把提供中医药服务和开展科普结合起来。北京有位老人义务开办国医少儿班五年多，同时在政府支持下在幼儿师范、中小学和幼儿园开课，培训青少年、儿童至少四五百人，顺便还培训了家长五六百人。

8. 应兼顾人用中医药、兽用中医药和农用中医药知识技能的传承

当前我国食品安全形势严峻，与种植业特别是养殖业超量甚至滥用现代人工化学合成物和生物制剂如：化肥、饲料添加剂、农药、兽药尤其是激素、抗生素有直接关系。而在中医药古代经典著作中就有中兽医药和中农医药的专门内容。20 世纪七八十年代，养殖业和种植业的农业技术服务体系还是能应用传统方法来防治病虫害的。当前中兽医药和中农医药传承教育的形势相当危急：全国大专院校正规中兽医系仅剩一个，不久还可能连自主招生权都将丧失。中农医药方法更是仅有极少数特殊性质农场还在坚持使用。食品不安全，人就没有安全。本调研组数次上报食品安全相关的中医药传统知识技能应用建议，建议在关注人用中医药知识技能传承问题的同时，关注中兽医药和中农医药的传承问题。促使相关技术管理职能尽快合理归置到国家中医药管理局，把传统中医药在种植业和养殖业中应用的现有成功经验加以总结推广，提高食品安全保障水平，对国家和人民负责。

9. 应兼顾汉民族和其他兄弟民族的传统医药知识技能传承

不仅是汉族，而且几乎每个兄弟民族都有传统医药，藏、蒙、维、苗、瑶、壮、彝等相对更突出。2009 年国家命名"国医大师"30 人，有藏族和蒙古族各 1 名。藏族的强巴赤列大师不久前已去世。民族医药既有与汉族医药相似相通的部分，也有其特色优势部分。许多兄弟民族居住在祖国边陲地区，交通条件相对较差，兼顾兄弟民族传统医药知识技能传承，不但对解决边疆地区群众看病用药难题有实效，而且对全面复兴中华传统医药，提高我国在世界医药领域的独立和优势地位，以及对于尊重民族习俗和文化多样性，建设多民族和谐共荣的社会都具有积极意义。建议结合民族地区政治、经济、文化和医药卫生等领域的中长期规划给予必要关注。

（本文于 2012 年 1 月完稿，部分内容载 2012 年 2 月 13 日《中国中医药报》）

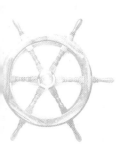

从"熊胆事件"看传媒界的职业
操守与社会责任问题

陈其广　主笔

　　"活熊取胆"被传媒界热炒后已然成为一个社会化事件。率先出面坚决反对养熊取胆汁的境外动物保护基金组织公开申明，它所反对的不是国内有关企业，反对的是我国人工饲养黑熊取用胆汁这个行业，而最终目标则是要促成我国取缔这个行业。为了达到这个目的，它不但积极为从中央主流媒体到地方娱乐媒体在内的各类背景的媒体提供各种观点和资料，而且影响了数十位在某些领域具有一定影响力的公众人物，以"知名人士联名"的方式号召社会民众参与他们的行动。于是，在一个多月的时间里，多数参与此次事件报道的媒体一遍又一遍地编播由某些反对养熊取胆汁的机构或组织所提供的图像资料，争分夺秒地报道他们的活动内容和观点，一时间似乎形成了"一边倒"的舆论形势。

　　然而，冷静下来细细查阅近一时期各种传媒渠道和一些公众人士所发表的言论，特别是作为事实依据所使用的图像资料，我们发现：不同背景的影像资料被不加说明、不加区分地随意组合使用，而被这些渠道广泛播发的观点中有一些则存在着一定的片面性。因为有这些问题的存在，社会舆论被误导的情况自然也就难以避免。由此，使我们产生了对传媒界作为公众信息传播工具所应遵守的基本职业操守——包括对个别主流媒体作为社会舆论导向工具所应具有的社会责任感的质疑。

　　在各类传媒工具都具有商业化经营性质的背景下，话语权的争夺某种程度上将决定市场份额的占有。为此，有些媒体在吸引公众注意力、扩大支持者阵营的动机驱使下，使用了一些不符合职业操守、不讲社会责任的方法来有意无意地误导公众认识。比较典型的有如下几个。

"转换概念"：此次处于事件焦点的"活熊取胆"这个基本用语，本身就是被转换了的概念。它不但没有说明"熊"指的是人工饲养后的熊而不是野外生存的熊，而且把取用胆汁说成"取胆"。把"养熊取用胆汁"简化为"活熊取胆"来表述，很容易使人联想到早被取代、现属非法的第一代方法"杀熊取胆"：从杀熊取胆到活活地从熊身上取胆，岂非让公众感到今不如昔，人更残忍了吗？

"穿越时空"：众多媒体不加说明地轮番编播某些机构、组织提供的影像资料，造成一部分公众把几年前甚至十几年前使用但已被我国管理部门明确禁止使用的第二代活熊取胆汁技术（插管挂袋、"铁马甲"裹身、全天流汁）的情景，或者把非法经营活熊养殖的个体户的情况，误认为是当前我国仍在普遍使用的养熊方式和取用熊胆汁方式。

"张冠李戴"：在"揭露"归真堂养熊取胆汁事件"真相"的名义下所使用的图像资料有的并非归真堂真实情况的写照，而是用移花接木的方法组合起来的。甚至在该企业邀请媒体实地考察之后，某重要电视台的一个频道当天播出的节目中依然存在此种现象。以致该企业不得不当众质问那些机构和媒体：到底哪一个场景是真正来源于归真堂的？！主流媒体的公正性和客观性受到严重质疑。

"混淆黑白"：境外某基金组织和国内某个规模较大的网络媒体为制作纪录片，跋山涉水不辞辛劳，但所拍摄的一些虐待黑熊的场景，虽然用小字号标明是近些年的情况，却是偏僻地区违法经营、不成规模的个体户和私企的情况。就连"剧中人"都亲口告诉摄制者他们的做法并不合法，"上面查得可严了"。他们不仅要把养熊地点尽可能隐匿起来，而且万一"上面"来查，就要赶紧把铁马甲给卸了。可是制作者却不明确强调此类做法的非法性，更不是主动向国家主管部门反映情况，协助政府做好管理工作。因此，客观上混淆了合法与非法的根本区别，似乎要让公众觉得这些非法虐熊行为是政府所放纵和默许的。

"模糊界限"：国家对于动物养殖企业的防疫条件有严格规定，对合法经营企业维持正常运作采取保护态度。可是当相关企业为了让社会了解真实情况邀请有关机构组织、媒体和联名签署的公众人物前往实地考察时，该境外动物保护基金却并不按已明确通知的时间、地点、程序办理，带着数名外籍人员甚至包括兽医和检查仪器搞突袭。在有关企业请示管理部门答应为其做出特殊参观安排后，却又匆匆声称被"阻挠""拒绝"，主动撤离，其了解实情的诚意究竟何在？而国内个别有一定影响的人士则宣布不参加"被安排"的活动，提出应允许他们不规定时间、场所和人员的随意参观。这种不顾企业防疫的需要，也不尊重企业维持正常运行的权利，把企业当成全天候、不设防的博物馆的态度，国人常说"眼见为实"，没有调查研究就没有发言权，最终知名人士竟无一人达到现场，从表态的严肃性而言这些知名人士是否慎重、恰当地运用了自己的社会影响力呢？

"文不对题"：在近 300 名媒体记者先后实地考察该企业的活熊饲养和引流胆汁情况后，少数媒体又玩起了文字游戏：把标题写得很负面很极端，具体文字表达和图片内容却又相对客观一些，让读者不明白媒体到底是持什么倾向。比较典型的如：某大网站登载一组照片，题目是"熊取胆汁后卧地喘粗气"，照片却是正在被引取胆汁的熊在"安静"（同一页的文字说明）地吃食。还有一个大网站文章的题目是"归真堂投资方很嚣张：中国股民道德水准不高"，可在文章内却又写明当事人否认说过此话，认为是被误解了。既然当事人不承认，媒体也没有提供证据肯定他撒谎了，那么，你判定他嚣张的依据是什么？

人类对自然界、对动物保护意识的提高是社会文明进步的表现。近些年来，境外动物保护组织就中药用动物原料问题提出异议，发起活动，已不是一次、两次了。但今年（2012）有别于往常的是，本应是不同立场、不同观点人群之间意见的平等表达、平和沟通却演变成了一个情绪激昂、言辞激烈的社会热点事件，一时内似乎形成了舆论一边倒的火爆局面。之所以会如此，应该说媒体和公众人士在其中产生了很大的影响。回顾媒体和公众人士此次对职业操守和社会责任的理解和实践，有助于我们冷静下来，客观地全面了解有关情况，公正地听取各种不同观点，理智地考虑表面现象背后某些更深层次、更全局性的问题。

（本文载《中国社会科学报》2012 年 3 月 4 日）

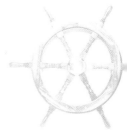

肯定发明青蒿素的贡献，
但必须坚持中医药发展的正确方向

陈其广　李慎明

一　青蒿素等药物国外获奖引起国内观点纷争：
到底与中医药是什么关系？

我国中医科学院首席研究员屠呦呦因"发现了青蒿素""在全球挽救了数百万人的生命"而获 2011 年美国拉斯克临床医学奖，此奖有诺贝尔医学奖"风向标"之称。后来又是王振义、陈竺两位院士因将中药砷剂（砒霜类）和西药结合治疗白血病获得全美圣捷尔吉癌症研究创新成就奖。其间还有张亭栋教授等人获得某跨国药企的"生命科学杰出成就奖"。"三喜临门"，一时间在国内引起很大反响。中医药业界内外出现了不同意见的争论，其中有两种观点是严重分歧的。

一方认为，这是当代我国中医药学在国际上取得的最重大成果，充分说明中医药学是一个伟大的宝库，展示了中医药学的科学价值，中医药界应再接再厉，开发更多类似青蒿素这样能够在国际上叫得响的药物；另一方则表示，青蒿素的研制跟中医药没什么关系，"中医典籍中所记载绝大多数为错谬"，只不过是"科学家在中医垃圾堆里发现了宝贝"，青蒿素应是生物医药学成果，而砒霜也是因为配合了西医药的治疗才能获奖。

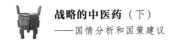

二 青蒿素、砒霜都是目前人类战胜重大 疾病的得力武器，贡献值得肯定

资料表明，2009 年全球感染疟疾者仍多达 2.5 亿人，近 100 万人死亡。但喹啉类西药使用了数十年，已使疟原虫产生严重抗药性，西药新药研发又久未见效，因此疟疾得以重新肆虐人类。青蒿素的发明挽救了数百万生命。砒霜也有类似情况：西药虽有治疗白血病的有效药，但如果只用此种西药"绝大多数患者几个月后就会复发"，而同时使用砒霜可以"更有把握缓解病人病情，保住他们的生命"。最显著的指标是五年无病生存率可以从约25% 跃升至约 95%！青蒿素的发明和砒霜治疗白血病的奇效证实了我国医药学界的能力，对人类医药学发展、对人类生命健康和安全的贡献非同小可，的确应予以表彰。

三 中医药学是中华民族最具原创性的知识与技能宝库， 上述两项发明与此有不容置疑的直接关系

必须肯定：我国能发明青蒿素与传统中医药知识技能的长期积累有密不可分的直接联系。20 世纪 60 年代我国开始研制抗疟药就把查阅中医药经典作为重要路径，特别在"文化大革命"严重干扰科研背景下，主要研究者不久就能从 11100 多种中药药用植物、从几千个古方药中聚焦到青蒿上来，完全是因为看到 1700 多年前葛洪在《肘后备急方》中"青蒿一握以水二升渍，绞取汁，尽服之"的描述，才醒悟到青蒿的抗疟作用必须用正确方法才奏效。古人所言明白指出"青蒿用（常温）水浸泡后绞汁"是制药方法，而"口服"是用药方法。当代我国科研人员的贡献主要是利用乙醚冷浸等多种现代科技方法，最终提取到化学视角的"有效单体成分"青蒿素，并改变了用药方法。青蒿素的发明主要是制作方法和使用方法的发明。这一发明使人类能用工业化方法大量生产抗疟药物，并在世界各地广泛应用，从而为人类战胜疟疾做出了重大贡献。而王振义院士本人更是直接肯定他们的研

究和中医有很大关系，陈竺院士也指出，砷剂在中医中有两千多年的应用历史。有人说"中药都是用煎熬方法"、"《肘后备急方》是民间偏方，和中医中药没有关系"；砒霜只是跟西药联合用才有明显疗效，那都是对事实的刻意歪曲，是为了否定传统中医药学对青蒿素发明和砒霜应用的关键作用及其巨大的现实价值。

四 青蒿素的发明和砒霜的应用非但没有否定而是更加肯定了中医药的科学性和合理性

据了解，现今临床使用的青蒿素已是第四代产品，前三代都已被淘汰。被淘汰主要是因为当时采取"有效单体成分"的技术路线，临床使用一个时期后就出现明显抗药性，不得不再研发新一代。为此，世界卫生组织明确表示希望生产复方使用的青蒿素。史实证明，抗药性是固定成分化学药物的一大顽疾，也是化学药发明以来大量被淘汰的重要原因之一。而多数情况下组合成复方、在使用中"因时、因地、因人、因药（药材质地）"做加减调整的传统中医药验方虽历经千百年依然有效，恰恰是其特色和优势。青蒿素从单体向复方的回归，正好说明了传统中医药"君臣佐使"、"升降沉浮"、"四气五味"和"灵活加减"复方路线的科学性和合理性。而砒霜在治疗白血病中的应用，也用铁的事实证实：曾被西方现代医学、被发达国家药品管理部门妖魔化了的有毒中药砷，只要合理运用，的确对治疗白血病这样的恶性疾病可以发挥关键良好作用，刻板僵化的"砷有剧毒"、不能入药的所谓现代科学观念只是机械唯物主义的错误认识。

五 肯定青蒿素和砒霜在现代医疗实践中的贡献不应成为中医药必须向西医药方向发展的依据，传统中医药"简、便、验、廉"的特色和优势更符合国情，在当代依然有巨大应用价值和创新价值

1. 发明青蒿素的投入巨大。事实证明，西药新药研发成本极高，成功

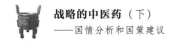

概率很低。

现今研发一个能够有效防治全球性重大疾病的西药新药，平均需要十数亿美元和 10 年以上时间。新药研发难度和成本急剧上升，成功概率很低，发展空间狭小。即便是青蒿素，其研发工作前后进行几十年，从地方到部队众多科研机构和人员都付出了巨大的努力，国家实际经费支持也难以计数，只不过当时的历史环境下"不算经济账"而已。而"甲流"猖獗之时，北京市政府以中医药专家为核心组建团队，用近 2000 年前张仲景"麻杏石甘汤"和 200 年前"银翘散""荆防败毒散"为基础方，仅数月时间、少量资金便创制了"金花清感"，成为世界上首个以传统医药为依据的治疗"甲流"的高效药品。虽以上两种方法都利用了中医药传统知识技能，但对比仍很明显。

2. 因此，面对人民群众和政府解决"看病贵、看病难"的迫切愿望，选择一条什么样的医药技术路线，才能更符合我国国情，更有利于发挥中医药特色优势，更有利于建设安全、有效、低廉和可持续的基本医药卫生体系，保障国民生命健康和安全，是一个非常重大的国策问题。

允许甚至鼓励极少数"中西会通"的尖端人才进行目标清晰、技术可行且安全风险和经济成本可控的西药新药研发，包括对中医药传统知识技能的创新研发，是完全应该的。因为 13 亿人口已经是一个巨大的医药市场了，更别说全球医药市场了，我们不做此事，跨国医药垄断企业也会做。但这并不等于说只要有足够投入就一定会从众多中药药用植物中成功研发出西药的植物化学新药来，也不等于说所有传统中药都要"现代化"（实质是改变成西药植物化学药）以后才有疗效和价值！更不等于说就此应该废弃数千年来亿万人一直沿用的、现今依然有效的"简、便、验、廉"的传统中医药！看不到西方主流医药学界正转向传统医药以谋求突破的事实及其未来发展方向，只想追随他们走过的脚印，不仅会使我们失去宝贵的传统医药知识技能优势，更有可能使我们在现实中因放弃自主超越的有利条件而将巨大国内医药市场奉送他人！

六　具体对策建议

1. 中医药和西医药是两个不同的知识理论和方法技能体系，没有优劣高下之分。应在管理体制、运行机制（尤其是利益分配机制）等方面切实落实"中西医并重"的方针，当前工作重点仍应放在扶持和促进中医药一边。

2. 其他国家的实践表明：传统医药和现代医药严格分业管理才能更好地鼓励传统医药人员钻研和提高自身专业知识技能，才能更好地保护、利用和发展传统医药。我国目前普遍存在的中医、西医、中西医结合"混业行医"的做法非但违犯《执业医师法》，是有法不依、执法不力的表现，且和"以药养医"有直接关系，明显助长了医德医风的败坏。应从制度环境上寻根究底，使之彻底改变。

3. 应将"扶持和促进中医药事业发展"的政策和资金优先放在能够突出传统中医药特色和发挥优势的领域，加大对传统中医药知识技能传承工作的扶持力度。防止政策和资金扶持被扭曲成中医药"断根失本"、全面西化的推动力。

4. 应调整、完善中医药科研项目政府规划和实施机制：加大传统中医药基础理论和关键应用技能的科研比重，加大中医药管理部门、中医药学术和临床专家，包括决策科学专家对中医药科研项目规划和实施决策的参与度和话语权。避免"牧师管和尚"的现象对中医药的发展方向出现重大误导。

5. 中药材被大量用于"提取有效成分"然后出口的做法加剧了中药材供给的短缺，政府应明确宣布：中医药资源服务的重点首先是中国人民的生命健康和安全需要，必须以此为基点和前提来兼顾世界医药卫生事业的发展需要，并协调有关部门加强对中药资源的管理。

6. 加大力度对中医药传统知识技能的源头进行法规保护。建议文化部、国家中医药局等有关部门立即再次启动中医药申请世界非物质文化遗产保护工作，对传统中医药的主要经典、知识和技能做出整体保护规划和分期实施方案。近期内应加大对《中华医藏》编撰工作的支持力度。

7. "前车可鉴"，深刻吸取青蒿素知识产权问题的教训，高度谨慎地妥善处理中医药国际合作科研中的知识权益保护和分配问题。据报道：两家国外药企都是和中国科研机构开展合作研发才取得的青蒿素的相关成果，但由于他们"买断"了青蒿素的知识产权，作为青蒿素发明国，我国青蒿素生

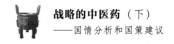

产厂家要拿到国外订单却不得不仰人鼻息！

建议由国家下达明确指令，规定期限对以国外资金为主要经费、国外机构为项目发起者和项目管理方的中医药国际合作科研项目进行一次全面清理。对此类项目（尤其是具备职务发明性质的成果）的最终成果归属问题，由政府主管部委和国家知识产权部门审核，做出合理约定后才可签约履约。要明确反对、高度警惕个别机构和个别人为谋取自身名利而牺牲国家民族利益的行为。从事国家重要科研项目必须承担保密责任，对泄密行为绝不姑息。

（本文于 2012 年 3 月完稿，部分内容经李慎明修改后，载"中国经济网"，2012 年 3 月 10 日）

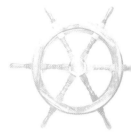

近期中医药国外发展面临问题及对策建议

陈其广

中医药走向世界，造福全人类的健康事业，是我国相关管理部门和广大中医药界人士多年的良好心愿。然而，正当我们为中医药在海外逐步取得更多认同并有所发展而感到欣慰、自豪之际，近来在一些国家和地区却陆续出现了排挤、限制当地中医药发展的情况。客观、冷静地分析中医药在国外面临问题产生的根源，从对内和对外两个角度分别采取有针对性的措施，有理、有利、有节地把握好中医药走向世界的方向和方法、力度和速度，成为关键而紧迫的一项工作。

一 必须明确中医药和西医药是两个相当不同的知识理论和方法技能体系

中医药和西医药虽共同服务于人类健康事业，但是由于其哲学基础存在重大区别而形成了两个相当不同的知识理论和方法技能体系。正因如此，发达国家甚至周边一些邻国对以西医药为代表的现代医药和对以中医药为典型的传统医药实行严格的法规分业监管、平行独立运作的制度。这种分业监管制度不仅符合两种医药体系的客观差别，而且既有利于约束、规范不同体系人员的执业行为，避免对非本专业医药知识和方法的误用、滥用，又有利于激励从业人员精益求精，深入学习、牢牢掌握本专业的理论和方法，切实提高临床实战能力。

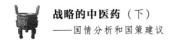

二 制约中医药在国外发展的因素很多

制约中医药在国外发展的因素表面上主要是文化和科学领域的认识分歧，但最根本、最重要的却是利益冲突。

世界上多数国家和地区——尤其是发达国家——实行的是把西方现代医药作为主流医学甚至是垄断医学的制度。因此，中医药到这些国家和地区发展必然会面临种种问题。

1. 文化和科学领域的认识分歧

这方面的问题表现最直接最明显。文化差异的影响主要体现在应该怎样认识人和自然的关系以及人类健康和疾病的本质等问题上。而对医药科学性的认识分歧则聚焦在"是否只有能用大样本实验方法验证的医药学才是科学、才是唯一正确的？（换言之，数千年来亿万中华儿女用生命实践持之以恒地检验有效的中医药是否也应该是科学、正确的？）"的问题上。

2. 利益冲突

医药是一个非常巨大的产业和市场，由于中医药和西医药之间存在着一定的可替代性，因此二者间不可避免地存在利益竞争关系。

现代医药研发——尤其是常见高发病和重大流行性疫病的防治药物方面，已形成高投入、高风险、高回报的格局。2011年世界医药公司前10强完全是欧美发达国家的企业，其中美国就占了4家。而同年我国最大的医药企业年收入仅为世界医药第10强的1/10、利润的7‰！净利润仅占年收入的1.66%，而对方是24.2%！因此，在经验积累、人才培养、技术手段、经济投入和创新成果等多个方面，我国都处在相对劣势地位，且短期内无法实现根本突破。尽管如此，相比之下，在国际医药领域我国原创的传统中医药的特色和优势却异常突出。

虽然现代医药在发达国家长期处于主流强势地位，可是近年来，西方有识之士越来越清楚地意识到：以"对抗"为治疗原则的西医药理论和方法体系已相对比较完善，发展空间正在越变越小；以化学原理为基础、用人工化学手段提取、合成制作的、成分结构固定的化学合成药，耐药性和毒副作用是普遍存在、难以根治的。而过分关注直接病因，就事论事、哪痛医哪的治疗方法并不能给患者带来理想的综合疗效。医源性和药源性疾病已成为重大现实问题。因此他们正在更多地转变为向其他民族医药尤其是传统医药学习，传统中医药就是最受关注的一个。恰恰是这个变化趋势，使得发达国家医药领域里中西医药之间的利益冲突凸显。

和西医药相比，在理念方面，中医药"天人合一"所体现的顺应自然、和谐协调的理念；在方法方面，从整体把握问题实质，综合考虑多种内外环境因素和人体个性因素确定医治方案，辅之以用自然物质制作药材和器具，且通过合理炮制、配伍组方、减毒增效，协同作用于各个关联脏腑。从而达到总体上"简、便、验、廉"的诊疗效果，是传统中医药最明显的特色和优势，也是其走向世界的核心竞争力。

三 国外不同阶层和群体对传统中医药的态度并不完全相同

1. 政府

发达国家多数为日益高昂的医疗费用支出所累，甚至不得不以医改主张来增强政治领袖的竞选优势。如果没有利益相关集团的极力反对和巨大压力，发达国家政府原本是应该乐见经济实惠、疗效明确的传统医药手段介入本国医药体系的。

2. 科学学术界

真正的、理想主义的科学家奉行穷根究底、实事求是的研究态度，他们不会首先从经济利益角度来判断是非、选择立场。

3. 病患群众

病患群众也是高昂医疗费用的受害者，如果传统中医药能够以相对较低的费用为他们提供比现代医药更好的治疗效果，他们会成为支持中医药的主要力量。发达国家迄今为止的实际情况充分证明了这一点。

4. 医药生产与服务业

在现代医药方面长期处于领先地位的这个群体是中医药进入发达国家首

先要面对的直接竞争者。在荷兰、法国行医的中医药人士意识到他们的发展已经使当地的西医药界感到了明显的竞争压力。而在发达国家，经济实力强大的医药公司只需稍稍用力就可以用选票来影响政治决策，用科研经费来拉拢科学研究人员，因此这个群体很容易成为反对传统中医药的核心力量。

四 发达国家中限制、阻挠和不利于
中医药发展的主要情况

行医资格认可（行业准入）、药品注册与销售许可是决定中医药能否在发达国家健康生存和发展的各类问题中最关键，但绝不是仅有的两个问题。

1. 政府决策在医、药准入方面发挥主导作用

（1）合法行医问题。

首先是对医的管理。因为中药只有在中医人员按照中医药基本原理使用的情况下才是中药（整体调理人的生理功能平衡状态，随证灵活加减，多靶向）；否则有一部分很可能被当作西医的植物药、植物化学药（针对的是病尤其是病毒病菌，遵循机械的甚至是单一的靶向思维）来使用。所以，发达国家阻碍中医药进入和发展的最有效手段之一，是对中医药人员行医用药（执业）资格实行禁止或限制政策。这也是中药长期只能以原料、保健品、食品、"植物提取物"、食品添加剂等身份进入发达国家的根本原因。

美国是一个典型的多元文化移民国家，在医药方面却长期实行以西方现代医药为唯一正统和主流地位的做法，直到尼克松引入针灸后才逐渐软化。然而即便是目前已经在欧美国家相当盛行、普遍合法的针灸，最近也出现了新情况。据世界中医药联合会反映，就在长期和我国保持较好科技合作关系的某金砖国家，最近联邦法院却裁定：非该国官方注册的医师禁止使用针灸为患者治疗。据说此举将影响该国近万名华人的生计。这个事例意味着：即便允许针灸合法，也还可以用规定仅限特定类别人员使用的方法来控制中医药非药物疗法的普及推广。此例如被其他国家效法，将会对中医药海外发展产生重大不利影响。

（2）药品合法问题。

在药的领域对中医药实施限制和阻拦措施，主要体现在对中药成分的认可和对中成药的限制方面。

对中药成分的认可：澳大利亚曾被中医药界人士美誉为"中医药进入发达国家的成功典范"，不但从业者众多，而且专业教育和政府专业管理机构的设置也走在发达国家的前列。2008 年中医执业医师和使用中医药作为主要治疗手段的健康业专业人员就达到了 5500 人，由于培养人才的需要，在多达近 1/3 的院校里还开设了"替代医学"的课程，一些知名大学甚至先后开办了针灸学院和中医部，有的州政府还专门设立了"中医监督管理局"。但近来却突然转而成为质疑甚至反对中医药的先锋。澳大利亚西药研究机构从分析海关截获的入境者个人携带的中药制剂的化学成分入手，指出其中的真实成分并未完全标示，且含有国际公约禁止贸易的动物性原料。然后就在世界顶级专业杂志和公众媒体上大肆宣传中药的毒性和违约性质。实际上有关动物体原料只是禁止在国际间贸易，目的是保护濒危野生动物资源，而我国目前用作中药原料的都是人工饲养第二代以后的相关动物①而非野生动物，这样的情况在国内有条件使用是为国际公约所允许的。这些携带者可能是为了自用而违犯了相关规定。

至于美国，一方面大肆渲染中药部分药材的毒性，如砒霜，另一方面却实用主义地承认其在医治白血病方面的特殊疗效，为我国学者颁发全美圣捷尔吉癌症研究创新成就奖。事实是，人工化学合成的西药原料有毒成分并不少，而且现代西药发明至今仅仅二三百年，被淘汰的药品已经达到 80% 左右，实验阶段未发现的毒副作用是重要原因之一。伟哥、达非就是近期典型的例子。

对中成药的限制：欧美国家对成药有严格的注册法规，同时还要进行销售许可的审批，两者一起构成了中成药进入的政策性壁垒。

欧盟 2011 年 4 月 30 日正式施行《传统植物药注册程序指令》的要求，

---

① 对方指出的高鼻赛加羚羊是我国灭绝后从邻国引进人工繁殖的，原料指羚羊粉；亚洲黑熊在我国是二级保护动物，也是人工繁殖的，原料指熊胆粉。

在该时点前未完成按新法规要求的注册并获得上市许可的中成药不得在欧盟市场销售，但欧盟合法注册的医生还可以使用饮片治疗。而中成药要注册必须在符合欧盟 cGMP 标准的条件下生产，同时还必须通过欧盟药管局或其成员国药管局的评估，要有已经使用了 30 年和在欧盟范围内使用过 15 年的证据。高额的费用、复杂的程序和严格的 cGMP 标准，甚至连同仁堂之类的行业领头羊都感到了压力，放缓了步伐。2011 年我国对欧盟中药出口值整体同比增长 66.26%，但中成药出口值却下降了 13.5%，而且其中还没有考虑到扣除药品涨价的因素。

美国食品药品监管局，通常对前后三期药物临床试验要求的时间在 5 ~ 8 年，但复方丹参滴丸在美国的审查过程从 1997 年至今已进行了十余年之久，才刚刚进入三期临床研究。近期在荷兰申请的地奥心血康也是历经 10 年磨难后才获得批准的。目前，佛慈制药的"浓缩当归丸"，奇星药业的鼻炎片，广药白云山和记黄埔的板蓝根颗粒、穿心莲片等都已向欧盟申请注册上市，欧盟将面临中成药批量进入的更大压力。

在饮片使用受到合法行医资格的限制，中成药使用又遭遇注册和销售许可难题的同时，发达国家却直接或间接地从我国大量购买用宝贵的中药原料提取的所谓"有效成分"物质。近年来，中药提取物出口占比大增，年出口额超过 5 亿美元，占中药出口比重的 40% 以上。这些提取物在国外形成了深加工的产业链。以致国际上有"中国原产，韩国开花，日本结果，欧美收获"的说法。

2. 企业界是限制、阻挠中医药海外发展的主力和先锋，主动地"以攻为守"才是其最主要的策略

世界医药公司前 15 强不但都已经进入我国开展产品销售，而且建立了合资企业，并且绝大多数在我国境内建立了医药研发中心。它们在我国开展的工作主要有以下几类。

（1）主动进行各种商业和科研活动，大量雇用中国人才特别是传统医药人才深入研究中医药，尤其是相对容易理解而又体现了传统中医药原创特色、优势的中药（包括单味药材和经方复方），不惜成本地将之改造、转化成他们所拥有的、为现代知识产权制度保护的植物化学药"新药"，并在我国和其他国家抢注专利。最近一个时期跨国医药企业在我国申请的中药有关专利平均每年达到 100 件以上。

（2）"虎口夺粮"，大量出口上述"中药提取物"，从而不但使我国中药材资源供不应求的情况明显加剧，不少野生药材濒危，价格上涨压力迅即增大，而且造成了大量的药材资源浪费，并衍生了假冒伪劣中药材泛滥的土壤。

（3）甚至有私下在民间收购中医药有效偏方、秘方的行为。

（4）利用我国企业急于进入发达国家市场的心理，巧取我国中药研发重大成果的知识产权。青蒿素的国外知识产权被瑞士诺华和法国赛诺非公司"买断"，造成我国青蒿素产品出口要受该两公司制约的被动局面，就是典型案例。

（5）就连一些外资饮料企业（如立顿等）都纷纷开始生产中药原料的各类茶饮料，一是得以占领我国市场、压制国内传统饮料企业的优势和生存空间；二是占领了在欧美发达国家销售有关产品的主动权和领先地位。

3. 与现代医药地位密切相关的其他业界参与行动

据说是受英国自 2012 年起停止在公立大学提供"补充医学"学位教育的影响，澳大利亚 400 名以西方现代科学为主旨的医生、科学家和研究人员看到在院校教育方面，随着中医药和其他传统医疗方法在当地的发展，包括传统中医药、传统泰医和印度医等在内的"替代医学"的"课程越来越受欢迎"，心生不满，于是在最近集体出面谴责这些"替代医学""没有维护以实验证据为基础的科学和医学"，是"在各方面都可被称为骗局的疗法"，要求从大学中取消有关课程。

4. 周边国家模糊其与我国传统医药之间的源流关系，与我国争夺国际市场

周边一些国家是与我国争夺国际市场最为主要的国家。为了达到目的，它们首先采用改名的方式极力模糊其传统医药与我国传统医药之间的源流关系，如日本将"汉方医药"改名为"东洋医药"，韩国将"汉医药"改称为"韩医药"；其次，它们积极利用一切机会，宣传其传统医药的"原创性"和"独特性"。在非物质文化遗产保护名录申办中就表现得非常突出。

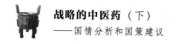
5. 海外中医药从业人员背景复杂，个别"滥竽充数"的伪劣者，扭曲、破坏了中医药的形象，给国外管理机构压力、给国外医药界以口实

五　对策建议

一是中医药面向世界时应该坚定不移地实行"开放包容、不失自我"的基本原则，审慎把握创新尺度，避免为了片面强调"接轨""国际化"而丧失我国在世界医药领域的自主性、核心竞争力、原创知识权益和对世界东方传统医药的主导权。

二是必须坚持走传统特色路线，中医药在国际竞争中才有优势，才有可能出现有利于中医药走向世界的"双赢"局面。

国外行医的中医药人士已经明确意识到：只有准确领会中医药经典著作所阐释的基本原理和方法，坚持传统中医药的特色优势，把诊疗重点放在西方现代医药无法解决或解决得不好的病种和问题上[①]，中医药才能在国外有需求、有市场、有生机。因为只有提供此类病种和问题的解决方法，中医药才能弥补西方现代医药的不足，才能影响发达国家的民众来支持中医药获得合法地位，这才是真正有利于中医药在海外发展的"双赢"局面。

三是中医药虽有特色优势，并和西医药之间存在一定的可替代关系，但在相当长的历史时期内都不可能成为发达国家的主流医药。而目前优秀中医人才和地道中药资源都处在紧缺状态，必须坚持周恩来同志生前提出的"先国内、后国外"的原则，明确政策导向，加大扶持和促进政策的力度，首先把国内的中医药工作——尤其是传统中医药特色优势方法技能的普及应用、中医药原创基础理论研究和传统中医药的传承工作做好；首先将优质中医药资源用于中国人民的健康保障和生命安全方向。

四是要主动发起、积极参与和全力主导国际传统医药有关标准的制定工作。主要领导机关应加大对此项工作的关注和支持力度。要大张旗鼓、毫不

---

① "中医在欧洲"纪录片里欧洲的一个西医明确说有大约50%的问题西药不能很好地解决。

隐讳地宣传我国传统医药的原创性及其和世界卫生组织新时期人类医学发展方向的高度拟合性，在国际社会中高举传统医药大旗，妥善排除他人用意不良的干扰。

五是传统中医药走向世界要坚持"有利有节""循序渐进"的原则，以针普"非"、以"非"促医、以医带学、以学（治）引游、以游强医和以游推药。

六是按照战略物资管理方法对中药资源进行管理，对出口珍稀中药材及其半制成品（如各类提取物）、制成品（中成药、植物化学药）开征资源税，并视资源和市场需求变动状况适时适度调整相关政策和税率。

七是充分发挥外交渠道尤其是中外政府间交流项目、"走出去"项目的作用，借助孔子学院等文化、教育正规渠道，准确宣传中医药知识技能的特色优势，为国外机构和民众正确了解中医药提供通畅、透明的渠道。为了做好此项工作，政府应集中资源重点扶持一批目标定位准确清晰、原理把握正确到位、人员配备周全有力、审定标准严谨客观的外宣、援外项目，例如，系统介绍中医药的纪录片、中医药经典的翻译出版、为发展中国家提供的传统医药人才培养、为防治国际重大流行性疫病和救援突发自然灾害的中医药队伍，等等。

八是高度重视中医药（含民族医药）申办纳入联合国教科文组织"非物质文化遗产"目录工作，由文化部和国家中医药局协同组织，将关键知识、技能分批分期列入中长期申报规划。同时，学习借鉴发达国家和其他发展中国家对本国传统优势产业和传统知识技能进行权益保护的范例，创建符合我国国情和利益需要的权益保护法规体系。

九是驻外使领馆应根据驻在国的情况配备具有相应领域知识和经验的工作人员和工作机制。积极与驻在国主管部门沟通和协调，同时鼓励当地华人中医药人员学习进取、团结和谐、依法行事。对当地主要中医药民间团体的重大、关键业务活动予以指导和协助。

（本文于 2012 年 4 月完稿）

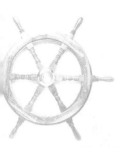

了解实情、把握关键、找准方向、及时建言

——2008~2011年中医药国情调研工作汇报

陈其广

2006年，一场中医药存废的争论引发了全社会对中医药问题的关注。2007年党中央在十七大报告中重申坚持"中西医并重"方针，明确提出要"扶持和促进中医药和民族医药事业发展"。2009年国务院发布22号文件《国务院关于扶持和促进中医药事业发展的若干意见》，明确要"把中医药和西医药摆在同等重要的位置"。中医药对国家、民族的价值和意义究竟何在，中医药生存和发展所遇到的主要困难和问题根源到底是什么，解决问题切实可行的出路又在哪里。分清辨明这些重大问题，不仅是相关业界和广大民众的希望，也是真正贯彻落实党中央、国务院有关方针政策的关键前提。2008年中国社会科学院院党组批准将中医药国情连续跟踪调研作为重大国情调研项目立项。三年多来，调研组在院、所有关领导和社会各界关心帮助下，牢记我院作为党中央、国务院的思想库和智囊团的责任使命，踏实勤奋工作，取得了较为明显的成效。

一　所做主要工作

根据工作记录统计：在3年多的时间里，调研组以中医药第一、第二、第三产业以及教育科研文化、政府管理、国际交流等共15个细分领域为对象，采用实地调研、异地调研和顺访调研等方式，共计调查了20个省、自治区、直辖市，53 个市、县、区、旗。先后组成各类调研组约 150 个，参与调研的人次在 400 人次以上，访谈和座谈会 200 次以上，开展问卷调查 4 次，回收有效问卷 300 余份，发起并独立主办专题研讨会 12 个，参与主办 15 个，做重要发言的国内外学术论坛、研讨会不少于 22 次。

二 工作中"走、转、改"的主要心得

1. 只有深入基层、一线，才能准确了解真实情况

中医药是非常独特的一个领域：首先，尽管党和国家领导人始终都是肯定中医药的积极作用、支持中医药发展的，但在新中国成立后相当长时期里，中医药却呈现衰退现象；其次，人民群众希望中医药能够发挥传统特色和优势，解决一些西医药解决不了或解决不好的问题，但公立中医药机构却普遍地"西化"了。对中医药存在的问题，国务院 2009 年 22 号文件曾总结为，"特色优势逐渐淡化"，"服务领域趋于萎缩"，学术思想和经验得不到传承，"技术、方法濒临失传"，"野生中药资源破坏严重"，"发展基础条件差，人才匮乏"。可是以往我们的管理部门和多数媒体往往是"报喜不报忧"的，因此只有"到农村下地头，到工厂下车间，到学校进课堂，到医院进病房"，才有可能调查清楚此种独特现象背后的复杂原因。比如，前一个时期中医开西药，西医开中成药的情况全国都很普遍。这种明显违犯《执业医师法》的现象为什么会如此普遍？难道我们的医生真的都成了"能中会西""中西会通"的大医家了？调研时问这个问题，卫生部门和医院领导往往闪烁其词，避而不答。于是我们深入医院科室甚至农村卫生室找医生、到药厂、药店找销售人员层层个别访谈，才搞明白原来是西药的回扣比中药高，而中成药的回扣又比西药高，结果无论中医还是西医都被个人利益驱使背离了职业道德的要求。

2. 要想真正接触现实，还要设法排除干扰

早期我们曾遇到过这样的情况：在一个经济很发达的地方，有关部门热情接待了调研组，吃住都安排得很好，还请游山玩水。可只要我们提出谈工作，他们就说领导都开会出差了。我们只好通过社会关系去了解，才知道当

地卫生部门的领导怕见了国情调查组不好说话：因为说成绩看材料就可以了，说问题不但可能影响政府形象，而且容易被上级领导批评甚至追究责任。这个地区西医和中医（包括民间中医）的人数基本是2:1，但卫生部门近20个人却连一个专职管理中医的都没有，什么工作都按照对西医的要求来对待中医。为了赢得政府的支持帮助，中医机构和人员只好"削足适履"，按照西医的模式来改造自己。还有一个全国百强县，国家中医药管理局出台了让"确有专长"的民间中医通过考核获得合法行医资格的办法，可是当地的民间中医都没听说过上面还有这个政策。我们问当地分管副局长，他却说传达过了，正在组织考核。我们又找当地人士了解，才知道因为当地是中医药一个重要流派的发源地，有不少确有专长的民间中医。民间中医说，只有公立医院才是卫生局的"亲儿子"啊！卫生局就怕传达和实施这个办法后，民间中医会挤压当地公立中医院的生存空间，所以故意拖延步伐。从这个实例中，我们明确了医改要逐步做到"管办分离"的必要性。因此，如果国情调研单纯依靠接待单位安排，了解情况听介绍，撰写报告抄汇报，是很难了解和反映中医药管理体制和运行机制中的现实问题的。

3. 要密切跟踪相关领域的形势变化和重大事件，把握关键问题，及时建言献策

调研工作刚一开始，就遇到一个科研机构向国家要巨额经费支持，试图用现代科学技术方法来分析和改造中药。这个计划被申请人比喻成中国的"曼哈顿计划"（原子弹研发计划）。中医药不是有"简、便、验、廉"的优势吗？应不应该、可不可能把它改造成西药植物药或生物制剂来用呢？调研组召开中医药及各方专家开座谈会，了解了国内外科学界数十年来在此领域的进展情况，提出了对此计划应慎重、要"再议"的建议，得到了领导机关的重视。几年来，在院领导和院办公厅、信息情报院等部门的支持下，调研组在比较系统、深入的调查研究基础上分别针对医改；针对禽流感、甲流等重大流行性疫病；针对国际上传统医药主导权、话语权的竞争；针对动物源性食品安全；针对中医药文化建设重大项目；针对中药资源合理利用保护；针对合理合法调动民间中医药的积极作用；针对群众养生热中的偏差等多个重大、关键、紧迫包括社会热点问题，及时分析问题产生的主要原因、问题的危害性和严重性并提出解决问题的方向以及具有一定可操作性的对策建议。

4. 不仅要下情上报，也要上情下达，为落实党和政府的方针政策、构建和谐社会贡献力量

第一年去一个县调研，就碰到一个基层中医。当年他参加了光明中医函授大学的学习，这是个当时很有些社会影响的机构。可是后来形势变化，有的省份认可这个学历，他所在的省却不承认，这样他就不能参加执业医师的资格考试，尽管在医院干了30多年，和别的医生一样出诊看病，可快退休了还仍然是个"乡村医生"。他心中愤愤不平，几乎每半个小时就给我讲一遍他的遭遇，从晚上七点一直讲到次日凌晨一点都不让我休息，一定要我帮他解决问题。在深入基层开展调研过程中，和这样的对党和国家方针政策缺乏了解、面对问题和困难信心不足，甚至怨天尤人的被调查对象接触多了，我们逐渐认识到：中医药事业的改进和发展，迫切需要而且必须依靠举国上下、协调一致的认识和努力。调研组不但有责任将发现的问题和相关对策建议如实、及时地反映给领导决策机关，而且有责任做好"宣传队""播种机"的工作，准确及时地传达党和国家有利于中医药事业复兴的方针政策，帮助基层中医药工作人员和社会各界看到光明，树立信心。因此在后来的调研中我们就把原来"我问你答"的单向沟通变成了以"我问你答"为主、兼有"互问互答"的双向沟通形式。这样，我们通过做国情调研工作，更多地接触和了解了社会和社会各个阶层，就有可能不单是"读万卷书"的"翰林秀才"，而且通过"走万里路"成为知晓"家事国事天下事"，成为能为国家民族更多地尽心尽责，既会务虚又能务实的有用之才。

5. 国情调研工作既要有科学视角，也要有人文视角；既要了解现实，也要回溯历史，才能比较全面、深入地分析和认识问题

中医药院校目前从课程课时设置看，大致是1/3时间学外语和公共课，1/3学西医，1/3学中医。对这样的教学内容和方式，很多专家予以严厉批评，说培养的不是中医药事业的接班人而是掘墓人，连有的大学领导都坦承这是个大问题。我们不但去中医药大学分别召开学生管理人员、教师、学生甚至是外国来华学中医药的学生的座谈会，进行问卷调查，而且结合对中医、中药机构的调研，认识到：如果我们不去分析社会意识等人文环境的变

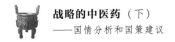

迁如"科学至上"的影响、医药管理体制的错位、医药机构运行机制特别是利益分配机制的错误设置，包括大学生就业市场供求关系等方面的影响，就中医药教育谈教育改革是片面的，是无法解决中医药院校教育走偏方向的问题的。

6. 要主动积极地争取被调研机构和人员的理解，尽可能地取得他们的支持

国情调研难免涉及对一些存在问题的揭示和批评，尤其是写内部报告反映情况，很容易被相关行政管理部门和业界认为是在"告状"。现在调研组的境地很像是被调研对象"爱恨交加"了：我们呼吁领导机关给予支持，得爱；反映存在问题缺陷希望改进工作，招恨。但国情调研是党和政府交给我们的光荣任务，也是新形势下我们作为国家社会科学研究机构的责任使命，坚持实事求是是最基本的原则，我们能做也应该努力去做的就是首先要争取把问题搞准确，包括问题产生的时间、原因，问题的表现、危害性、严重性或紧迫性。对解决问题的思路和对策建议要有可操作性，等等。其次，在遵守纪律的前提下，事前尽量和相关机构、人员交流沟通，尽可能地取得他们的理解。因为有些问题，特别是一些牵涉面广甚至是全局性的问题，不是哪一个部门可以独立解决的，的确需要更高层级的部门和领导来协调解决。问题不反映上去就没有解决的可能。几年来，经过努力，中医药各界，甚至是一些关键部门和重要领导对中国社会科学院的中医药国情调研工作都是相当关注和支持的，为我们的调研工作提供了许多极其重要和关键的帮助和建议。

三 取得的成果和存在问题

三年多来，调研工作基本上按照原计划进行，还突出了一些重大重点问题的调研与决策建议工作，多数问题形成基本观点，并产生成果和社会影响。个别领域调研因客观困难，效果不够理想。

1. 主要调研成果

第一类是呈报给领导机关的内部报告及供部委领导的参考资料，此类成果有 30 多篇，多数被采用，有一些还得到批示。

第二类是通过《人民日报》、《光明日报》、"新华社（内参）"等媒体以及通过中国国际广播电台对国外直播等形式开展宣传 44 篇次以上，形成其他形式的正式文件不少于 20 篇。

第三类是在 2008 年～2011 年"两会"期间为全国人大代表和全国政协委员提供作为提案议案基础的参考性资料，每年 3～4 篇。

第四类是比较实质性地参与和推动了《中华医藏》编撰、世界非物质文化遗产（中医药项目）申报、促进民间中医药管理方法改进和中医药立法、运用传统中兽医药改进动物源食品安全、中央电视台和新影的"中医"系列纪录片制作等重大工作。

第五类是参加和配合国家部委如国家科技部和国家中医药局有关中医药问题的重大研究项目。较重大的有国家 973 项目和中医药立法项目。

第六类是调研完成的一百多万字以上的记录稿、写作稿以及收集的各类文字资料数，图片数千张。

此外，调研组最近开始着手整理项目成果，为出版专著做好准备。

2. 存在的问题

首先是对少数民族传统医药的调研明显不够深入。了解和掌握的情况与预想目标有较大差距。原因一是院内没有相关领域的研究人员和能力，二是民族地区地处边远，联系落实调研地区和单位很不容易，差旅费用也相对较高。

其次是调研过程中，不断发现新的甚至是更深层次的问题。所以调研工作总是感觉没有做完，没有做好。最明显的表现就是至今还没下决心和花工夫写专著。这也许和"跟踪调研"的指导思想有一定关系。

"行百里者半九十"，虽然我们调研了很多领域，发现了一些问题，也提出了不少对策建议，但离真正的理想目标相距甚远。扶持和促进中医药事业发展的工作，无论是国家层面还是社会科学界层面都还远远没有到画句号的地步。

（本文于 2012 年 6 月完稿）

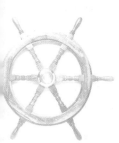

实施《宪法》和贯彻党中央、国务院基本方针，应以真正落实"中西医并重"为医药卫生工作中心任务

陈其广

新中国成立初期，因把中医说成"封建医"，主张应"随封建社会的消灭而消灭（中医）"，两名曾是老红军的卫生部副部长被撤职。然而，新中国成立以来医药卫生统计数据和实际情况表明：中医药在相当长一个时期里并未得到应有保护、利用和发展，反而呈现停滞甚至萎缩状态。直到进入21世纪，特别是十七大以后，在党中央、国务院直接关注和指导下才出现明显转机。中医药之所以出现上述情况，与有关主管部门、相关业界长期没有认真领会、坚决实施宪法和党中央、国务院"中西医并重"的大政方针，用定性不明确、理解有分歧的"中西医结合"取代了"中西医并重"来作为医药卫生工作的主要目标和中心任务有着直接且密切关系。在新的时代环境下，为确保成功建设和持续运行中国特色的医药卫生体系和国民健康保障体系，破解世界医改难题，对医药卫生基本方针加以澄清和切实贯彻已成重大、紧要任务。

一 宪法和党中央、国务院对医药卫生工作的基本方针都是 "中西医并重"，但在实际工作中并未得到认真落实

新中国成立之初，党和政府就提出"预防为主、面向工农兵和团结

中西医"的卫生工作三大方针。1982 年《宪法》规定要"发展现代医药和我国传统医药"。1985 年中央书记处《关于卫生工作的决定》指出"把中医和西医摆在同等重要的地位"。全国人大七届四次会议批准的"第八个五年计划纲要"更是第一次明确"中西医并重"是卫生工作五个基本方针之一。然而，行业统计表明：新中国成立后 50 余年时期里中医人数始终在 30 万人左右，21 世纪初实行《执业医师法》，更使中医一度跌落到不足 24 万人，比新中国成立之初 27 万余人明显下降。同时期西医却从 8 万余人猛增至 200 余万人。更可悲的是：前些年"中医院"的医药费收入中来自西医药的比重全国平均竟然达到了 70% 左右！对于前一时期中医药衰败的实际情况，国务院 2009 年 22 号文件曾用简练文字进行精准描述：特色优势逐渐淡化，服务领域趋于萎缩；老中医药专家很多学术思想和经验得不到传承，一些特色诊疗技术、方法濒临失传，中医药理论和技术方法创新不足；中医中药发展不协调，野生中药资源破坏严重；中医药发展基础条件差，人才匮乏。

二　"中西医结合"定性既不清晰，认识也难统一，应该仅作为对未来医药技术路线的主观设想之一来对待

"结合"有许多含义：组合、溶合、联合、混合、配合、杂合等。不同含义间区别甚大，城乡"结合"多表现为非城非乡、亦城亦乡，而男女"结合"正常情况只能生育非男即女的个体。

近年来，国内外越来越多专业人士认识到：中医药和西医药虽都服务人类健康需要，但从哲学基点（如自然观、生命观、疾病观）到方法论（主要为整体系统论、还原分割论）再到直接目标和方法手段（如对抗杀灭还是调整平衡、取法自然还是穷尽人工）都存在重大区别甚至某种程度的对立，因此是两个不同的知识理论和方法技能体系，并不存在对错、好坏之分。认为中医药只有能被现代西方科学解释和验证才有应

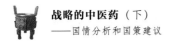

用价值①的主张，是思想认识偏颇或利益驱使所致。

由于认识到中医药和西医药是"独立地或平行地演变的完整的理论和实践体系"（美国 FDA）②，所以现今主要发达国家乃至一些邻国都对现代医药和传统医药采用了允许同时合法存在但严格分业管理的制度。从实际效果看，传统医药从业者在此管理方法下被"置之死地而后生"，潜心专攻传统医药的知识技能以服务民众，取得了不逊于西医药从业人员的社会地位和经济收入。央视中华医药频道摄制的"中医药在欧洲"即是很好的反思与佐证。而我国流行的"中西医结合"却存在重大以至根本认识分歧。且不说中西医药究竟主观上应不应该、客观上能不能够融合，就连所说的"结合"到底是以下各种"结合"中的哪一种，从法规到实践都无一致认定：究竟是中西医药从理论到实践实现平等的合二为一即"融合"，还是根据治疗疾病需要和患者自愿，中西医药各自发挥特色优势，互相"配合"？抑或是以"西医药为体、中医药为用"，最终用西医药知识、方法把中医药"格式化"——消化、改造掉？

众所周知：即便是非常直观、感性的文化、艺术，能"中西会通"的人才都是凤毛麟角。医药科学是跨接自然科学和人文科学的复杂系统科学。中医药和西医药都是非常深邃、非常广博的知识理论和方法技能体系，绝大多数人即便耗竭毕生心血也极难成为真正"学贯中西"的"精诚大医"。固然，"科学无禁区"，国家应该允许甚至鼓励少数优秀人才把中西医药配合、组合甚至融合作为医药学术研究方向之一来探讨和尝试，但无视中西医药重大区别，先验地和普遍地把"中西医结合（实际是'融合'）"当成中医药生存发展的通途大道，当成中国特色，用行政资源推动或名利诱导，作为指导我国医药卫生工作全领域全过程的"基本方针"，就产生了严重不良后果。

---

① "全国科学技术名词审定委员会"就是持此种观点的机构代表。它审定的"中西医结合"定义开篇就是"以现代医学等现代科学知识及手段来继承和发展中医药……"

② 美国食品药品监管局（FDA）用语。

三 重"中西医结合"轻"中西医并重"，对我国中医药和医药卫生体系的健康、自主和可持续发展产生了一系列严重不利影响

把和文化、经济、政治等一样都是认识和利用客观世界的一个角度和方法的科学（在医药领域是现代西方医药）推崇成真理的化身和唯一检验者，将中西医药非但应该而且一定能够融合的理想轻率应用到医药特别是中医药各个领域的日常业务实践和行政管理工作中，再加上前一时期对医药卫生服务不当强调市场调节作用的环境，就对医药特别是中医药的生存和发展产生了多方面的严重不利影响，甚至出现医药界普遍不守法却无人过问的现象。

1. 执业资格分类及考试标准出偏差：《执业医师法》将西医主体称为临床类，而中医则称中医类，就是说内科西医是临床医师，而内科中医不是临床医师！西医、口腔和公共卫生类执业资格考试科目中完全不见中医药或"传统"医药的影子，而中医类却单设"现代诊疗技术及综合"考试大类，内含西医的内科、诊断学、伦理学、传染病学等科目。这好比规定在中国要拉二胡必须先懂小提琴，而拉小提琴则可以完全不懂二胡！是"并重"还是"偏重"显而易见！

2. 技术职称评定标准有偏向：中医药人员提升技术职称尤其高级职称，不管日常从事临床、教学还是科研，都要求"了解国内外本科技术发展情况，并能吸取最新科研成就应用于实际工作"，"有较高（或一定）水平的科学论文或著作"，虽对中医药专业也有"通晓或精通中医药理论，对经典医著熟悉或有所研究"的说明，但执行中由于社会环境影响、评审标准制定和把握的结果形成的实际导向，往往临床（或教学）经验分析总结、经典医药著作研究都让位给了现代医学实验方式的科研成果，因为那样才容易被认可为"新"和"高"。千年行之有效的中医方法和药物都不算数，把巨量科研经费和人力倾泻在小白鼠和科学仪器上。一些资深、权威人士身体力行于"结合"（融合），把本来应该只是少数人的科学探索扩大化为对中青年中医药从业者的普遍示范引导，此种偏差亟须纠正。

3. 执业医师考试重学历轻实践，有利于民间中医药人才合法从业的规定因此而受阻：西医药是工业化产物，强调共性，便于标准化、规模化，适于院校批量培养、统一考核。中医药由农业文明衍生而来，强调自然属性和个性治疗，历来以师承培养为主渠道。《执业医师法》关于考试资格有明确的院校学历要求，虽然卫生部后来出台了对师承、"确有专长"包括"一技之长"民间人员的医师资格考核政策，但地方卫生部门因顾忌民间中医药发展会影响公立机构利益，或担心管理出错而需承担个人责任，因此采用拖延时间、抬高门槛等种种方法阻碍相关政策落实。个别地区甚至考核、评审都结束了，就是不公布结果，造成大批民间中医药人才转而埋怨国家有法不依、施政不力。

4. 用西药标准管中药，特别是西式制剂管理方法切断了中药的主要创新通路：中药和中医的哲学基础、方法论一致，疗效是证明中药科学合理性的硬道理。但前些年对中医药"废医存药"的主张却很"吃香"。西药以人工化学合成为主，必然成分清楚，结构和性状稳定，中药用天然物加工炮制而成，成分和性状当然不可能完全清楚、稳定。中国科学院专家曾举例说，红花油由 1 万多种化合物组成，以人类目前认知手段和能力只知其中 100 种左右。特别是对经过较长期的医药实践检验、针对小规模适用群体相当有效的丸、散、膏、丹类中药院内制剂，被要求花费数十万元在 GMP 条件下做药毒药理实验，严格审批，并局限于本院内使用，无疑阻碍甚至阻断了从汤药到（院内）制剂再到中成药的中药创新之路。砒霜因能治疗白血病在美国获奖，但在国内却因其毒性而屡屡被要求禁用，我国还是中医药的自主原创国家吗？

5. 在"中西医结合"名义下，听任中西医药违犯现有法规搞"混业经营"，导致过度医疗和医德败坏，轻则敷衍塞责，重则给民众生命健康和安全造成隐患：实施《宪法》，最重要的是明确而且坚持依法治国的原则。现在中医开西药、西医开中成药成为普遍现象，明显违背现行《执业医师法》关于"在注册范围内"进行"医学处置"的规定，形成我国涉及范围最广、持续时期最长的医药从业机构和人员有法不依、执法不严事件。固然，前一时期药品回扣泛滥，回扣获利西药大于中药饮片、但中成药却大于西药是造成这一现象的幕后实质原因。但必须看到：对本专业理论和方法不求甚解，对非本专业理论和方法一知半解甚至一窍不通，却在私利驱使下"跨界"开方用药，直接导致以过度医疗为表现的医德医风败坏，轻则"滥竽充数"，敷衍塞责；重则"草菅人命"：过度检查、用药和手术，"索取、非法收受患者财物或者牟取其他不正当利益"[①]，给民众健康和生命安危造成隐患。但这种种极不负责的行为往往是用"中西医结合"的借口进行的，而且"法不责众"，所以才迄今未见有效整改。

6. 中医药院校教育搞"三分法"，中医药老专家说培养出来的不是接班人而是"掘墓人"：学习中医药需有传统文化根底，且专业理论知识学习和应用技能掌握必须用交叉递进方式进行，实践积累和个性感悟作用重大。"文化大革命"期间我国传统文化的教育受到严重摧残，现实医药获利机制又打着"中西医结合"大旗，因此，近年国内中医药大专院校普遍采取了外语和公共课程、中医药课程、西医药课程时间上"三分法"的设置。有院校领导承认：算上社会实践等，中医药大学本科生真正学习中医药的时间只有一年，还不到1/3。多数学生专业基础不扎实、知识不系统、理念不坚定。因此老专家评价说，中医药院校大量培养的不是中医药接班人而是"掘墓人"。事实上，长期实施这样的教育模式，非但青年学生受影响，就连部分中青年教师都成了"有口无心"、只能"纸上谈兵"的假中医药人！

四　坚决实施《宪法》，落实党中央、国务院"中西医并重"基本方针，有必要对现行医药卫生管理体制、机制做重大调整

党的十七大、十八大报告都重申了"中西医并重"的基本方针，国务院〔2009〕22号文件也指出要坚持"中西医并重"的方针。前不久，党中央新的领导班子又强调了应切实尊重和有效实施《宪法》。因此，我国不但必须保护和利用中医药，而且必须发展中医药。

---

① 《中华人民共和国执业医师法》第三章第二十七条的内容。

环顾全球，在对抗性医药的"理、化、生、高科技牵引"和跨国医药垄断集团运作下，医药费用大幅度快速增长，已成为人类健康、和谐生存和发展的重大现实威胁。为切实解决以定性不清晰的"中西医结合"取代"中西医并重"作为我国医药卫生日常工作基本方针和中心任务所造成的严重问题，建议对现行医药卫生管理体制、机制进行重大调整。主要措施可以考虑以下几点。

（1）明确"中西医并重"才是我国医药卫生工作基本方针，建设"有中国特色的医药卫生体系和国民健康保障体系"是相关管理部门和业界的中心任务。鼓励中西医药专业人员深入钻研、准确掌握本专业理论知识和方法技能，依据医疗保健工作需要和受众自愿，各自发挥特色和优势，取长补短、相互配合。

（2）组建真正从体制到机制都能切实体现中西医并重原则的大部委——国家人口和健康管理委员会，将中药技术研发和临床应用管理之责划归中医药管理部门实行行业内专业管理，下设人口、中医药、西医三个总局以及保健防疫、食品药品器械等机构。实现中西医药之间的平等地位、平行运作。

（3）国家政策和资金支持在近期内要大力向中医药倾斜，尤其是向县及以下的人员素质保障和传统医药手段应用倾斜。财政资金对医疗机构的投入要按医生数量等多个因素而不仅仅是床位数量来确定中西医的比例。

（4）进一步改进医药费用管理制度。参照甘肃有关成功经验，采取严格考核和对外公开门诊和住院医药费用总量及结构；取消医院药品加成同时查处对外泄露药品器械统方数据；严控理化检查费用所占比重、硬化转诊制度等多种措施，尽最大努力增加医患信息透明和沟通程度，同时，认真深入探讨按病种收费、超支分担等改进方法，以便更好地体现中西医平等、并重原则。

（5）大专院校应尽快停止设置和招考"中西医结合"专业的本科及以下学历的学科专业和学生，只有获得中医或西医助理医师及以上资格者方可申请攻读为期不少于四年且以未获得执业资格的医师类别为主修的"中西医结合"硕士及以上学位课程。

（6）只有同时获得中医类别和西医类别执业（助理）资格者，方可采用中西医药并用方法为患者治病。现有"中西医结合医"应在 5 年左右的规定期限中分别通过两个类别的执业资格考试，否则将按考试通过类别重新注册。

（7）鼓励中西医发挥各自特色优势，根据治疗需要和患者自愿实现中西医配合，但对超越注册类别行医用药者必须依法惩处。

（8）修改、完善《执业医师法》，在中医执业医师类别中增加"传统中医"（含"传统民族医"）类别，并对应增加"传统中药师"（含"传统民族药师"）类别，不分公立、民营体制之别皆可报考，大力鼓励地道传统中医药的传承和发扬。

（本文于 2012 年 12 月完稿）

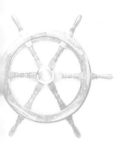

用大部委制改革人口和医药卫生管理，
确保两个"并重"的实现

集体讨论，陈其广整理

一 妥善处理法治与人治关系是实现执政目标的
可靠保证，但基础是法治

媒体报道：因某市长工作调动引发群众担心"人走政息"，数千民众联署请愿，甚至有群众跪请该市长留任。无独有偶：在近 5 年我调研组到达之处中相对而言，山西运城和甘肃是实施《宪法》"发展现代医药和我国传统医药"规定，落实党中央、国务院"扶持和促进中医药事业发展"方针成效比较显著的两个典型。但问及今后发展，当地中医药管理干部和专业技术人员表达的最大担心却都是："某局长这次病得不轻，换个人来管恐怕就没这局面了"，"万一某厅长调走，只怕目前政策就难保了"。的确，像这两位"出身"西医，却深入了解、认真分析、真诚理解和热心推进中医药工作的卫生部门领导在目前真是"可遇不可求"的小概率事件。由此来看，把政府工作中这些有较强"人治"色彩的个别事例转变为用法规制度来保障的"法治"环境很有必要。只有加强法制建设才能保证政府行政管理行为的规范、严肃和稳定，在此同时选用德、识、才兼备的干部则能增强工作中的主动性和灵活性。双管齐下，党和国家的大政方针才能得到真正贯彻落实。

回顾历史，中医药工作之所以在十七大以前相当长时期内缺乏生气，甚至出现国务院〔2009〕22号文件列举的诸多问题，"中西医并重"这一国策和最基本的医药卫生工作方针缺乏国家法规和管理体制、机制方面的可靠保障是非常重要的原因之一。

二 面对人口政策调整和成功推进医改两大重任，实施两个"并重"至关重要

1. 新时期人口政策必须实行"数量管理与质量提高并重"方针，健康是最基本的人口质量

人口老龄化速度加快、新增劳动力人数下降直接关系到我国人口政策调整的必要性问题。但目前此讨论的重点是人口数量，而对人口质量下降问题没有给予足够重视。事实上，由于我国食物和药物中人造化学物质不断增加，加以化学物质向环境扩散造成环境污染，已不但导致疾病谱系明显变化，食源性、药源性、医源性疾病增加，并出现重大疑难疾病低龄化趋势。如以发病率和体能等指标考核，人口健康质量在某些方面是在下降。为了实现"建设美丽中国，实现中华民族永续发展"，新时期我国人口政策必须实行"数量管理与质量提高并重"方针，而人口质量的基础是健康，因而与医药卫生工作密切相关。

2. 不应该用"中西医结合"取代"中西医并重"作为基本国策和医药卫生工作根本方针

"中西医并重"和《宪法》"发展现代医药和我国传统医药"的规定高度一致，因此，我国医药卫生工作的最根本的方针只能是"中西医并重"而不是存在很大理想主义成分且被严重技术化甚至庸俗化了的"中西医结合（融合）"。必须清醒地认识到：虽然都用于防治疾病、保障健康，但中医药和西医药是从哲学基础到技术路线完全不同的两个知识理论和方法技术体系。中医强调"治未病"，实质是把健康作为医学目的，而西医以对抗治疗见长，实质是把医学定位于疾病；中医药主张尊重、顺应和取法自然，而西医认为"人应胜天""人能胜天"，擅长用人造物质和人为手段。

并重的基础是并存，并重的体现是并举，关键是国家医药卫生体系必须

把中医药和西医药"放在同等重要的地位"，都作为主流医药学予以同等重视。正确的管理方法应是：在日常医药工作实践中保持和发扬两种医药各自的特色和优势，鼓励从业人员爱岗敬业、学习进取，成为"术业有专攻"的人才，为民众提供都是高质量但有区别的中西医药专业化服务。同时，根据防治疾病需要和患者自愿，两种医药互相配合，取长补短。

但是，长期以来中医药管理工作被置于从主要领导到机关职能干部绝大多数是西医药专业人员的卫生部管理之下。这就是形象化的批评"牧师管和尚"的由来。在此情况下，即使排除中西医药之间利益纷争的影响在外，仅仅是相关领导和业务干部的专业背景、知识结构、思维方法和职业习惯就极不容易让卫生部真正实行"并重"的管理方针了。于是，出现了长期、普遍地用西医药的学术思想、技术标准和管理方法来对待中医药的局面，造成了新中国成立以后相当长时期内中医药持续衰退的后果。

3. "中西医并重"也是成功推进医改，建设具有中国特色、生态文明的医药卫生体系的基础，而切实"扶持和促进中医药事业发展"是今后相当长一个时期医药卫生工作的重点

医药费用飞速攀升已使医药体制改革成为世界难题。但至今仍有一些卫生系统领导干部"言必称希腊"，把发达国家医药模式和人均医药费用支出作为我国效法的目标，岂不知那绝对不是我国人口和经济状况所能承受的。美国人均医药费用至少是我国的 20 倍以上。如照此标准，我国的国内生产总值不吃不喝也不够看病用。但在甘肃省，由于大力推广中医药适宜技术和切实惩治过度医疗，年人均医药费用只有全国平均水平的 50% 左右。如果全国都效仿甘肃，一年就可节约医药费用数千亿元！因此，扶持中医药特色，促进中医药优势发挥，对减轻医改资金压力，尤其是建设具有中国特色的、以健康为目标的、符合生态文明要求的医药卫生体系具有至关重要的价值和意义。而做好相关工作必须有法规、管理体制和运行机制各方面的保障。

综上所述，从新历史时期我国人口和医药卫生工作的需要出发，实行"人口数量管理和质量提高并重""中西医并重"这样两个"并重"的方针非常必要，而当前人口和计划生育委员会的职能是管人口数量远重于管人口健康质量，卫生部用西医药思想、方法错位或越位管理中医药的现象也较突出，对中西医药区分各自基础原理和生存发展规律实行差别化管理"力不从心"，对切实贯彻执行"两个并重"方针非常不利。因此，郑重建议对国务院相关机构进行撤并重组。

三 改组成立"国家人口和健康委员会"是实现两个"并重"最可靠的制度保障

一是"国家人口和健康委员会"应在下一届国务院机构设置中作为排列位序靠前的重要部门。

二是"国家人口和健康委员会"应在撤销现有人口和计划生育委员会、卫生部以及中医药管理局、食品药品监督管理局等国务院部委局的基础上调整、合并组成。由国务院分管副总理或国务委员亲自出任该委员会主任。下设人口、现代临床医药、中医药（含民族医药和传统中药）三个正部级的并列层级、平行运作的主要部门，食品监督、疾控应急等专业技术性较强的副部级职能机构和规划、科教、办公等行政职能司局。在三大部门内部则各自下设开展分管领域工作所必需的职能司局。必须强调的是：中西医药的医政、药政、药监、保健和疾控等技术性较强的职能司局则应在两大部门内部分别下一级设立。也可考虑将食品安全监管职能划归公安部门，以便提高查处的执行力度。

三是考虑到"管办分离"是医改必然方向，以对医疗器械、药品的生产和行政监督管理已经实现分离为参照，建议尽快组织设计对各级公立医疗机构"管办分离"的有效方案措施，其中不排除将公立医疗机构的"办"划归国资委，在国资委内单设行业专办机构。而由"国家人口与健康委员会"的医政、药政、药监等职能部门进行"管"的备选方案。

四是"国家人口和健康委员会"成立后，应在省、市、县三级分别设立层级对应、职能相符、由"国家人口和健康委员会"进行业务指导和管理的地方行政管理机构。县级机构是否设置细分职能部门或专管干部可由省级机构会同编制部门商定。

（本文于 2013 年 2 月完稿）

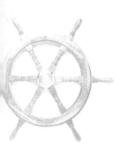

人畜（禽）共患疫情的警示：
动物疫病防治也必须"中西医并重"

许剑琴　刘凤华

进入 21 世纪，从"非典"到"H7N9"，人畜、人禽共患传染疫病数次袭扰我国。在近日召开的座谈会上，相关专家取得共识：由于目前规模化养殖业的动物疫病防治工作存在明显缺陷，因此使得饲养的动物不仅作为动物源性食品的主要来源给食品安全带来了重大危害，而且作为疫病源头又严重威胁到人类和饲养动物的健康，造成了从精神到物质多方面的不利社会影响。有关管理部门和业界机构亟须提高社会责任意识，不应片面强调规模和经济效益，而要把工作中心牢牢定位在解决"人民焦心、关心的问题"上，勇于面对存在的问题并充分认识其危害性，深刻总结经验教训，及时、认真地加以切实改进。当前迫切需要的重大调整之一就是：要明确把党和国家"中西医并重"的医药卫生基本方针同样作为动物疫病防治工作的基本指导方针和日常工作原则。

一 规模化养殖迅猛发展面临动物疫病防控难题，由此导致的滥用兽药已成我国食品安全的首要危害

把肉食为主的西方饮食习惯作为"高水平营养"的标准，我国人均肉类消费从 20 世纪末开始不但超过世界平均水平而且持续增长，极大地刺激了规模化、集约化动物养殖的发展。饲养动物的高密度聚集使得疫病防治问

题凸显。崇奉对抗思维的西方动物医药因具备"靶向明确、灭除病毒迅速"的优势而被普遍引入使用。然而，伴随集约化养殖模式的推广而时有发生，且危害日趋严重的病原体不明、致病因不明的动物疫病却让西方动物医药方法暴露出一些明显缺陷。

以近年来高致病性的 H 类禽流感病毒为例。病原体成因复杂且不断演变，使已有兽用疫苗的有效性大大降低。面对疫病大面积蔓延并难以有效控制的风险，养殖者为维持生产、降低损失，往往宽范围、大剂量、高频率地使用疫苗和抗生素。甚至在平时，只是为减少一般传染病发生，养殖者也习惯于把人工化学合成药物作为饲料添加剂给动物"当饭吃"。尽管管理部门曾出台食品动物药物名单，但因取证困难和执法不力，多数情况下成为"一纸空文"。各类违法、违禁用药行为在规模化集约化养殖业中屡见不鲜。正因如此，使 21 世纪前 10 年中我国兽药行业销售收入的复合增长率超过同期全球兽药行业的 5 倍，跃升为实际上的全球兽药消费第一大国！但是，兽药业迅猛膨胀实质上更多的是反映了我国养殖业动物疫病和疾病防控形势的恶化。权威机构对部分地区大宗养殖动物主要兽药耐药性的抽样调查显示，大量使用的抗生素、疫苗实际的药效和疗效还不足预期的 50%，尽管用药量越来越大，危害严重的动物疫情和疾病却依然频发，而且常有旧的疫病未能控制之时又出现新变异的情况，导致新型疫病不断发生。事实上，采用强调与病菌对抗的疫病防治方式，已经使病毒变异所导致的新型疫病与人类之间陷入了没有穷尽、循环往复的斗争格局。

随意过量使用甚至滥用一些已淘汰或未经最终安全确认的化学合成药物和激素、抗生素、疫苗，非但造成病菌耐药性和动物免疫机能下降等危害动物的结果，更严重的是，极大地增加了动物源性食品的药物残留风险，以致药物残留对于动物源性食品安全的危害性已经逐步超过了微生物污染、寄生虫等其他途径。专家反映，我国兽药的 60% 以上是针对食品动物的抗生素。2012 年全国抗生素产量 40 万吨，其中兽用超过 50%，在兽药所用的 20 多万吨中有很大一部分实际上又被民众通过动物源性食品所摄入。照此推算，全国每年人均摄入的抗生素剂量理论上达到了 300 克左右！对公共卫生安全

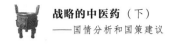

和公众健康的危害，已经无法漠视和容忍。

有些种植、养殖业者把"城里人有钱看病"作为过量使用甚至滥用化学合成药物、激素、抗生素和疫苗的冠冕堂皇的"理由"，自己却采取"自留地""自留粮""自留菜""自留肉"等方法自保，表现出职业道德和社会良心在经济私利面前的溃败！相比之下，世界卫生组织针对"有抗食品"的危害，早已成立90多个成员国参加的慎用抗生素联盟，其中欧盟已经严禁在动物饲料中使用抗生素。

二　外国竞争者利用包括将国外动物品种引入中国等多种手段已初步控制我国相关产业的产业链高端

在国内兽药生产受知识产权和技术、资金严重制约的同时，外国兽药生产巨头则长驱直入。1987～2007年20年间，我国批准国内兽药企业生产的兽药总计294种，而同期批准外国企业在华生产销售的兽药数量是此数的两倍。截至2012年6月，已有近150家国外兽药企业的600多种兽药在我国注册销售，年销售额超过50亿元人民币。

受"外来的和尚好念经"影响，我国是世界上引进国外物种最多的国家之一，在规模化养殖的动物品种方面也表现得相当普遍和明显。由于引进动物品种的同时也就决定了该种动物的饲料和药物种类，因此引进动物品种的养殖规模同时也就决定了相关引进种类的饲料和药物的生产和市场规模。这样，外国竞争者就可以很容易地通过垄断关键技术等方法，逐步控制从我国的种畜禽场到大型规模养殖场再到合成饲料及生物制品和益生菌制品加工制造行业等后续环节的整个相关产业链的高端市场。从国家安全的战略高度审视，动物源性食品作为国家专项战略储备物资，如果出现其储量与安全的关键技术环节和市场份额，甚至整个产业链的高端部分都已经或即将被外国竞争者控制的情况，无疑具有高度危险性，因此，国家必须对动物养殖领域外国竞争者渗透的情况保持高度警惕，及时、到位地调整相关政策，确保养殖业安全和动物源食品供给安全。

三 中兽医药可有效防治动物疫病，并极大提高我国的食品安全保障程度

以上两点暴露的不仅是农用（植物、动物）医药领域法规和管理体制不够完善、不够合理以及执行力不足的问题，更重要的是此领域的工作指导思想和技术路线方法问题。

历经数千年实践证明有效并已形成完整理论体系的中兽医药科学，自古以来就与华夏大地的动物养殖、食品安全、人口健康和社稷安定息息相关。预防为主的中兽医疗法及其理论指导下运用的中兽药，是我国悠久历史实践所积聚的文明和科技的宝贵财富，即便在当前，也完全可以胜任国家应对动物源性食品安全的战略工具。

科学试验证明：由于缺乏相应的消化酶，化学合成药物很难在动物体内降解、合成并完成正常的生化反应。长期或大剂量使用必然引起动物新陈代谢异常、体内大多数酶的活性受抑、原有的核酶大量损耗，并带来药物残留、耐药性等副作用。中兽医药则完全不同，其原料来源于植物、矿物和动物，具有天然性和生物活性，相当一部分还是药食同源的。中兽药所携带的酶与饲料中的植物酶一样，可以作为食物链的组成部分进入动物机体，很容易被受用动物体内的酶降解、吸收和处理。通过科学组方和及时、限量地控制使用，基本上也不会形成危害动物源性食品安全的药残，至少比采用人工化学合成药物、激素、抗生素和疫苗产生药残的可能性要低得多，从而使动物防疫和食品安全两种需要通过一种方法得就以实现。

从药效特点来看，以"治未病"即预防为主理论为指导的中兽医药，可以根据季节、地区、病史等动物发病规律，结合现代医疗技术对养殖动物抗体的针对性检测分析，通过辨证论治，用中兽药调衡阴阳，提高动物自身的免疫能力，也就是激活动物自身体内数千种酶的活性，提升《黄帝内经》所称的"内存"之"正气"，从而达到提前预防、扶正祛邪、抵御疾病的效果。

中兽医药的这种独特功效，在近十年来治疗和应对国家重点防控的五种

重大动物疫病中的高致病性猪蓝耳病、猪高热病等过程中，已经得到比较系统的检验。中兽医药面对当前多发、频发的动物混合感染和多重感染，在多位点作用机体、遏制病毒病菌、避免耐药性、减缓症状、促进康复特别是控制药残等方面，已经获得良好的技术体现，成为一些明智的养殖企业预防动物疫病，确保产品安全性和满足出口标准，提升企业盈利能力的重要手段。在鸡、鱼等多种饲养动物行业中都有应用中兽医药成功防治疫病和疾病、确保产品作为食品的安全性的范例，所以中兽医药完全应该作为我国特有的增进动物源性食品安全保障能力的战略工具纳入国家法规认可并推广的范围。

四　中兽医药行业岌岌可危，必须尽快出台有力政策 抢救和利用，以便确保我国在养殖动物健康保障和 食品安全保障等方面的自主权和话语权

中兽医药和人用中医药同宗同源，同理同法。然而，当中医药在党中央、国务院直接关怀和指导下大势明显向好的同时，中兽医药却在西方兽医药的强势打压下岌岌可危。由于方法"很土"，从业人员很少得到高级职称和头衔，进而造成经济收入和"社会地位"都很低，少数优秀专业人才甚至出走他国，导致中兽医药的各个环节都处于衰败状态：人才培养方面，全国已没有一所纳入正规教育体系的独立的中兽医药学院或学校，作为一门二级学科，甚至连自主招生的权利都已丧失；服务能力方面，养殖业的兽医药基层服务，几乎完全被西方兽医药的方法和技术占领，小型养殖企业和个体农户从兽医药机构所能得到的真正符合中兽医药原理和方法的技术服务远远不及他们被引导或强制购买高价西式药物所受到的经济损失为多。

必须正视的现实是：动物养殖和疫病防治手段不健康，人类生活就绝对不可能健康。规模化动物养殖业在饲料和药物使用方面的不当行为不但很容易转化为食品安全事故，而且对不断暴发的人畜、人禽共患疫病的病毒变异也存在一定影响，最终可能对社会公众安全和政府管理诚信产生负面作用。相对而言，中兽医药的方法手段不但顺应自然规律，而且符合环境友好、资源节约的原则，且能带动药材种植业的发展，有利于建设农业的整体生态

文明。

为此，郑重提出如下建议。

1. 兽医药工作同样必须坚持"中西医并重"基本方针，高度重视中兽医药对确保我国在养殖动物健康保障和民众食品安全保障等方面的自主权和话语权所具有的独特价值和作用，把中兽医药也纳入国家"扶持和促进"的范围，尽快出台有力政策加以抢救、保护、发掘和利用。可由国家食品药品监督总局、国家中医药管理局、农业部和科技部共同负责，吸收相关专家参与，制定和完善中兽医药技术、产品和行业管理的相关法规。目前已有中国工程院若干学科的院士和国内有关行业的专家正在自发编制关于扶持和促进的具体政策措施建议，应责成相关部门在受理后认真对待。

2. 以重建中兽医药人才培养体系和普及应用体系为目标开展学术和人才抢救。首先可由中国农业大学牵头召集，以中国畜牧兽医学会中兽医学分会、中国兽药协会中兽医药分会为具体组织者，国家财政部提供专项资金支持，协调全国在世的中兽医药专家讨论、编制中兽医药学科的中等及高等教育教材，成立中国农业大学中兽医药学院，不分体制内外，不论地区民族，不拘一格地面向全国招聘相关专业的教师，建设科研和教学实习基地，尽快恢复中兽医药学科专科、本科及硕士学位招生；教育部应吸取以往中兽医药学科建设方面的经验教训，制定 3～5 年内在各大地区至少一所农业院校恢复中兽医药专业教学和招生的可操作计划并加以落实，报考中兽医药专业的学生以签署基层岗位就业协议为条件可以享受减免学费、助学金等优惠条件。

3. 中兽医药自主原始创新对形成国家中兽医药发展的整体优势和拥有自主知识产权的技术支撑体系至关重要。与国外近似新兽药产品的研发相比，我国中兽药产业技术创新战略联盟目前完成国家一类、二类新兽药的研发周期平均要缩短 3/4，研发成本平均节约 95%，中兽药在研发效率、研发成本、知识产权等方面的特有优势已经显现。建议国家对上述中兽药产业的技术研发平台给予重点培育与扶持，加快优势项目审批和建设进程。

4. 尽快研究制定推广中兽医药应用的政策，强化基层服务能力建设。中兽医药的使用对象是我国每年以数十亿计的养殖动物，如此巨量的动物源性食品原料的生产，主要由科技和教育程度有限、组织化程度较低的3亿农民承担，行业技术管理和行政管理的难度都很大。建议国家在提倡和鼓励兽医药和动物养殖业从业人员提高职业道德水平和法制观念的同时，认真制定并切实执行强制性法规以净化兽医、兽药市场；用优惠政策鼓励各级兽医药管理和服务部门推广中兽医药的使用；通过使用食品安全和清洁生产原产地标识等复合认证，使接受中兽医药技术服务后生产的产品明显区别于目前尚难以完全排除药残和限量危害物风险的其他动物源性产品，实现生产全过程的安全性控制，做到质量上乘、价格合理、生产者安心、消费者放心，在市场上获得形象优先和效益优胜地位；国家卫生部门应向群众宣传正确的营养观念，引导食品健康和安全的理性选择，改变目前肉类产品过量食用和浪费的现象，推动以中兽医药为关键支撑技术的我国特有的新型健康养殖体系的创立，尽快使我国畜牧业生产由数量型增长转入质量型发展的正确轨道，有效防治食品动物疫病，保障国家食品安全的可持续发展。

（许剑琴、刘凤华两位教授提供初稿，调研组集体修改）

（本文于2013年5月完稿）

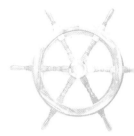

医改要成功，很有必要学习甘肃"从严治医"的制度和经验

陈其广

国家必须"从严治军"是因"养兵千日、用兵一时"，如不从严治军，轻则扰民、祸民，重则一旦对外战事爆发，民族安危就无保障可言。若以此理来看医药卫生：从业者天天工作在与"病魔"抗争的第一线，日常若不从严规范管理，民众健康和生命安全也难有可靠保证。

一 "看病贵""看病难"与过度医疗直接相关

医改把解决"看病贵""看病难"问题作为目标，而这两个问题都与过度医疗直接相关：医生动辄让患者做理、化、生检查、常常"大处方"用药甚至做并非必要的手术（剖腹产和心脏支架尤为突出），此类情况已相当的普遍化、常态化，不但收费名目众多，而且多数是高收费、高回扣类别，这就造成了"贵"；同时，过度医疗行为需要占用、消耗医院本来就不丰裕的人力和物质资源，故又增加了看病的"难"。因而真要解决"贵"和"难"，必须把从严治医、惩处过度医疗当作关键切入点之一。

二 医保资金紧张甚至被滥用也和过度医疗有密切关系

从前一阶段医改实践看，改变医药费用支付中政府和民众出资的比例、提高人均医保资金征集标准被作为解决"两难"的重要途径：民众认为贵，政府就出钱来分担且变成主要支付方；医保资金不足，就逐步提高征集标准。但医药费用不顾政府良苦用心连年持续高涨，发改委试图限制药价却反而造成廉价药物断供。2006 ~ 2011 年全国人均卫生费用年均增长 19.19%，超过同期国内生产总值和居民收入的增幅。公立医院门诊人均次医药费和出院病人人均医药费的年增幅也都在 9% ~ 10% 之间。

与此同时，受经济增速放缓及遏制土地财政做法影响，各级财政的支付承压力增大，民众也对医药费用持续快速增长、现有医保模式究竟可否持续心存疑虑。近年来，部分省区和市县陆续出现新农合、城镇居民和职工医保资金当年入不敷出甚至累计透支的问题，医保部门迟付、欠付医院费用的情况有所增加。虽然造成此结果的原因大致有三类——医生为获取私利而过度医疗，过于便利的医保卡医院先行垫付制度助长了患者"交医保钱不看病拿药就是吃亏了"的心理而过度求医索药，尤为恶劣的各类骗保、套取医保资金的行为，但此三类不当行为中的任何一种如无医疗机构和医药人员的参与甚至主导都是难以实施的。

据有关机构测算：如不提高筹资标准，新农合和城镇居民统筹基金 3 年左右就将用完，城镇职工医保也将在 2017 年出现普遍赤字。因此，如再不果断坚决地惩处过度医疗、从严治医，严格控制医药费用的绝对增长数额或增长幅度，过度医疗必将变成吞噬财政和民众资金的黑洞、危及民众健康乃至生命安全的祸害，医改也极有可能因资金负担越来越重而陷于被动。

三　医改不可能不触动医药利益分配格局，惩处过度医疗是合理控制医药费用、确保医改成功的重要途径，同时也将为医药人员合理收入合法化寻获解决方案创造契机

尽管仅靠国家资金投入确实不足以维持公立医疗机构正常运转，但近几年来，城镇——尤其是大中城市的医药从业人员的实际收入（合法工资仅是其中一部分甚至极小部分）与其他大多数社会职业相比都已属于高收入，

从住房和私家车的拥有状况就足以证明。可是现实中却存在一种奇怪现象：相当数量的医药从业人员一方面以工作的风险大、强度大为由，指责国家工资标准太低，要求增加工资收入；另一方面却通过拿药品、器械回扣和收取手术红包、高价走穴出诊等方式，获取可观的灰色收入。据业界人士透露，个别特大城市里极具知名度的外科医生已有年实际收入千万元者，就是省会城市首屈一指的医生（甚至是中医）也有年实际收入不少于数百万元者。钟院士曾说，国外医生的收入比工程师高1/3。在我国城镇，尤其是大中城市，和同级别公务员及多数事业单位人员相比，医生的实际收入高出1/3已成现实。收入真正较低甚至难以养家糊口的是一些工作在贫困、边远地区第一线的基层乡村医生，尤其是那些虽入不了"主流"但讲医德的医生。

医保制度改革是当今世界难题，难题主要不是难在医药技术方法上，恰恰是难在对医药费用的控制和分担方式上。成功的医改不仅要确保医药技术方法安全、有效，而且必须确保医药费用在经济上合理、可承受与能持续。不能指望医改像蒸发糕一样，各相关方都可通过做大蛋糕切到更大份额。我国既无必要更无可能照搬发达国家的医药模式。如果医保机构（包括政府和商业的保险机构）、医疗机构和患者三方谁都不想因医改而影响自身利益，对医药费用绝对增长数额或增长幅度的控制就难以实现，也就难以绝对排除医保资金今后"崩盘"的可能性。此外，从建设法治社会角度讲，试图用宽容医疗机构和人员通过过度医疗等不道德行为获取可观但违法的收入的方法来换取他们对医改的认同和配合，不但医改绝无成功可能，我国法治国家的形象也难以建树。而且，只要医药机构和人员的实际收入与过度医疗密切关联，患者及家属就无法判断如果疗效不佳究竟是医技欠缺之故还是医德失却之故，"天使"就可能被类同"奸商"看待，医患关系紧张局面也不可能真正缓解。

四　甘肃医改将惩处过度医疗作为
从严治医切入点效果明显

甘肃省卫生厅把医改方向表达为"用最简单的方法解决最基础的问题、

用尽可能少的费用维护居民健康、走中医特色的甘肃医改道路"。而最简单的方法就是对现代物质科学的技术成果（各类"高级""先进"的理、化、生检查和外科手术）依赖程度最低的方法——主要是传统中医药的方法。但在当前"中西医并重"方针从医药卫生工作的指导思想到管理体制、运行机制都尚未得到认真且充分落实的情况下，多数省份或不具备大力推广中医药特色优势的组织、智力、能力和物质资源。然而，甘肃省与发展中医药并行的另一重要医改举措——治理、惩处过度医疗，已被证明是通往"尽可能少的费用"的正确道路，却无疑具有全国普遍适用性。

甘肃治理过度医疗成效比较明显的几项举措如下。

1. 医务人员"四个排队"与医疗机构"八个排队"的结果向社会公开

这两个排队作用最大之处，首先是它不像多数城市搞"犹抱琵琶半遮面"的"内部评价与奖惩"，而是勇敢地将"家丑外扬"，把排队结果直接上墙上网公布，引入第三方即社会公众——首先是患者——的监督，使他们都能有直接了解和选择医生服务的机会。甘肃有的乡镇卫生院甚至还公开了从院长到临时工每人每月的工资和补助收入数据！业内人士说，如只是内部管理，大家都半斤八两，谁能把谁怎么样？！可上墙上网对外公开就不一样了，医生都是要面子的人，不能到社会上去丢人哪！其次，排队不仅针对医护人员和医疗机构，如建立医务人员执业记录备案制度，记录与年度考核、业绩评定、职业道德评定、职称评定挂钩，而且将医疗机构不良业绩记录和累计积分的结果直接和医院领导本人的业绩评价和任职资格联系在一起。当然，上述措施能够有效惩处过度医疗的前提是排队内容直接针对过度医疗的关键环节，如医生对抗生素、青霉素和自费药的使用；医疗机构的门诊人均次费用和住院人均费用、药品费用占比、自费比例、输液人次比例、青霉素使用比例以及大型检查阳性比例。

2. 禁止尚未进入"排队"要求的村卫生室使用抗生素输液

由于长期缺乏财政甚至村集体的经费作为基本生存保障，原应成为广大农村和边远地区医药服务基础的村卫生室多数处于人员、技术、设施、药品等所有有关医疗质量和安全的方面都最无保证的状态。调研组甚至在个别传统中医药发祥地的村卫生室见到的都是一排排的抗生素输液瓶，中药柜成为摆设。村医对此的解释是："药不挣钱人怎么活?!"我国滥用抗生素、人年均输液 8 瓶的情况已经受到了国际差评！因此，在尚不具备对所有村卫生室进行"排队"式管理的时期内，甘肃果断地禁止了村卫生室使用抗生素输液，把防止滥用抗生素的战线设置到了医疗技术能力最薄弱、医药经济利益也最贫乏的农村第一线。这一举措极大地提高了基层医药服务的安全程度。

3. 研发、推广应用"反统方软件"，敢于对医德医风中的"老大难""隐私问题"动真

最近一些省市纷纷出台医改措施：如：成立医管局以体现"管办分离"原则；取消医院合法药品加成，改为收取医事服务费并补贴医务人员；等等。不少群众以为这样一来医院的药品价格就合理、就透明了，殊不知这个"取消"实际上仅仅针对医院 15% 的合法加价部分。而真正长期、严重地腐蚀医德医风、坑害了患者，且加成比例和回扣数额远大于终端售价 15% 的药品和器械回扣，虽然被法规和社会舆论公认为属于违法的商业贿赂，在已有改革中却并未受到明显触动，出现了医药人员"明的、暗的都拿了"却还是对政府和医改牢骚满腹的局面。以取消药品 15% 合法加成而改收医事服务费为例：如将医事服务费的 30% 直接补贴给门诊一线医生，以每天诊治 50 名患者计，主治医生每月就能有 12000 元左右的医事服务补贴，主任医生则为 18000 元。加上法定工资和黑色/灰色的药品、器械回扣以及其他等，医药人员实际收入和同级别公务员或国家事业单位人员（主治医生对应副处或讲师，依此类推）相比就绝对不是高了 1/3 而是翻番或增加了好几倍！

甘肃省卫生厅敢于面对现实，针锋相对地着手研发和推广应用"反统方软件"，至少在计算机系统开处方的范围内极大地增加了违法机构和人员通过统方来计算、发放回扣的难度（尽管目前还不能彻底禁绝药厂、医院用手工统计的方法发放回扣的做法，但手工统计的准确性和可靠性问题会导致内部猜疑和纠纷，操作有一定难度）。

目前我国的医药专业人员绝大多数是靠国家财政资助才获得高等教育学历的，这和国外医药专业主要是自费生的情况有重大区别。但这并不妨碍我们参照国外同等资历然而分别在医疗机构和其他机构就业的专业技术人员之间的合法收入差距比例（系数，而不是绝对数）来制定我国医药机构人员，首先是公立机构人员的合理收入标准，即：和其他职业相比的工资或合法收入的系数这一便于操作的动态管理方法，这是使医药从业人员收入合法化必须做的前期工作。而开展此项工作的前提是相信大多数医药从业人员是热爱自己的专业技术工作的、通过横向比较他们也是会接受合理制定的合法收入标准的。否则，医药人员实际收入"黑白不分"的局面将严重阻碍医改的推进和医患关系的实质性改善。

五 尽快普及推广甘肃经验对实现医改目标具有
重大现实价值和深远历史意义

由于敢说真话、勇做实事，甘肃通过发展中医药和治理过度医疗等关键举措取得的成果非常显著：2010 年甘肃门诊人均次费用和住院人均费用不到全国平均数的 60%。与全国相比，2012 年甘肃公立医院门诊人均次费用和住院费用更只相当于全国平均的一半！这意味着：按照 2010 年的数据，如果全国门诊和住院的医药费用都能控制（降低）到甘肃的水平，即按甘肃那一年全部人口总计年人均医药费用 747.82 元计算，那么当年全国就可节约医药费用 8500 亿元！而这笔费用如按甘肃人均标准 747.82 元推算，可另行供给 11.36 亿人一年的医药费用！即便按当年全国实际年人均医药费用 1380.74 元计算，也可另行满足 6.15 亿人一年的医药费用！这个计算结果确实相当惊人，更是非常喜人！！！

为此郑重提出如下建议。

一是抽调党和国家决策部门、科研部门和行政管理部门具备良好政策和业务素质的专业人员组成高级别综合调研团队，对甘肃省通过惩处过度医疗、从严治医以及切实发挥中医药特色优势两个途径，扎实有效地推进医改的情况开展不带偏见、实事求是、细致全面的调研，认真总结其经验和教训。认可甘肃医改的成绩，前提是对其经济、卫生、文化和社会效益进行客观准确的测算和评价，建议在国务院立项，至少是发改委、财政部和人保部等部委联合立项开展进行，或将此任务作为上述综合调研团队的主要工作内容之一。

二是由医改领导小组牵头，国家卫生及中医药行政管理部门担当具体工作，研究如何把甘肃坚持党和国家"中西医并重"的医药卫生工作基本方针，言行一致、雷厉风行地推进医改的成功经验尽快具体转化为体制、机制层面的制度设计，制定、改进相关法规，尽快推广全国各地执行。

三是在医药领域中，政府当前的奖励和惩处力度都不足以发挥显著的"惩恶扬善"作用，建议加大力度。必须依法合规地治理、惩处过度医疗，从严治医。这既是对人民群众身体健康和生命安全负责，也是对广大医药从业人员从根本和长远上的关心和爱护，在当前"管办分离"尚难全面、切实实施的情况下，唯有引入社会监督才是真实有效的方法，建议责成各地卫生部门立即仿照甘肃方法，部署实施上墙上网工作。同时，也可考虑用设立"国医节"、颁发"医德奖"等方式加大对德才兼备的医药工作者的褒奖力度。

四是深入、系统地审视和改进国家对医药生产厂家的管理法规。考虑我国采用设定"基本药物目录"和政府统一招标采购等方法的现实，建议规定生产厂家必须对进入目录和未进入目录的药品、器械按品种分别核算定价，设置不同的管理费用、销售费用限定比例，严格审计，超出限定比例部分视为利润并累进征税。连号称完全市场经济的发达国家都有用法规限定医药生产企业利润率的实例，我们对医药企业长期依靠商业贿赂来营销，从而腐蚀医疗机构和人员的问题，甚至属于政府官员的问题必须高度重视，尽快制定明确、合理、有效的解决方案。

五是建议普遍恢复地市一级卫生、中医药部门会同教育部门审批设立中等医药卫生职业教育机构的权限，由省、区、市同类部门负责备案和监督，国家同类部门制定主要专业设置基本标准的层级化管理制度，为各地城乡基层——尤其是乡村、街道规模化地培养适用医药人才。同时，结合强化基层在职医药人员的医药理论、技术和医德在职教育，鼓励大专院校学生到基层工作，推广中医药师徒传承制度，县级以上公立医药机构采取定点帮扶、定期轮岗等方法参与基层医药工作等多种形式，真正把基层医药服务能力建设落实到位。

六是建议在开展上述工作的同时，积极认真地组织队伍研究医药从业人员，尤其是公立医药机构人员合理收入的标准问题，以及如何合法兑现的问题。尽早摆脱在此方面"进退两难"的局面。

七是建议将以上所建议的工作进展情况作为对各级党委、政府和相关领域行政管理部门的考核内容。

（本文于 2014 年 5 月完稿）

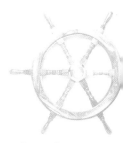

振兴中医药事业战略之探讨

李慎明

党的十八大报告明确指出：要坚持"中西医并重"。十七大报告完全也是这一提法。把发展中医药事业，连续写入党的代表大会的报告，这具有重要意义。实干兴邦，现在的关键任务是落实。

中医药学是中华民族所特有的、以汉医药为主体并包括中华各兄弟民族的传统医药学在内的集大成的一门科学。它是以中国哲学思想和方法为指导，既包括医学，又包括药学，还包括针灸、推拿等多种非药物方法的医药科学。中医药学是我国各族人民在几千年生产生活实践和与疾病作斗争中逐步形成并不断丰富发展的中华民族优秀文化的瑰宝，为中华民族繁衍昌盛做出了重要贡献，对世界文明进步产生了并将继续产生积极影响。在我国实行社会主义市场经济的今天，从当今我国中医药的现状及面临的问题看，积极推进中医药事业发展有着极为重要的战略意义。这不仅涉及保障广大百姓医疗健康的大事，也涉及我国经济产业创新的大事，涉及中华民族优秀文化传统继承和弘扬的大事，甚至是涉及对全世界有贡献、推动人类文明进步的大事。

中华民族的伟大复兴不可能没有中医药事业的振兴，换一种说法，没有中医药事业振兴的中华民族的伟大复兴将是残缺不全的。

现在，一些西方制药公司开始对中药配方开发新产品，并企求向全球推广，这是对除了针灸等之外中医药学优秀文化传统的承认。这是件好事，但让其他国家特别是国际资本帮助我们振兴中医药事业，个中滋味值得我们品

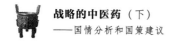

尝数个春秋。

因此，振兴中医药事业应是国家亟待认真制定和落实的一项重要战略。

一　振兴中医药事业，必须首先深刻认识中医药不仅是科学，而且是人类文明中不可多得的科学瑰宝

中医药学凝聚着中华各个民族的智慧，蕴含着优秀、丰富的人文科学和哲学思想。中医药学以中国古代的唯物论和辩证法思想为哲学基础，形成了自己独特的理论体系。古代唯物论和辩证法始终贯穿在中医药的基本理论当中，并对中医药学起指导作用。而唯物和辩证的观点也正是中医药思想的精髓。比如，中医药学理论和发端于中国古代的阴阳五行理论之间的关系。从一定意义上说，阴阳五行理论是中国古人在长期对天文物候观测的基础上对自然存在、发展和变化的总体概括和把握，它把天、地和万物其中包括人等所有物质的存在及其变化紧密联系在一起，体现了天地万物的"天地一体""天人合一""心物一源"的整体思想，是对日月五星运行对地表万物——包括对人的影响——的高度总结，是对天地万物，其中包括对人等所有物质运动规律及其联系和发展变化的系统认识。由于日月五星运行在今后相当长的时段内不会改变，因而从这一理论的视角出发来帮助我们进一步深刻认识世界，认识人类，无疑具有十分重要和积极的意义。

中医药哲学理论是中国哲学的重要构成部分，并蕴含体现着丰富的哲学思想和人文精神。中医学中的"五行之法"，体现了我国古代哲学关于事物彼此联系、相克相生、相容相和的哲学思想；中医药学关于人体是一个整体、人"与天地相应，与四时相符"、形神相即的统一体的观点，体现了我国古代唯物主义哲学关于人与自然关系的基本认识；作为中医药学最高范畴的"气"论、"气"说，体现了我国古代唯物主义哲学朴素的物质一元论的思想；中医药学中的阴内阳外、阴阳相合的"阴阳说"，体现了一分为二、对立统一的辩证法思想，等等。中医是理，同时又是道、法、术中的道层面的理念下的法与术，它根植于道法自然的哲学体系，故天地自然存，则中医存。

从整体上说，中医药从来不排斥西医药，总是承认西医药不仅是科学，而且是中医药所不能替代的科学。我们也完全承认，在实行社会主义市场经济的今天，由于一些人的浮躁心理和一切向钱看思想的影响，中西医中庸医甚至伪医还都有不少，但这都不属于中西医医学科学本身之列。从总体上说，中西医学同属探索人类生命规律的人体生命科学，其目的都是企求促进人的健康长寿。只是中西医学在人体生命科学这同一科学体系中所处的层次不同，哲学理念不同。中医药学是从人体自身整体及其所处外在自然和人文环境出发，调动人体自身内在力量，系统调理、医治疾病，恢复人体自身原有或应有的整体平衡，试图达到人的健康长寿之目的。而西医药学则是从人体自身疾患局部出发，主要借助人体外来力量，对抗人体内在疾患，建立自身中一种新的平衡，试图达到人的健康长寿之目的。说个可能不太恰当的比喻，中医药主要是求得人体内部阴阳五行的相互平衡，以增强自身的免疫力、抵抗力，有点像新中国提倡的和平共处的外交思想，这是中国传统文化"和为贵"思想在中医药学领域的具体体现；而西医则或用西药消炎灭菌，或用外科手术切除病灶，恰如西方国家动辄使用武力消灭对方的"外交冷战思维"。但中医、西医无疑都是人类文明长期实践的结果，都是人类智慧的结晶，都是人类本身可持续发展进步的宝贵财富。中医和西医的优长都有大量的实际临床疗效可以佐证。中西医完全可以并行不悖地发展。

二　从哲学理念上讲，中西医学有着不同的哲学基础

毛泽东在其著名的哲学著作《矛盾论》中说："在人类的认识史中，从来就有关于宇宙发展法则的两种见解，一种是形而上学的见解，一种是辩证法的见解，形成了互相对立的两种宇宙观"；"所谓形而上学的或庸俗进化论的宇宙观，就是用孤立的、静止的和片面的观点去看世界"；"和形而上学的宇宙观相反，唯物辩证法的宇宙观主张从事物的内部、从一事物对他事物的关系去研究事物的发展，即把事物的发展看作是事物内部的必然的自己的运动，而每一事物的运动都和它的周围其他事物互相联系着和互相影响着"。从毛泽东以上的论述中，我们能否看到中西医药哲学理念的各自的影

子？从事物的内部、从一事物对他事物的关系去研究事物的发展，即把事物的发展看作事物内部的必然的自己的运动，而每一事物的运动都和它的周围其他事物互相联系着和互相影响着，以这样的宇宙观来看待人体和治疗疾病，这是不是中医药的治疗方法？而用孤立的、静止的和片面的观点去看待人体和疾病，这是不是西医药中医疗思想的主要体现呢？

从整体上看，我们或许可以说，中医药是朴素的阴阳五行辩证唯物论的整体论、系统论、联系论，西医药则属于还原的机械唯物论的孤立论、静止论、片面论。中医药是辨证论治的最终落足综合法，西医药是辨病论治的最终落足分析法。用唯物辩证法剖析中西医药学的理论基础，我们或许能得出如下结论。

1. 中医药是从整体出发到局部，进而有效地认识局部，通过调理整体来医治局部，从而进一步改善整体。而西医药往往是从局部出发而不问整体，采用了孤立的、静止的和片面的思维方法，没有看到人体自身与外界环境之间的联系与相互作用影响，企图通过医治局部来改善局部，这就是我们常说的"头痛医头，脚痛医脚"或"只见树木，不见森林"。这一思维方式和医疗思想是不科学的。因此我们说，中医药学的理念是比较先进的，而西医药学的理念有其很大的局限性。另外，西医药多用对抗性的治疗方法，也带来不少难以克服的弊端。比如，抗生素发明200多年来，非但没有消灭相关细菌，相反使人类疾病呈现更加复杂难医的状态，这与抗生素与药物滥用有极大的关系。西医药对付癌症的办法一是手术，二是化疗或放疗，企图杀死癌细胞，其结果不仅直接同时杀死了好细胞，摧残了人体的免疫力，也使得原有被抑制的癌细胞加速扩散。实践已经证明，西医药原有治疗癌症的方法，已经走入了死胡同。

2. 还原论是科学研究中在一定范围内适用的一种科学的科研方法。从总体上说，整体决定局部，但应该看到，在一定条件下，人体局部对人体整体也可以起决定性的反作用。这就是西医药在一定条件对疾病治疗和人体健康有着显著疗效的道理。另外，西医药中检测、治疗等微观技术手段无疑是比较科学和先进的。西医药只看到局部疾病，恰如只见树木。但是，能把树木认准为树木，而不是认定为石头，这本身就是科学。但是，还原论是不是往往适用于无机物体的简单系统，从整体上并不适用于人体生命科学这一相互作用的巨复杂系统。如把这一研究方法，简单运用到人体这一相当复杂的系统，就往往有可能会得出很值得商榷的结论来。

3. 随着现代科技特别是医学的发展，西医药学中也渐次出现整体观念。不少西医药师也出现了调整和克服机械还原论与盲人摸象等思维方式，注意人体自身各个器官相互作用及其影响，注意心理、社会因素对人体和疾病的影响等。

4. 从整体上说，用孤立的、静止的和片面的观点去看待人体和疾病这一理念，在西医药学中仍占主导地位。从一定意义上讲，这是由西医药学所处的形而上学的历史观、世界观、价值观占主导地位的社会大环境所决定的。现在，我国从事医疗管理的各级领导干部和领导部门的相关人员，往往是学西医药学出身的，因此，这就更加需要高度认识西医药学形而上学这一思维方式方法的弊端，认清尤其是国际资本操纵的对中医学的极不正常的非议的本质，在制定国家政策这一最高层面，坚定不移地坚持"中西医并重"的方针，坚定不移地大力发展我国的中医药事业和中医药产业。我国的中医药学界则无须对这一思维方式方法做过多指责，从而影响中医药学界对西医药学的学习借鉴。

三　中西医药学的相互学习借鉴，是不是诞生"新医学"的其中一个重要途径？

中、西医药不仅基础理论不同，而且病因病理、诊断基础、治疗理论和治疗手段等都各不相同。中西医药学中，都有其需要剔除的糟粕，但都有其各自的优长，也都有其需要相互借鉴的精华。传统中医药主要是通过四诊八纲等手段对人的整个身体及局部状况的把握，依据相关感觉经验的积累，从自然物中选择具有治疗或预防价值的药物；现代西医药则通过相应实验结果的技术鉴定，深达于自然物的细胞、分子层次，发明化学、生物等类别的各种具有特殊医疗效果的药物。因此，中西医药学都有各自的哲学理念，也都需要和都会有各自的独立发展。中西医药学相互学习借鉴不是简单的中西医结合，也不是西医简单融入中医或中医简单融入西医。西医检测的定性和量化等可能比中医直观、先进，而中医的从整体到局部的治疗理念可能要比分科越来越细的西医从而进一步造成许多西医师"只见树木不见森林"的治疗理念更加先进。一些西医药师常常责难中医药治病的所谓"不可重复性"问题。这主要是因为用西医药的"辨病论治"的模式去套用了中医药的"辨证论治"，而不是中医药学本身的问题。中医药治疗有效甚至对一些疑难杂症有着特效，这是中华各民族几千年来战胜疾病、生生不息的法宝。中西医药的优长都有各自的大量的实际临床疗效可以佐证。在西医确立并传入中国之前，几千年中华优秀文化传统就确立了独特的中医药学。但由于当时自然科学水平的局限，中医药学不可能有西医药学的基础理论，这是经济社会发展的局限性。近几百年来，为何西医药得到大发展，主要是西方其他科学技术大发展，而在近代中国，中国的科学技术落后了，极大地制约着中医药学的大发展。但是，中医药学中，也有不少在当今时代依然需要深入研究和发扬光大的精华。中医药学中历来强调"治未病"，又有"食疗"理论、"冬病夏治"等理论，也应在新的科学技术条件下加以发掘、整理和提高。另外，我们也应高度关注现代科学中研究事物间客观存在的全息关系的特性和规律的"全息理论"。全息理论的本质是所有不同层次的局部都直接或间接反映和反作用于整体，而整体也又直接或间接反映和决定于不同层次的局部。我们应该主动地把全息理论应用到一切科学领域之中。而在中医药学中，早就出现了自觉与不自觉的全息理论，比如耳诊、手诊、脚诊等。中医不仅通过局部诊断整体，而且通过针灸、按摩、艾灸等刺激穴位，沿着中医学中特有的所说的经络，反作用于整体。这就是十分先进的诊断和治疗理念。因此，中医药、西医药都是人类文明长期实践的结果，都是人类智慧的结晶，都是人类本身可持续发展进步的宝贵财富。中西医药完全可以并行不悖地各自发展。我们绝不能排斥西医药，并主张中西医并重；我们同时提倡中西医要认真地互相了解、配合。这是毫无疑问的。但秉持"天地一体""天人合一""心物一源"的理念，从哲学理念上的返璞归真，在更高层次上从大自然中寻求人类健康与长寿之道、之术，则有可能是整个人类文明与进步的前进方向。能不能说，中医学像原始共产主义氏族社会，西医学像阶级分化开始后并逐步进步的奴隶社会、封建社会、资本主义社会。两千多年前的老子在《道德经》中就说："执大象，天下往。"笔者认为，中医药的哲学理念虽然古老，但是它是执了人体生命科学之牛耳的。这正如我国的让人敬重的科学家钱学森所说，西医可能还处在幼年时期，不知再过多长时间才可能进入系统论，才能达到中医整体论的境界。他还说："中医的现代化可能引起医学的革命，而医学的革命可能要引起整个科学的革命。"著名诺贝尔化学奖得主普利高津也曾指出"中国传统的学术思想是重于研究整体性和自发性、研究协调与协同的，现代科学的发展……更符合中国的哲学思想"，他预言"西方科学和中国文化对整体性、协同性理解的很好结合，将导致新的自然哲学和自然观"。相对于西医药来说，中医药无疑有着独特的不可替代的优势，无须自卑，但也一定不能盲目自傲。中医药也绝对不能满足、停留在单个医师纯粹经验的摸索积累上。真正的中西医的相互借鉴学习也可能是产生有别于中西医的新的医学理念和新的医学体系的有效途径。

我们讲中西医的相互学习借鉴，其实，如果追根溯源，则中西医学同宗同源，都是来自人们的生产生活的实践。公元前460～公元前377年西医的祖师爷古希腊医生希波克拉底同样非常重视"防未病"。他在《希波克拉底文集》中就曾说过"让食物成为你的药物，让药物成为你的食物"。真正的西医原来是相当于中医的望、闻、问加上解剖知识构成的在西方世界发展起来的医学体系。原始西医学与早其一千多年前的以《黄帝内经》为代表的中华医学其实有着密切的血缘关系。中医中有着庸医、伪中医，西医中同样有不少的庸医或伪西医。中西医结合，不是中医与伪西医结合，更不能是伪中医与伪西医的结合。

任何民族们医学都是在不断发展的，也都会随着其他学科、技术、工艺的进步而将之应用在医疗上。在近代物理学推动下开发的一系列光、电、磁仪器也逐渐被利用在医疗检测上，乃至出现超声消融手术等。但是，不能将其他学科知识、技术、材料及设备在医疗上的应用归于或定义为中医或西医的特征。2006年世界卫生组织的朱托夫教授提出，必须将西医学、自然医学（含中医）、中性技术这三者进行界定，还各类医学之本原。这一提法，是科学的、正确的。让人高兴的是，世界卫生组织已经采纳这一提法。

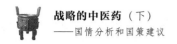

四　毛泽东对弘扬中医药优良传统和中西医学的各自　发展和相互结合并要创造我们自己的　"新医学"有着一系列精辟的见解

早在延安时期的 1944 年 5 月 24 日，毛泽东在延安大学开学典礼上的讲话中就指出："近来延安疫病流行，我们共产党在这里管事，就应当看得见，想办法加以解决。我们边区政府的副主席李鼎铭同志是中医，还有些人学的是西医，这两种医生历来就不大讲统一战线……我们提出这样的口号：这两种医生要合作。"[①] 新中国成立后，毛泽东对中医更加重视。1954 年，他指出："对中医问题，不是给几个人看好病的问题，而是文化遗产问题，要把中医提高到对全世界有贡献的问题。新来的外国东西重视了，对自己本国的东西倒轻视了"；"我们中国的医学，历史是最久的，它有丰富的内容。当然还有糟粕。要医学上，我们是有条件创造自己的新医学的。从战国时代直至现在，我国的人口是上升的，这里面中医就有一部分功劳嘛。西洋医到中国来，也不过百把年，当然，西医是近代的，有好的东西。但什么都是'舶来品'好，这是奴化思想的影响"。[②] 1955 年毛泽东在杭州邀请著名针灸专家、卫生部副部长朱琏一起吃晚饭。谈话时毛泽东充分肯定了针灸的疗效，甚至发出了"针灸万岁"的赞叹。毛泽东还指出："中医的经验，需要有西医参加整理，单靠中医本身是很难整理的啊。"毛泽东指出："我们接受外国的长处，会使我们自己的东西有一个跃进。中国的和外国的要有机地结合，而不套用外国的东西。"他还说，历史上中医的一个很大特点是从不拒绝接受外来的好东西，比如中药胖大海，实际上是进口货，但中医拿过来了，现在谁能说它不是中药呢？中医得到发展，是由于兼收并蓄，博采众长。毛泽东认为："学习各国的东西，是为了改进和发扬中国的东西，创造中国独特的新东西。""就医学来说，要以西方的近代科学来研究中

---

① 《毛泽东著作专题摘编》，中共中央文献出版社，第 1652 页。
② 《毛泽东著作专题摘编》，第 1653 ~ 1654 页。

国的传统医学的规律，发展中国的新医学"；"西方的医学和有关的近代科学、生理学、病理学、生物学、化学、解剖学等，这些近代的科学都要学。但是，学习西医的人，其中一部分又要学中医，以便运用近代科学的知识和方法来整理和研究我国旧有的中医中药，以便使中医中药的知识和西医西药的知识结合起来，创造中国统一的新医学、新药学"。1956 年，毛泽东指出："应该学外国近代的东西，学了以后来研究中国的东西。就医学来说，要以西方的近代科学来研究中国的传统医学的规律，要发展中国的新医学。"1958 年 10 月 11 日毛泽东对卫生部党组《关于西医学中医离职学习班的总结报告》批示："中国医药学是一个伟大的宝库，应当努力发掘，加以提高。"天地永存，人类永续。我们一定能创造出我们自己的"新医学"。

五　切实继承和不断创新是中医药发展的不竭动力

中医药是我国具有原创优势的十分宝贵的科学宝库和科技资源，并是我国医药卫生事业独有的卫生资源和重要组成。在我国，中医药和西医药互相补充、协调发展，共同担负着维护和增进人类健康的任务，这是我国医药卫生事业的重要特征和显著优势。中医药临床疗效确切，预防保健作用独特，治疗方式灵活，费用比较低廉，特别是随着健康观念变化和医学模式转变，中医药越来越显示出其独特的优势和不可替代的作用。面对社会主义初级阶段的基本国情，要建立基本医疗卫生制度，解决十几亿人的医疗卫生保健问题，实现"人人享有基本医疗卫生服务"的目标，切实解决"看病贵、看病难"问题，必须充分利用中医药这一宝贵的卫生资源。我国党和政府历来重视中医药事业，但不可否认，其中也有过不应有的曲折。2003 年防治"非典"工作中，中医药在提高疗效、减少并发症方面取得了良好效果，中医药的独特作用也初步显现，从而得到世界卫生组织的积极评价与肯定，中医药在国际上的影响力也越来越大，其重要的现实价值日益显现。人们重新认识了中医药发展前景广阔，潜力巨大。近些年来，中医药事业在不断发展和提高，已惠及越来越多的城乡居民。这是令人欣喜的。

新中国成立 60 多年来，中医药继承创新工作不断推进，取得了长足的进步。但也面临着一些突出的问题，老中药专家很多学术思想和经验得不到传承，一些特色诊疗技术、方法濒临失传，中医药理论和技术方法创新不足，科技资源缺乏有效整合，等等。因此，必须加快和促进中医药科技的进步，推动中医药继承与创新，使之不断与时俱进，为其自身生存和发展不断注入新的活力。要继承创新，就必须正确处理继承与创新的关系。首先是要继承。中医药是有别于西医药并有着自己独特优势、自成体系的科学的结晶。绝不能借口中医药现代化而使中医药丧失特色和优势，甚至丧失自我和自主，从而使中医药成为西医药的依附。中医药必须保持自己的独立性才能有无比光明的前景。在继承创新中医药中，要加强中医药内部各个不同学派、不同门第之间的交流，加强医、药学问的沟通及针灸、推拿等各种医学、医术之间的切磋和交流。要防止老死不相往来、各守成见甚至"文人相轻"。在继承创新中医药事业中，要提倡中医药理论研究工作者、从事临床实践医务工作者与有志于振兴中医药事业的企业家等各路大军相互协作、共同配合。只有这样，中医药事业才能对人类健康事业做出自己重大的贡献。与此同时，中医学也是一个巨大的开放系统，应该有着博大胸怀，能够兼收并蓄，博采众长，为我所用，这是时代发展的必然趋势，是中医自身完善与发展的必需。中医药学在形成自己的理论体系时，就吸取了当时哲学、社会学、人文科学以及天文、地理、气象、数学、历法、农学、化学、心理等多个自然科学学科的成果。在其发展的长河中，汲取了世界各民族医药文化，不断充实和发展自己。中医药学与西医药学是两个不同理论体系的医疗科学。它们之间，可以相互借鉴，但是绝不能相互代替。中医药也要容纳其他学科——包括西医药的医学成果，这样才能既保持中医药整体综合的优越性，又参考西医理化、生物的微观实验和实证分析方法，使分析与综合在更高层次上统一，才能不断发展。因此，要学习和研究中医学，就必须弄懂中医学中所包含的既唯物又辩证的哲学思想，深刻理解中医学理论的本质和特点，这既是真正理解和掌握中医学的重要前提，也是继承和弘扬中医学的精要所在。而不能对其赋予唯心主义的解释，变成不可捉摸的"玄学"。要做一个好的中医药事业的工作者，应该首先刻苦钻研中医药理论。哲学社会科学工作者特别是中国哲学研究的相关学者，应该深入研究、探讨和阐发内容丰富、内涵深刻的中医药哲学理论。我们的中医药教学中，应该把中医药理论教育放在十分重要的位置。我们的中医药教学中，应该把中医药哲学理论教育放在十分重要的位置。如果我们对于中医药宏大、深邃的理论体系有了更深刻的认识，中医药事业的大繁荣、大发展和大创新就有了一个最坚实的基础。

六　发扬光大中医特别是建立我国的"新医学"需要以马克思主义哲学为指导

中医药的理论基础是古代朴素的唯物主义和辩证法思想，十分宝贵，我们一定要充分继承。但马克思主义哲学，是认识自然、人类社会和思维的最一般的规律，因而是更为先进的哲学理念。新中国的石油是《矛盾论》和《实践论》起家，李四光、钱学森等老一辈科学家学习、运用马克思主义哲学，为新中国建设事业做出了重大贡献。钱学森明确指出："近代科学技术经过约四百年的发展，已经成为一个以马克思主义哲学为最高概括的体系，它的演化是有规律的，因此基础科学研究决不是象早年那样没有指导思想的摸索，而是在马克思主义哲学指导下的探索，所以路径和路牌是有的。"[①] 他还十分感叹地对宋平同志说："十分可惜，我读马克思主义哲学，读毛主席的《实践论》、《矛盾论》读晚了。如果能早读的话，我所做的工作成绩可能会更大。"因此，自觉运用马克思主义哲学理念，来发掘、研究我国古老的中医药理念，学习借鉴西医学优长，从而拓展创新我国的中医药事业，来预防和治疗人们的疾病，有可能是条捷径。因此，应当鼓励从事中医药事业的管理者、医药人员等在学习中医药传统理论的同时，学习一点马克思主义哲学。我国从事西医学研究、治疗和整个医学管理工作者，都应该同全党一样，学习一点马克思主义哲学，为建立我国"新医学"做贡献。

---

① 钱学森：《基础科学研究应该接受马克思主义哲学的指导》，《理论信息报》1989 年第 233 期。

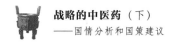
七 振兴中医药事业，为建立发展生命科学做贡献

迄今为止，人们对科学的分类，较为普遍认可的是两大类——自然科学和哲学社会科学（西方称人文社会科学）。但这两个学科中都缺乏完整系统地对茫茫宇宙中各类生命体研究的学问，特别是缺乏对人类生命体研究的专门学问，也就是说，缺乏完整的"生命科学"。因此，可以考虑建立一门独立于自然科学和哲学社会科学之外并与其相并列的生命科学学。生命科学学研究的对象和任务是：各种各类生命体与纯自然界的相互作用与规律，单个生命体内部各类不同组织、系统之间的结构、相互作用与运行规律，各种不同生命体如微生物、植物、动物、人类等之间相互作用与规律，单个或生命群体与社会的相互作用与规律，人类自身生命、意识和人对自然、人类社会认知等生理、机理与身心健康的规律。从一定意义上讲，生命科学是认知客观物质世界中的各种各类生命体即有机界的一般规律。这样，就可以把微生物学、植物学、动物学和人类生理学、意识认知学、医学等从自然科学体系中划分出来，进而纳入统一的生命科学这一体系。中医药科学是研究和发展生命科学的一个很好的切入点和突破口。振兴中医药事业，可以为建立和发展人类的生命科学学做出独特的贡献。

八 振兴中医药事业应是中华民族伟大
复兴的一项十分重要的战略

一是各级政府和领导应切实高度重视，建议中央政府可抽调各方精兵强将首先制定好振兴中医药战略规划。二是尽快制定出台《中医药法》。相关部门已经做了大量的卓有成效的前期工作，听说今年内有望提交全国人大常委会审议。这是一个很好的消息。有的同志提出，是否把《中医药法》改为《中医药和民族医药法》？我个人认为，中医药里面的"中"，是指中华各民族的"中"，这个"中"字，已经包含汉医和各个少数民族医学，提《中医药法》已经全部包含，并且简洁。另外，此法可不必求全责备，大的框架对头，即可公布实施，可在实践中不断修订完善。三是由国务院国资委组建一到两个国有大型企业集团并鼓励民营中医药企业，国家给予先期或资金或贷款和税收上的支持，从产业化入手做起。一方面建立中药材种植基地，确保中药材的种植和炮制的"纯正"，并搞好中药制剂、中成药的研发；另一方面逐步在全国各地建立中医药连锁店，条件成熟时，可以有坐堂门诊并走向世界。邓小平说，社会主义制度的优越性就是集中力量办大事。振兴中医药事业这件大事，必须依靠社会主义制度这一优越性。在中医药产业中，应该各种所有制共同发展，仅靠一家一户的小农经济无法发展壮大，也根本无法应对以后愈加激烈的国际竞争。四是充分发掘我国中医药典籍和民间中医药力量这两个宝库的资源。千万不能仅从西医的哲学理念来理解和评价甚至"匡正"我国中医药这笔十分优秀的文化遗产。可组织专门的团队，充分挖掘民间真正的"经方""验方"，当然一定要充分考虑献方者的知识产权权益，给予应得的经济利益。五是培养扶持一支强大的中医药师队伍。在这方面，一定要充分解放思想，按照"实践是检验真理的唯一标准"办事，经一定的权威评审机构认定并加强监督，在此前提下，可以允许"民间中医大师"行医并带徒弟，甚至开办学校。但一定要严格防止"一切向钱看"的劣质市场经济和金钱对评审的"介入"。六是搞好符合我国国情和中医药实际的教育和科研体制。有人说："如果你真的想做文学家，就千万不要上中文系，否则你断然写不出传世的文学作品。如果你真正想做中医大师，也千万不要去上中医药大学，否则你断然成为不了中医大师。"当然，这话可能有点偏颇，但也绝非没有一点道理。我们要提倡和鼓励学习中医药的学生学习外语和学习西医，但都不作为强制要求。中医药教学中，应该把中医药理论教育放在十分重要的位置。作为中医基础入门，学中医就必须从《黄帝内经》《针灸大成》《伤寒论》《金匮要略》等古籍开始。现在普遍存在的中医药学院的学生普遍看不懂古医书，把阅读中医学经典视为畏途的现象必须改变。医疗一线中医师，应特别强调临床实践的经验。哲学社会科学工作者特别是中国哲学研究的相关学者，应该深入研究、探讨和阐发内容丰富、内涵深刻的中医药哲学理论。如果我们对于中医药理论体系有了更深刻的认识，中医药事业的大繁荣、大发展和大创新就有了一个最坚实的基础。七是搞好符合我国国情和中医药实际并与西医药互补的医疗体制。八是采取各种举措，促进中西医互相学习、密切配合。切实改变现在的"借西医技术诊断、开中药处方治疗"这种简单的形式上的所谓的"中西医结合"。应通过国家倡导的众多人努力的长期艰辛的探索，逐步实现中西医有机、有效的结合，以逐步建立和发展我国的生命科学学及其战略产业，为人类医学乃至人类文明的进步事业做出大的贡献。九是建立国家级中药材基地。对中药材应实行像烟草一样的国家专营。十是逐步使我国中医药走向世界。中医药事业，不通过产业化的路径是难以想象的。中医药目前不强大，不是中医药的学理和疗效本身不强大，而是中医药产业不强大。只有产业强大了，才能带动整个中医药事业的发展。只有产业化才能最大程度地彰显中医药的优势，为中医药的发展提供坚实的强大的经济支撑，也才能有足够的资金再投入，从而使中医药产业不断发展、壮大，从而最终走向世界。中医药的产业化也会成为我国经济发展的新的重要的推动力量。从医学发展史上看，200 年前，无论是中医还是西医，都是手工操作，直到工业革命后，西医走上了产业化的道路，使得西医从此获得了空前的发展，从某种意义上说，今天的西医的地位是产业化的结果。

九　振兴中医药事业有着光明灿烂的前景

当前中药产业面临前所未有的发展机遇。

一是有习近平为总书记的党中央的高度重视。2013 年 8 月 20 日，中国国家主席习近平在北京人民大会堂会见世界卫生组织总干事陈冯富珍时表示，中方重视世界卫生组织的重要作用，愿继续加强双方合作，促进中西医结合及中医药在海外发展，推动更多中国生产的医药产品进入国际市场。

二是 2009 年 4 月国务院制定了《国务院关于扶持和促进中医药事业发展的若干意见》，对中医药的发展提出了很多很好的政策支持。现代中药产业作为高新技术产业在国家战略高度上被列入"十五"国家优先发展重点计划，并将以具有中国独立知识产权和比较优势的特色产业，与生物医药产业并列为 21 世纪中国健康产业发展的两大支柱。

三是当今科学技术的迅猛发展尤其是生命科学的突破，为中医药产业化提高了重要技术支持和驱动力。

四是中医药产业化有了一定的规模和发展基础。可以期待中医药产业化的大发展，必将为中医药事业发展开辟更加宽广的新的天地。

我们深知，继承弘扬中医药事业任重道远。从一定意义上讲，社会主义初级阶段有多长，中医药事业振兴的时段就有多长。但在具备了相同的客观条件的基础上，人的主观能动性则具有十分重要甚至是决定性的作用。集中力量办大事是社会主义制度的优越性之一。我们有着社会主义国家政权的主导，有着众多医学特别是中医药专家和各级领导、相关学者及广大人民群众的积极参与，我国的中医药事业，在可以预见的将来无疑有着无比光明灿烂的前景。

（本文是作者 2014 年 7 月 26 日在"第二届岐黄论坛"上的发言稿）

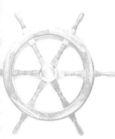

"传统中医师"问题拷问中医药立法宗旨和价值

陈其广

中医药界翘首期盼30年的《中医药法》，去年（2014）7月由国务院法制办发布"征求意见稿"，刚召开的全国人大又明确今年（2015）将制定《中医药法》等6个新法。立法进入关键阶段，《中医药法》的有关重大争议值得社会各界，尤其是领导部门密切关注。

和原有预期相比，《中医药法》立法进度的确有点迟缓。据了解，主要原因是"征求意见稿"内有些问题事关重大，不但社会各界、各方，就连中医药业界内部意见都相当不统一，甚至明显对立。笔者曾连续、密切地对相关问题进行调研，除了"近些年普遍流行的'中西医结合'究竟是否应该算作'我国传统医学'？""中药是否应按西药的方法来管理？"等重大问题外，要不要以及如何界定"传统中医师"也是极为关键的问题之一。业界内外众说纷纭，难以协调统一，而社会上却出现了管理部门可能要从原有立场后退的传言。

依据在多年中医药国情调研期间所了解的情况和听取到的建议来看，《中医药法》"征求意见稿"关于设立"传统中医师"执业资格和类别的内容，无疑是新中国成立以来医药管理方面一个重要的制度创新，对于落实《宪法》"发展现代医药和我国传统医药"的规定，保护、继承和发扬光大"我国传统医药"很可能产生最实际、最合理、最有效的价值和效果。尽管这是对现实生活里相当数量"中医"执业医师通过"中西结合"的政策引导和利益诱导变成所谓"现代中医",难以回归中医药本位角色的无奈妥协,而涉及的人群又主要是那些没学过西医药,故此无法通过《执业医师法》规定的"中医"执业资格考试的中医药人员,尤其是身处民间的地道传统中医,实际却涉及如何理解和贯彻《宪法》规定,落实党和国家"中西医并重"基本方针,使传统地道中医药得以健康、自主生存和可持续发展的核心问题,涉及《中医药法》立法宗旨和价值的根本问题。那就是:对中华民族历经数千年、用亿万人的生命实践检验过的地道传统中医药的医疗服务和药品究竟应不应该和如何给予明显不同于近现代西医西药的管理思路、制度和方法?!

对关注和热爱中医药的外界人士而言,无论从文化多样性、科学民主性原则出发,为了确保我国在世界医药领域的核心竞争力——地道传统中医药得以继承光大而不是被解构湮灭,还是从真正落实《宪法》规定、实现"中西医并重",更好地利用各种医药社会资源有效缓解医改"国际难题"出发,多数是支持设置"传统中医师"法定执业资格的。因为只有这样才能"兴利除弊",在调动民间有效中医药资源的同时规范他们的行医用药行为,更好地利用公平竞争机制提高中医药服务的能力和质量。但业界内的情况就很不相同。对设置"传统中医师"执业资格和类别问题持质疑、否定态度的,确有一些是基层医药卫生甚至是中医药行政管理机构和人员,但不同意见的争论主要发生在不同体制机构、不同就学从业背景的中医药界从业人员之间。如果把复杂问题简单化,业界内争论的"潜台词"或焦点可以归结为"谁才是真正的中医"。

医药属于应用学科,"实践是检验真理的唯一标准"无疑应该体现在医药领域的价值判断中,最重要的就是确定某种医药知识理论和方法技能体系在维护人类健康和防治疾病方面是否确有实际效果。中医药和西医药虽都服务于人类健康,但从哲学基点到生命观、健康观和疾病观,一直延伸到行医用药的方向和方法,两者之间存在重大区别,因而是两个不同的知识理论和方法技能体系。

可是,自20世纪末实施《执业医师法》和《药品管理法》以来,我国的整个医药行业基本上是按照西医西药的思路和方法来管理的。最明显的例证就是:规定考中医执业资格要考西医内容,而考西医执业资格却无须考中医内容。现在《中医药法》"征求意见稿"提出要设立"传统中医师"这样一个执业资格类别，恰恰是既尊重历史也尊重现实的表现。因为在没学过西医药而通不过《执业医师法》规定的资格考试的那些中医里，有相当一部分人是确有专长或是有一技之长的地道传统中医，这是国家相关管理部门也了解的客观事实，而且已经有一些行业内补救政策出台。

针对地道传统中医、中药人才这个客观存在群体，尤其是那些身处"老少边穷"地区、跟师学徒或世代家传的民间传统中医药人才，到底是给他们机会并对他们的执业行为加以适当管理，从而让他们能够参加到为民众健康和生命安全服务的队伍中来，为解决基层民众"看病贵""看病难"提供帮助呢，还是仅仅因为他们不懂西医西药而将其拒之门外，让他们那些地道传统、"简、便、验、廉"的中医药知识技能自生自灭，或者偷偷摸摸地不合法行医呢？这是历史遗留下来的中医药管理体制和机制的一个重大且敏感的问题，目前确实需要从国家立法层面来决策。

笔者曾采用 5 种计量方法对全国的民间中医数量进行推算。保守地说，即便有些老辈因年事已高或不愿"非法行医"而退出中医药服务行列，但掌握一类一种传统中医药知识技能却不具备"执业医师"资格的民间中医总人数目前仍有可能在 30 万人以上，其中真正能够把行医用药作为谋生主业的可能在 20 万人左右。在个别中华传统文化、传统中医药底蕴丰厚的地区，如山西运城，500 多万人口中就有将近 5000 个具备"一技之长"的民间中医。和那些总觉得民间中医药人员滥竽充数的多，"不规范、不听话、不好管"的地方行政管理部门不一样，山西省运城市卫生部门主动组织对民间中医药人员进行考核和甄别，为其中一部分年龄较大、从事中医药工作实践多年、确有真才实学的人员开辟合法行医通道。试行这个方法已数年，迄今也没有发生过重大医患冲突事件。由于有数量众多、医药服务独具特色优势的民营、民间中医药存在，当地早就基本解决了"看病贵""看病难"的问题。可是除了甘肃、黔东南等极少数地区之外，因为这种做法不完全符合现行法规，管理部门进退两难，所以未能制度化地在全国宣传和推广。

在个别经济发达地区调研时我们认识到，之所以有的地方医药卫生甚至是中医药管理部门对落实国家中医药管理局有关为民间确有专长的人员解决合法行医资格问题的政策不热心、不使劲，甚至欺上瞒下，原因除了对民间中医药人员有偏见、成见以及"多一事不如少一事"的不作为懒政思想外，还有害怕影响公立中医药机构利益的因素。

长期以来，由于公费医疗和医保定点、财政对医疗设备投入等方面的制度倾斜，公立医药机构的确在医药市场中占有不可动摇的优势甚至是垄断地位，然而一旦具备真才实学的民间地道传统中医药人才得到法律的认可和保护，进入医药市场来分一杯羹，无疑会损害公立医药机构的利益。因此，在管办不分的医药卫生体制下，管理部门的思路不可能不受到中医药界——尤其是基层公立机构的中医药从业人员——的影响。说到底，如果让公立医院里那些西化的"中医"和民间的地道传统中医这两类中医在一个制度（《中医药法》）管理下，在一个市场空间中公开、公平地争取生存、发展的机会和空间，两者之间就必然存在相互替代的可能，而只要有替代关系存在，就必然会产生竞争关系。

现在不少人即使不能报销，也愿意去一些民营中医院、中医诊所，甚至去个别没有合法行医资质但"口碑"不错的民间中医那里看病，这说明在这些机构和人员中至少有一部分的确是有实际疗效甚至是有那些"西化"了的公立中医药机构无法相比的良好疗效的。正因为有这种对比和竞争存在，长期以来，一些中医药界的体制内机构和人士总是"唯我独尊"，有意无意地贬低甚至排斥那些民间地道传统中医，认为只有公立大医院里的中医才算正统的中医。

实际上，当患者觉得西医西药解决不了或解决不好他们的问题，从西医药转向中医药寻医问药时，希望得到的是明显区别于西医药的中医药服务，而且越地道、越传统越好。可是，目前相当一部分公立中医院所提供的服务却不全是地道传统的中医药服务，更多的倒是在名和利的诱导下西医西药"占大头"的混合服务。毕竟中医药是老祖宗传下来治病救人的法宝，如果通过立法把"传统中医师"的帽子给了那些不懂西医西药知识、方法的民间中医药人员，体制内的中医界人士会有很大的失落感，自己要是不戴上"传统"的帽子，极有可能不但有损形象，利益上也会受损。

毫无疑问，行业法规必须服从国家大法《宪法》。《中医药法》必须严格界定的首先是"什么是'我国传统医药'"，具体说就是"什么才是我国原创的、具有鲜明中国特色、中华民族文化特征的'中医药'"，其次是"应该怎样通过立法来保护和发展'我国传统医药'"。

世界上所有医药卫生体系和制度较为完善的国家和地区，普遍实行了现代医药和传统医药严格分业执业、严格分业管理的制度，而我国作为世界医药文明原创国家民族之一，却"标新立异"地设置了一套现代医药和传统医药统合管理、混合执业的制度。以致出现"中医院"的收入一度有70%来源于西医药服务而中成药使用量的70%又是西医开方的怪象！在此情况下，医药卫生服务人员由"专业人员"变成了"通用人才"，医药卫生服务的质量如何能有保证？！在"科学化""标准化""现代化""国际化"等一系列界定不清晰、理解有分歧的口号引导下，地道传统中医药的知识理论和方法技能时常被歪曲、贬低和压制，以致出现部分中医药业机构和人员"自觉异化"的情况。

按照"征求意见稿"的表达，"传统中医师"和"现代中医"的区别最根本的就是"传统中医师"不能使用西医药的方法来执业。因此，我们建议：即便是取得了"执业医师"中医类资格的"现代中医"，如果自愿到管理部门备案登记，严格按照法规设定的"传统中医师"执业规范行医，也应该得到医政管理部门的许可。这样，他同样可以是一名"传统中医师"。

总之，通过中医药立法，设置"传统中医师"包括"传统中药师"的执业资格类别，并逐渐使之完善成为相应的技术职称系列，极大地有利于中华传统文明、中华优秀传统文化和科技的传承和发扬光大。真正按这个办法实行，地道传统的中医药知识理论和方法技能就无须再愁后继无人，中医药队伍就会壮大发达，中医药服务质量才能日益精进提高，这是一件真正利国利民的大好事！如果我们的立法部门、执法部门迁就那些既不能够或不愿意用地道传统的中医药知识方法行医用药，又怕影响自身形象和丢失患者客户的一部分中医药从业或管理人员的意愿和行为，必然会误导业界、误导民众，使《宪法》规定和党、国家的"中西医并重"方针成为空谈！

目前看来，对此问题要形成完全一致的意见非常困难，因此也就成为中医药立法的难题之一。但是要确保审议通过的是一部真正有利于中医药健康、自主和可持续发展的中医药法，就绝不能绕开这个问题走。十八大三中全会、四中全会都强调了要更好统筹各种社会力量、各种资源参加国家建设的精神，给地道传统中医药人才铺设合法从业通道，造福民众、推进医改、增强国家软实力的做法符合这个精神。改革开放以来的事实也证明，没有民间、民营经济的参与和活跃，我国就不可能有持续30多年的稳定增长！何况我们应该相信有关管理部门、相信广大民众是有足够的鉴别能力的，我们也应该给民众更多的寻医问药的选择权。

《中医药法》的立法宗旨和价值究竟何在？"传统中医师"问题无疑是对此问题的一个严峻考验。

（本文于 2015 年 3 月完稿）

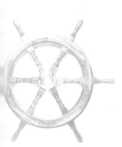

某某堂一案判决若成范例，全国中医药界合理有效行医用药将大不易

——法院判决工作必须接受社会监督

今年（2015）3月某某市第二中级人民法院对患者某某状告某某堂中医门诊部医疗损害案做出二审判决，认定因某某堂在为原告某某开具的药方中有半夏40克，而半夏为"含毒性中药"，《药典》指导用量为15克，故此应对某某罹患尿毒症的"损害后果承担全部赔偿责任"，共计477万元。"新中国有史以来的天价半夏"由此问世，全国中医药界一片惊愕：假如我国实行"判例法"，该案的判决将使全国中医从此不知如何行医用药方能保得医者自身平安！然而，在案件审理过程中，相关管理部门人员因担心被扣"干预司法"帽子而噤若寒蝉，主流媒体也迟迟不发声，这些都是这一判决结果产生的环境因素。但是，"司法独立"并不意味司法判决就可以不接受社会监督，此案当然不应成为例外。

特别要指出的是：这个判决是在《中医药法》进入立法关键时期，在作为国家"中医药发展综合改革试验区"的某市某区这个特定地区内做出的，对今后全国中医药界的职业行为可能产生的负面影响不容忽视，非常值得社会各界深思、探讨，因此，中医药国情调研组认为应吁请国家最高司法部门对此案判决加以切实关注和认真核查。

一　对责任问题认定的质疑

1. 超剂量用药依据问题：中药是基于天然物加工的，同为半夏，产地、采集时节、炮制工艺的不同都会影响药的质量和药效。近年来中药质量问题又饱受诟病，因此《药典》所载用量只是用作指导而非绝对限制是比较合理的。正因如此，国家相关主管部门才规定医生可以酌情增减，况且当事医生也在药方上有专签。案发后，国医大师朱良春曾打电话给当事医生认可此方。但是，法院却认定被告"用药依据欠充分"，试问，不懂中医药的法官和司法鉴定机构对"用药依据"做此结论的专业资格和根据何在？！普通的例证不算，古今不少享誉全国的中医大师如张仲景、张锡纯、朱良春不但都用40克以上的半夏治病，而且强调用生半夏比熟半夏效果更好。《药典》载附子用量为15克，山西名中医李可有时甚至用到300克以上甚至500克来治疗心脏危重急症，疗效非常显著，业界传为美谈。依本案所判，古今这些大师们都是"用药依据欠充分"吧！

2. 从半夏到所有药物的毒性的认识问题：稍有药物常识的都知道，"是药三分毒"。如说药物原料有毒，人工化学合成药的很多化工原料都有毒。就传统药物而言，我国专家正是因为证明了用砒霜治疗白血病有效的原理而被"最讲科学"的美国授了大奖；藏药用汞入药炮制后的"佐塔"长期使用却证明没有明显毒性。中药从药材加工炮制，到饮片按"君臣佐使""七情配伍"原则组方，甚至还要"先煎后下"，都是为了减毒增效。本案患者喝的是半夏和十余种饮片合煮而成的汤药，并非生生地嚼服了半夏饮片。但法院在"鉴定中没有检测某某实际服用的汤药"的情况下，仅仅根据半夏"含毒性"，就肯定半夏是造成患者尿毒症的全部原因。依此类推，世上有几个人工化学合成药的每种化学成分都是无毒的？！法院就不担心照此逻辑，药源性疾病的法律责任判定很容易走向无限扩大化的方向吗？！

3. 尿毒症形成责任的认定：对本案判决的公正性，在被告是否应该承担患者罹患尿毒症100%责任的问题上受到了普遍质疑。就患者接受诊疗的全部过程顺序来分析：第一，难道某某堂的 10 副汤药、10 天时间（当事医生只开了 10 天的药）真的就能把一个健健康康的人搞成尿毒症?！第二，有什么理由或证据说明：患者在某某堂就诊之前的自身身体状况是健康的；又有什么理由或证据说明：患者和家属不遵医嘱，自主多吃的三副汤药；患者从被某某堂拒绝做第三次诊疗开始到他向初审法院提起诉讼之间的八个月里先后更换多家医院所接受的各种治疗方法；等等。这些因素都绝对没有对患者尿毒症的形成产生过丝毫影响?！如果有，那么是否也应该承担一定责任?！法院认为这需要由被告来举证，而被告既然"举证不能"，证明不了，那你就认倒霉吧！从国外学来的"举证倒置"法似乎还真让这个法院判决此案时省了不少心！但是，也有专业人士质疑：按照"举证倒置"规则，原告应该同样有责任证明自己在到某某堂就诊之前肾脏完全健康；否则，认定和判决某某堂要负 100% 的责任就可能不公正。

4. 中医不做理、化、生检查的责任：中医药和西医药是两个不同的知识理论和方法技能体系，国家既然不做强制性的就诊路径规定，就是把选择权交给了患者。因此，在患者自主地选择中医或西医的同时也就意味着患者认可其所选择的医药类别的诊疗方法，并应为此承担一定的责任。《宪法》、中央和国务院都明确"中西医并重"是我国医药卫生工作的基本方针，为何中医的"四诊"不算依据，只有现代理、化、生仪器的检查才算依据?！这种认识不是歧视中医的诊疗方法是什么?！何况国内医药界科研成果表明，即便查体设备再先进，医源性疾病里因诊断造成的仍占 30% 左右。国外门诊误诊率也在 30% 或更多，这是难以完全避免的。所以把理、化、生检查神圣化是有问题的。

5. 责任比例的合理认定问题。

（1）承担责任比例的判决，关键是要确定 40 克半夏直接造成尿毒症的概率，或相反，排除其他相关因素造成尿毒症的可能，这是非常技术性的。然而正因如此，法院就应该尽最大努力确保调查的专业水平。但法院却把责任完全推卸给一个前后说法不一的司法鉴定机构，并坚决地不采信中医药专业人士的做证，更不考虑征询国家相关主管部门和中医药界资深专家的意见。笔者不是医药专业人员，但仅从网络上就搜集到诸如"在导致尿毒症的疾病中，慢性肾小球肾炎占55.7%"之类的数据，法院判决10副汤药就能"100%"把一个健康人整成尿毒症患者，于情、于理、于法真的那么站得住脚吗?!

（2）当事医生在二次处方上明确写下了"如效不显及时去医院就医"的医嘱，并明确拒绝再做第三次诊疗，但患者亲属却自主又购3日汤药服用，患者说"服用后我症状加重"，显而易见，患者承认自己不但没有"去医院就医"，而且自主"服用"了这3副药，是"服用后我症状加重"。那么，为何法官判决患者和患者亲属无须担责?! 如果说汤药里的半夏要承担造成患者尿毒症的全部责任的话，那医疗机构某某堂和患者（包括亲属）是否也应该按照10副:3副的比例来分担责任啊!

（3）尽管同一司法鉴定机构两次出具的结论不尽相同，且未说明改变结论的依据，但也明确了"所用药物直接造成肾损害的情况根据目前的研究结果和相关资料依据欠充分，不能确定；但加重肾损害/负担的可能性不能排除，应考虑存在一定缺陷"。"具体因果关系参与度无法评估"，法院一面承认"鉴定机构的鉴定是处理医疗损害责任纠纷案件的重要依据"，一面却对鉴定意见中"可能性""一定""参与度无法评估"此类关键词视而不见，并把再做深入调查取证的责任，特别是咨询相关行政管理部门、相关业界的意见的可能性和必要性，忘了个干干净净，用一纸判决让某某堂"对某某的损害后果承担100%的赔偿责任"了事。既然参与度无法评估，责任比例怎么能草率认定呢?!

6. 药物的毒副作用医生该怎样担责？中药和西药的区别仅从说明书来看就很明显，中药对"不良反应"、"禁忌"和"注意事项"往往用"尚不明确"一言以蔽之，西药则不厌其详："少数人可能""偶见""罕见"地写上几条、十几条不算，还有一大堆"慎用"。当本案法官在判决40克半夏要对患者的尿毒症负100%的责任时，想过没有：第一，走遍全国，有几个西医开药方时对患者说了"你把说明书上的不良反应、禁忌和注意事项都看明白了再决定吃不吃我开的药"?! 第二，如果有患者不幸成了"少数人"、"偶见"或"罕见"之人，或"不慎"者，那么开方的医生应该承担责任吗？又该承担百分之几呢?! 第三，最根本的是，如果只要药品说明书

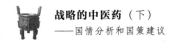

上写了，医生就可以完全不负责任，那医生是否还应该先承担确认患者能读懂说明书的责任呢？否则也还是未尽到责任啊?!

7. 司法鉴定机构工作质量的问题：中医药和西医药是两个差异极大的体系，故此现行《执业医师法》规定要分类考核，从判决书中我们首先无法肯定司法鉴定机构提供的鉴定是合格中医药专业人士而不是西医药专业人员所为，其次不了解为何鉴定机构和法院都没说清楚：前后两次鉴定意见不一致，从"可能"改变成"肯定"，内中变动根据何在？由此，司法鉴定机构的工作质量难免受到质疑。

8. 征求专业管理部门和中医药业界专业人士的意见是否有必要和可能：依照法律规定"当事人因客观原因不能自行收集的证据，可申请人民法院调查收集"。在被告、鉴定机构和法院都没有确凿证据认定 40 克半夏是造成患者尿毒症的 100% 责任原因的情况下，法院为何没有向地方直至国家的中医药管理部门、向具有国家认定的资深资质的中医药专家征询意见？

9. 患者"医闹"的作为方式是否对判决存在影响：出于人道主义，患者罹患重症理应得到同情。但如若患者采取典型"医闹"作为，法院就不应置若罔闻。就本案事实而言，即使法院不调查也不采信原告在某某堂初次就诊就明确表示有让当事医生作为他的"提款机"的可能的言论和动机，但患者在某某堂工作场所、鉴定机构甚至法庭骂人和打人，甚至挥舞刀具威胁相关人员的事实却是很容易取证的，尤其是患者威胁、恐吓办案人员，以至法院数次更换办案人员的情况，法院不可能"没有感觉到"。最近全国人民代表大会考虑修正《刑法》，就对"医闹"入刑有所考虑。而本案判决中似乎完全没有对患者的"医闹"作为有任何反应。

二　本案的判决结果可能产生的负面影响

1. 轻则，中医为患者诊疗不再讲求疗效，只开"太平方"，但求明哲保身。医药费用不降而疗效大大降低，人民群众的身体健康和生命安全失去有效的保障。

2. 重则，中医医疗机构普遍被迫大量购买和使用价格昂贵的现代理、化、生检查设备，对患者进行"宁可多做一千种检查，也绝不漏过一个病灶"的"过筛子"查体。中医药"简、便、验、廉"的特色优势丧失殆尽，基层中医药机构大量关闭，群众"看病难""看病贵"再上一个台阶。

3. 最危险的是，本案如果作为典型判例滥觞全国。各地"医闹"极有可能以本案原告"为师"，各地法院也可以心安理得地依样画葫芦——仿照本案判决。自此，地道传统中医的诊断和地道传统中药的治疗功效被彻底否定，中医药界被迫改变传承数千年、造福亿万炎黄子孙的行之有效的独特诊疗方法，中医药加速走向衰亡，《宪法》"发展现代医药和我国传统医药"的规定，党和国家"中西医并重"的大政方针成为一纸空文！

4. 我国在国际现代医药领域处于弱势地位，中医药是我国在世界医药领域的独特优势和核心竞争力。质疑、否定、排斥和打击中医药不仅将使我国 13 亿人的巨大医药市场被国际垄断医药集团紧紧掐住脖颈，而且会极大地削减民众实际可得到的社会医药福利保障，甚至威胁到国家和民族的生存安全。

三　对策建议

针对此案判决，吁请领导机关和相关领导考虑以下几点。

1. 责成最高人民法院、最高人民检察院和国家中医药管理局等相关机构协商组成由有关各界专家，特别是国家名老中医、中药专家参与的联合调查小组对此案进行调查。

2. 责成最高人民法院根据复查工作中发现的问题和不足，对医疗纠纷、医疗事故的责任认定等现行相关法规如何更合理地适应中、西两种医药体系各自的特点尽快进行改进完善；在全国法院系统内，采取措施消除本案判决中的失误可能产生的负面影响。

3. 责成国家卫生计生委、国家中医药管理局组织医学、药学和法学等相关专业专家，对中医药界从业机构和人员如何参照现代医疗机构普遍使用的"知情同意告知书"等一系列制度进行研究，建立中医中药合法权益保

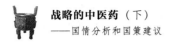

护制度，并按照相关管理权限和办理程序尽快加以落实。

4. 加快全国人大对"医闹"入刑的有关修法工作，防止此类事件被反复模仿发生。

（本文于 2015 年 9 月完稿）

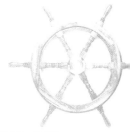

国家中医药*社会发展战略规划纲要的修改建议稿（2015～2030年）

中医药国情调研组编写

说明：

在制定 2015～2030 年国家中医药发展战略规划过程中，李慎明同志受国家中医药管理局委托，牵头组织队伍，侧重从哲学社会科学的学术角度，以国家中医药管理局团队所撰写的战略规划稿件为基础，提出修改完善建议。此处刊载的是以中国社会科学院中医药国情调研组为骨干完成的2015～2030 年国家中医药发展战略规划纲要的修改建议稿①。

修改工作总负责李慎明，课题总协调和报告汇编张南，报告总修改陈其广。课题报告主要写作人员（按工作量排名）有：陈其广、张南、李慎明、张小敏、陈家功、金蔼英、田康立、桂银才、葛亮；课题报告参与写作人员还有李致重、柳长华、赵中月、甄艳、郭志法、田文瑞、邢东田、张超中、李红霞、曹文娟等。

前　言

中医药是我国原创的医药科学体系，历经中华各民族数千年历史和亿万

---

*　本报告中除单独使用"民族医药"表述之处以外，所有"中医药"均应理解为包括民族医药在内。

①　此版本为课题组初定稿，未经李慎明同志和国家中医药管理局最终审改。

人生命实践的发现、创造、考验、积累和完善，至今仍在现实社会中继续发挥有效作用。它不仅是我国人民身体健康和生命安全的重要保障，是中国特色医药卫生体系的基石，也是继承和弘扬中华民族优秀传统，树立民族自信、自尊、自觉、自强精神，从经济、文化、社会、科技和生态各个方面实现全面转型升级，建设以人为本、资源节约、环境友好、社会和谐的美丽中国，实现亿万中华儿女"中国梦"的有效途径。同时，也是促进我国与世界各国人民友好交往、帮助世界各国人民认识中华文化的重要途径以及推动中华文明走向世界、造福人类的重要渠道。

近代以来，中医药曾多次遭受质疑、批判和打击。中华人民共和国成立以来，尽管党和国家始终肯定中医药对国家和民族的积极贡献，党和国家主要领导人也一再作出有关中医药的重要指示，然而在社会现实生活中，中医药的生存和发展并非一帆风顺。

要使中医药进入健康、自主和可持续发展的良性通道，有关各方必须客观分析当今国内外形势，直面中医药生存和发展中的困难和问题，知难而进，坚定地依照国家《宪法》规定以及党和国家指出的中医药工作方向，勇于担当历史使命，善于抓住机遇，正确应对挑战。

中医药工作宏观上不仅涉及国家法规和多方面的体制、机制问题，还包括社会意识环境等问题，微观上则牵涉到各个领域、各个阶层之间的资源配置和利益分配问题。因此，无论是解决中医药领域的历史遗留问题，还是解决中医药工作中新近发生和存在的问题，都要立足国家、民族的整体和长远利益，运用系统、整体的观念意识，进行综合、协调的法规和制度建设。

2015～2030年的中医药工作，要在已有成就的基础上，持续加大改革试点地区的工作力度，不断完善综合配套改革措施。同时，着重注意以下关键环节的工作：坚决落实《宪法》"发展现代医药和我国传统医药"规定，坚定贯彻党和国家"中西医并重"方针，创新中医药管理体制和运行机制，逐步实行中西医药的"分业管理"制度，确保真正把中西医药放在同等重要地位；依据中医药自身原理和规律改进完善法规，保障中医行医用药的合理合法权益；"中医药必须姓中"，只有实现了"以继承保根本"才有可能"用创新谋发展"，在医药服务和医改的日常工作各个环节中都要充分发挥中医药的特色和优势；尊重事实、尊重传统，以普及和强化师承教育为抓手，多层次多方式的教育培养制度并举，有效壮大合格中医药接班人队伍；广泛利用社会各类资源，全面调动各方积极性，扩大中医药的有生力量，提高服务能力，重点解决民间中医药合法、规范通路问题；在以《中华医藏》编撰工作为重点，做好中医药经典文献专业整理工作同时，推动中医药进入普教体制，开展全民中医药文化科普；以"治未病"、非药物疗法等优势领军健康大产业；鼓励地道药材种养，促进制剂应用，将中药纳入战略资源管理。

第一部分　中医药在我国社会发展中的六大战略特性与价值

一　医药卫生领域

我国同时拥有现代外来医学和传统本土医学两套医药知识理论和方法技能体系，是全球拥有两套社会健康保障资源的少数国家之一。

2003～2013年的10年时间里，我国经历了全球暴发的"非典"、禽流感、甲流系列等重大疫情危害，在党中央、国务院的领导下，我们从容运用两套医学资源体系，特别是中医药学体系的特色和优势，取得了战胜疫情的重大业绩。这一时期，也是在《宪法》第二十一条"发展现代医药和我国传统医药"的原则指导下，党和政府带领社会各界开始更多地关注中医药工作，将中医药作为医药卫生工作的重要发展对象的时期。

事实表明，当前，国民医疗保障已成世界性执政难题，关键在于无论采用何种支付方式，只要无法有效控制医药费用吹气泡式的膨胀，现有医保体系的各类支付主体都将难以承受持续增长的医药费用负担，从而迟早引发政治和社会问题。随着我国老龄人口比重的持续增大，今后可预见时期内医保费用的缴用矛盾将会逐渐突出，医药费用的绝对增长所带来的支付压力必将更加巨大。与其他医药手段相比较，当代社会里中医药"简、便、验、廉"的绝对优势并未消失，甘肃作为国家级中医药综合改革试验区所提出的

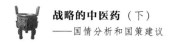

"中医特色的医改之路"证明："最简单的方法"必然是对日益复杂化、高度商业化的"当代先进、尖端"医药硬件技术依赖最少的方法，而"尽可能少的费用"只有努力采用"最简单的方法"才能实现。

世界卫生组织关于新时代人类医学发展八个方向的描述，对于有效解决现代医药困境、维护人类健康是一剂良药，而我国传统中医药在世界现有各类医药中可以说是最贴近这八个方向的一个，我们要以此为荣，倍加珍惜。

二　经济发展领域

中医药是我国典型的传统经济产业。涉及中药资源的采集、种植、养殖等第一产业、药材的炮制与加工等第二产业和医疗服务、药品流通和人才教育等第三产业中的诸多行业，综合涉及自然资源、人力资源、科技资源、金融资源等诸多因素，是我国民族产业的重要构成部分。

对国民经济整体而言，中医药是一个既有开源之功又有节流之效的领域；对国际医药经济领域的竞争而言，中医药是我国独具特色优势的核心竞争力所在。中医药经济整体的发展，对我国今后的经济发展的战略意义和作用将越来越显现。

三　文化建设

中医哲学文化，与儒、释、道学说一起，构成了中国传统哲学与文化的四大核心支柱。在国内外形势步入新常态的背景下，我国要实施大力继承、弘扬和发展中国优秀传统文化与中华文化"走出去"的新战略，在世界上巩固和扩大中国优秀传统文化的话语权，就必须把传播中医药哲学文化作为一项主要的内容和任务。在中医药工作各个领域各级岗位上工作的同志，都应该真诚面对党和国家大力"扶持和促进中医药事业发展"、广大民众踊跃学习和应用中医药知识、方法的国内大好形势，清醒认识国际医药领域日趋激烈的竞争态势和国外利益集团力图侵占我国巨大医药市场的用意，把中医药文化宣传和建设工作列入优先和重要的工作日程，才能切实培育、大力增强和充分发挥中医药文化作为软实力在国内、国际医药利益竞争中的有效作用，让中医药文化这一民族瑰宝为人类健康事业做出更大贡献。

四　生态文明

以中医药为代表的华夏原创性科学知识体系清晰地认识到人类文明必须遵循人与自然和谐的原则，在天人合一的基础上，形成循环与可持续的发展模式。当今的生态环境，不仅受到前期无节制"发展"的工业文明所造成的危害影响，迫不得已将采用低碳、减排的限制性手段来维持生存环境的可延续，还要从已成熟数千年的、具有复杂性和整体性的华夏文明科学体系中寻找积极保护、利用和发展生态的生产方式和生活方式，改善目前全球的日益恶化的环境问题，维护人类生存的环境质量。

"实现中华民族永续发展"的"美丽中国"决计离不开中医药事业和产业的健康发展。

五　国家安全领域

"国以民为本"，"安民保民"是治国第一要务。对民众而言，唯有身体健康和生命安全有了保障，对生活、事业等各方面的追求才有意义和价值。为此，选择及应用涵养身心和防治疾病的方法手段的重要性凸显。人类行为学的知名分析方法——马斯洛需求层次理论，也将生理需求放在第一位，安全需求放在第二位，其他都被排列其后。据此可见，对身体健康和生命安全的重要性的认识是一种国际共识。

人类社会进入21世纪，国家、国际安全形态愈益复杂化，由传统的常态国土安全，对称性的兵器战争防御，延伸到经济领域、金融至海外的安全；非对称性、由境外势力操控的破坏，包括对人的健康威胁的细菌疫情掌控与扩散，生物基因战争等，都成为维护人民生命安全和保卫国家安全的重要内容。我国在2003～2013年期间多次战胜全球性的人畜、人禽共患疾病疫情，2014年主动支援非洲国家防治埃博拉，传统中医药学资源在这些斗

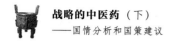

争中彰显作用。由此证明，中医药的知识原理为我国原创，所用方法手段和物质资源我国又拥有极高的自主性和可及性，故此从丰富可选方法、手段和确保所选方法、手段的自主可控程度两个方面极大地提高了我国民众的生命安全保障程度。

六 科技创新

中国科学院、中国工程院的两院院士有一种共识：在多数科学技术领域内，我国当前乃至今后一个时期内的主要工作是追踪和赶超国外的创新发展；而在自主原始创新发展科技方面，中医药领域是最有可能成为我国的优势领先领域。已故著名科学家钱学森指出，以中医药学术体系的复杂性、系统性的整体论的学说为导向，是 21 世纪的科学革命重点。当今全球对中医药科学技术的发展，已不是原创、原产的中国一家之事，西方主要发达国家对中医药领域的重视程度和为之创造良好环境的努力程度，甚至超过作为原产地的我国。我国要以"两弹一星"的精神，奋发努力，再创中国科技自主创新发展的历史奇迹。

中医药六大战略特性和价值是中医药社会价值最重要的核心部分。中医社会价值包括"医世、医人、医国、医社会"，正如《黄帝内经·素问·举痛论篇》所言："善言天者，必有验于人；善言古者，必有合于今；善言人者，必有厌于己。如此，则道不惑而要数极，所谓明也。"中医药社会价值由内在价值所规定。中医药内在价值核心是关于生命的构成以及生命运行的法则同宇宙的构成以及宇宙运行的法则为同一原理。中医内在价值为体，社会价值为体之用。体不立则无以致用。认识、挖掘中医药内在价值，始终是中医药工作的立足点和出发点。

2015～2030 年，中医药在上述六个方面作为国家发展战略构成的特性和价值，都要有具体的工作方向和配套落实的法规体系、组织体制和运行机制建设。在举国体制下推进复兴中医药的系统工程，不但要精心谋划、周到统筹，做好顶层设计，更关键的是要拿出 20 世纪七八十年代改革开放政策实施之初那样的决心和勇气，广泛动员社会各方面的力量，排除一切阻碍改革的思想和行为的阻挠，坚定地做好各项工作。只有这样，当 2030 年结束之时，我们才有资格面对我们的列祖列宗，面对我们的子孙后代。

第二部分　宏观环境与形势分析

一　机遇

（一）国际机遇

1. 传统生药制品国际市场急速扩大，受到跨国制药企业、许多国家地区的政府直至世界卫生组织的重视

由于传统生药制品国际市场的急速扩大，世界卫生组织开始重视传统医药的现实作用。在 2002 年第五十五届世界卫生大会上，世界卫生组织第一次提出了发展传统医学全球战略，首次公开支持传统医药。《2002～2005 年世界卫生组织传统医学的战略》指出，世界传统医学治疗市场每年达到 600 亿美元的规模，而且仍在不断增长。在此之后，葛兰素史克、辉瑞、默克等跨国化学药制造商们开始加入传统医药尤其是天然药物研发、生产阵营，抢占传统医药领域的市场先机。

2002 年美国政府做出一项重大决定，拨款 2.2 亿美元开展替代性医药的研究和培训，其中很大一部分用于对天然药物尤其是中国中药的研究。之前，中国香港特别行政区行政长官董建华在 1998 年的年度施政报告中郑重宣布，要让香港发挥传统医药研究的国际领军作用。中国台湾于 2001 年也公布了一项斥资 1 亿美元的计划，目标是在 2006 年之前成为"传统中医药中心"。据 IMS 统计，早在 2002 年，除中国外，全世界已经有 170 多家公司和 40 多个研究机构从事天然药物的新药开发，国际上申请的中药及其他植物药专利数量在急剧上升，2001 年达到 3 万件以上。

2. 传统医药的全球应用增加，受到世界卫生组织重视，将传统医药当作可能摆脱卫生费用急剧增长和实现人人获得卫生保健目标的医疗来源

《世卫组织 2014～2023 年传统医学战略》指出，在卫生保健和疾病预防与治疗方面——尤其针对慢性病方面，传统医学有很长的历史。在 2013 年 2 月举行的东南亚国家传统医学国际会议上，世界卫生组织总干事陈冯富珍博士指出，"质量、安全性和疗效有保证的传统药物有助于实现确保人人获得卫生保健的目标。对成百万的人而言，草药、传统疗法和传统技术服务提供者是卫生保健的主要来源，而且有时是唯一的医疗来源。这种医疗是就近提供的，便于获取的，并可负担得起的。这种医疗在文化上也是可被接受的，并得到众多人们的信任。在卫生保健费用急剧增加和几乎普遍出现财政紧缩的情况下，多数传统药物的可负担性使之更具吸引力。传统医学也突出地表现为应对持续不断增加的慢性非传染性疾病的一种方法"。

从亚洲、非洲来看，据《2002～2005 年世界卫生组织传统医学的战略》的报告，在当今世界，一些亚洲和非洲国家，80% 的人口依赖传统医学提供初级卫生保健。在中国、朝鲜、韩国和越南，传统医学已完全进入医疗健康体系。在日本，84% 的日本医生在日常实践中使用汉方医学；截至 2000 年 4 月，日本国家健康保险报销清单中包括 147 种处方汉方药方以及其中使用的 192 种草药。针刺、灸法、日本传统按摩和柔道整复术得到私立健康保险公司的部分覆盖。在新加坡和韩国，分别有 76% 和 86% 的人口仍然常规使用传统医学。韩国 2004 年传统医学的年度开支为 44 亿美元，而在 2009 年增长到 74 亿美元。老挝，总共有近 2 万名传统技术服务提供者，为居住在农村、占全国人口 80% 的人口提供卫生保健服务。在沙特阿拉伯，个人每年为传统和补充医学服务自费支付 560 美元。

从欧美来看，美国 2008 年用于天然产品的自费开支为 148 亿美元。70% 的加拿大人、49% 的法国人、48% 的澳大利亚人、42% 的美国人和 31% 的比利时人至少接受过一次传统医学的治疗。在瑞士，1990 年以后传统和补充医学的平均使用率为 49%。在 1998 年，瑞士将中医草药疗法等五种补充疗法被强制性的卫生保健规划（KLV）覆盖，前提是由获得补充/替代医学证书的医生提供服务。在德国，77% 的医疗机构建议病人用针灸治疗疼痛。在欧洲有 1.5 万名针灸师，而在美国则有 12 万名。

2008 年 11 月 7～9 日在中国北京举行的世界卫生组织传统医学大会通过了《传统医学北京宣言》。

3. 中医药因其治疗模式符合世界医学模式的新趋势而受到重视

影响全球的 2003 年的"非典"、2009 年的"甲流"、2014 年的"埃博拉"的重大疫情暴发和防治，中医药彰显其作用，一定程度上得到了各国公认。

人类社会进入工业文明时代，一方面极大地推动了社会发展，使人类社会的物质财富达到了顶峰；另一方面，以科技为主要手段在创造发展的同时，带来了资源快速消耗，环境污染日趋严重，威胁到人类的疾病与健康，已形成了"三分天灾七分人祸"的局面。特别是以化学手段为主要的疾病治疗带来的副作用，威胁人类健康的作用逐渐显现，使对以中医药为代表的传统医药的价值的认识再次进入人类社会的视野。

目前，医学模式正在从疾病医学向健康医学发展，从治病为主向防治结合发展，从治疗器官疾病向促进全身健康发展，更加注重预防性、系统性、个体化和参与性，更加注重生理—心理—环境—社会的综合作用。中医药是世界传统医学与文化的重要组成部分。个性化治疗，注重"治未病"，"望、闻、问、切"的系统诊断，天地人协同关系等中医哲学概念、思想与理论，为现代医学模式发展提供了重要的参照和借鉴。医学模式深刻变化，为"治未病""天人合一"等中医药理论的全球化、为中医药实践的国际化带来了难得的历史机遇。

（二）国内机遇

1. 我国是一个有着 13 亿多人口的大国，对医疗服务的需求巨大

这是对中医药发展攸关的最重要的国情。这个国情，为中医药发挥治病救人作用提供了巨大广阔的舞台。

2. 我国有丰富的、多元化的传统医学资源

虽然西方现代医学自明清时代就进入了中国，但与西方传统医药完全退出医药市场的情况不一样，我国丰富的传统医学资源尚存。而且我们是统一的多民族的国家，56 个民族有多元化的医学文化传承和医药，民间还有数十万的民间中医和民间少数民族医生，这些都是中国独有的医药资源。这些传统医药资源，一方面，向世界卫生组织所期待的，有潜力为实现全民覆盖的医疗服务做出贡献；另一方面，甘肃等地的经验说明，中医药等传统医药学的价格优势，可以减少医疗总费用，同时做好医疗服务。纠正行政部门对中医药的偏见，增强认同和认可，扩大甘肃试点的经验，将有助于形成解决世界医保难题的中国道路。

3. 中医药发展得到党和国家的高度重视，以法律法规形式建立了一系列制度，用于切实保障中医药事业的持续发展，并注重法律法规符合中国国情和中医药事业发展的规律

《中华人民共和国宪法》第二十一条规定："国家发展医疗卫生事业，发展现代医药和我国传统医药。"新中国成立以来，国家把发展中医药写入《宪法》，把发展民族医药事业写入《民族区域自治法》，相当程度上以法律的形式保障了中医药（包括民族医药）的合法地位和权益。

中华人民共和国成立之初，以毛泽东为首的党和国家领导人十分重视中医药事业的发展，及时纠正了当时卫生部门试图压制和消灭中医的做法，还从我国是人口大国，对医疗服务需求巨大的国情出发，制定了一系列的政策、法规和发展规划来为中医药松绑，如重视继承老中医的学术经验、以师带徒的方式培养中医继承人、将大批民间中医吸收到公立医院等，用以满足群众看病需求。在毛泽东主席的重视和指示下，当时颁发的一些脱离实际、打击压制中医药的法律法规终于在 1956 年先后被废除。中医研究院成立，北京、广州、上海、成都四所中医学院成立，中医药事业开始走上继承和发展的道路。

4. 经济发展进入新常态，中医药发展迎来新机遇

近些年来，经济建设和社会发展进入新阶段、新常态，健康产业已经成为新的经济增长点，中医药发展迎来了难得的发展机遇。中医药产业链完整，涵盖一、二、三产业，吸纳就业能力强，具有增进人民健康、增加就业机会、推动经济发展的多重作用。

5. 实施创新驱动战略，中医药科技革命正在形成

信息技术、生物技术引领的新科技革命正在形成，转化医学、远程医疗、移动医疗、智能医疗、大数据、云计算、物联网等现代科技为中药创新能力、中医治疗服务能力的提升提供了可能和机会，为中医药新发展增加了动力。

二 挑战

（一）来自国际的挑战

1. 以美国为代表的现代医学体系以"先进""科学"的美好面目出现，在全球进行制度性扩张，导致我国医药卫生业界出现了对西方现代医学制度的路径依赖现象

对美国传入的现代医学体系路径依赖的表现是，在医疗管理过程中，不顾西医、中医各自不同的规律，以西医院的标准制定和管理中医院（《医疗机构管理条例》），以西医医师的标准管理中医师（《执业医师法》），以西药的标准管理中药（《药品管理法》《药典》），在中医医药院校实行西医医药院校的教育模式，如课程设置、传承模式等。

对现代医学体系路径依赖的严重后果表现在两个方面。首先，感染上了世界范围的现代医疗体系通病：过度检查、过度医疗（过度用药、过度手术）、医患矛盾激化、医疗费用飞涨等；其次，通过上述制度，将中医药引向自我矮化、自我否定、自我异变的歧途，导致中医中药表面看是中医中药，实质上却是"中医思维弱化、中医评价西化、中医学术异化、中医技术退化、中医特色优势淡化"——中医西化，失去自身独有的特色和优势，在表面繁荣的背后却存在着生死存亡的危机。

2. 在经济全球化大势下，"被西化"的步履蹒跚的中医药面临着一场与国外强大医药垄断资本之间的生死较量

国外强大的垄断资本，尤其是西方医药垄断集团，企图夺占各个国家地区的医药市场，进而实现对国际医药市场的垄断。他们拼命贬低、诬蔑和攻击中医中药，使得产自中国内地的中药在海外市场持续受挫，特别是整个中成药行业面临巨大的信任危机，而那些国外医药垄断集团则借机达到抄底的目的。这样，一方面，海外唱空中药的声音不断加大；另一方面，日本、韩国、美国等国家，却大批量地从中国进口粗加工的中药原料再精加工成中成药，获取巨大的利润。目前，韩国、日本、美国等直接垄断了中成药国际市

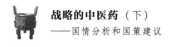

场大约 90% 的份额。

3. 长期以来，由于对中医药的轻视和偏见，中医药的发展滞后。从世界传统医药的发展和应用来看，中国已经失去优势，甚至落后于周边其他国家。在国际传统医药同业竞争中我们遇到的一些挑战已经具有相当的严重性

在其他国家，无论是欧美发达国家还是亚洲相邻国家，普遍采用的是现代医药和传统医药严格分业管理、分业经营的制度，虽然在有的国家也存在传统医药规模小、发展慢的困难，但地道传统的医药知识理论和方法技能都得到了较好的传承和忠实的应用。而我国由于没有严格地把中西医药关系的处理作为一个学术问题、技术问题来谨慎地对待，出现了比较普遍的中医"西化"现象。为此，我国在传统医药——特别是特定地理区域内的传统医药的原创地位、主导地位，不断受到某些国家的质疑和挑战。

从事传统医疗的人员数量方面，早在 2011～2012 年，人口不足我国 1/10 的日本，就有只出具汉方的注册医生 29 万人，只分发汉方药剂的注册药剂师 27 万人；另外还有 9 万名针刺治疗师、9 万名灸疗师、10 万名按摩师和 5 万名柔道整复师。而我国 2012 年中医执业医师人数，仅为 30 万人，并且我国的中医师不只开中药方，还用西药开方，甚至直接上手西医外科手术。人口与我国相当的印度，不仅有 780 万名传统医学服务提供者，而且服务基层农村的传统医药卫生者多达 100 万名，其数量是我国遥不可及的。

在传统医药领域内，我国必须高度重视与其他国家之间进行比较所遭遇的挑战，奋起应对！

（二）来自国内的挑战

进入 21 世纪以来，尤其是在党的十七大以来，在党和国家的指导、引领下，经过中医药界和社会各界的共同努力，中医药工作取得显著成绩。然而，一些深层次的挑战仍然存在。挑战中最主要的来自法律规范对中医药方向性的引导存在某种程度的偏差。在我国国内，由于种种认识偏差和利益引导，对如何认识和解决影响中医药生存发展的方向性问题，尤其是一些长期积累的重大、疑难和全局性、跨领域的问题，在中医药业界内部和社会各界之中仍然存在较大分歧。非常令人担忧的是：对中医药的认识偏差和决策失误，存在着使"扶持和促进中医药事业发展"的工作，不但在某些领域落实不力，甚至有走偏、走错方向的可能。

我国《宪法》第二十一条明确规定，"国家发展医疗事业，发展现代医药学与我国传统医药学"，党和国家一再坚持把"中西医并重"作为我国医药卫生工作最基本的方针。但是，纵观近百年来的历史，在中医药发展过程中，却依然出现了"中医思维弱化、中医评价西化、中医学术异化、中医技术退化、中医特色优势淡化"这种严重的现象。中医药发展在传承这个最基本的关键问题上出现了危机，我国自主原创的中医药科学文化理念学说和应用方法技能，在海外却出现"置之死地而后生"的现象，得到了较好的利用和传播。

"中西医并重""把中医药放在和西医药同等重要的地位"的方针政策，在很长时期内在很多方面远远没有得到真正落实，出现了中医药发展偏移、下滑的现象。

1. 全面建成小康社会时期，也是传统社会快速向现代社会转型的时期，群众对医疗服务的需求不断增加。如何大幅度提高中医药医疗服务的占比，满足群众的需求，是对中医药界提出的一个挑战

目前，困扰民族发展数千年的缺吃少穿问题已经得到根本解决，住房、交通问题基本解决，但随着老龄化社会的到来、环境变化、生活方式变化，老年病、慢性病人口增加，新的流行性疫病也时有暴发，城乡居民对医疗卫生服务的需求不断增加。2003年我国调查居民两周患病率是14.3‰，慢性病患病率为151.1‰，2013年我国再调查居民两周患病率上升到24.1‰，慢性病患病率上升到330.7‰。中医药如何从医疗贡献的1/10左右，上升到真正与西医药并驾齐驱，在满足群众医疗服务的需求中彰显中医药的独特作用，是未来15年内一个很大的挑战。

2. 决策失误导致中医药事业发展受到多处阻碍

随着近代西方文化的传入，特别是以实验科学为基础的现代医药学的迅速发展，对中医药理论、文化产生了前所未有的冲击，质疑甚至取消中医的声音一直存在。中国向现代社会的转型过程中，中医药赖以成长的传统社会环境、文化基础发生了深刻变化，导致社会对中医的认知偏差，加上不当的利益引导，在中医药业界内部和社会各界之中，对如何认识和解决影响中医药生存发展的方向性问题，尤其是一些长期积累的重大、疑难和全局性、跨领域的问题，仍然存在较大分歧。中医究竟姓中还是也可以姓西，甚至完全应该姓西，中医药业界和广大热爱中医药的民众呼吁中医必须姓中，否则就不是地道中医，而一些行业管理部门，某种程度上仍以"落后""不科学"的眼光来看待中医中药，用法律条规把中医中药引向发展的歧途。

历史上我国的医药卫生管理的确出现过违背中国国情，违背一切从实际出发的原则，在中医药管理、中医院管理、中医师管理、中医药教育等方方面面出现决策失误的例子，使"扶持和促进中医药事业发展"的工作在某些领域落实不力。如不考虑我国人口大国对医疗服务需求巨大的国情，认为中医落后，压制、限制中医中药发挥特色优势，以西医西药为标准管理中医中药。较为典型的，如：在 1951～1952 年出台的《中医师暂行条例》及实施细则、《中医诊所管理暂行条例》及其实施细则，《医师、中医师、牙医师、药师考试暂行办法》等条例中，规定中医师考试的 4 门必试课中含有生理解剖学概要、细菌学概要、传染病概要等三门西医课，导致许多老中医放弃应试，导致中医在就业、待遇等许多方面遇到新的问题；20 世纪末出台的《执业医师法》《药品管理法》，导致数十万的民间中医和民间民族医生不能合法行医，大量传统中药不能继续生产，中药院内制剂几乎被消灭；就是在前些年医保制度出台后，也或多或少存在医保目录以西医西药为标准，忽视民众运用中医中药防病治病的需求以及中医中药生存发展的需求，导致中医院纷纷倒闭、被兼并或被迫西化的局面。

这样，一方面，城乡之间、地区之间以及国内外之间的中医药发展不协调、不平衡的矛盾突出，县级中医医院底子薄、基础差、发展慢的状况仍然存在，基层中医药服务网络松散脆弱，中医药人才不足，医疗资源不足，不能满足人民的健康需求；另一方面，出于"科学迷信"和对自身利益保护的需要，对存在于民间的中医药人才、民族医药人才制定了苛刻的准入条件，将数十万民间中医、民族医置于非法行医的尴尬境地，而不是整合这些资源、调动他们的积极性来服务于社会。这样的作为，不但不能缓解医药人才不足的矛盾，而且加大了群众的"看病贵""看病难"的程度。

遗憾的是，这样的认知偏差至今并未纠正、消除，且仍然有相当的市场，严重地影响到中医药事业和产业的健康生存和可持续发展，影响到中医药服务于全国人民奔小康、影响到中医药对经济发展和社会和谐的贡献潜力。

3. 法规不够健全，地方中医药管理体制机制不健全，制约了行业治理的规范化和现代化

当前，我国的中医药法律法规体系依然不健全，相关政策措施的落实也还不到位。一些地方对"中西医并重"方针认识不足、措施不力；一些地方中医药管理体制不全、机制不顺，职能缺失，协调不力，地市级仍有缺口，县区级的差距就更大。不少地级市连中医科也没有；许多县甚至没有专人负责中医药工作。中医药管理机构的缺失，即便国家和国家行政管理部门有好政策，也很难在基层贯彻落实。远远不能适应中医药行业管理的规范化、现代化需要。

民族医药立法方面，在我国 30 个民族自治州 120 个民族自治县（旗）中，民族医药立法工作落实的少之又少：如青海玉树藏族自治州于 1995 年 11 月 1 日颁布实施了《玉树藏族自治州藏医药管理条例》，甘肃省甘南自治州于 2001 年 8 月 28 日颁布实施了《甘肃省甘南藏族自治州发展藏医药条例》，等等。

4. 我国传统医药的知识权益缺乏法律保护

在经济全球化大势下，国外强大资本尤其是西方医药垄断集团一面拼命贬低、攻击中医中药，软硬兼施，处处设防，限制中医中药的发展；同时却又凭借其资金和技术优势，通过多种途径、采用各式方法收集、分析，甚至是窃取我国的地道传统中医药技术，试图改造、转变成他们拥有知识产权保护的"创新"技术和产品，企图借此不断侵夺我国 13 亿人口的市场，并试图掌控我国医疗卫生的命脉。

我国在传统医药知识权益保护方面，落后于其他国家，如印度、菲律宾等。在我国，传统医药知识权益保护的激励和约束机制都尚待探索。现行的知识产权保护手段，包括《执业医师法》《商标法》《专利法》《文物保护法》《著作权法》《商业秘密法》等法律制度，不论从制度设计还是具体规

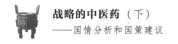
定方面，都难以充分保护中医药（包括民族医药）知识权益：如《专利法》对传统医药理论知识不能提供有效保护、对中药（民族药）复方发明也缺乏有效保护，且手续办理过程成本过大。

第三部分　我国中医药现状分析

一　成就和经验

（一）中华人民共和国成立以来我国中医药事业取得的成就

在党和国家的政策支持下，在中医药界和社会各界民众的共同努力下，中医药为保障人民健康、发展社会经济发挥了不可替代的作用。同时，中药产业规模迅速扩大、中医服务能力全面提升，实现了中医药医疗、保健、科研、教育、产业、文化"六位一体"的全面、协调发展；民族医药协同发展，人民健康保障体系不断完善，中医药利用现代科技进行创新、走出国门的成果越来越多。

2013 年全国有中医类医院 3590 所（含中西医结合、民族医院），高等中医药院校 46 所，独立中医药科研机构 90 所，中成药生产企业 2577 家，国家级中药材专业市场 17 个。中医注册医师占全国 14%，中医护士占全国 10%，药师占全国的 28%，另外，民间还存在着相当数量的中医、民族医治病救人，是我国重要的医疗资源。中医院病床占全国的 15%，中医药医疗费用支出占全国卫生总支出的 8%，中医医疗机构为全国 18% 的门诊患者、14% 的住院患者提供了良好的医疗服务，中药产业规模已达 6324.4 亿元，占医药产业规模的 31.24%，与化学药、生物药呈现出三足鼎立之势。中药出口达 31.4 亿美元。在世界经济复苏明显减速，国际市场需求持续低迷的局面下，中药对外贸易仍然保持较大增幅。2012 年，我国中药进出口额为 33.7 亿美元，同比增加 11%，其中出口 25 亿美元，同比增加 7.2%。

（二）经验总结

1. 中医药为民族生存繁衍做出不朽贡献

在西医引入之前，中医药一直是人民健康的支柱，为民族繁衍与发展做出了不朽的贡献。1954年，毛泽东主席指出："中医对中国人民的贡献是很大的。中国人民能发展到六亿人口，应当首先归功于中医。真理的标准是实践，中医几千年来为中国人民治好了好多病，虽然有的道理讲得不清，或没讲出来，但是有效这就符合真理。倘若说中国人民对世界人类有贡献的话，中医就算是贡献之一。"

2. 从国家根本大法的高度确立中医药的合法地位，有利于中医药事业的发展，是中华人民共和国成立以来我国中医药事业得到发展的中国经验

《中华人民共和国宪法》第二十一条规定："国家发展医疗卫生事业，发展现代医药和我国传统医药。"新中国成立以来，国家把发展中医药写入《宪法》，发展民族医药事业写入《民族区域自治法》，以法律的形式保障中医药（包括民族医药）的合法地位和权益，是我国中医药事业取得进步的最重要的制度保障。

我国相关的重要法律文件有：《中华人民共和国宪法》。我国《宪法》第二十一条明确规定"发展现代医药和我国传统医药"；国务院先后颁布了《中华人民共和国中医药条例》和《国务院关于扶持和促进中医药事业发展的若干意见》。党的十八大报告进一步强调坚持"中西医并重"方针，党的十八届三中全会提出"完善中医药事业发展政策和机制"。

3. 党和国家对中医药事业和产业发展的支持是我国的又一个成功经验

进入21世纪，国家制定了一系列政策措施，进一步扶持和发展中医药事业和中医药产业。中国人民在党中央、国务院的领导下，经历了战胜"非典""禽流感""甲型H1N1""H7N9"等人畜人禽共患重大疫情，出现了对中医药为代表的中国古典原创性文化的寻根热。党的十七大、十八大关于扶持和发展中医药的精神，国务院关于扶持和促进中医药发展的国务院2009年22号文件，国家关于发展大健康产业的政策导向，习近平同志对发展中医药的多次讲话，极大地鼓舞了人们恢复和振兴发展中医药事业的信心。

在同一时期内，特别是从 2007 年以来，国家中医药管理局按照党中央、国务院的部署，出台了一系列的具体政策和措施，如在全国开展"中医中药中国行"活动，召开太湖大讲堂（南昌）、岐黄论坛、首届中医药科学大会、亚洲博鳌论坛（中医药分论坛）等重要会议，开展建立中医药改革试验区的试点工作，对中医药的传承工作加大力度——对中医药古籍整理、坚持"五运六气"的预测研究、对中医文化学科建设、中医师徒传承——包括对民间中医的扶持，积极开展中医药的对外交流，将中医药的自然科学和人文社会科学的双重属性的临床研究应用作为重点工作等，力图拨乱反正，改变很长时期内中医药在"西学"笼罩下的徘徊、走下坡路的局面，真正按照中医药体系自身规律来发展中医药事业，致力于逐步回归和恢复中医药原创性科学体系的历史地位，使中医药事业的发展有了实质性的进展。

4. 我国一些地方通过改革、创新，发挥中医药优势、在探索解决医疗总费用居高不下的难题中取得令人满意的成果

甘肃省、山西运城、贵州黔东南等地探索了发挥民间中医药作用的改革方法；甘肃、山东等省尝试中西医按病种付费的同病同价制度；等等，一部分地方主管部门进行的一系列复兴中医的改革试验，对更好地发挥中医药作用并降低医疗总费用产生了积极影响。以欠发达省份甘肃为例，坚持"走以中医药为特色的"医改之路，大刀阔斧地进行了一系列改革，制定了 100 个病种的中西医同病同价；住院用中药 100% 报销；要求所有的乡镇卫生院和社区卫生服务站都要做到"3 个 1/3"，即 1/3 的病号要用中医治疗、1/3 的业务收入来自中药、1/3 的药品收入必须是中药饮片；恢复并建立省、市、县、乡、村五级师带徒模式中医教育和传承；在社区和乡村普及艾灸、拔罐等中医保健治疗适宜技术；等等，取得了良好的经济效益和社会效益：2014 年，甘肃省医院病人门诊人均次费用为 153.7 元，低于全国平均水平 66.3 元；人均住院费用为 5195.39 元，比全国平均水平少 2636.61 元。

各地进行改革实验的结果表明，中医药等传统医学的性价比优势，可以在有效控制甚至绝对减少医疗总费用的同时做好医疗服务。纠正行政部门中对中医药的偏见，增强认同和认可，扩大甘肃试点的经验，必将有助于形成解决世界医保难题的中国道路。

5. 我国一些民族自治地方，在《民族区域自治法》的指导下，通过改革创新，发挥民族医药人才资源优势，对传承地方知识、发掘利用民间医药人才、缓解"看病难"做出了贡献

2005年、2008年，贵州黔东南苗族侗族自治州卫生局为了解决《执业医师法》出台后民族民间医生不能合法行医所造成的管理上的两难局面，大胆利用《民族区域自治法》的有关条文，征得州政府的同意，联合州民族医药研究机构，两次组织举办了民族民间医生考试考核。近300人参加了考试，185名考试合格并取得《民族医医师执业证书》。从获得"地方粮票"的民间民族医生中，不但涌现出一批疗效好的优秀医生，更为值得关注的突出成果是，在州卫生局和州民族医药研究所的扶持和支持下，民间民族医院从无到有，涌现出了像苗蒸堂民族医院、黔东南苗侗医院、镇远龙华湘红十字医院、天柱精神病医院等优秀的特色专科民族医院，为缓解群众"看病难"做出了很大的贡献。185名具有地方民族医行医资格的医生，按每人每天看病5人次的最低量计算，每年的门诊量达到近34万人次。185名医生中的佼佼者，在政府的支持下办起了民营医院，更是为当地医疗服务、就业、公益甚至社会安定做出了不小的贡献。

二 问题和困难

以中医药为代表的华夏原创科学体系与现代科学为代表的地中海原创科学体系，都已延续千年，成为人类当今继续探索自然科学、社会科学和生命科学的两大分支领域。由于近代史上发生的帝国主义侵略，加之当今国际资本集团的负面影响，中医药原创科学体系处在被边缘化、被消解和解构的过程。同时在"现代化"的历史过程中，由于人们对中医药本质和原理的认识不清，视为保守与落后，形成了百年中医药的认识误区，所进行的中医药"现代化"发展收效并不明显，却加速了"去中医药化"的过程，冲击了对传统文化和知识的尊重，违背了人类文化多样性的原则。在"实践是检验真理的唯一标准"的旗帜引领下，学术界、科技界在整体上，需要重新认识华夏原创性科学体系的内在实质和客观规律，在坚持中医药基本原理和规

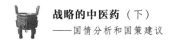

律前提下，推动中医药事业的发展。

早在 20 世纪 80 年代，我国著名科学家钱学森就指出："21 世纪医学发展的方向是中医；"中医的复兴将"是 21 世纪要实现的一次科学革命，是地地道道的尖端科学"；"要在我国保存并进而发展中医，必须在维护中医理论全部实质的前提下"进行。然而在原本鼓励开展"中西医结合"学术探讨的情况下，却出现了违背倡导者本意的"结合"的理想变成"实际上是用西医的理论来改造中医，有成绩；但最后也走不通"的困境。这种现象的成因，有其百年近代史多方面的复杂因素，但最主要的是，没有认识和厘清"地中海原创性科学体系"与"华夏原创性科学体系"虽然从古至今，延续千年，为人类社会发展都做出了杰出的贡献，但是却是两个不同体系的事实。

1. 中医药医疗方面，政策性亏损导致不少中医院为了生存放弃很多中医特色的诊断和治疗方式，医疗技术及其服务领域受到严重冲击，中医药对医疗服务的贡献目前还相当有限

由于对中西医两种截然不同的医疗服务体系简单采用同一的医疗管理制度，由于医改中形成的定价制度不能正确反映中医医疗服务的特点和成本构成、中医医疗服务定价区分性不强、新增申报项目困难，价格调整机制僵化等原因，长期以来，我国中医医疗服务价格普遍偏低，收费项目少，亏损率高。如实行医保后，有很多中医治病方法，如推拿、按摩不能报销、很多中成药没有进入医保目录，中成药、汤剂限制价格等。这样的政策因素导致中医院在被医改推向市场的过程中，为了生存，不得不放弃中医特色的诊断、治疗手段，转而借用西医诊断和治疗技术，导致中医院越来越多地、越来越普遍地丢掉自己的特长和优势，医疗技术和服务领域受到严重冲击。

2. 中医药产业方面，一方面受到西化的法律法规的制约，另一方面受到外来资本的冲击，中药市场被挤占，潜力被压制

现行法规不但对药品研发负责人提出较高的硬性学历要求，且从动物实验开始，就要申请并获得药品监管部门的批准，更不论配伍组方源自何处，从院内制剂到药品都要做药理毒理等实验。但在传统医药方面曾跟着我国当学徒的日本，以"（张）仲景方"为依据的几百个"汉方药"却可直接生产应用而无须药监部门审批，其中233种还进入了国家医保体系。由于不顾中药特点和传统规范，无视中药是历经数千年炎黄子孙用生命实践检验过的天然药物，而是按照人工化学合成为主的西药方法强制要求成品中药进行药毒药理检验和动物实验，采用"有效、无毒（？）、机理清楚"的西药标准管理中药；由于新药审批过程中，中药新药受到忽视，加上我国中药药企受到国外垄断资本的打压，中药药企举步维艰，谈不上更大的发展；中药市场受到挤占，中药新药发展缓慢；国外中药不但占据国际中药市场主要份额，而且进入我国市场，甚至违背当时我国对外资企业的限制性规定，在我国展开了从中药材种植直至中药药品零售的完整产业链经营活动；我国一些中药生产企业，不惜浪费巨量的中药药材生产初级加工的中间品，且相互压价竞争，使我国成为国外中药、天然植物药的原料粗加工输出国，医药产品附加值不高；野生中药资源减少、品种退化、质量下降，市场管理和规范不够，严重制约中医质量的提高；中药企业集中度低、创新能力弱、影响企业产业发展；以药养医的政策迫使一些廉价中药退出医药市场。

3. 保健方面，"治未病"技术体系和产业体系尚未形成

长期以来注重疾病治疗，忽视病前预防、病后康复的医学模式，制约了中医药"治未病"传统优势的充分发挥，以至迄今尚未形成系统、标准、高效的治未病现代理论与技术体系、健康服务体系，尚未形成基于中医药理论与技术的养生养老、病后康复等产业体系。

4. 中医药教育方面，从教材编订、课程设置方面开始就有认识性的偏差，以西医为主导改造中医，造成中医药院校学生专业知识理论继承不足，专业方法技能掌握不准，进而导致学生对中医药的信心不足、对中医医术、医德的认可和接受不够，毕业后大量转行，造成国家教育资源浪费和中医药合格从业人才荒

5. 对民族地区在新时期发展中的重要性认识不足，由此带来涉及民族医药发展相关的问题

"稳住西北、经略东南"，是我国发展战略的形象表达之一。国家"一带一路"倡议的实施，把民族地区从发展和对外开放的边缘地区推到中心、重点和核心区的位置。由于我国对外开放的推进，"一带一路"的实施对世

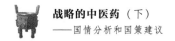

界格局的影响不可忽视，但也将由此带来国内问题国际化、民族问题国际化的可能，这些都极有可能以民族地区发展问题、社会问题等形式表现出来。所以，未雨绸缪，直面问题，抢在问题发生之前踏踏实实解决问题非常重要。与民族医药发展问题相关的民族问题，有以下几点。

（1）健康问题：民族地区医疗资源匮乏，影响少数民族的健康水平。

（2）疾病与贫困问题，欠发达的民族地区由于缺医少药，因病致贫，因病返贫的情况较多。

（3）人权问题：《民族区域自治制度》的相关条文得不到落实，民族地区的民族医生失去执业资格，用本民族传统医学给人治病成为"非法"。在一些民族地区，有的民族医疗机构甚至有2/3的医务人员因无法通过现行的西化考核制度而没有合法行医资格，但所在机构的大量医疗服务又离不开他们的参与，所以只好"躲在幕后"行医。

（4）文化保护问题：一些地区的民族医药靠口传心授，整理和发掘不够，需要对传统文献、哪怕是口口相传的医方医术进行系统整理。

6. 对中医药的知识权益保护严重不足，不仅权益主体不明确，而且保护对象、保护手段等一系列关键问题都缺乏有效的制度规定。导致传统中医药宝贵的知识理论和方法技能屡屡被剽窃、滥用、盗卖甚至灭绝

第四部分　中医药发展总体战略

恢复中医药原创科学体系的本来面貌，深刻认识、明确肯定、切实保障中医药在医药卫生、经济发展、文化建设、生态文明、科技创新以及国民身体健康和生命安全保障等领域作为我国国家战略构成的特性和价值所应有的地位和作用，对于我们在"新常态"条件下，着实推进医改，解决民众"看病贵""看病难"问题，发展健康大产业，建设中国特色的医药卫生体系；对于继承和繁荣中华优秀传统文化，维护国家统一、民族和谐，维护世界文化多样性和生物多样性；对于破除机械唯物主义的"科学至上主义"，以中医生命观抢占生命科学制高点，引领21世纪科学发展；对于推动自主创新发展，实现以环境友好和资源节约为前提的生态文明的经济和社会发展，都至为关键。

发展中医药涉及多方面的体制改革与管理、法制建设，其中至少涉及以下十六个领域：对中医药扶持和促进的对象及其终极目标设定；中西医关系处理；管理体制；人才教育培养；民间中医药；医改与中医药关系；中药资源；文化建设与科普；科研方向和方法；知识权益保护；民族医药；养生保健；发展战略与综合配套改革；国外生存和发展；其他领域应用；哲学社会科学规划。在 2015～2030 年期间应力争使上述各个领域的工作都有所进展，呈现较为良好的状态。

一 指导思想

按照《宪法》第二十一条规定、党和国家"中西医并重"的原则，落实国家主体责任，发展中医药事业。

《国务院关于扶持和促进中医药事业发展的若干意见》（国务院〔2009〕22 号文件）明确指出，发展中医药的指导思想应该是，把满足人民群众对中医药服务的需求作为中医药工作的出发点。遵循中医药发展规律，保持和发扬中医药特色优势，推动继承创新，丰富和发展中医药理论与实践，促进中医中药协调发展，为提高全民健康水平服务。党的历代领导集体以及毛泽东等党和国家领导人都始终重视我国中医药事业的发展。

中华人民共和国成立初期，党中央就根据我国的实际情况，制定了团结中西医、继承发扬我国医药学遗产、为保护人民健康服务的正确方针和政策，奠定了党和国家关于中医药政策的基础，充分肯定了中国医药学的历史地位和科学价值，明确了中医药在我国卫生事业中的重要作用。

改革开放以来，党中央进一步重申了党的中医药政策，1978 年邓小平同志在卫生部党组《关于认真贯彻党的中医政策，解决中医队伍后继乏人问题的报告》中批示，"这个问题应该重视，特别要为中医创造良好的发展与提高的物质条件。建议以中央名义加一批语转发下去"。

1982 年，"国家发展医疗事业，发展现代医药与我国传统医药"被写入《中华人民共和国宪法》第二十一条，中医药发展工作进入法制体系之中。

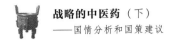

1985 年中央书记处在关于卫生工作的决定中指出，"根据《宪法》发展现代医药和我国传统医药的规定，要把中医和西医摆在同等重要的地位"。

2003 年颁布了《中华人民共和国中医药条例》《乡村医生从业管理条例》。

无论是在新民主主义时期，还是中华人民共和国建立之后的 60 多年中，毛泽东等中央领导同志对发展我国的中医药事业都有过十分精辟的论述和重要具体措施。

1954 年 6 月 5 日，毛泽东在谈发展中医问题时指出："我们中国如果说有东西贡献全世界，我看中医是一项。""对中医问题，不只是给几个人看好病的问题，而是文化遗产问题。要把中医提高到对全世界有贡献的问题。"

1954 年 7 月，毛泽东还指出："中医问题，关系到几亿劳动人民防治疾病的问题，是关系到我们中华民族的尊严、独立和提高民族自信心的一部分工作。我们中国的医学，历史是最久的，有丰富的内容。"

1959 年 1 月 22 日毛泽东在送审的《人民日报》社论稿《认真贯彻党的中医政策》时批示："此件可用，照发。"这篇社论于 1 月 25 日发表。社论说："党的中医政策是党在我国卫生工作方面的一项重要的方针政策。越来越多的事例，证实了中医中药在人民卫生事业中所起的重大作用。继续纠正轻视和排斥中医中药的错误观点，仍是卫生部门当前一项非常重要的任务。中医有很大的数量，他们掌握着我国几千年来积累下来的医药科学知识和治病经验，能治好很多疾病，包括一些用西医方法疗效较差的疾病。西医和中医，只有紧密地团结起来，很好地合作，才能共同战胜疾病这个敌人。不要对于中医治疗办法中暂时还不能作出科学解释的部分轻易加以否定。"

1978 年邓小平同志批示，"这个问题应该重视，特别要为中医创造良好的发展与提高的物质条件。"

2001 年江泽民同志在全国政协九届四次会议教育医药卫生联组会上讲话指出："中医药学是我国医学科学的特色，也是我国优秀文化的重要组成部分，不仅为中华文明的发展做出了重要贡献，而且对世界文明的进步产生了积极影响。要正确处理好继承与发展的关系，推进中医药的现代化。中西医并重，共同发展，互相补充，可以为人民群众提供更加完善的医疗保健服务。"

胡锦涛同志在党的十七大、十八大政治报告中，两次提到了"扶持中医药和民族医药事业发展"。2012 年他在接见全国政协委员中的中医人士时指出，"中西医并重是党的方针政策，要坚定不移地贯彻执行。西医有西医的优势，中医有中医的优势，中医要保持和发扬自己的特色。要把中药搞好"。

习近平同志指出："中医药学凝聚着深邃的哲学智慧和中华民族几千年的健康养生理念及其实践经验，是中国古代科学的瑰宝，也是打开中华文明宝库的钥匙。深入研究和科学总结中医药学对丰富世界医学事业、推进生命科学研究具有积极意义。"

回顾总结党和国家制定的一系列有关中医药发展的方针政策，其基本要点是：①努力继承、发掘、整理、提高祖国医药学；②团结和依靠中医，发展和提高中医，更好地发挥中医的作用；③坚持中西医并重，组织西医学习和研究中医；④积极为中医药发展与提高创造良好的物质条件；⑤保护和利用中药资源，促进中医药可持续发展；⑥坚持"中西医并重"，把中医和西医摆在同等重要的地位，互相补充，共同发展；⑦坚持中医中药结合，医药并重，促进中医中药同步发展与振兴；⑧正确处理好继承与发展的关系，保持特色，发挥优势，积极利用现代科学技术的有益部分，促进中医药学发展。

二　基本原则

中医药工作必须坚持在《宪法》第二十一条"发展现代医药和我国传统医药"的规定，在党和国家"中西医并重"的原则指导下进行。必须有利于传统地道中医药的特色继承和优势发挥，有利于中国特色的医药卫生体系和国民健康保障体系的建立，有利于我国在世界传统医药领域中的地位的巩固和提高，有利于小康社会的建设、巩固以及"美丽中国"的"中国梦"的实现。

百多年来中医药抗争求生存、改进图发展的经验教训告示我们，唯有按照《宪法》第二十一条规定和"中西医并重"原则，坚定地尊重和遵循中医药作为我国原创科学的客观规律，"以传承保基础，用创新谋发展"，把传承作为创新的基石，在传承之中酝酿创新，彻底改变在相当长的时期内存在的中医药"西化"局面和中医药被置于被改造的状态。建立符合中医药原理和规律，有利于中医药特色和优势发挥的法规、管理体制和运行机制，中医药才能得到全面的恢复和振兴，实现健康、自主和可持续的生存与发展。

中医药学既是古老的生命科学，同时也是我国现代主流医学科学之一。历代医家通过不断深入观察和反复临床实践，以独特的视角和思维方式，创造性地总结了人类生命、健康与疾病的规律性认识，形成了系统的知识理论与方法技能，具有不逊于现代医药的系统丰富的原创理论内涵和明显独特的养生治病实效。

发展中医药事业，不仅有利于在新的社会环境条件下增强我国人民身体健康和生命安全的保障能力，而且将推动全世界生命科学和健康医学的发展。

中医药所体现和代表的中华民族原创的哲学和文化，是中国的传统文化的核心内容之一。习近平同志指出："中国共产党人始终是中国优秀传统文化的忠实继承者和弘扬者。""中国优秀传统文化的丰富哲学思想、人文精神、教化思想、道德理念等，可以为人们认识和改造世界提供有益启迪，可以为治国理政提供有益启示，也可以为道德建设提供有益启发。对传统文化中适合于调理社会关系和鼓励人们向上向善的内容，我们要结合时代条件加以继承和发扬，赋予其新的含义。"中医药的复兴必将有力地带动具有数千年悠久历史的中国优秀传统文化的复兴，增强中华民族自觉、自信、自尊和自强的精神。

中医药是全球范围中人类社会发展的一个历史悠久、成果丰硕及系统完整的原创科学体系，是中华各民族优秀文化的集合和凝练，也是当今我国全民健康事业保障体系的主要组成部分，在经济社会发展中具有重要的地位，并且早晚终将成为人类社会健康卫生事业发展的引导力量。正确认识以物理、化学等物质科学为典型代表的地中海原创性科学体系和以中医药"天人合一"生命观、物质和精神相联互动的整体观为典型代表的华夏原创性科学体系延续数千年至今，同样都是人类智慧的宝贵财富。两者之间只可互补，不可替代；只可选用，不可淘汰。同时从中医药发展入手，要改变以往科学研究只注重物质、技术思维，而忽略精神、人文思维的缺陷。

中西医药应该并存、并行、并兴，各美其美、和而不同，国家法律法规应最大程度地为民众提供和保障对中医药、西医药的自主选择权利。

三　总体目标

中医药发展战略目标必须和国家目标相一致，必须能够有效配合、辅助国家目标的实现。2020 年是我国实现"小康"社会的目标之年，没有人民群众的身心健康，所谓"小康"就无从谈起，无处落实。而人民群众的身心健康，在相当程度上有赖于医药卫生事业包括中医药自身的健康生存和发展。

更为重要的是：中医药发展道路的问题，直接关系到尊重、保护和弘扬中华优秀传统文化，增强民族自信心和凝聚力，坚持文化多样性的原则问题。面对国际垄断资本操控的国际医药激烈竞争，我国必须勇于并善于接受挑战，坚定维护国家和民族利益，担负和发挥作为一个具有悠久历史文明又实现了当代高速发展的大国责任。

四　主要目标系列

1. 2020 年实现中医药服务普及化，全国所有城市街道一级卫生机构和农村乡镇一级卫生院都要提供中医药服务，95％的城市医务室和 95％的农村村级卫生室都要提供中医药服务

2025 年实现中医药服务强国目标，中医药服务全面完成"建机制、重基层、强基础"工作，实现"进农村、进社区、进家庭"，全国所有基层行政区域都能提供中医药服务。

2030 年巩固中医药服务强国地位，同时实现中医药产业强国、中医药文化强国、中医药科技强国、传统医药国际交流合作强国目标，全面建成世界传统医药强国。

　　具体衡量指标为：中医药服务占全部医药服务的比例确保上升到 45%，力争 50%，真正实现"中西医并重"局面；中医药产业在各省、自治区和直辖市都有领军企业和拳头产品，产值在 2015 年基础上增加 200%；中医药文化以实现全民中医药科普和中医药教育全面进入各级普通教育制度为标志；中医药科技以我国自主中药（包括中药成品药和机构制剂等）在医疗机构作为主导药物普遍使用，在全国中医医院得到实际使用的药品（不含汤剂）品种里占据的比例达到 85%，我国在中药新药研发和在符合中医药基本原理的前提下运用现代科技有益成果开发的中医药诊、断、治、辅助仪器设备两个领域拥有明显领先地位和主导权、控制权为标志；传统医药国际交流合作强国表现在各个省、自治区和直辖市都有稳定的中长期中医药国外交流合作项目，中医药走向世界工作取得明显成效。

2. 2015～2030 年中医药发展阶段性的主要目标

　　（1）各类合法中医药专业人员（助理医师、药师及相应技术职级以上）总人数、其中的民族医药专业从业人数、其中的按照传统地道中医药（不含民族医药）方法从业人数在各个时期的目标：

　　2020 年分别达到 80 万人、5 万人和 50 万人；

　　2025 年分别达到 120 万人、7 万人和 75 万人；

　　2030 年分别达到 160 万人、9 万人和 110 万人。

　　（2）纳入国家统计的中医医疗机构诊治的门诊人数占全国医疗机构诊治的门诊人数的比例：2020 年达到 25%，2025 年达到 35%，2030 年达到 45%，力争 50%。

　　（3）纳入国家统计的中医医院、民族医院的医药服务收入中地道传统中医药和民族医药的服务收入占比 2020 年全国平均要达到 50%，2025 年达到 60%，2030 年达到 70%，彻底转变目前的"倒三七"局面。

　　"中西医结合"医院的医药服务收入中地道传统中医药的服务收入占比 2020 年要达到 45%，2025 年达到 55%，2030 年达到 65%。

　　（4）落实国家发展中医药的主体责任。国家财政来源的中医药发展经费，以中医药和西医药两种体系各自提供的社会服务比例为参照，做到和西医药发展经费比例相当。

第五部分　战略实施路径、步骤和关键指标

发展中医药，首先要确立的是"以继承保基础，用创新谋发展"的基本路线，保要确保，谋要善谋。做好以下方面工作。

一　推进法制建设，营造有利于保护中医药知识权益，有利于中医药生存和发展的良好法制环境和社会氛围

坚定不移、百折不挠地落实《宪法》第二十一条"发展现代医药和我国传统医药"的规定，贯彻党和国家"中西医并重"的原则，首先必须用法规制度确保中、西两种医药并存、并行，在法规和政策体制方面真正实现"放在同等重要的地位"。为此，中医药的健康生存和可持续发展严重有赖于法规和体制机制的创新。

（1）承认和尊重中西医药是两个从哲学基点到思想方法、技术路线、实施手段都相当不同的知识理论和方法技能体系的事实，实事求是地总结和吸取国外现代医药和传统医药分业管理、分业经营的经验教训，建设并实施有利于中西医药各自特色、优势发挥的法规，以对人民群众负责任的态度，切实保障我国医药服务的专业水准和工作质量。从对中西医药分业管理入手，从法规和体制机制上落实《宪法》相关规定和"中西医并重"原则。

（2）推动《中医药法》的立法进程，确保《中医药法》成为认可、尊重、保护、利用和发展中华民族地道传统医药最有实际效果的法律保障，成为世界各国民族传统医药立法的正面典范。

《中医药法》立法完成后，要在全国范围内开展为期三年的《中医药法》普法、执法、执法监督的运动。国家中医药管理局和地方各级中医药管理部门要在做好自身学习和调整、完善工作的基础上，组建专门队伍深入基层，对各种体制、各种规模、各个行业、各种业务类别的中医、中药机构开展《中医药法》的普法、执法和执法监督工作。

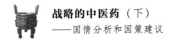

各级立法、执法、司法部门，要认真学习和理解《中医药法》，对不符合《中医药法》或与《中医药法》存在抵牾之处的法律和地方法规进行清理，分析问题，找出原因，依照相关管理权限和规定程序进行合理调整。

（3）要在充分尊重我国民族传统文化和习俗的基础上，坚定不移地按照中医药的基本原理和自身规律，依照中医药在实际应用中的客观环境条件和需要，制定有别于西医药的中医药相关法规法典。

2020年以前，国家中医药管理局要会同国家食品药品监督管理总局组建中医、中药资深专家比例不低于80%、中医药专业管理业务干部不少于10%的、高度专业性的《中药药典》编撰队伍，完成全新的《中药药典》编撰和审定工作。

2020年以前，国家中医药管理局要会同全国人大法律委员会、国务院法制办和最高人民法院、最高人民检察院，组建专门工作机构，对现行法律法规中不符合中医药基本原理和自身规律，不符合《中医药法》，不利于中医药从业机构和人员遵照中医药基本原理和自身规律合理开展中医药工作的法律法规（包括地方法规）进行清理、修订、完善和审定。其中《执业医师法》和《药品管理法》应作为重点加以格外关注。

国家主管部门要在2016年启动并在当年完成修改国家医师、药师资格考试制度和执业监管制度的工作，准确体现国家把中医药和西医药放在同等重要地位的政策要求。除国家规定的仅限使用传统地道中医药（包括民族医药）方法行医用药的执业资格类别另做单独规定外，其他中医、中药类别的资格考试里西医、西药基础知识考试总分不超过10%的比例，西医、西药类别的资格考试里中医、中药基础知识考试总分不得低于10%。现有"中西医结合"类别的执业类别考核内容和结构改变为中医、中药专业知识考试总分占55%，西医、西药专业知识考试总分占45%，试行至2020年以观后效，届时再做存废决定。

取得医药执业资格者必须严格按照资格类别行医用药，不得跨类别执业；未获得中医药执业资格的医药人员不得使用中药处方药（包括草药、中药饮片、中药制剂和中成药），否则按违法论处。

除在基层医疗机构从业并通过培训和考核获得中西全科基础行医资格者

外，未同时获得中西两类资格者不得中西医药并用，否则以违法论处。监管部门有法不依、执法不严，按"不作为"以行政管理方法处理，造成后果的以渎职罪追究法律责任。

2020年前要由国家中医药管理局组织中医药业内专家为主的专家团队建立符合中医药基本原理和自身规律，有别于西医药的中医医疗机构标准、中医职业（执业）行为规范、中医药临床疗效评价体系和中医药服务责任审定制度。

中药行业要和中医行业一样，坚持以中医药基本原理和自身规律为依据，尊重中药行业——特别是尊重炮制加工范围的传统工艺和习俗，制定有别于西药行业的管理法规和制度。以《中药药典》的编撰为示范，对中药第一、第二、第三产业各个行业各个环节的标准、规范和制度进行修订、完善或重新制定、创立。以中医药原创性科学体系为准则，建立传统药材原料的生产体系与标准、建立传统药材的加工体系与标准；建立传统药材及产品储备与流通体系标准等系列法规、管理条例，依法对传统医药服务、药品、工具、设备的生产、经营、科研、使用进行监督管理等方面的系列工作条例。

2020年以前国家中药监督管理部门要会同国家中医管理部门，以中医药业界的专家团队作为骨干、主力，制定单独的"国家传统药品生产标准和管理办法""国家中医药食品药品安全管理监督办法"等法规。

（4）国家鼓励与引导社会各界投资传统医药事业发展，支持个人和社会组织捐助传统医药的公益事业活动，并制定相关法规条例。

（5）完善和加强我国对中医药——特别是对传统地道中医药的知识权益保护，是我国保护原创知识权益、加大加快自主创新步伐中的一项关键工作。要认真分析、总结其他国家对传统医药进行知识权益保护的有效法规、制度，学习它们的成功经验，持续建设、完善和加强我国对传统医药知识权益的保护体系。

国家中医药管理局要会同国家专利局，配合立法机关按照立法程序在2020年以前制定"传统中医药权益保护系列办法"。

2016年底以前，国家各级中医药管理部门要通过专业培训，形成工作能力和队伍，从2017年开始建立制度向业界机构、人员广泛宣传国家保密法、非物质文化遗产保护、商标保护、地理标志产品保护、珍稀物种保护、

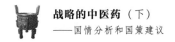

知识产权保护和生物多样性保护等国内外多种保护体系、制度、协议和公约的作用范围、保护制度和申报程序等内容，协助中医药知识权益持有机构和人员、配合相关管理部门，办理相关手续。

（6）我国建设具有中国特色的社会主义市场经济的成功经验之中，非常关键、非常宝贵的一点，就是广泛动员社会各种资源、充分调动各方各界积极性，通过各种方式参与国家建设大业。党的十八届四中全会明确提出："更好统筹社会力量、平衡社会利益、调节社会关系、规范社会行为，使我国社会在深刻变革中既生气勃勃又井然有序"。要实现中医药健康、自主和可持续的生存和发展，同样必须坚持这个原则。凡是能够坚持中医药基本原理和自身规律，突出中医药特色和优势，遵行医德，服务于人民群众的健康和防治疾病工作的，都是从事中医药工作的合格成员。要把广泛动员社会各种资源，充分调动各方各界积极性，通过各种合理且合法的途径来参与中医药工作当作落实国家《宪法》规定、贯彻党和国家方针政策的大事来抓。要着眼于国家和民族的整体和长远利益来看待此项工作，要消除对不同体制——特别是对民间真正的中医药有用人才的歧视和排斥、打击态度，排除既得利益群体的干扰，建立公平、合理、规范、有效的中医药行业从业准入制度。对违背以上原则、违背相关法规制度的思想、行为进行批评、教育，对造成事实后果的必须依法追究责任。

（7）民族医药的管理，由国家中医药行政主管部门会同国家民族事务委员会负责，共同制定符合党和国家民族政策，切合民族工作实际需要，尊重民族医药传统，有利于保护和发展民族医药的管理办法。民族医药的法规、体制和机制建设要纳入民族区域自治工作发展规划之中。对民族医药从业人员的行业准入资格审批、执业行为监管等环节的制度都要从有利于民族医药的保护、利用和发展考虑，尊重民族特色和民族传统。

（8）要改变《传染病防治法》对中医药进入传染病防治工作的不利规定，制定"中华人民共和国中医药传染疾病与疫情防治法"。各级疾控中心要设立专门的中医药部门，重大流行性疫病发生时，要组建中医药专家团队并设中医首席专家和西医药专家团队协同工作。

（9）继续加大中医药改革试验区的工作力度。

改革开放以来，建立社会主义市场经济是一个循序渐进的过程，其中经济特区的建设，为建立社会主义市场经济进行了至关重要的探索和前期铺垫，为后续全面推进改革打下了坚实的理论基础和制度基础。近年来，国家中医药管理局陆续在各地建立了一些中医药改革试点。通过试点，取得了一些成绩，也发现了一些新的问题。2015～2030年的中医药工作，要参照我国社会主义市场经济的改革发展路径，结合"医改"问题，通过加大各类中医药改革试验区（包括国家中医药管理局设立的北京、上海、甘肃、河北石家庄市和四川垫江县五个试点，以及主动进行改革取得一定成绩的山西运城地区、贵州黔东南苗族侗族民族自治州等市，山西平遥和河南邓州等县）的工作力度，更好地实现中医药按照原创理论和规律，在体制运行和法制建设等方面取得更大的成就，和更多的经验，加以示范推广，为我国中医药工作全面的发展把握方向、增添动力。按照我国最初建立深圳等四个经济特区后，逐渐开放沿海地区、内陆城市等历史发展的轨迹，在上述已有的中医药改革试验区外，陆续再规划建立一批按照中医药原创性科学体系轨迹发展的中医药改革试验区，为中医药事业发展获取更多的经验，为全面恢复与扶持中医药事业发展铺平道路。

（10）"他山之石，可以攻玉"，广泛搜集、实事求是地分析其他国家对传统医药的管理法规、政策和制度，吸取经验教训，为我所用。国家中医药管理局要在推进《中医药法》立法进程的同时，做好此项工作，以便对我国立法机构、中医药业界和广大人民群众就《中医药法》的立法宗旨、目标、路径、方法和价值等问题做出有理有据的回答，并在上述普法、执法和执法监督运动中加以运用。

二　改进和完善管理体制，实行中医药和西医药分业管理，确保中医药"姓中"和中医药服务质量

（1）调整、完善国家中医药工作管理体制，要把认可和尊重中医药和西医药是两个不同的医药知识理论和方法技能体系的事实，把有利于两个体

系各自发挥特色和优势，把有利于确保我国医药服务的专业水准和服务质量作为前提，从管理层级、政策扶持、资金支持、机构和人员地位待遇等各个方面真正做到把中医药和西医药"放在同等重要的地位"，实行严格的分业管理、分业经营体制。

（2）"医为本、药为使""药为医用，医因药存"。依据中医药的原理和特点，实行区别于工业化、标准化和规模化的西医、西药关系的医药管理办法，实行"中医中药不分家"的管理体制。改变目前中药错位管理的体制，尽快将中药技术、学术、人才和药材资源有关的管理职责明确划归国家中医药管理局。中药生产和流通企业的资质审批、传统中药内经典成药的备案、中药新药的安全性和有效性审核等部分中药管理职责可暂时仍由国家药品监管部门承担。

（3）"管办分离"，有利于明确国家行政管理部门的职能定位，强化法规执行力，有利于建立透明、公平、合理竞争的医药秩序。结合医改的推进，在中医药范围内也要分阶段推行"管办分离"的办法。从2016年开始，首先在现有的国家中医药改革试点省、市、县试行，2018年开始扩大试点范围，到2020年在全国1/3地方实现"管办分离"，2025年达到全国实现"管办分离"。

（4）建设和完善各级政府对中医药工作的管理体制。2018年以前要在所有地市一级政府普遍建立专职的中医药行政管理部门，2020年在所有县区一级政府普遍设置专职的中医药行政管理人员队伍，确保各级中医药行政管理部门和队伍具备对中医、中药进行专业管理的能力和职能，使之胜任承担从法规、体制和机制的各个层面落实《宪法》规定和党、国家大政方针的管理责任。为在医疗、保健和护理等所有有关中医药的行业中确保中医药"姓中不姓西"，确保中医药服务的质量合格等目标提供监管服务。

（5）深刻总结自近代业界人士提出"中西会通"以来100多年的实践经验和教训，首先认清中西两种医药体系各自的特色和优势，鼓励中西医药从业人员各自发挥专长，以临床实际需要和患者自愿为前提，相互配合，提高医疗服务的综合效率、效益。在此前提下，允许和支持部分科研队伍在科研范围内开展"中西医结合"的探讨。这才是切实保证中西医疗、医药服务的专业水准和工作质量，对人民群众身体健康和生命安全负责任的态度，才是医药科学所要求的严谨态度。

（6）城乡卫生院及以下层级的医疗机构由国家卫计委和国家中医药管理局共同制定全国统一的对基层医药从业人员的专业要求有关制度，明确病种类别和数量并组织培训。医药从业人员根据接受过培训并考核通过的专业类别执业，未接受过中西两科分别或中西全科基础培训者不得同时运用中西药物进行治疗，除危急重症现场急救并取得患者家属知情签字认可之外，不得超越规定病种进行治疗。

（7）强化国务院中医药相关工作部门的组织协调功能，恢复国务院中医药工作部际协调小组的组织机构，由国务院分管领导担任组长，相关部委在任分管副职以上领导作为成员参加小组工作。

（8）涉及经济、法律、教育、文化、社会保障等方面的问题，由国家中医药主管行政部门分别会同国家有关经济、民政、司法、产权保护、科技、文化、体育、科协、农业、林业等主管部门联合制定相应的法规和工作条例。

（9）在完善国家法规、政府管理的体制和机制的同时，充分引导和发挥各类各级社会组织的积极作用。2020年以前，全国地市一级行政区域要普遍建立当地的中医、中药或中医药行业学会、协会，完善组织，健全功能，增强自律。

（10）对在宗教场所使用的特殊的传统医药，由中医药行政主管部门会同国务院宗教事务管理局，共同制定既尊重宗教文化遗产又能保证其行医用药的社会效果的宗教医药管理办法。宗教医药限定在宗教场所内进行。

（11）为了在国际交往中加强中医药与各国人民的交流与沟通，保护我国中医药在境外、国外的合法权益，由国家中医药管理局与外交部、国务院港澳办公室、国务院台办等机构协调，根据工作需要和条件成熟情况，在相关国家和地区的使领馆或其他派出机构中逐步建立中医药工作机制，使中医药对外交流与服务工作更加规范和有序。

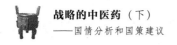

三　积极参与和推进医改，建立中医药健康、可持续的运行机制

（1）要重视中医药是建设中国特色医药卫生体系和国民健康保障体系的首要通路，把普及和发展中医药服务作为解决医改难题的重大攻坚任务，并配套具体措施。

中医药发展是建立全民卫生医疗保障、提供身心健康服务为主的社会公益事业与一部分商业化市场机制运行的医药服务两翼并存并行的整体建设，并非单纯地追求资产增长的又一路径。除了国家建立区域性的公立的中心医院外，不以医院设施规模为指标来评比中医药医疗服务机构的优良，而是鼓励全社会投入不同形式的中心医院—社区卫生服务中心—个体行医诊所—家庭病床链接等集群式的多样化的服务载体的建设工作。

（2）要在医改中认清中医药和西医药在诊、断和治三个阶段的明显区别所在，针对产生原因纠正"重物不重人"的认识和收费制度，着重解决中医"四诊"无报酬、医师知识技能服务收费标准低和非药物疗法不挣钱的问题，不让中医药机构和从业人员因为发挥中医药特色和优势而遭受损失，让中医药的"简、便、验、廉"的特色优势在合理付费制度的环境下得到更好的利用和发展。

（3）及时总结甘肃等地"以中医药为特色"的医改方式的经验教训，加以宣传和推广。

（4）中医药管理和社会保障管理部门要经常性地定期交流沟通，通过试点实践，在现有医保体系的操作规则方面进行大胆改革和创新，总结推广各地医保对中医药降低报销起点和提高报销比例、从城市到县区再到乡镇逐级提高中医药报销比例、中西医药同病种同标准付费、按人头医药费用包干等多种付费制度的改革成功经验，开展各种有助于提高医药疗效、提高医疗效率和能够控制或降低医药费用的，中医药特色和优势明显的改革试验，及时总结经验教训，加以宣传推广。

（5）中医医院与基层医疗卫生机构要形成疾病预防控制与慢性病的综

合防治分工合作体系，形成慢性病中医药综合防治和临床科研相结合的工作机制。坚持防病与治病结合，挖掘中医药防病、治病的技术体系、服务体系与产业体系，使防病能力与治病能力的独特资源发挥更大作用，有利于做到政府可保障、百姓可负担、医保可持续的中国特色基本医疗制度；有利于以"中国式办法"解决医改这一世界性难题。

四　坚持中医药基本原理和规律，突出中医药特色和优势，从制度上创造条件为普及和提高中医药服务能力提供保障

（1）坚持以人为本、因地制宜、实事求是等基本原则，中医院的建设要以突出中医药特色和优势为前提为标准，采取政府与社会力量联合、配合的多种筹资方式，通过新建、扩建、改建等不同方式，在城乡普遍建立布局合理、功能完善、规模适当而且能为患者提供安全、便捷、舒适、温馨就医环境的中医医院、专科医院、民族医医院和门诊部、诊所，提高中医药服务的可及性和服务质量，特别是在边远、贫困地区。

（2）加强基层中医医疗服务体系建设，大力推动中医医疗服务工作"重心下移"，建立健全县级中医综合医院、社区卫生服务中心及乡镇卫生院中医科、村卫生室等基层中医医疗服务体系，特别是加强社区卫生服务站、村卫生室中医药人员配置力度，使其能够提供一般常见病及多发病的初级中医诊疗服务、慢性病管理和康复服务，普及推广中医药适宜技术在各级中医药服务机构的应用，逐步承担起居民健康"守门人"的职责，形成机构分工协作、分级医疗和双向转诊的体制机制。

（3）完善中医公立医院—社区卫生服务中心—个体诊所—家庭病床链接等集群式的多样化的服务载体的建设工作。

（4）保护各类百年老字号的中医堂、中药堂以及民间中医个体诊所，合理规定此类机构的行业准入许可、从事业务、经营方式、场馆布置等各方面的要求，采用认证挂牌、优先进入医保、纳入城市专项建设、列入城市名片等多种方式，鼓励和确保此类机构能够发挥其在保持中医药特色优势的传

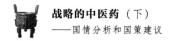
承与发展中不可替代的作用。

（5）民族医药资源是我国传统医学的重要组成部分。民族医药是我国各族人民在几千年生产生活实践和与疾病作斗争中逐步形成，并不断丰富发展的医学科学，在历史上曾经是少数民族防治疾病的主要手段。我国民族医药资源很丰富，是我国传统医学的重要组成部分，在公立机构和民间都有广泛分布。传统医学资源被世界卫生组织认为是解决全球医保困境的重要力量。我国少数民族的传统医药，包括但不限于藏医药、蒙医药、维吾尔医药、傣医药、壮医药、苗医药、瑶医药、彝医药、侗医药、土家族医药、回族医药、朝鲜族医药等。大量存在于民间的民族医药资源，应该得到保护和利用，需要抢救性地整理保护，包括整理保护那些没有文献、专著的少数民族医药，为真正掌握并能正确应用民族传统医药的民间人员解决合法就业通路。这方面的制度安排，应该比对汉族聚居地区的相应制度略为宽松一些，以利于民族传统医药的保护、利用和发展。

五 改进人才教育和培养制度，以普及师徒传承制度为工作重点，建设数量可观、质量可靠的中医药合格人才梯队

（1）人才是第一资源。没有合格的中医药教育体系，就没有合格的中医药人才，必须把中医药教育体系改革作为国家中医药发展战略的重点和支撑。必须从保证中医药传承和发展的需要，从保持我国中医药在世界医药领域内的核心竞争力、保持我国文化软实力在国际社会竞争中的竞争力的高度，认真反省中华人民共和国成立以来规模化院校教育的经验教训，建立起真正符合中医药原创科学体系和自身发展规律的教育与培训的体制机制，不断壮大中医药合格人才队伍。既要培养质量合格、数量适当的中医药从业人员，也要选拔和培养能够忠实传承和发展中医药知识理论和方法技能的中青年才俊作为具备国际竞争优势和国际领先学术水准的传统医药大师后备队。

（2）深化中医药教育体制改革，推进教育体系、教师队伍、教材、教学方法等方面的全面改革，探索医院、教育、研究、企业、社会协同改革、跨越发展的新机制、新途径、新办法。在加大政府支持中医药教育的同时，

鼓励医院、企业和社会力量办中医药教育培训机构。

（3）要改变目前中医药人才培养方式，多种形式并举，尤其要依照中医药基本原理和自身发展规律的要求，高度重视师徒传承方式的价值和意义，将师承教育和院校教育、在职继续教育等各种规模化方式密切有机结合起来，全行业、全产业地贯彻"读经典、跟名师、多临床"的原则。

（4）中医药高等院校要确保中医药专业（包括相关密切专业如古汉语）课程所占比例均不得低于75%，课时比例不得低于80%。要把四大经典和古汉语作为必修课予以足够重视。大专、大本程度的中医药专业学生必须有古汉语的成绩，外语可以作为选修，从研究生阶段开始，外语作为必修。大专、大本从第二学年开始就要明确师承关系和课时安排，研究生自入学开始就要明确师承关系和课时安排。凡未完成临床跟师课时和临床跟师成绩不合格者都不得授予学位。

（5）为开办中医药中等职业教育松绑，允许地、市一级发起，省级中医药和教育行政管理部门会同审核批准，举办面向本省的中医药中等职业教育机构，办学主体不受所有制限制。

（6）中医药高等院校可以举办"青少年班"。

（7）学习甘肃经验，实现省、市、县、乡、村五级多层次的师带徒体制和机制，强化各级名老中医、高级技术职称人员的传道授业职责，公立机构的中医药专家必须在传承工作中发挥表率作用。各省、自治区和直辖市要立即部署，不迟于2016年启动此项工作，五个层次都要有安排落实。

国医大师每人带徒在学总人数不得少于6人、省级和市级名中医不得少于8人；正高职称不得少于6人，副高职称不得少于8人。具备两项资格者的带徒在学总人数就多不就少。年龄70岁以上或65岁以上体弱者可酌减。国医大师和省级、市级名中医除每年在所在院校、县区一级以上的卫生医药系统内至少举行两次公开课以外，每年每人还至少举行两次面向同业甚至是社会的公开学术报告会，其中一次依照名中医荣誉核颁级别，应尽量安排在市外、省外。

（8）各级各类中医药服务机构和中药生产、加工、流通企业都要建立明确制度，确保在职员工有接受继续教育的权利和机会。从医疗服务机构开始，所有从事中医临床和中药技术工作的从业人员，首先从乡村医生、执业助理医师和药剂师等类别层级开始，都要拜师学艺，履行手续明确的师徒关系。在年度考核、技术职称晋升等工作中，有明确师徒关系且有跟师学习定期总结的申请人加分；反之，没有明确师徒关系且无跟师学习定期总结者减分。

（9）加强对民间确有专长、一技之长的中医、中药人才的教育和培养工作，对于长期在当地从事中医药服务工作、疗效显著、群众口碑好的民间老中医，要在按照政策解决他们的合法从业资格的同时，关注发挥他们在中医药传承工作中的积极作用，经所在县区一级中医药管理部门的审核，可允许并认可其以家庭直系成员为徒的师承关系，经所在地市一级中医药管理部门的审核，可允许并认可其从社会上选徒带徒的资格和师承关系。

各地中医药管理部门要责成所在地相关行业学会、协会建立具有刚性的民间中医药人才的培训制度，并监督其执行情况。每年培训的时间不少于4个工作日，培训内容以中医药知识理论和方法技能为主，兼顾法律法规和职业道德教育。

（10）大力推进教师队伍改革，充分发挥优秀老师的潜能，推动优秀教师在不同学校的流动教学；鼓励中医药学校聘请综合院校教师、医院著名医师及药师、民间中医药专业人士、企业高级技术人员、政府管理人员，以及外籍医学人才充实到教师队伍、提高教学与指导临床实践的质量。

（11）加强民族医药教育，重视民族医药专业人才的培养。省级民族自治区至少办一所独立的民族医药学院，在兄弟民族人口占比超过30%的地、市、州、盟至少有一家民族医院。结合《中医药法》的工作进展，修订、完善符合民族医药特点的执业医师、执业药师资格以及民族药审批制度。

（12）将20世纪50年代鼓励"西医学习中医"成为常态化，促进中医药和西医药从业人员之间的沟通，有利于对党和国家"中西医并重"方针的理解，有利于在日常医疗服务中依据防治疾病的需要和患者的自愿开展"各显神通"的互相配合。一定程度上，也有利于中医药专业人才队伍的来源多样化，使"中西医并重"，不仅体现在制度层面，在人才结构构成方面也得到体现。同时，为培养真正能做到"中西全知全能"的大师级医药人才探索道路。

（13）"民间培养，国家录用"，是中华民族两千年教育的基本模式。这一教育模式特点在于教育形式、教育组织、教育过程由社会自行决定和安排，国家只购买教育成果，即"不问过程，只求结果"，综合效益很高。在国家中医药改革实验区可以尝试建立"民间培养，国家录用"模式，制定相关制度。

六　打破体制壁垒，广泛调动各类社会资源和积极性，共同参与中医药发展

发展中医药，实行政府主导、社会参与的方法。

（1）参照经济体制改革成功的经验，以公有制中医药机构为主体，广泛利用各种社会资源，调动一切积极因素发展中医药服务，坚持政府办医与社会力量办医相结合，形成多种体制多种类别并存共兴的产业、事业格局。

2015～2030年，中医药要把解决体制内机构一家独大和过于集中在城市的问题作为改革工作的重点，扶持民间、民营中医药机构和人才队伍的发展，特别是在边远、贫困地区的基层的发展，形成真正覆盖全国的中医药医疗与健康服务机构的多样性和多层次。

（2）中医公立医院建设必须坚持公共医疗卫生的公益性质，坚持预防为主、以农村为重点。对中医医疗机构的管理，坚持政事分开、管办分开、医药分开、营利性和非营利性分开；强化政府在完善政策、健全制度、监督管理方面的主体责任；建立中医公立医院—社区卫生服务中心—个体诊所各种类型的服务系统。

（3）发挥包括民间中医的医疗机构在发展中医药中的作用，既要注重基层医疗服务体系的建设，也要防止降低服务质量与标准；不具备合格中医药人员、不符合中医药服务规范的医疗机构，不得开展中医医疗、医药服务，打击非法行医。

（4）建设符合原创中医药原理和行医用药规范的中医综合医院、专科医院、移动医院、门诊部和诊所，强化提高中医医疗水平、提高中医传承与创新能力、培育合格中医人才。废除套用、照搬现代医药学的标准来管理中

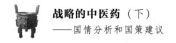

医医疗、医药机构的不合理规定。

（5）要上升到对发展中医药、对建设中国特色医药卫生体制、对改革方向和道路的认识高度来看待对待民间中医药的态度和方法问题。要在尽可能短的时期内通过修改、完善和创建相关法规，提出合理的制度要求和建设良好的社会环境，让那些真正掌握了一定的地道传统中医药的知识理论和方法技能，并能通过具有一定规范的方式行医用药，能够取得客观的、为患者所认可的实际疗效的民间中医药人才开辟合法行医通道——包括行医资格、用药资格和开业资格。"一刀切""一锅端"的简单认识和粗暴处理方式是造成民间中医药鱼龙混杂局面的主要原因，这种情况与建设和谐社会的目标宗旨格格不入，必须改正。

七　强化地道中药全产业链的建设和管理，合理保护和利用作为国家战略资源之一的中药资源

（1）我国是中医药的原创与原产大国，中药已有千年历史，药材来源于植物、动物、矿物等，品种极为丰富，历代在长期的实践和传承中，将中药种类、药效功能，整理汇集到《本草目录》和《药典》等典籍之中，记载和建立起符合中医药原创性科学体系的标准。但是长期以来，以中医药现代化之名，违背中医药整体性、复杂性和系统性的原创性科学理念，以现代物理、化学的分析还原论、线性靶点方式及采用中药材大规模萃取单一分子的现代工艺，造成了严重的"去中医化""去中药化"的"现代制造"过程，药材实际有效使用比率不足10%，造成大量浪费，使中药资源的可持续性和生态环境的保护程度遭到了严重破坏。

（2）受"成分清楚、结构性状稳定"、"有效、无毒（？）、机理清楚"等西药思维和标准的影响，当代"社会主流"对具有几千年的实践有效应用历史，并有方法和技术支撑的中药功效的认知方式出现了"西倡我随"的局面，极大地影响和干扰了按照中医药基本原理和自身规律对中药的功效与质量的标准建设；国外中药不但占据了国际中药市场的主要份额，而且已经进入我国市场；更为重要和值得引起高度警觉的问题在于，跨国医药垄断

巨头纷纷在我国建立研发中心，发掘、窃取中医药成果，转化为它们具有现代知识产权保护的"创新成果"。"以药养医"的政策在迫使一些廉价中药退出医药市场的同时，也造成70％的中成药被对中医中药原理连"一知半解"的水准都不具备的西医用来开方"治病"的怪象；我国作为中药资源与中药生产的原产大国，基本失去了医药产业的主导权。

西方国家和药业巨头通过立法、认证中药配方专利化等方式，抢夺中医药标准制定、知识产权和未来市场制高点的意图明显。加快我国中医药发展日益成为关系民族自信、国家安全和国际竞争的战略问题。

当前，我国野生中药资源日益减少、品种退化、质量下降，严重制约了中医疗效，中药资源与中药市场被挤占，情势危急到业内人士纷纷议论"中医将亡于中药"的地步！2015～2030年的中医药工作要高度重视当前中药存在的问题，把解决中药问题当作中医药健康、自主和可持续生存发展的关键问题，扎实做好全国中药资源的分布、中药资源产地现状的普查工作，为中药产业的可持续发展，打好家底。

（3）逐步完善中药材及其种植标准。

按照我国历代本草留下的学术文献，以此作为原创性起点，切实加强中药材标准制定工作，编纂独立于现代医药药典之外的传统医药药典。结合道地药材产地鉴别和认证，综合运用传统中医药和农学、中兽医药等知识，形成因时因地而宜的采集、种植和养殖标准，按照中医药原理和规律来合理制定中药材标准，确保中药质量。为使中药产业健康与可持续的发展，必须回归到以对中药自然属性的认知为基础。

（4）建立健全中药生产（炮制）标准体系。

中药不可套用化学药品的标准，其功效发现、药物代谢、作用机理、申报审批、临床使用、安全监管等环节都必须遵守符合中医药原创性客观规律自身的标准体系。

（5）按照中药本草和药典的标准，强化中药药材的采集、种植、养殖的生产过程的监督。撤销按"西化"模式的评估中药材和中药产品质量的方式。

（6）通过普查中药资源的过程，强化道地药材基地的建设，国家中医药管理局要在2018年以前，组织各地中医药管理部门编制制定我国各省、自治区和直辖市中药地道药材相关的品种、品名、产地等目录文件，以此为基础，在 2020 年底以前完成具有国家权威的全国中药地道药材名录。要会同相关管理部门和地方政府，根据各地实际情况，制定地方法规，严格控制地道药材的土地流失，保护地道药材产地，具备条件的要列为国家文物保护、地理产品标志保护等相关法律框架系统之内。国家不再鼓励非地道药材产地规模化的发展。

（7）为保证中药材的质量和安全，禁止转基因中药材的商业化规模发展。

（8）充分发挥中药专业科研机构的作用，重点发挥百年老字号"中医药堂"的示范作用，利用其积淀的技术资源，促进制定中药炮制标准、中医药古籍（含民间验方）整理和传承、抢救民间中药遗产资源等各项工作。在与中医云计算数据库建立合作的基础上，百年老字号中药企业与中药科研机构、高等院校联合恢复中药资源的研发，并独立或与科研、院校联合抢救与培养传统中医药人才，特别是领军人才，同时包括"蓝领"人才和"白领"人才。

（9）到 2030 年，我国要实现中医药健康服务产品更加丰富的目标，就要开展中药一些关键技术的研发和应用工作，以此保证药品质量有明显提高。

（10）为确保中药资源和研发的可持续性与安全性，按照我国粮食、石油（能源）、稀土、黄金的管理办法，将中药资源脱离农产品管理系列，列入国家安全战略资源管理。为改变目前中药药材极度无序市场化的混乱局面，为避免形成我国中药这一独有的自然与社会资源被国际垄断集团掌控的局面，参照"国家粮食储备局"的职能模式，成立"国家中药材监管与储备局"，做到"手中有粮、遇事不慌；手中有药、安稳睡觉"，让中药在整个中医药恢复和发展的过程中起到保驾护航的作用。

八　抢抓大好时机，警惕恶意侵夺，把握中医药科研发展正确方向，积极发挥我国中医药原创优势，实现中医药自主创新

近百年以来，国内外科学界以西医西药的思路和模式为主导，进行中

医药的"现代化"探索，在物理学、化学和生物学等层面，特别是在中药成分与其功能方面，做了大量研发工作，取得了一些成果，但也陷入了方向、方法的迷茫和困境。随着人们对中医药原创性科学体系的客观本质和自身规律的认识逐步深入，中医药的科研工作开始借助信息科学、生物科学等新兴科技，用以作为中医药原创性科学技术研究的延伸手段，转化出中医药服务远程医疗、移动医疗、智能医疗、大数据、云计算、物联网等新的理论和实践领域。这些现代科技有助于中药创新能力不断延伸、中医治疗水平不断地得到提升，为中医药科学与标准的研发与建设工作注入新的活力。

要在我国保存进而发展中医，必须"在维护中医理论全部实质的前提下"进行中医药科技创新，要运用制度化的手段，确保中医药科研成为中医药事业发展新局面形成和巩固的助动力，而不是"以西改中"，扭曲方向，使中医药的发展偏离正确航道。

中国是中医药原创大国，并有数千年的中医药发展史，至今也是中医药人才和中医药自然资源在全球中的原产大国。遗憾的是，我国作为中医药原创和原产的国家，在当今国际传统医药市场却不是强国，中医药产业的巨大利润中国还占不到30%，其余的被国外资本集团分割。在中国人梦寐以求、希望中医药更好更快地走向世界的今天，国际资本集团早已登堂入室，投入巨资，按其自身需要，研制开发"现代中药"（实质是植物化学药）产品；与此同时，这些资本集团所属的国家，纷纷出台法规措施保护其本土医药市场，以"有毒有害""重金属超标""动物保护"等各种理由，"妖魔化"原创、原产的中医药产品，竭力阻挠中国在国际上的中医药贸易发展。更为重要的是，跨国医药垄断集团以创新和专利保护为由，将中国千年原创、传承的知识权益设法运用现代科技手段转变成他们的专利创新成果保护对象。

（1）因此，我国必须以本土的中医药原创性科学体系为依据，制定有益、有效地维护我国中医药权益的法规和条例系列，警惕外部势力恶意侵夺中医药知识权益。夺占我国巨大医药市场的阴谋。

按照联合国非物质文化遗产保护和生物多样性国际公约等法规、协议、

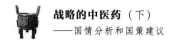

公约和惯例，对当代各国各类主体的中药专利目录进行清查，对非法或用欺骗手段获取的所谓中药"新专利"，进行法律上的清理和追究、处罚。

（2）整理历代中医药典籍，包括收集整理民间验方，是传承中医药工作中的基础工作，要重点落实《中华医藏》的编撰、出版工作，切实保障我国在世界传统医药学术、科研和服务领域中的话语权，保障中医药作为原创知识理论和方法技能系统的应有权益。

中医药文献研究要和中医药临床实践密切结合，要与大数据、"云计算"等信息科学技术工作结合起来。

（3）按照中医药原创性科学体系思维，我国的中药科学研究与技术应用开发，要改变以往侧重物质层面、采用线性靶点式的思维模式和立项规则，以复合科技研发为重点，加强大数据、云计算工具在中医药系统科技研发中的利用力度，站在世界传统药物科研的前沿。在确保把老药（经典成方药）做精的同时，也确保把新药做对（做的还是中药而不是西药）。

（4）积极而又谨慎地利用现代科学技术的有益成果，研发符合中医药原理、易于基层中医药从业人员准确掌握使用的、有助于中医药健康生存和可持续发展的诊疗辅助设备、仪器。

（5）积极发挥我国中医药原创地和原产地优势，完善我国科研、高校、企业、临床等各类中医药机构中的中医药自主创新的主导平台体制和机制。

（6）肯定中医药同时具备科学属性和人文属性的双重属性，中医药界的学术研究队伍要和人文社会科学界的学术研究队伍合作，开展中医药人文社会科学有关的各类专题研究，为结合国家复兴传统文化、振奋民族精神的各项有关工作来复兴中医药走出一条理论先行、宣传普及工作先行的道路奠定基础。

九　积极投身大健康产业，领军养生、养老产业

在应对人口老龄化与慢性病井喷式增长，建立"治未病"与保健养生系统方面，中医药有明显的优势。

随着人口老龄化，我国的老年病、慢性病人口呈现出井喷式的增长，提

高健康水平、保持生活质量已经成为人民最迫切、最持久、最具潜力的需求之一，亟待中医药诊疗服务水平大幅度提升。紧紧围绕中医药原理和方法的保健、养生、养老、膳食、健康管理、护理、康复、健康旅游、健身强体等重点内容，建立健全中医与疾病预防科学、药膳时令科学、体育运动等有机结合的"治未病"健康保障体系，把治未病的健康理念化为亿万民众健身强体的实际行动。

（1）健全中医药"治未病"技术与服务体系。

以提高全民健康水平和人口质量为目标，传承中医"治未病"理论与技术，推动中医养生文化、健康生活方式、健康管理，鼓励中医机构与机关、学校、企业、社区、乡村机构合作，提供包括健康体验、咨询评估、干预调理、跟踪管理为一体的"治未病"服务。针对常发、易发疾病开展经常性、系统性的中医药干预，管控发病因素、降低发病风险，提高"治未病"的科技水平与服务能力。

（2）加强对养生养老产业的技术支撑。

推动中医医疗机构与养生、养老机构合作，综合运用健康生活方式、合理膳食、针灸、理疗、保健、推拿、太极拳、运动体操等养生技术，建立健全养生、养老技术体系与服务业标准体系，推动养生、养老产业的规范化。鼓励有资质的中医师除在中医医院就诊服务外，帮助养生养老机构提供技术与服务。支持养老机构开展老年中医医疗、护理、养生、康复服务，各种疗养机构、养老机构原则上具备提供中医养生养老服务能力。

（3）鼓励中医医疗机构建立康复机构，并将医疗护理服务延伸至社区、农村及居民家庭，提供康复护理与服务。各级中医药管理部门要根据当地的资源和需求情况，组织专家研究、制定具有肯定的可操作性的方案。2018年在包括现有国家中医药改革试点在内的半数省级行政区域内完成试点，2020年在全国范围铺开。

（4）家庭是构成和谐社会的最基本单位，是中医药复兴工程的起点，又是复兴之终端。中医药服务不但要进社区也要进家庭。各地要因地制宜地推广各种类型的家庭中医药自助项目，包括以中成药为主的中药小药箱、中医外治法（非药物疗法）自助套件，用以治疗常见病，预防重大疾病发生；

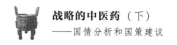

编制福利性的家庭自助养生教材和针对儿童、主妇、老人常见病中日常生活康复等教材。

以现有国家级中医药改革实验区先行先试，在全国遴选培育家庭健康管理试点，从 2016 年开始预设两年的测试期和两年的成熟期，2020 年开始全国全面推广，2025 年实现"中医药进家庭"在数量规模和质量水准两方面都稳定且可持续运行的状态。此项工作由政府部门主导，专业机构负责运行，社会力量予以辅助。

（5）加强中医药药食同源与营养科学相结合的工作，整理药膳资源与标准，开发中医药保健食品，鼓励中医药界和各类组织机构投资兴办相关企业，做好做大中医药保健养生产业。

十　加强中医药文化宣传和科学普及工作，合作推进义务教育范围内的中医药普及基础教育

（1）加大海内外中医药的文献、文案整理工作的资金和人员投入，合理采用信息科学技术方法手段。结合古典文献学、版本目录学、中国历朝史学等人文社会学科专业，做好中医哲学、中医文化的学科建设和社会传播工作，为中医药事业发展铺垫好基础。

（2）大量存在于民间的民族医药资源和民间医药资源，应该得到保护和利用。对那些没有文献、专著的少数民族医药更要抓紧时间组织力量，开展抢救性整理保护工作。加强民族医药文献、特色诊疗技术和单验方发掘与整理，筛选推广民族医药适宜技术。建设民族医药研发基地，促进民族医药发展。

（3）中医药作为传统文化和科技教育、作为国民健康教育的基本构成内容，国家中医药管理局要会同国家教育部等相关部门、组织，制度化地将中医药基础知识纳入国家义务教育体系，进入大众传媒日常传播。从小学开始，适当控制课时数量，开设中医药相关课程，探索在初中、高中阶段将中医药文化教育作为传统文化课程、生理卫生课程的必备内容进行传授。推进中专毕业后的继续教育与院校教育之间的相互衔接。

十一　制定合理、有效的中医药"走出去"路线，造福人类健康事业

中医药是我国有可能破解世界性医药体制和健康保障体制难题，开辟中国特色道路的现实通道。中医药"天人合一""和谐共生"的哲学理念是"中国原创"造福全人类、"点石成金"的基础。

为使中医药造福全人类健康事业，加强各国人民友好交流往来，克服文化差异和生活习俗差异形成的阻碍，尤其是击败国际垄断资本势力利用各种渠道、方式在国际交流中对中医药进行恶意贬低、压制和打击，试图解构中国原创优势和竞争力的图谋，非常有必要制定中医药合理、有效地"走向世界"的方针路线，形成和扩大中医药哲学、文化和方法技能的吸引力和影响力，使中医药真正惠及全世界人民。

当前，国内优秀的中医药人才和优质的中药资源都相当缺乏，中医药应该首先服务于、服务好国内民众的身体健康和生命安全保障工作。只有把中医药的国内工作做好了，才有可能真正做好中医药走向世界的工作。

（1）将对中医药知识理论和方法技能体系的介绍、对中医药在国内外的生存和发展状况的介绍纳入国家外宣工作中去。

（2）在国务院中医药工作部际协调小组的领导下，协调文化部、外交部和相关部委，成立中医药对外交流工作协调小组，开展有关各项工作。

（3）根据中医药工作在驻在国的具体情况，在我国驻外使领馆内建立中医药外交工作机制，指定专人专职或兼职负责驻在国与中医药有关问题的我方管理与协调工作，协助维护驻在国内中医药团体、机构的合法权益，帮助中医药对外交流合作工作的有序开展。

（4）在国家已有的对外汉语教学工作基础上，总结经验教训，通过开办中医学院、中医专业或中医课程的方法，与中国武术、太极等文化有机结合，展示中华民族传统文化和传统习俗的特色和优势，树立中华文化的正面形象。

（5）目前全球有中医药服务存在的国家和地区有180余个，但主要是

针灸在担当主角。"针灸热"某种程度上带动了"中医热"，但并不等于中医中药就能畅通无阻地进入其他国家和地区。"科学无禁区，利益有主体"，除了不同民族间的"文化隔阂"以外，更重要的是国家、企业间的利益冲突。中医药走向世界，要在增进与相关国家、相关民族相互理解、互相包容的基础上循序渐进，要把中医药生存和发展的立足点和利益、利润的增长点稳定地坚固地建立在中华人民共和国的土地上。要正确把握文化传播、学术交流、科学研究和产业发展等领域之间的不同之处，在时间、途径、范围和力度等方面分别轻重缓急，做出合理安排。

（6）要结合国家"一路一带"的倡议规划，结合当地的中医药资源和能力，采用走出去和请进来的方法，和外国政府、学术界、科研界和企业广泛对口交流合作，组建各类实体，扩大需求、增加供给，发展第一、第二、第三产业中的中医药相关行业，带动地方经济、文化和教育事业的发展，推动中医药走向世界。

（7）对在中医药对外交流工作中取得明显成就和做出杰出贡献的中外机构和人员，给予表彰和奖励。

（本文于 2015 年 9 月完稿）

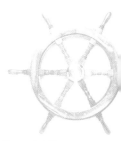

忠实继承、切实弘扬我国的地道传统中医药

——国家中医药发展战略规划有关继承传统方面的操作建议专稿

陈其广编写

说明：在制定 2015～2030 年国家中医药发展战略规划过程中，李慎明同志受国家中医药管理局委托，牵头组织以中医药国情调研组为骨干的、以哲学社会科学为学术背景的队伍，修改国家中医药管理局团队起草的2015～2030 年国家中医药发展战略规划稿件，完成以后，国家中医药管理局又要求单独写作有关继承中医药传统的专章。此专章由陈其广在上述修改建议稿的基础上完成，文稿未经李慎明同志审核。

"中医药学凝聚着深邃的哲学智慧和中华民族几千年的健康养生理念及其实践经验，是中国古代科学的瑰宝，也是打开中华文明宝库的钥匙。"

五千年亿万人的生命实践证明：中医药不但是中华民族维护身体健康和保障生命安全的重要保障，是中国特色医药卫生体系的基石，也是继承和弘扬民族优秀传统，树立民族自信、自尊、自觉、自强精神，从经济、文化、社会、科技和生态各个方面实现全面转型升级，建设以人为本、资源节约、环境友好、社会和谐的美丽中国，推动中华文明走向世界、造福人类的重要渠道，实现亿万炎黄子孙"中国梦"的有效途径。

当前，地道传统中医药正面临着国内外的双重挑战。对待地道传统中医药的态度问题，就是对待中华民族优秀传统文化、文明的立场问题。确保地

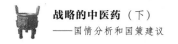
道传统中医药的知识理论和方法技能得以忠实继承和切实弘扬，是各级政府、中医药相关业界乃至全体中华儿女义不容辞的责任和使命。

一 坚决落实《宪法》"发展现代医药和我国传统医药"规定，坚定贯彻党和国家"中西医并重"方针，真正把中西医药放在同等重要地位，切实改革现有中医药管理体制和运行机制

（1）尊重中、西医药是两个不同知识理论和方法技能体系的事实，本着对人民群众身体健康和生命安全负责的态度，实行中西医药严格"分业管理"制度以确保和提高我国医药服务的专业水平和质量。

除国家专为基层医药机构培养且实际在城市街道和农村乡镇及以下层级医药卫生机构工作的"基层全科医生"另定专门教育培养制度、从业资格考核制度和执业行为规范以外，其他凡未取得中医执业资格者均不得使用传统中医方法和中药处方药，未取得中药执业资格者均不得从事中药加工制造。仅允许同时具有中西两种类别执业资格的人员，可以选择使用中、西两种之中一种或同时使用两种医药方法行医用药，但必须符合行业主管部门审批的机构性质和岗位性质。

（2）将中药的主要行政管理职能划归国家中医药管理部门，按照传统中药的思路、方法和标准对中药实行专业管理。

（3）省和市两级政府要分别建立局、处级的专职中医药管理部门，区、县政府要设置中医药科并配备专职人员，此项工作应在2018年以前全部完成。

二 建立和完善相关法规，引导和保障中医药健康、自主和可持续发展

"中医药必须姓中"，只有真正做到"以继承保根本"才有可能"用创新谋发展"。要以解决中医合格人才行医资格和传统中药合理用药为重点，

建立和完善法规，缓解此两领域当前所面临的紧迫的传承危机。

（1）人员管理。

● 单独制定完全按照地道传统中医药方法行医和制药的人员的从业资格考试、证照颁发和从业管理制度。不以任何硬性规定如学历、民族、年龄、职业等作为申考条件，用汉语古文考核取代外语，将与日常医药工作所需应用密切相关的知识和技能作为主要考核的内容；人员和机构的证照必须明确标明"传统"字样；在执业过程中不得开具现代理、化、生检查单（看得懂和主动使用是两个性质），不得使用西药处方药和西医外科手术。

● 传统中医师和传统中药师的考核、颁证和执业监督分省、市、县三级管理，各级考核和颁证（含升级考核和颁证）工作每年组织不少于一次。合格人员严格按获取的证照级别在相应行政区划内从业。经流入地中医药管理部门审核批准，可以在同级行政区划之间流动。

● "民间培养、国家利用"，获得传统中医师和传统中药师从业资格者可以在相应级别的各类医药机构应聘就职。此外，获得县级传统中医师从业资格者也可以开办个体诊所，获得市级从业资格者三人以上可以开办联合中医门诊部，获得省级从业资格者七人以上可以开办中医院。传统中药师可以在相应级别的医药机构应聘就职。

● 获得传统中医师和传统中药师从业资格者，县级资格获得者只可申评副高以下技术职称，市级和省级资格获得者可申评所有级别技术职称。

● 已经取得中医师和中药师执业资格的人员，通过传统中医师和传统中药师的专门考核，可以同时获得中医执业（助理）医师和传统中医师、中药师和传统中药师两类从业资格。但必须对其所在工作单位和具体岗位明确规定其中一种类别执业，不得跨类行医用药。

● 保护各类百年老字号的中医堂、中药堂以及民间中医个体诊所，合理规定此类机构的行业准入许可、业务范围、经营方式、场馆条件等各方面的要求，采用认证挂牌、纳入城市专项建设、列入城市名片等多种方式，鼓励和确保此类机构能够发挥其在保持中医药特色优势的传承与发展中不可替代的作用。

（2）药品和治疗方法管理。

● 将中药作为国家战略资源管理，将优秀的中医非药物治疗方法作为

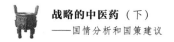
非物质文化遗产分级评价和保护。

• 组织中医药专家分别制定国家、省两级的地道药材目录、经典中药目录、精华非药物治疗方法目录。

• 以国家中医药管理局为牵头单位，相关部委配合，在摸清家底的前提下对中药药材的采集和种养、炮制加工和贸易流通制定全国中长期中药产业统筹规划。保障国内用药优先，保障中药产业安全，保障国家药用资源安全。

• 鼓励和奖励用有机生态方式从事中药药材采集和种养，严格限制转基因中药用于科研领域。

• 中药制剂采取备案制为主、注册制为辅的双轨制管理。备案制剂和注册制剂的区别在于管理部门层级、办理方法和流通使用规则的不同。各民族自治区域可以对民族医药制剂实行单一备案制管理。

• 组织中医药业务专家占比不小于80%，中医药行政管理干部占比不小于10%的队伍，根据中医药典籍记载和中药药材实际情况编制《国家中药药典》，作为中药用药的指导，允许医生依据临床实际情况负责酌情增减。

• 中药药材及成药生产者对药品质量负责，药品管理部门负责监管。医疗机构和中医师共同对用药安全负责任。

三 进一步加大中医药综合配套改革试验区工作力度，及时总结试验区在保障和推进地道传统中医药的传承工作的成功经验，并及时总结推广到全国

根据各省具体情况布置推广甘肃实行的省、市、县、乡、村五级师承制度。

四 综合运用多种方法手段，维护各个层面的中医药合法权益

（1）运用知识产权保护制度、非物质文化遗产保护、国家保密配方、地理标志产品、中华老字号、国家知名品牌（商标）以及生物多样性公约

等一切方法手段，维护我国在国际上作为中医药原创国的各类知识权益，维护中医药生产（加工制造）、流通和服务机构的合法权益。

（2）借鉴现代医药常用的"知情告知同意书"等自我保护方法，建立地道传统中医药的合法权益保护体系。

（3）司法、公安机关要保护中医药机构和从业人员的合法权益，坚决打击医闹寻衅滋事；重大案件的审理判决应组织中医药权威专家成立咨询小组陪审，必要时可征询中医药主管部门建议作为参考。

（4）在涉及国家行政许可管理的事项上，中医药机构和其他所有医药机构享有同等地位，不得对中医药机构，特别是民间中医药机构实行歧视性政策。

五　强化地道传统中医药理论知识和方法技能传承的激励和约束的体系和机制

（1）国医大师和各级名老中医评选工作要严格按照公平、公正和公开原则进行，知识理论、临床经验、实际疗效和医德医风都是当选的必要条件。对评选中的不正之风，群众有权检举揭发，纪律监察部门必须查处并公布结果。

（2）国医大师、省市级名老中医、中医药系列高级职称人员不仅是待遇和荣誉，更是责任，必须切实履行带徒和授课的责任。原则上每人每年带徒3人，在学学徒合计不超过9人。除管理部门认定年事已高或患有重疾者外，依照荣誉核颁级别，每人每年除在本单位举办学术讲座不少于两次外，还要在上一级和下一级同类机构各举办一次公开学术讲座，其中一次应在市外、省外。所在单位的科研、学术或业务管理部门要通过问卷调查、同行评议等方法鉴定带徒和授课质量，纳入业务考核范围。师承关系要有协议或其他具备法律效力的文书确认，出徒时要组织理论和实践相结合的考核，合格者颁发结业证书。

（3）独立从事中医药专业工作满20年、未获得上述荣誉和职称的老中

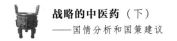

医、老中药师，特别是按照上述地道传统中医药从业资格管理办法获得传统中医师、传统中药师资格的，经本人申请，县级中医药管理部门核实，可按以上办法办理师承手续带徒。

（4）5年之内，全国范围内的医疗服务机构和医药生产企业，所有从事中医临床和中药技术工作的人员，包括乡村医生、执业助理医师和药剂师等类别层级在内，都必须拜师学艺，履行手续明确师徒关系。

（5）建立师承品牌制度，中医药专业人员在填写履历和对外介绍时应将主管部门认定的师承关系作为必备的重要内容。与中医药专业有关的技术职称、行政职务晋升时在同等条件下有法定师承教育经历者优先（履历举例：某某某，某某某国医大师亲传弟子、国家非遗项目传承人、主任医师、中医学博士、省级认定某某某派第某代传人等）。

六 在医改中鼓励传统中医药的应用

（1）大胆探索、及时总结、认真推广对地道传统中医药传承、传播有益的医药制度改革，如按病种付费制度（山东、甘肃已试行并显著见效）。

（2）纳入上述第二款第（2）条国家级地道药材目录、经典中药目录和精华非药物治疗方法目录的药材、药品和治疗方法都要无条件地纳入各地各类医保范围，纳入省级目录的无条件纳入所在省份各类医保范围。

七 改革中医药院校教育体制和内容

（1）各级学历教育都要以中医原创思维模式、以"四大经典"为代表的正宗中医药知识理论和方法技能、以古汉语为必修基础课程。

（2）各级专业技术职称人员按照职级高低严格规定和考核临床出诊情况，无临床实践者不能申请技术职称评定，临床出诊时间不达规定或考核不合格者不能晋升。

（3）本科及以下学历教育不设"中西医结合"专业，不以外语为必修课。中医药有关课程课时不得低于总课时的80%，"西医药"有关课程的课时不得超过总课时的 10% ；为基层一线培养的全科学生，中医药课时不得低于 60% 、西医药课时不得超过 30% 且以实用技能为主。

（4）发掘和培养地道传统中医药课程师资队伍，对"五运六气"等专业方向要给予特殊关注，此类课程教师不考核实验类科研成果，晋升职称外可不考核外语。

（5）有条件的硕士、博士学位授予点要开办本硕连读、硕博连读的地道传统中医研究生班，选择既有深厚理论根底又有丰富实践经验的"明师"，从学生入学开始就明确师承关系并对临床随诊做出明确时间要求，为地道传统中医药培养合格的高级人才。凡未完成临床跟师课时和临床跟师成绩不合格者都不得授予学位。

（6）为开办中医药中等职业教育松绑，允许地、市一级发起，省级中医药和教育行政管理部门会同审核批准，举办面向本省所在同一行政大区各个省份的中医药中等职业教育机构，办学主体不受所有制限制。

八　改革中医药科研体制，严格把握中医药科研方向

（1）中医药科研要姓"中"就必须按照中医药的基本原理和规律来研究，首先为地道传统中医药临床工作服务。中医药科研创新以中医药专业人员为主体、坚持不离中医药的"宗"和"本"，做"中医药研究"，而不是跟随抄袭西医西药原理和方法变成"研究中医药"。

（2）国家科研经费和政策支持要把中、西医药"放在同等重要的地位"，区分中、西界限立项，专款专用，不搞"以中养西"。

（3）以《中华医藏》编撰工作为重点，做好中医药经典文献专业整理。

九　多种渠道多种方式普及中医药知识

（1）利用多种媒体开展全民中医药养生保健知识方法科普。

（2）宣传、普及中医药基础知识，离不开中华传统文化教育，要推动中医药进入普教体制。组织专家编写适合于大学、中学和小学教育的中医药

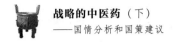

基础知识教材，用业余兴趣活动、选修课程、纳入生理卫生教育课程等多种方式开展青少年普及教育。

（3）在幼教、师范等职业教育内容中纳入中医药基础知识课程。

十 中药产业要把落实道地药材规划、抢救中药传统炮制工艺和人才，做好老字号拳头产品作为传承工作重点

（1）审定编制国家、省、市三级地道中药药材品录，奖励保护野生药材资源，鼓励地道药材有机种养，不鼓励非地道药材产地规模化的发展，严禁转基因中药违法扩散形成商业化规模生产。

（2）国家中医药管理局要牵头抓紧制定中药产业内种养、炮制、储藏等关键环节的技术指导和管理制度，建立国家和省两级专家队伍参与决策和监督。

（3）对掌握地道传统中药炮制加工工艺的专业人才，不仅要从制度上不拘一格地解决从业资格、技术职称等社会地位问题，而且要从财政拨付特殊人才补助和带徒教师补助。

（4）评选、编制国家和省两级中药知名品牌产品，严厉打击假冒伪劣。

十一 以地道传统中医药为技术支撑发展健康大产业

中医药是中华民族建设健康大产业得天独厚的优势资源，要以中医药"治未病"、非药物疗法等特色和优势领军我国乃至世界范围的健康大产业。

十二 民族医药和宗教医药

（1）以建设和谐社会、保护文化多样性为原则，允许民族地区采取符合本民族传统文化和习俗的民族医药管理制度，要特别重视抢救整理和保护那些没有文献、专著的少数民族医药。

（2）省级民族自治区至少办一所独立的民族医药学院，在兄弟民族人口占比超过30％的地、市、州、盟至少有一家民族医院。结合《中医药法》的工作进展，修订、完善符合民族医药特点的执业医师、执业药师资格以及民族药审批制度。

（3）宗教场所使用的特殊传统医药，由中医药行政主管部门会同国务院宗教事务管理局共同制定既尊重宗教文化遗产又能保证其行医用药的社会效果的宗教医药管理办法。宗教医药行为严格限定在宗教场所内进行。

（本文于 2015 年 10 月完稿）

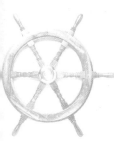

对《中医药法》立法审议过程中各个版本的"征求意见稿"所提修改建议汇集

陈其广　汇总编写

说　明

我国第一部《中医药法》于 2016 年 12 月 25 日在全国人大常委会获得通过。在此，以中医药国情调研组对 2016 年 12 月 19 日的《中医药法（草案）》（三次审议稿）所提出的修改建议为基础，我们择要整理汇总了"三次审议稿"和在此之前相关机构提供的三个正式版本：国务院法制办 2014 年 7 月"征求意见稿"（文中简称"法制办稿"）、全国人大法律委员会 2015 年 12 月"草案（征求意见稿）"（文中简称"人大'征求意见稿'"）和 2016 年 8 月"草案（二次审议稿）"（文中简称"二次审议稿"），相互之间的一些改动情况和调研组分别提出的修改建议。对于向社会公开征求意见的三个版本，调研组的修改建议都已通过正式渠道及时向国务院法制办、全国人大法工委分别进行了反映。对"三次审议稿"（文中简称"三次审议稿"）的修改建议也尽可能地通过有关渠道进行了反映。

本文中有关"草案"章和条的序号均以《中医药法（草案）》（三次审议稿）为基准，同一内容在此前各个版本用不同的章、条序号出现时会尽量加以说明。为便于读者阅读，调研组的修改建议用楷体字显示，"加粗"表示重要建议内容，加下划线则表示其中的关键词句。

第一部分　对各个版本《中医药法（草案）》内容
所提修改建议的前言

一　就国务院法制办2014年"征求意见稿"

（调研组在法制办设置的提建议网络页面中逐条提出了修改建议，因此没有写作专门的"前言"。在组织和参与的座谈会上，调研组曾做出如下说明）

前些时候国务院法制办征求社会对《中医药法（征求意见稿）》的意见。为此，中医药国情调研组先后主办和参与了几个座谈会。根据会上中医药界人士和社会各界关心中医药问题人士的意见进行了归纳总结，在法制办提供的网页上反映。同时，调研组还准备就其中几个比较重大的专题分别写作报告。

二　就人大常委会法律委员会2015年《草案（征求意见稿）》

（一）立法固然重要，但中医药立法的关键是要立一个"好法"（良法），只有"好法"才能经得起历史考验和国际比较。**立法机构必须清醒地认识到：对待民族传统医药采取何种立场、态度和管理制度不但在国内为万众瞩目，也是一场国际较量，具有较强传统医药优势的国家和现代医药发达的国家尤其会密切关注。**

目前草案文本存在的主要问题是：**没有将中医药立法和依宪治国的原则相联系，未能妥善安排"继承好、发展好、利用好"的相互关系，未能明确宣示我国保护中华传统医药的坚定立场和决心，从而在国际传统医药法规的对比中难以彰显我国地道传统中医药的特色和优势，进而可能在国内外产生一些负面影响。**

（二）"前事不忘，后事之师"，不认清中医药严峻现实问题产生和长期存在的原因，《中医药法》就难以找对解决问题的方向和方法，就难以胜任

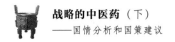

为中医药立法的历史使命。

近代以来，受西方思潮影响，质疑、否定中医药的政策主张时有发生。新中国成立初期卫生部个别领导将中医称为"封建医"，要通过让中医集中学习西医和考试西医知识的办法剥夺部分中医的行医资格，幸有毛泽东主席及时果断采取组织措施，才挽救了局面。但回顾历史和事实，20世纪末《执业医师法》的某些规定与中华人民共和国成立之初个别人歧视、打击中医的方法并无重大区别。致使我国中医人数从1949年到2009年经历了六十年又回到起点（都是27万余人）!《药品管理法》也是基本上按照西药的思路和标准来管理中药。把"废医存药"的主张转变为"改药"，以西改中。实质上阻断了中药的关键创新通路。

三　就人大常委会法律委2016年《草案（二次审议稿）》

前不久，"全国卫生和健康大会"举行，党和国家高度重视，顶层领导全体出席。而在此会议之前，国务院印发了《中医药发展战略规划纲要（2016—2030年）》。毫无疑问，在此背景下，全国人大审议修改《中医药法（草案）》二审稿，不但必须解决一审稿中遗留下来的问题，特别是重大问题，而且必须妥当考虑新的时代环境背景为《中医药法》立法提出的使命。

就重大原则问题而言，二审稿依然刻意回避了《中医药法》和我国现行《宪法》之间的关系表述。毋庸置疑，《中华人民共和国宪法》是国家根本大法，应该视为我国一切法规的上位法。依法治国，首先必须依宪治国。但是，尽管《宪法》第二十一条明确规定要"发展现代医药和我国传统医药"，可是，在我国已经有了为"发展现代医药"而制定的《执业医师法》和《药品管理法》的情况下，却没有发展"我国传统医药"的法律。制定《中医药法》本应以《宪法》有关规定和中医药的现实问题作为依据，弥补这一缺陷。可是《中医药法（草案）》一审稿和二审稿却都没有将"我国传统医药"纳入"中医药"的定义！明显偏离甚至背离了《宪法》第二十一条的规定。

进入21世纪，特别是十七大、十八大以来，党中央、国务院明确重申要坚持"中西医并重"方针，扶持和促进中医药发展。但现实生活中，中医药被质疑、贬低和排斥的现象还没有得到彻底改观，不少中医药机构"不信中""不行中""不姓中"，名中实西。特别是传统地道中医药，由于种种主客观原因，生存环境很不乐观，更谈不上发展。一些中医药界的老一辈人士始终在担心自己会成为后继乏人的中医药"完人"。在此情况下，以"如果说中医药是'中华民族的传统医药'就会让邻国钻空子""好不容易才把'传统'二字去掉了"等逻辑复杂、难以理解的理由，不顾《宪法》的明确规定，反对在第二条"中医药"的定义中出现"传统"二字的情况，却在二审过程中得到容忍！

全国人大审议修改《中医药法（草案）》必须遵照《宪法》有关规定，认真领会全国卫生和健康大会精神，"着力推动中医药振兴发展"。在相关条款中对中医药有关重大原则问题坚定、清晰地表明立场，用勇气和智慧来解决这些问题。同时，也应该为在国务院印发并要求认真贯彻执行的上述《中医药发展战略规划纲要》中已经明确的中医药相关工作作出相应的法律规定和规范。

曾有法律界人士提出，《中医药法》应当按照基本法的规则由全国人民代表大会来立法，此建议并非完全没有道理。可是，相关机构并未对此意见做出回应。

四　就人大常委会法律委2016年《草案(三次审议稿)》

相较于现行《执业医师法》和《药品管理法》，目前的《中医药法（三次审议稿）》澄清了一些关于中医药的基本观点，在具体操作方面提出了一些有利于保护和发展中医药的措施。但是，对近代以来历经沧桑、屡遭磨难的中医药而言，此次立法是何等不易，可以说百年不遇的重要契机！为中医药"正名""正身""正规""正言""正行"，上无愧于中华民族列祖列宗，下对得起后世万代子孙，是中医药立法必须担当的重大历史使命。小进步固然也是进步，不应否定，但大原则更不可忽视，否则将对内辜负了民众期望，对外失色于国际较量！

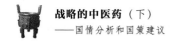
第二部分　对两个"征求意见稿"和两个"审议稿"内容的修改建议概要

第一章

第一条：

一、就"法制办稿"曾建议修改为**"为了贯彻落实宪法'发展现代医药和我国传统医药'规定，继承和弘扬中医药，保障和促进中医药事业发展，保护国民生命健康和安全，制定本法。"**

二、对人大"征求意见稿"提出：为尊重国家大法、更加明确立法目的，建议在本条开始必须增加**"为贯彻落实《中华人民共和国宪法》关于'发展现代医药和我国传统医药'之规定"**一句。离开《宪法》关于医药卫生的相关规定来制定《中医药法》，大大降低了为中医药立法的价值，模糊了立法的目标，严重不妥！"保护人体健康"一句用语及含义过于狭窄，<u>应改为"保护国民身心健康"</u>。

三、对"二次审议稿"提出"《中医药法》立法必须明确依据所在，不能脱离《宪法》相关规定。<u>《宪法》既然有'发展现代医药和我国传统医药'的明确规定，《中医药法》立法就不能为了一部分业内人士的观念和利益而对《宪法》有关规定视而不见！</u>无视或背离《宪法》规定，中医药法就失去了立法依据！现实情况是，多数取得执业医师资格的'中医'往往以'现代中医'自居，行医用药方式基本是在遵循西医西药的原理方法，归类属于宪法所规定的'现代医药'。对此部分中医，现行关于西医西药的法规基本适用，没有必要为此部分中医单独立法，<u>真正需要的是为《宪法》所规定的'我国传统医药'立法！</u>"

四、对"三次审议稿"首先提出以下几点。

1. **仍然不提"宪法"是不愿以《宪法》作为中医药立法依据，应向公众说明原因。**

2. "保护人体健康",讲"人体",只是基于物质概念的健康观,不符合中医药和中华文明"形神一体""身心兼修"的基本理念。应修改为"**保护公民身心健康**"。

为此,建议将本条修改为:**"依据《宪法》关于国家'发展现代医药和我国传统医药'的规定**,为了继承和弘扬中医药,保障和促进中医药事业发展,**保护公民身心健康**,制定本法。"

并阐述了如下的修改理由。

1. "依宪立法""依宪治国"是国家根本原则,我国为此专门设立"国家宪法日"。《立法法》第三条明确规定"立法应当遵循宪法的基本原则"。习近平同志也强调指出"坚持依法治国首先要坚持依宪治国……"目前的审议稿从头至尾不见"宪法"二字,没有把《宪法》作为立法依据,是重大失误。必须改正。

2.《宪法》第二十一条明确规定国家"发展现代医药和我国传统医药",明确了我国医药区分为"现代医药"和"我国传统医药"两类。我国现行《执业医师法》和《药品管理法》主要是以"现代医药"为对象设立的,因此我们缺少的就是以"我国传统医药"为对象的法律。当前现实医药领域中,处于弱势、劣势地位,面临生存和发展诸多困难和问题,甚至濒临失传危机,亟须法律法规保护、规范和促进的也是"我国传统医药"而不是"现代医药"(包括现代西医西药和现代中医中药)。现代中医和现代中药基本适用现行《执业医师法》和《药品管理法》,无须为之再立法。

3. 党和国家"中西医并重"的方针多年没有得到切实贯彻落实,其最重要的表现就是"现代医药"发展迅速,而"我国传统医药"长期萎靡不振,甚至在相当长的时期内曾存在萎缩现象。

4. 目前的审议稿不但没有把"我国传统医药"作为立法对象,甚至通篇没有"我国传统医药"六个字!对《宪法》二十一条的规定完全避而不谈。脱离了宪法规定,《中医药法》就失去了立法依据和价值!

第二条:

一、就《法制办稿》曾建议修改为"本法所称**中医药**,即中国传统医药,也即《宪法》第二十一条所称'**我国传统医药**',是我国各民族**传统**医药的统称，是反映中华民族对**生命**、健康和疾病的认识、由特定**知识理论和方法技能构成**，并具有中华文化特征的**原创**医药学体系。中医药是我国医药卫生**体系**的特色、优势和**核心竞争力**，是国家医药卫生事业**不可缺少的**重要组成部分"。

（人大"征求意见稿"将法制办稿在此条原有的"即中国传统医药"和"中华文化特征"的关键表述删除了，但吸纳了将"生命"加入的建议）

二、对人大"征求意见稿"提出：**当前的表述方法将"汉族"和"少数民族"区分开了，从国家大计出发**应将此句修改为"所称中医药，是**中华民族的传统医药的统称**，是反映中华民族对生命、健康和疾病的认识，**带有中华优秀传统文化特征的**、具有独特理论和技术方法的医药学体系"。

三、对"二次审议稿"提出以下问题。

十八大以来，党和国家最高领导人多次强调要**弘扬中华优秀传统文化。将中华优秀传统文化视为民族基因，将弘扬中华优秀传统文化作为文化强国的历史支撑，作为中华民族伟大复兴的坚强基石。**而在我国学术界存在着一个广泛共识：传统中医药和儒、释、道一起，是中华传统文化的四大组成部分。对于中医药的性质和作用，习近平同志更是明确地指出："中医药学凝聚着深邃的哲学智慧和中华民族几千年的健康养生理念及其实践经验，是中国古代科学的瑰宝，也是打开中华文明宝库的钥匙。"在这段表述中，"几千年"、"古代科学"和"中华文明宝库"都具有非常清晰的"传统"的含义。

很长一个时期乃至当今，尽管存在不同意见，国外医药界多数组织和人士将"中医药"翻译为"中国传统医药"（TCM）。我国中医药有五千年的传承历史，沿用至今，为中华民族的繁衍昌盛做出了重大贡献。除了那些把"传统"等同于"落后"，认为讲"传统"会束缚手脚、妨碍发展的偏见者，有识志士都会赞同：把"中医药"定义为"中华民族的传统医药"既是对客观事实的尊重，也不妨碍中医药通过"以继承筑基础、用创新谋发展"的路线，"丰富世界医学事业、推进生命科学研究"，造福全人类。就连联合国教科文组织的"非物质文化遗产"都是以人为本的活态文化，在保护的原则下不排除应用。为何有人会以写上"传统"二字就必然僵化、凝固为由拒绝认同中医药的传统特性?! 以外文中的"传统"有落后、保守的含义为理由拒绝在《中医药法》中写入"我国传统医药",不但是对《宪法》和"依宪治国"原则的不理解、不尊重,也是缺乏对中华优秀传统文化的自信心的表现。

进入 21 世纪,特别是十七大、十八大以来,党中央、国务院明确重申要坚持"中西医并重"方针,扶持和促进中医药发展。**但现实生活中,中医药被质疑、贬低和排斥的现象还没有得到彻底改观,不少中医药机构"不姓中""不信中""不行中",名中实西。特别是传统地道中医药,由于种种主客观原因,生存环境很不乐观,更谈不上发展。**一些中医药界的老一辈人士始终在担心自己会成为后继乏人的中医药"完人"。在此情况下,以"如果说中医药是'中华民族的传统医药'就会让邻国钻空子""好不容易才把'传统'二字去掉了"等逻辑复杂、难以理解的理由,不顾《宪法》的明确规定,反对在"中医药"的定义中出现"传统"二字的情况,难道是可以接受的吗?!

四、对"三次审议稿"曾发表建议如下。

1. 不以《宪法》为立法依据,就是要在定义"中医药"时有意避而不谈中医药的传统特性。于是,《宪法》第二十一条关于国家"发展现代医药和我国传统医药"规定中的"我国传统医药"在审议稿内因此"销声匿迹"。

2. 我们曾提出"包括汉族和少数民族"的表述不合适,可能产生负面影响,应改为"中华民族"的整体表述,未被采纳。

为此,建议将本条修改为:"**本法所称中医药,是中华民族传统医药的统称,是中华优秀传统文明的重要构成部分,**反映了中华民族……"

并阐释理由如下。

(1) 中医药的定义和释义,必须明确而又恰当地表达其"传统"和"民族"两个不可或缺的重要特性。

①从 20 世纪末以来,世界卫生组织就高度强调"传统医学"在人类医药卫生事业中的积极作用,两次发布"传统医药战略"。世界各国传统医药的应用日益增多、各国大药企竞相涉足传统药领域,表明了传统医药内在的价值正在为市场承认。**近年来更有多个国家为"传统医药"立法。**而我国

经过 30 多年的努力才迎来为中医药立法的契机，却要将中医药的传统医药特性淡化甚至消失！不承认中医药的"传统医药"属性、不愿意采用中医药"传统医药"的称谓，绝不是简单的称谓和概念问题，而是原则性和方向性问题。这样的立场和态度不符合世界医药转变和发展的大趋势，很有可能引起世界传统医药界的负面评价。

②"包括汉族和少数民族医药"的表述方法也需要修改。中华民族所包含的各个民族在几千年历史中从未间断过民族传统医药之间的交流和融汇，根本无法从历史事实中来清晰验证和准确切割。更重要的是这样的表述把汉族和少数民族作为两个板块，极有可能产生不利于民族团结的影响。要把中医药作为"中华民族"整体的归属来对待。

（2）"中医药学凝聚着深邃的哲学智慧和中华民族几千年的健康养生理念及其实践经验，是中国古代科学的瑰宝，也是打开中华文明宝库的钥匙。"在目前的审议稿中对中医药的哲学、古代科学和中华文化文明的诸多内涵缺乏明确的表述。文化自信是民族自信的根基，必须在《中医药法》中有明确体现。

第三条：

一、就"法制办稿"曾建议修改为"国家实行中西医并重的方针，充分发挥中医药在医药卫生事业和其他领域（如农业生产、食品安全、生态建设和扶贫脱贫领域）中的积极作用。国家法制规章及政府工作要把中医药和西医药放在同等重要的地位。鼓励中医、西医各自发挥特色和优势，确保医药服务的专业水平和可靠质量。相互学习，相互配合。"

建议彻底删除"促进中西医结合"的内容，或至多保留"有条件的科研学术机构可以开展'中西医结合'的科研学术工作"。

二、人大"征求意见稿"将《法制办稿》第三条原有中医药定义"是我国医药卫生体系的特色和优势"的文字删除。在"三次审议稿"中改为在表述发展中医药事业时应当"保持和发挥中医药特色和优势"；同时，将"法制办稿"第四条"坚持统筹规划，促进中医药全面协调发展；鼓励西医学习中医"的内容删除，在"三次审议稿"中表达为"统筹推进中医药事业发展"和"国家鼓励中医、西医相互学习"等内容。

调研组就人大"征求意见稿"提出建议。

1. 将"我国医药卫生事业"修改为"我国医药卫生体系",理由:讲"事业"易被狭义理解,并建议在此句后**增加"是建设中国特色医药卫生体系的基础"一句**。

2. 提出:我国普遍存在不顾中西医药是两个不同知识理论和方法技能体系的事实,借"中西医结合"为名,实质通过违法混合使用中西两种行医用药手段牟取机构和个人的名利的现象,且长期得不到纠正。此类"中西医结合"如不纠正,必将导致中医药被解构和消亡。医药服务事关民众健康和生命安全,国家法规必须有助于确保医疗机构日常提供的服务具备专业水平和可靠质量,而不是默许医疗机构和医务人员有法不依,随意作为。为防止用"中西医结合"排斥、架空甚至替代"中西医并重",建议将第三条相关的表述修改为:"要充分发挥中医药的作用。国家实行中西医并重的方针,鼓励中医、西医各自发挥特色和优势,确保医药服务的专业水平和可靠质量。鼓励中医和西医之间,汉族和各少数民族传统医药人员之间、公立机构和民间民营机构医药人员之间相互学习,相互配合。除获得全科医师执业资格并在全科岗位上工作者以外,医生如要在临床诊治过程中并用中医药和西医药方法,必须同时具有中医药和西医药两类执业资格,否则为违法。"

毛泽东主席曾明确表示,中西医结合是个学术问题。为此,至多保留"有条件的学术和科研机构可以开展中西医结合的学术和科研工作"(调研组多数同志建议彻底删除"中西医结合"的内容。当前的保留只是试图减少主张中医药西化力量的阻挠)。

此外,还提出:关于中医药管理制度的最末一句,仅仅讲特点是不够的,根本的还在于中医和西医药的基本原理和自身发展规律是不一样的,而且应考虑到汉族中医药和少数民族传统医药可能所处的发展水平和阶段有所不同。

三、对人大"征求意见稿"和"二次审议稿"都曾建议要增加以下内容:"中医药在我国的农业种植业和养殖业中有悠久的应用历史,对食品安全、生态改善和扶贫脱贫也有积极作用。国家支持中医药适宜方法技术在农业生产、食品安全、生态建设和扶贫脱贫领域发挥积极作用。"

四、"三次审议稿"将"法制办稿"第四条部分内容修改后纳入了第三条，就"法制办稿"第四条曾建议修改为"发展中医药事业应当遵循其自身规律，以继承为基础，在继承中创新发展。综合考虑全国和各地不同情况，根据不同的发展水平和阶段性、地区性特点，建立符合中医药原理、规律和特点的管理制度。"

对"三次审议稿"还曾提出以下建议。

1. 整体上：虽然从"二次审议稿"开始，在本条第三段采纳了中医药和西医药要"发挥各自优势"的建议，且三次审议稿根据2016年全国卫生和健康大会"推动中医药和西医药相互补充、协调发展"的精神，对中医药和西医药相互关系的表述进行了修改，但在本段末尾依然写上了"促进中西医结合"的内容。

2. "中西医并重"的"并重"和中医药西医药的"相互""协调"这三个词语都只有应用于两个或以上对象时才符合词义本性。在党和国家医药卫生工作方针中的"并重"、"相互"和"协调"的对象必定是指中医药和西医药。只有并存才能"并重"，才有"相互"和"协调"的关系。而对中西医药的"结合"有多种不同的解释和理解，用于实际医药工作会有不同甚至相悖的指向和后果。目前医药界相当一部分从业人员，包括一些权势人士实际主张的是中医药和西医药"溶合"，即"合二为一"。如果真的这样去引导、去要求，"并重"无疑就变成了空话。这种偏离、歪曲、架空和替代"并重"基本方针的表达对国家和民族，对建设中国特色的医药卫生体系和用"中国特色"的办法解决医改难题是非常有害的，绝对不应该在中医药法里出现。否定中医药具有传统医药特性的原因，可能也与"中西医药合二为一"的主张有直接关系！这绝不是对中华文化、中文词语理解不够和应用不当的问题。

3. 本条第二段第一句应增加内容，修改为"发展中医药事业应当遵循中医药基本原理和中医药发展规律。以继承保基础、用创新谋发展，坚持继承……"，创新是为了更好地发挥中医药特色优势，"万变不离其宗"，离开中医药的基本原理去发展中医药，所得到的结果极有可能不是中医药！

4. 本条第三段应修改为："国家鼓励中医、西医切实掌握各自学科的知识技能，发挥各自优势，推动中医药和西医药相互补充，协调发展。"删除"促进中西医结合"的内容。

修改理由阐释如下。

（1）"结合"可以理解为配合、联合、混合和溶合等多个含义，具有不同的指向和后果。**党和国家在医药卫生领域最基本的方针是"中西医并重"，任何有可能偏离、歪曲、架空和替代"中西医并重"方针的导向都不应该在《中医药法》出现！**

（2）现实医药服务工作中，把毛泽东同志定性为"学术问题"的"中西医结合"，作为医药行业的普遍行为指南，用职称评定和利益分配等各种体制机制引导中西医药从业人员"混合中西"行医用药，不但明显违反了现行《执业医师法》"按注册类别"执业的相关规定，而且不利于有效保证医药服务的专业水准和服务质量，是对人民群众身体健康和生命安全不负责任的表现，也是被中医药业界许多前辈诟病的中医药"西化"的重要缘由。

第五条：

第一段：

一、对"二次审议稿"曾提议：可否在第一段最后增加指向性的表述"创造条件逐步理顺中医药相关各项管理职责之间的关系，首先是中医和中药管理职责之间的关系"。

二、对"三次审议稿"曾提出如下建议。

讲"国务院中医药主管部门负责全国的中医药管理工作"，对解决当前中医药主管部门主要管中医、很少管中药的"偏瘫"问题没有效果，而且仅仅使用"负责"一词改变不了"九龙治水"的乱象。建议将"负责"修改为"牵头负责"，并在本条末尾增加"国家通过设立法规和体制改革逐步理顺中医中药和相关各项工作的管理体制机制"。

第二段：

建议《法制办稿》第九条修改为"县级以上人民政府应当建立**由同级政府分管领导负责的**中医药工作协调机制……"，明确和强化政府主要领导人对中医药工作的责任。

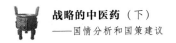

第七条：

人大"征求意见稿"删除了"法制办稿"第七条"每年 10 月 11 日为'中医药日'"。

一、对"二次审议稿"提出建议，应修改为"国家发展中医药教育，建立**符合中医药基本原理和实践规律的、**中医药事业发展需要……"

二、对"三次审议稿"提出：当前文稿的表述对长期以来乃至当前我国中医药教育，特别是**对中医药院校教育存在的根本问题判断不准确，**必须在"国家发展中医药教育，建立"之后**增加"符合中医药基本原理和自身发展规律"的内容，并在"培养中医药人才"中增加"合格"二字！**

第九条：

一、在"法制办稿"中该条内容排序为第六条，曾建议修改为："国家在**确保中医药知识和技术权益的基础上，**鼓励和支持中医药对外交流与合作。**积极参与和引导**建立中医药国际标准体系，促进中医药的国际传播和应用。"

二、在"三次审议稿"内，以上有关知识和技术权益的建议未被采纳。

第十一条：

"法制办稿"第十三条和第十七条与本条内容范围相近。在"法制办稿"中规定政府举办的中医医疗机构"确需合并、撤销或者改变中医医疗性质的，应当经举办该医疗机构的人民政府的上一级人民政府中医药主管部门**审核同意**"，人大"征求意见稿"将以上内容修改为"应当征求""意见"。此外，调研组建议在"法制办稿"第十三条后半部"将中医医疗机构建设纳入本行政区域医疗机构设置规划"一句中增加**与西医医疗机构一视同仁地**"的内容，但人大各稿均未采用"与西医医疗机构一视同仁"、"与西医药放在同等重要的地位"或其他类似表达。

对第一章"总则"总体性有关的修改建议。

对"三次审议稿"曾提出如下建议。

对"继承"和"创新"关系的处理：目前的"三次审议稿"从文字表述上看似将"继承"和"创新"完全相提并论，实际从内容来看，更加突出的是"创新"。

这样的主张把两者的关系和应有的政策导向从本末和轻重缓急上倒置

了。中医药并非不该创新和不可创新，"非典""甲流"都显现了中医药防治现代重大疫病的特色优势，诞生了我国近些年来第一个典型中药新药"金花清感"，但作为中华民族五千年生命实践检验、总结的系统性成果，作为我国"古代科学的瑰宝"和"打开中华文明宝库的钥匙"的中医药，当前最大、最严重的危机是传承危机而不是创新。不通过立法切实解决这个危机，却对西方机械唯物主义的科学观、医学观抱"萧规曹随"的态度，轻视传承、强调创新，创新必然成为无源之水、无根之木！

第二章

第十四条：

"法制办稿"中第十六条与本条内容范围相近。在"法制办稿"中原有"传统中医诊所的备案和监督管理办法由国务院中医药主管部门制定。本法所称传统中医药服务，包括中医辨证论治，中药治疗和中药调剂、中药汤剂煎煮等中药药事服务以及针灸、拔罐、推拿等非药物疗法"等明确为"传统中医（药）"的相关内容，在人大"征求意见稿"中被完全删除。改写的一句成为"具体办法由国务院中医药主管部门拟订，报国务院卫生行政部门审核、发布"，将备案的权限又放回"卫生行政部门"！而且，删除了"法制办稿"中"县级以上人民政府及其有关部门应当加强医疗机构中医药服务体系建设……能力建设……"中的"能力建设"。

第十五条：

一、"法制办稿"第二十三条与本条内容相近。"法制办稿"原有"国家对中医医疗人员实行分类管理。中医医疗人员分为中医医师和传统中医师"；"传统中医师仅从事传统中医药服务。传统中医师执业应当经县级人民政府中医药主管部门实绩考核、登记，在登记的地域范围、执业范围内开展中医相关诊疗活动。具体办法由国务院中医药主管部门制定"等内容，人大"征求意见稿"将"传统中医师"的所有有关内容删除，并将师承人员的考核组织行政级别从县级直接跳级提高到省一级。"法制办稿"中规定"传统中医师"考核的"具体办法由国务院中医药主管部门制定"在人大

"征求意见稿"中被改为"国务院中医药主管部门……拟订分类考核办法，报国务院卫生行政部门审核、发布。"

对"法制办稿"的相关内容，调研组提出了"**师承人员考核应定期举行**"的建议，防止相关部门采取不作为、懒政的"对策"，此外还提出"**对考生不设置年龄、学历和技术职称等资历的限制，贯彻唯才是举原则**"；师承人员获得"传统中医师"执业资格后"需要流动的，应当经流入地域县级以上人民政府中医药主管部门考核、登记，在有关流入地域范围、执业范围内开展中医药相关诊疗工作。应当根据传统中医师的医药能力、医德和资历等表现设置和评定高、中、初级技术职称系列。考核、登记和评定等具体办法由国务院中医药主管部门制定"。

二、人大"征求意见稿"将"法制办稿"第二十三条"中医医疗人员分为中医医师和传统中医师"一句完全删除，国家中医药局从初稿开始建议设置的"传统中医师"制度自此从《中医药法》所有文稿中消失。

对人大"征求意见稿"相关内容提出建议：原卫生部曾发布卫生部52号文于2007年2月施行。**但不少省份却长期拖延推诿，拒不落实**。国家中医药管理局不得已在2013年5月下达专门通知，提出"务必于2013年年底启动"。因此，此次草案中关于"建立符合中医药特点和发展需要的中医医师、诊所准入管理制度"的重大改进，**究竟能否得到贯彻执行仍然是一个重大问题**。建议强化第八条规定的约束力，并改进其可操作性，增加和修改的内容包括：首先，要明确"**定期**"举行考核，这点非常关键，否则可能成为一纸空文或"**一锤子买卖**"；其次，把传统医学师承和确有专长人员的医师资格考核考试区分成省、市（设区的市）两级考核和授证。取得中医医师资格的人员应在与授证机构相应级别的行政区划内执业。需要流动的应当得到相应级别的流入地中医药主管部门审核批准。对考生不设置年龄、学历和技术职称等资历的限制，贯彻唯才是举原则。

三、对"二次审议稿"该条内容提出如下建议。

1. 强烈建议恢复设立"传统中医师""传统中药师"的执业资格系列，并制定严格的"现代医药和我国传统医药"分业管理体制和机制。因为，现有条文的规定将使得今后出现同样在"中医师"的旗号下，至少有四支

（"现代中医"、现有"中西医结合医"、民族医和地道的"传统中医"）队伍并行的局面。**实事求是地看，这种组织形式在相当一个时期内我们的管理能力和体制机制结构是无法有效管理的，极有可能会造成混乱局面。**

2. 以师承方式学习中医或者经多年实践医术确有专长的人员，**"由至少两名中医医师推荐"不妥。**现有中医类执业医师多数在城镇公立医疗机构从业，而以师承、家传、自学等方式学习中医并确有专长的人员多数在民间在乡村，互相之间缺乏了解沟通。此外，两类人员之间利益直接相关，甚至有一定的相互竞争关系，**让现有中医师推荐不但可能失之公正，甚至可能因此而在推荐过程中引发"寻租""请托"等不正之风。**建议修改为："自愿报名，由县级地方人民政府中医药主管部门初审。初审合格者，可自主选择经省、自治区、直辖市人民政府一级的，或，设区的地、市、州一级人民政府的中医药主管部门组织的理论知识、实践技能和效果考核。考核合格后，按组织考核的行政管理部门的层级区别，分别取得在所考核的省、自治区、直辖市范围内，或，在所考核的设区的地、市、州范围内的行医资格。"

3. 不能仅对中医医疗活动人员做出考核和执业注册规定，还要相应地对中药人员包括"以师承方式学习中药或者经多年医药实践确有专长的人员"做出符合中医药基本原理和操作实践规律的规定！可纳入第三章有关条款表述。**否则，有地道中医师而无地道中药师，中医真的可能亡于中药！**

四、对《三次审议稿》首先指出如下建议。

1. **第一段：**应开宗明义，在本段开始增加**"国家实行中医药和西医药分业管理制度。**除按'全科医生'定向培养且在医药主管部门规定的'全科医生'岗位从业的人员以外，从事医疗活动的人员应当按照自身经过考核并取得的执业资格类别进行执业注册并开展医药服务，**严禁超越执业资格类别使用其他执业类别的医药方法开展医疗活动，**违者即为违法。**允许同一人员经考核后分别取得中医和西医两类执业资格。**此类人员在相关医药主管部门分别进行执业注册后，可以在医疗活动中同时使用中医药和西医药的医药方法"。

2. **第二段：**建议修改为："以师承方式学习中医药或者经多年实践确有专长的人员，提供师承关系证明并经县级中医药管理部门审核后，即可参加分别由省、自治区、直辖市；下设区、县的市；县；**三级人民政府中医药管理部门定期组织的实践技能和效果考核，考核合格者可取得所参加考试的相应等级的行政区域内的中医医师资格。需要异地流动的应向流入地人民政府中医药管理部门申请核准。中药人员参照此条办理。**"并可考虑增加"经过实践检验，在条件成熟时国家设立'执业中医师法'、'执业中药师法'和'中药管理法'、'中药药典'"。

阐释修改理由如下。

1. 广泛调动各种资源包括社会民间资源的积极性参与国家和社会建设，已被历史证明是改革开放政策取得重大成功的正确决策。为中医药立法就是为了发展中医药事业，促进"健康中国"战略目标的实现，完全没有理由不真想实干地调动民间资源的积极性，把中医药立法当作例外。

2. 民间中医药不但是中医药的起源，而且五千年来中医药的传承发展主要依靠的也是民间中医药。建设"健康中国""美丽中国"中医药大有可为，而**民间中医药在坚持地道传统中医药特色优势，服务边远、贫困地区民众等多个方面的作用明显、成效突出。是复兴中医药必不可少的一支生力军。**

3. 医药科学是应用科学，检验真理的标准是实践，就医药而言就是疗效。但是因为在体制内中医药业界和民间中医药之间存在一定的利益竞争，因此总有既得利益群体试图消解通过《中医药法》立法为民间中医药参与"健康中国"建设，为民众提供"简、便、验、廉"的医药服务开设规范通路的努力。从《中医药法》报送国务院稿到目前的《人大审议稿》，改动得比较多的，民间中医药有关内容是比较突出的一个方面，有一点"层层加码"的色彩。"二次审议稿"增加的"至少两名中医医师推荐"的内容，既没有考虑到民间中医的服务对象、场所和体制内中医是不同的，二者相互之间并不了解和熟悉，更没有考虑到两方之间存在一定的利益竞争关系，实际上有给民间中医合法行医用药"下绊子"的作用。驾驶机动车是有可能造成对社会公共安全危害的，但考核驾驶资格并不要求"推荐"。"我劝天公重抖擞，不拘一格降人才"！

第十六条：

"法制办稿"第二十条与此内容相关。原有"县级以上人民政府中医药主管部门应当以有中医药技术优势的医疗机构为主要依托,建立中医药适宜技术推广培训基地"在人大"征求意见稿"中被删除。另:"法制办稿"第二十四条关于全科医生和乡村医生应当学习、运用中医药技术方法防止常见病和多发病的内容在人大"征求意见稿"中被删除。

一、就"法制办稿"(在该版本中为第十九条):建议修改为:"中医医疗机构配备医务人员应当以中医药专业技术人员**占 75% 以上,医药服务收入里中医药服务收入应当占 75% 以上,机构领导成员中必须有中医药专业技术人员。未能达到以上比率和规定的应限期改正,到期未能改正的要做出处理。实行'先中后西''能中不西'的原则,确保**主要提供中医药服务。**医务人员必须严格按照本人医师注册类别执业,未取得中医、中药类别执业资格不得使用中药处方药。**"

二、对人大"征求意见稿"此条再次提出以上建议。

三、对"二次审议稿"提出:关键是**"在医疗活动中采用现代科学技术方法的"没有必需的认定和授权规定,必须对认定和授权制度加以明确规定,以免滥用"现代科学技术方法"淡化中医药特色优势并增加医疗成本和影响医疗服务质量。**

四、在人大"三次审议稿"第十六条第一段中,调研组对以上内容的修改建议未被接纳。故再次提出:目前使用的人员"为主"和业务"主要"两个要求过于含糊,**应设定明确的下限比例**,如"中医药专业技术人员不低于百分之七十五","提供中医药服务占比不低于百分之七十五"。

第十八条:

"法制办稿"第二十二条与此条内容相近。在表达中医药在突发公共卫生时间应急工作中的作用方面,原有"制定应急预案应当包括运用中医药技术方法预防、处理突发公共卫生事件的内容",在人大《征求意见稿》中被删除。

第二十条:

第(一)段

建议将"三次审议稿"第(一)段**修改**为"中医医疗机构、中医医师是否超出机构的规定范围**和医师的注册类别**开展医疗活动"。

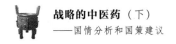

对第二章的总体修改建议如下。

既然在第一章"总则"里肯定了中医药是"具有独特理论和技术方法的医药学体系"，想必"三次审议稿"不至于存在否认中医药和西医药是两个体系的用意。现行《执业医师法》对中医和西医是分类的，并明确要求"按照注册类别"执业。但在现实中，为了追逐名利，我国的中医开西药、用西医方法动手术，西医开中成药的"混业经营"现象非常普遍，使医药服务的专业水准和质量受到严重影响，这是对患者身体健康和生命安全不负责任的表现，也是医患矛盾激化的主要原因之一。通观世界各国的医药卫生管理体制，绝大多数是对现代医药和传统医药严格分业管理的，这是对两类医药学体系相互关系的正确认识和处理办法，我们应该借鉴。

第二十三条：

第二段：

一、法制办"征求意见稿"第三十条与本条内容相近。调研组对"法制办稿"提出建议"要加强道地中药材生产基地建设中对生态环境的保护"，此建议在人大"征求意见稿"中被采纳。

二、对"三次审议稿"提出：目前对"所称道地中药材"的定义解释缺少一个极其重要的标准，必须补充。那就是"在《本草纲目》或我国历代其他经典中药著作有明确道地药材产地记载的"。

第二十七条：

对"三次审议稿"提出，应在本条中增加**"对传承中药饮片传统炮制技术和工艺做出重大贡献的人员，国家给予奖励"**的内容。

第二十九条：

"法制办稿"第三十七条与此条相近，原为"国家鼓励和支持中药新药研制与生产，支持具有自主知识产权、安全有效的中药新药研发"，人大"征求意见稿"将**"支持具有自主知识产权、安全有效的中药新药研发"**删除了。

第三十二条：

第一段：

对"三次审议稿"提出：应在本段末尾增加"此类应用传统工艺配置

的中药制剂品种，经履行上述备案手续后，<u>可在设区、县的市级行政区划内的中医医疗机构之间签订合法协议调剂使用</u>"。

第三章

总体有关的建议如下。

一、对"法制办稿"和人大"征求意见稿"调研组都曾建议增加："国家组织中医药专业为主的相关专家单独编制国家《中药药典》，依据中医中药基本原理和自身规律制定药材、饮片和中成药的质量标准、用量标准和使用指导办法。"

二、对人大"征求意见稿"：建议增加"国家鼓励和支持采取各种有效方法保护我国自主研发的中药新药相关权益"。

三、对"三次审议稿"提出：中药药材目前实际被作为农副产品来对待，多头管理，政出多门。网上流传的"中医将亡于中药"的观点影响很大，得到中医药主管部门的重视。<u>但就实际而言，不切实解决源于农副产品的食品安全问题，中药质量安全问题是根本不可能独立得到解决的。因此，全国人大和国务院都应该把中药质量安全问题和食品安全问题作为一个整体问题来解决</u>。

第四章

第三十三条：

一、对人大"征求意见稿"（第四十三条）提议增加"<u>提倡和保障师承教育</u>"。

二、对"三次审议稿"提议应<u>修改为："中医药教育应当遵循中医药人才成长规律，以中医药基本原理和相关知识技能为主……"</u>

第三十四条：

一、对"二次审议稿"提出：<u>增加中医药科普教育有关内容，如"在有条件的地区，鼓励中医药科普进入学校教育体系"</u>（在国务院《中医药发

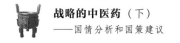

展战略规划纲要（2016—2030 年）》中已经提出："将中医药基础知识纳入中小学传统文化、生理卫生课程。"）。

二、对"三次审议稿"再次提出：应该增加对"中医药教育进入中小学校课程"的相关规定。以便对《中医药发展战略规划纲要（2016—2030 年）》中"将中医药基础知识纳入中小学传统文化、生理卫生课程"的已有表述进行认定和规范。

第三十五条：

"法制办稿"第四十五条与本条内容相近。就师承教育问题，提出仅仅"支持"师承教育是不够的，应加大力度。建议应修改为："国家鼓励和支持发展中医药师承教育，要求（而非仅仅'鼓励'）中医医师、中药专业技术人员在执业、业务活动中带徒授业，传授中医药理论和技术方法。作为中医药专业技术人员培养的有效途径，国家制定办法认可、认定师承教育的成果和人员。"

第三十六条：

一、对人大"征求意见稿"（在其中为第二十三条、第二十四条）结合对第三条的理解和修改，认为"鼓励开展高层次的中西医结合教育"的提法不妥。"鼓励"应修改为"可以"或"允许"，"高层次"的表述含义不清晰，不利于实际操作和监管，建议修改为"可以在博士以上学位教育中开展中西医结合教育"，并移植到该条的末尾，或直接予以删除。

二、对"三次审议稿"再次提出，由于对"结合"和"并重"的关系理解不同，极有可能导致指向不同、后果不同，应秉持第一章第三条的建议原则，提议删除"国家鼓励开展中西医结合教育，培养高层次的中西医结合人才"的内容。

第五章

第三十八条：

对"三次审议稿"提出：现有文稿把中医药科学研究应有的方法手段顺序颠倒了，按照这种颠倒了顺序的研究方法，中医药人员很难成为中医药科研的主力，中医药研究必定会蜕变为研究中医药。因此建议本条第二句应修改为"运用传统中医药研究方法和必要的现代科学技术"。

第三十九条

第二段：

一、"法制办稿"中该内容为第五十一条，曾建议现有"鼓励组织、个人捐献具有研究和应用价值的中医药文献、秘方、验方、诊疗方法和技术"的表述没有体现知识权益保护的原则，建议在本段之首增加"在保护中医药知识权益的原则下"一句。

二、对"三次审议稿"提出如下修改建议。

建议将本段修改为："国家依照知识权益保护的相关法规，采取激励机制，鼓励组织和个人分享有科学研究和临床应用价值的中医药文献、秘方、验方、诊疗方法和技术，制定措施保障提供分享的组织和个人的知识权益。"

阐述理由为：有临床应用价值的中医药文献、秘方、验方、诊疗方法和技术，是目前国内国际市场争夺的重要资源，是中医药创新的重要源泉。但不能因为许多这样的珍贵传统知识保存在弱势的民间医生手中，就忽视他们应有的知识权益。20世纪70年代和80年代的献方，之所以没有取得如50年代的成效，就是因为知识产权意识的提高。对于民间医生和民间人士的有临床应用价值的中医药文献、秘方、验方、诊疗方法和技术，应该采取激励机制来鼓励他们参与使用和传播来实现利益分享，而非忽视他们的应有利益，要求无偿捐献。实际上在我国唐代、宋代朝廷收集有价值的医书，已经有很强有力的激励机制。

第四十条：

人大"征求意见稿"修改了"法制办稿"第五十三条"中医药科技创新应当以中医药理论为指导，以提高临床疗效为核心，注重现代科学技术的运用"的内容。修改后"中医药理论为指导，以提高临床疗效为核心"不存在了。建议保留原文，因为这是中医药科研的原则和方向问题。

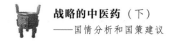

<h1 style="text-align:center">第六章</h1>

第四十二条：

人大"征求意见稿"将"法制办稿"第四十八条"鼓励中医药科学研究和学术争鸣，支持学术流派发展"的内容删除，为此提出建议：中医药的学术不但是继承，就是创新，也都应该允许争鸣，允许学术流派存在和发展，现在去掉了不一定是对。

第四十六条：

应增加"国家推动中医药文化知识普及教育进入各级学校的教育范围"的内容。

<h1 style="text-align:center">第七章</h1>

第五十一条：

现有条款难以有效保证中医药有关评审、评估和鉴定的可靠性，为此建议将本条款第二句修改为"必须成立有中医药专家参加的中医药评审、评估、鉴定的专门组织"。

第五十二条：

一、"法制办稿"第六十五条关于少数民族传统医药的内容与本条相关，建议增加"少数民族地区的各级人民政府要把抢救、保护、传承、利用和发展少数民族传统医药，特别是没有或缺乏文字、图像资料记载的少数民族传统医药的抢救、保护、传承、利用和发展工作作为重要工作来抓。此项工作应当作为对所在地区政府中医药（民族医药）管理部门的主要考核内容"。

二、对人大"征求意见稿"提出了同样的建议。

第七章建议补充条款。

一、建议修改"法制办稿"第四十三条，修改为："国家保障中医药机构和从业人员遵照国家法规开展中医药工作的合法权益，对干扰、破坏中医药合法工作并造成名誉、人身和经济损失的违法行为追究相关法律责任。"

二、对人大"征求意见稿"再次提出以上建议。

第五十一条：

"法制办稿"第六十条与此相近，其中曾有"开展上述评审、评估或者鉴定活动，应该体现中医药特色，遵循中医药自身规律。中医药专业技术职务任职资格评审和中医药职业技能鉴定，应当以中医药实践技能为主"。在人大《征求意见稿》中被删除。

人大"征求意见稿"第三十六条与此条相近。建议修改为"应当成立**有中医药专家参加**的专门的中医药评审、评估、鉴定组织"。把中医药专家的参加作为一个必备条件而非"或者有"！

第八章

总体

一、对人大"征求意见稿"提出：本章的一些规定**具有明显的不公平色彩**。大量的中西医公立医疗机构和医务人员违反《执业医师法》"按照注册类别"的规定，中西混用，"双70"（中医院的业务收入70%左右来自所提供的西医药服务，中成药的70%是被西医开方使用掉的）的现象被长期视而不见。而《中医药法（草案）》却只是对中医诊所超范围开展医疗活动制定了明确、详细的处罚方法。这不是有"只许州官放火"之嫌吗？

第五十六条：

第二段：

一、对人大"征求意见稿"提出：没有按照法规要求审查批准或备案的药物，被《药品管理法》定性为"假药"，因这样的表述方法不符合绝大多数人认可的常理（不能治病的药才是"假药"）而屡受质疑。法理应该符合道理、常理，才容易被理解和遵循。因此，建议本条最后一句**改为"按非法药物论处"或"按违法药物论处"**。

二、对"三次审议稿"再次提出："**真药**"和"**假药**"应以疗效作为评价，这才符合"实践是检验真理的唯一标准"。用法律来确定，应该使用"**非法**"或"**违法**"的表述，否则有违常理。

第九章

第五十九条：

第一段：

一、对人大"征求意见稿"内的相关条款提出建议：多年执行《执业医师法》和《药品管理法》（以下简称"两法"）的实践证明不利于中医药按照自身基本原理和发展规律得以继承和弘扬，对实现《宪法》"发展现代医药和我国传统医药"的规定，贯彻党和国家"中西医并重"的医药卫生工作基本方针产生了较为严重的不利影响。而设立国家《中医药法》的主要目的和作用之一，就是要排除上述"两法"对中医药的不利影响。但《草案》第四十四条却表述为"中医药的管理，本法未作特别规定的，依照《中华人民共和国执业医师法》《中华人民共和国药品管理法》等相关法律、行政法规的规定执行"，如此一来，除非此次设立的《中医药法》完美无缺，否则这"两法"还可以老调重弹，掣肘中医药。因此，建议将第四十四条改为"中医药的管理，本法没有顾及的，应根据实际情况，通过法定程序修改、补充和完善"。

二、对"三次审议稿"提出建议：现行《执业医师法》和《药品管理法》不是《中医药法》的上位法，应作为同位法对待，因此建议本条第一段修改为："中医药的管理，本法未做规定的，可适用《中医药条例》，如确不适用，应向国务院及全国人大提请修改或设立法规。"

第六十条：

对人大"征求意见稿"提出补充建议：考虑到存在佛家医学、道医等其他类型的传统医药，建议增加一段，内容为："本法以上内容未能涵盖的我国其他传统医药，根据国家医药有关法规和所在领域法规，由所在领域的行政主管部门联合中医药管理部门结合实际，制定管理办法。"

（陈其广、张小敏、张南、田康立、陈家功等分别提议和汇集各界建议，陈其广汇总编写）

（由 2014 年 7 月至 2016 年 12 月各稿整合）

图书在版编目（CIP）数据

战略的中医药：国情分析和国策建议：全二册／
陈其广等著 . -- 北京：社会科学文献出版社，2018.1
ISBN 978 - 7 - 5201 - 2061 - 6

Ⅰ. ①战…　Ⅱ. ①陈…　Ⅲ. ①中国医药学 – 调查研究
Ⅳ. ①R2 - 31

中国版本图书馆 CIP 数据核字（2017）第 323953 号

战略的中医药（全二册）
——国情分析和国策建议

著　　者／陈其广 等

出 版 人／谢寿光
项目统筹／袁清湘
责任编辑／赵怀英

出　　版／社会科学文献出版社·独立编辑工作室（010）59367202
　　　　　　地址：北京市北三环中路甲 29 号院华龙大厦　邮编：100029
　　　　　　网址：www. ssap. com. cn
发　　行／市场营销中心（010）59367081　59367018
印　　装／三河市东方印刷有限公司

规　　格／开 本：787mm × 1092mm　1/16
　　　　　　印 张：45.75　字 数：715 千字
版　　次／2018 年 1 月第 1 版　2018 年 1 月第 1 次印刷
书　　号／ISBN 978 - 7 - 5201 - 2061 - 6
定　　价／136.00 元（全二册）